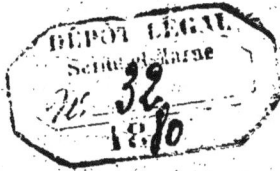

THÉRAPEUTIQUE

DE LA

PHTHISIE PULMONAIRE

BASÉE SUR LES INDICATIONS

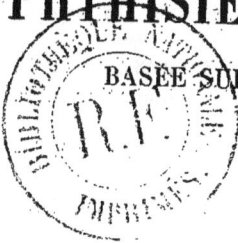

OUVRAGES DU MÊME AUTEUR

1° Traité d'hygiène navale. Paris, 1877, 2e édition. 1 vol. gr. in-8°. avec figures. (*Ouvrage couronné par l'Institut et adopté par S. Exc. le ministre de la marine et des colonies pour les bibliothèques des navires et des ports.*)

2° Hygiène alimentaire des malades, des convalescents et des valétudinaires, ou du régime envisagé comme moyen thérapeutique. 2e édition. Paris, 1867. 1 vol. in-8° de xxxii-78 pages.

3° Traité clinique des maladies de la poitrine de W. Walshe, traduit et annôté sur la 3e édition. Paris, 1870. Gr. in-8° de xiii-718 pages.

4° Entretiens familiers sur l'hygiène. Paris, 1870. 5e édition. In-18 jésus de x-332 pages.

5° Le role des mères dans les maladies des enfants, ou Ce qu'elles doivent savoir pour seconder le médecin. Paris, 1869. In-18 jésus de x-332 pages.

6° L'éducation physique des filles, ou Avis aux mères et aux institutrices sur l'art de diriger leur santé et leur développement. Paris, 1870. In-18 jésus de xi-327 pages.

7° L'éducation physique des garçons, ou Avis aux pères et aux instituteurs sur l'art de diriger leur santé et leur développement. Paris, 1870. In-18 jésus de xii-375 pages.

8° Livret maternel, pour prendre des notes sur la santé des enfants (un livret particulier pour chaque sexe). Paris, 1869. In-18 jésus de xii-42 pages.

9° La vaccine devant les familles. Paris, 1871. In-18 jésus de 68 pages.

10° La maison, Étude d'hygiène et de bien-être domestiques. Paris, 1871. In-18 jésus de xi-336 pages.

11° Hygiène et assainissement des villes. Paris, 1874. 1 vol. in-8° de 568 pages.

12° Dictionnaire de la santé, ou Répertoire d'hygiène usuelle. 1 vol. gr. in-8° de xi-800 pages.

13° Principes de thérapeutique générale, ou le Médicament étudié aux points de vue physiologique, posologique et clinique. Paris, 1875. 1 vol. in-8° de xxxvi-472 pages.

14° Traité de thérapeutique appliquée basé sur les indications, suivi d'un précis de thérapeutique et de posologie infantiles et de notions de pharmacologie usuelle sur les médicaments signalés dans le cours de l'ouvrage. Paris, 1872. 2 vol. gr. in-8° formant 1600 pages environ.

15° Traité de matière médicale, comprenant l'étude naturelle, pharmacologique, physiologique et posologique des médicaments. Ouvrage servant de complément au *Traité de thérapeutique appliquée* du même auteur. (*En préparation.*)

16° Traité clinique de pathologie interne, comprenant la nosologie descriptive, le diagnostic et le traitement des maladies. (*En préparation.*)

Coulommiers. — Imprimerie Paul BRODARD

THÉRAPEUTIQUE

DE LA

PHTHISIE PULMONAIRE

BASÉE SUR LES INDICATIONS

PAR

J.-B. FONSSAGRIVES

PROFESSEUR DE THÉRAPEUTIQUE ET DE MATIÈRE MÉDICALE
A LA FACULTÉ DE MÉDECINE DE MONTPELLIER,
MÉDECIN EN CHEF DE LA MARINE, EN RETRAITE, OFFICIER DE LA LÉGION D'HONNEUR,
MEMBRE CORRESPONDANT DE L'ACADÉMIE DE MÉDECINE, ETC.

Η νουσος χαλεπη

HIPPOCRATE.

A spe nimia, a nimia desperatione cavendum.

DEUXIÈME ÉDITION RÉVISÉE AVEC SOIN

ET PRÉCÉDÉE D'UNE

INTRODUCTION SUR LA DOCTRINE PHTHISIOLOGIQUE DE LAENNEC
EN REGARD DES TRAVAUX RÉCENTS SUR LA PHTHISIE PULMONAIRE

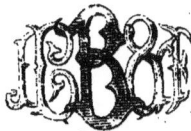

PARIS

LIBRAIRIE J.-B. BAILLIÈRE ET FILS

Rue Hautefeuille, 19, près le boulevard Saint-Germain

—

M DCCC LXXX

PRÉFACE DE LA PREMIÈRE ÉDITION

Il est des maladies autour desquelles tant de matériaux ont été entassés que l'esprit ne les envisage plus qu'avec une sorte de satiété et de lassitude. La phthisie est de ce nombre. A ce sentiment vient d'ailleurs se joindre celui d'un découragement sceptique. On se demande ce que peut l'art, ce qu'il pourra jamais contre cette désespérante affection qui épuise les populations dans leur élément jeune et productif, et dont les ravages s'élèvent aux proportions d'une calamité sociale. Arrivera-t-il un jour à en limiter les progrès? Nous n'en doutons pas. Il est impossible en effet que ce fléau ne recule pas avec l'amoindrissement progressif de l'ignorance et de la misère. Une puissance s'élève de nos jours qui doit infailliblement conduire à ce résultat. Appuyée à la fois sur la moralité et le bien-être, l'hygiène emprunte à l'une la modération qui la rend efficace, à l'autre les ressources matérielles qui la rendent possible, et, s'identifiant avec la civilisation elle-même, elle ne reste indifférente à aucun des problèmes sociaux que celle-ci pose tous les jours, à aucune des vicissitudes qui l'immobilisent ou la poussent en avant, à aucun des dangers qui la menacent. Et de là vient que l'état d'avancement de l'hygiène privée et publique dans un pays étant, grâce à cette solidarité, une mesure assez exacte du degré de civilisation auquel il est parvenu, les progrès de l'hygiène ont, en quelque sorte, des perspectives sans limites; il y a donc lieu d'espérer. Le courant qui s'opère aujourd'hui du sillon vers l'atelier, remplacé par un courant inverse; la campagne repeuplée au détriment des grandes villes, ces fourmilières malsaines au point de vue moral comme au point de vue physique; les ouvriers retrouvant dans de meilleurs logements l'air et la lumière dont ils ont besoin; les excès tenus en bride par un degré plus avancé de moralisation et aussi de culture intellectuelle; le mariage ramené à ses conditions naturelles et salutaires dont il s'écarte tous les jours, etc., que tout cela s'accomplisse dans une mesure quelconque, et certainement la phthisie diminuera.

Mais nous devons nous placer au point de vue des choses présentes et non pas dans la perspective d'un avenir dont l'aurore commence à peine à poindre, et chercher à déterminer exactement la puissance actuelle de la thérapeutique et de l'hygiène contre la phthisie pulmonaire. S'il est en effet une maladie qui exige impérieusement la réunion de cette double catégorie de ressources, c'est certainement celle-ci; nous en sommes fermement convaincu, et nous essayerons de le démontrer à chaque page de ce livre.

La thérapeutique de la phthisie, comme celle de toutes les autres maladies du reste, se propose deux buts distincts, bien qu'ils se complètent l'un par l'autre : la préservation et la guérison.

La prophylaxie de la phthisie se dédouble en celle de l'individu et celle de l'espèce; toutefois cette affection étant héréditaire sous ses deux formes, native et acquise, on comprend que l'hygiène publique et l'hygiène personnelle ont ici des intérêts étroitement solidaires et qu'on ne saurait séparer.

Nous ne traiterons cependant dans ce livre que de la préservation des sujets chez lesquels on peut admettre un germe d'hérédité, la prophylaxie des autres rentrant dans le domaine de l'hygiène commune.

Quant à la phthisie actuellement développée, nous espérons démontrer que, si sa guérison absolue est impossible dans le plus grand nombre de cas, la thérapeutique n'en reste pas moins armée d'une puissance considérable pour ralentir, quelquefois même arrêter sa marche, et pour prolonger la vie des tuberculeux.

Le plus sûr moyen de se prémunir contre le scepticisme thérapeutique, c'est de ne pas s'exagérer la puissance de l'intervention médicale. Cette proposition qui a un faux air de paradoxe est cependant parfaitement soutenable. Les médecins pleins de jeunesse et d'enthousiasme, avides de guérir et d'entretenir ce feu sacré de la vie qui est confié à leur garde, s'illusionnent de bonne foi sur la puissance de leur ministère et sur la valeur des armes qu'ils ont entre les mains. Convaincus dans le principe qu'il n'existe pas de maladie inguérissable, ils en arrivent à la fin, par une série d'insuccès et de découragements, à douter de l'utilité de leur intervention, et ils tendent de plus en plus vers une expectation sceptique. C'est là une exagération d'une autre sorte. Si guérir est le but idéal de la médecine, il ne lui est pas toujours donné de l'atteindre; mais elle a bien et complètement rempli sa mission quand, à défaut de ce résultat, elle pallie, fait durer et soulage là où elle ne saurait mieux faire. Il faut qu'elle s'habitue à se contenter du possible. Il y a certainement de la générosité au fond de ce découragement; mais, si l'esprit ne luttait contre une pareille tendance, il s'énervrait vite et aboutirait nécessairement à une sorte d'inaction fataliste. Voir ce qui est possible dans

le traitement de la phthisie et le vouloir fermement, telles
sont les deux conditions d'une thérapeutique rationnelle et
efficace. Ne pas sentir son utilité en présence d'un malade
est, en effet, une des souffrances les plus pénibles que
puisse éprouver un médecin d'intelligence et de cœur; mais
cette tristesse lui sera épargnée aussitôt qu'il aura une
notion bien distincte de ce qu'il peut et par suite de ce qu'il
doit.

La prédominance actuelle des études anatomo-pathologiques et l'introduction dans la clinique des procédés physiques d'exploration sont encore deux sources auxquelles
s'alimente le scepticisme thérapeutique en matière de
phthisie. Certes, nous n'avons l'intention de déprécier en
rien les services que l'anatomie pathologique et l'auscultation ont rendus et rendent tous les jours à l'étude de la
phthisie; nous sommes de notre temps, nous le pensons du
moins, et nous ne répudions aucun progrès alors même que
nous reconnaissons qu'on en abuse; mais si nous nous incli-
nons avec une admiration respectueuse devant l'œuvre im-
périssable de Laennec, qui résume en quelque sorte ces
deux conquêtes, nous devons cependant reconnaître qu'on
en a fait et qu'on en fait tous les jours un singulier abus.
On attribue trop souvent aux phénomènes locaux une signification univoque qui ne leur appartient pas; on attache
une attention insuffisante aux signes révélés par l'état général, cette source féconde où s'alimentait trop exclusivement l'observation des anciens, et le diagnostic local, cour-
bant un grand nombre d'esprits sous cette implacable idée
du fait anatomique, leur a en quelque sorte interdit de rien
tenter comme de rien espérer.

Chose bizarre cependant! le doute se puise là surtout où

la confiance devrait plutôt prendre sa source. Si l'anatomie
pathologique montre en effet la réalité de lésions contre
lesquelles l'art ne saurait prévaloir, elle montre aussi quelquefois la possibilité de certaines guérisons spontanées,
exceptions plus heureuses par l'espoir qu'elles donnent que
par les bénéfices trop rares qu'elles réalisent.

Quant à l'auscultation, qu'on en fasse ce qu'elle est réellement, un merveilleux instrument de précision diagnostique et non pas un prétexte au découragement et à l'inaction. Le stéthoscope a révélé des lésions pulmonaires plus
ou moins étendues; il en a déterminé le siège, la forme, le
degré; rien de plus satisfaisant pour l'esprit à coup sûr;
mais le diagnostic de la phthisie n'est pas là tout entier; il
est aussi (on pourrait dire *surtout*) dans l'appréciation des
conditions de l'état général et des ressources qu'il offre
encore, dans la nature de la diathèse qui a précédé toutes
les lésions locales et qui les réunit dans un faisceau commun, diathèse qui tend ici à une destruction progressive,
ailleurs à un état stationnaire. L'auscultation diagnostique
la *phthisie*, elle ne diagnostique pas le *phthisique*, ce qui
est autrement difficile et complexe. Un médecin ordinaire,
doué de sens suffisamment sagaces, guidé par de bons
enseignements et concentrant toute son application sur ce
point, arrivera assez vite à une analyse exacte des signes
physiques offerts par l'exploration de la poitrine; mais sera-
ce là un diagnostic complet? Non, sans doute. Deux phthisiques peuvent présenter les mêmes altérations au stéthoscope, qui diffèrent cependant du tout au tout : chez l'un, la
maladie évoluera lentement; chez l'autre, elle précipitera ses
phases, et M. Pidoux a pu dire avec raison qu'on est souvent moins phthisique avec des cavernes qu'avec de simples

tubercules crus. La distinction anatomique des trois degrés
de la phthisie exerce et exercera longtemps encore sur la
thérapeutique de cette affection une influence désastreuse.
L'auscultation renseigne, elle éclaire, elle fournit au diagnostic des éléments dont il ne pourrait plus se passer
aujourd'hui ; par elle, on distingue sûrement la phthisie vraie
des maladies qui la simulent et par suite les guérisons
fictives des guérisons réelles ; mais elle constitue, au point
de vue du pronostic et du traitement, un guide qu'il ne faut
pas suivre les yeux fermés.

La recherche infructueuse d'un spécifique de la phthisie
et le nombre si considérable des panacées qui ont successivement vu le jour et dont le lendemain a fait justice, telle
est enfin une dernière cause du scepticisme qui pèse si
lourdement aujourd'hui sur la thérapeutique de la phthisie.
La spéculation extra-médicale, exploitant indignement la
frayeur qu'inspire ce fléau et, il faut le dire aussi, l'anarchie
thérapeutique dont son traitement donne l'exemple, a fait
de cette maladie l'objet de ses visées malsaines et coupables,
et, pour le dire en passant, la publicité du carrefour et le
cynisme de l'annonce ont atteint de telles limites que la
société est menacée, sous ce rapport, d'un péril contre
lequel elle doit être protégée. Il y a là un scandale public
dont la santé des malades et l'intérêt des mœurs demandent
la répression. La retarder au nom de la liberté, c'est confondre la liberté de faire le bien avec celle de faire le mal.
La première est la seule qui soit respectable, et nous ne
sachons pas que ce soit celle-là que les prôneurs de
spécifiques aient précisément l'intention de revendiquer.

Ainsi donc, inaction sceptique d'un côté, promesses
vaines ou intéressées de l'autre, tels sont les deux termes

entre lesquels s'agite stérilement aujourd'hui la thérapeutique de la phthisie pulmonaire, que l'incrédulité des gens
du monde choisit, et non sans raison, comme le but habituel
de ses railleries. Donner de l'huile de foie de morue avec
une banalité singulière; inventer des spécifiques qui agitent
un instant les esprits et, après une vogue éphémère, tombent dans un oubli mérité; pousser tous les ans vers l'Auvergne ou les Pyrénées le troupeau mélancolique des malades, sans espérer souvent de ce déplacement autre chose
qu'un apaisement de leurs inquiétudes; faire voyager la
phthisie au lieu d'essayer sérieusement de la guérir : tel
est le spectacle assez habituel que déroule sous nos yeux
la thérapeutique de cette affection. Il n'y a qu'un remède
à ce mal : c'est de revenir, dans une certaine mesure, aux
méthodes d'observation de la phthisie telles qu'elles floris-
saient parmi les médecins des derniers siècles, tout en les
enrichissant et les complétant par les précieux moyens dont
la conquête est une des gloires de la médecine contemporaine; c'est de tenir plus grand compte qu'on ne le fait
souvent aujourd'hui de l'état général; c'est de se bien persuader qu'on soigne mal le *poumon* quand on veut trop
abstraire l'*homme*, et de substituer à la médecine stérile
des drogues et des formules la médecine féconde des indications. Cette thérapeutique est la seule qui satisfasse la
raison et qui ouvre au progrès des horizons étendus; elle
est, il est vrai, plus difficile que celle des spécifiques, qui
repose sur une opération d'esprit extrêmement simple; mais
elle est aussi plus digne, et elle conduit à de plus sérieux
résultats, à une condition toutefois : c'est que les indications soient hiérarchisées suivant leur importance et qu'on
y défère dans un ordre rationnel; autrement on fait la mé-

decine des symptômes (ce qui est bien différent), c'est-à-dire cette médecine des ombres et des apparences, qui émiette la thérapeutique et n'aboutit qu'à des résultats précaires.

Le titre de ce livre pourra paraître à beaucoup n'être qu'un pléonasme inutile, tant le mot *thérapeutique* implique l'idée d'*indications;* mais nous le demandons aux esprits sérieux qui étudient le mouvement de la médecine contemporaine; si c'est là ce que la thérapeutique devrait être, est-ce bien là ce qu'elle est réellement aujourd'hui? et est-il de luxe d'affirmer qu'en dehors de l'*indication* il n'y a ni thérapeutique ni médicaments, mais bien de l'empirisme et des drogues?

Le plan que nous avons suivi dans ce livre nous était indiqué par la nature même du sujet et par l'enchaînement des idées que nous venons d'exposer. Il y a dans l'évolution de la phthisie (et nous prenons pour type la phthisie classique héréditaire) trois périodes qui se succèdent ou qui alternent et qui appellent des moyens différents. L'une est la période de prédisposition ou d'imminence, la seconde la période fébrile ou d'aggravation, la troisième celle d'arrêt ou la période stationnaire. La présence ou l'absence de fièvre est la caractéristique des deux dernières; dans la phase fébrile, les indications sont principalement médicamenteuses, elles deviennent principalement hygiéniques quand la phthisie semble ne plus marcher. Le traitement de cette affection si longue et si complexe exige donc impérieusement, on ne saurait trop le répéter, l'association étroite des moyens tirés de la matière médicale et de ceux empruntés à l'hygiène. Par les médicaments, nous essayerons de le démontrer plus loin, on arrive souvent à enrayer la fièvre

et à faire entrer l'affection dans une voie de chronicité apyrétique; mais, ce résultat une fois atteint, il faut le consolider en faisant appel à toutes les ressources d'une hygiène
assidue et sagement dirigée. Parmi les indications qui se
rattachent à la deuxième période, il en est de fondamentales, telles que celles qui ont trait à la congestion, à
l'inflammation, à la nutrition, à la diathèse; il en est
d'autres, au contraire, qui sont secondaires ou accessoires :
ce sont les indications de symptômes; nous nous sommes
attaché à les distinguer et à montrer combien elles sont
moins importantes que les premières. Dans la troisième
période, le phthisique n'est plus un malade, c'est un valétudinaire, et les soins dont il a besoin embrassent toute la
série des modificateurs hygiéniques susceptibles de consolider et de prolonger le résultat déjà obtenu.

Peut-on arriver par un usage judicieux de ces différents
moyens à guérir la phthisie, et cette affection, une fois
développée, est-elle donc curable? Nous ne le pensons pas,
et nous désespérons même qu'elle le soit jamais. Il ne faut
certainement pas, en matière de progrès scientifique, porter
de défi à l'avenir, croire que tout est découvert et tomber
dans cette erreur qui consiste, suivant l'expression imagée
de Lemierre,

> A prendre l'horizon pour les bornes du monde;

mais que de vraisemblances s'élèvent contre cet espoir !
Deux ordres de preuves ont été produites en faveur de la
curabilité de la phthisie pulmonaire, des preuves cliniques,
des preuves nécroscopiques. Les premières nous montrent
bien des valétudinaires présentant tous les traits de la con-

somption tuberculeuse chez lesquels, par un bénéfice de la
nature plus souvent que par une opération de l'art, tous les
signes de la phthisie ont rétrocédé et qui ont parcouru une
carrière assez longue ; mais la notoriété qui s'attache à ces
faits dans une ville indique assez leur caractère exceptionnel. Ce sont des cas singuliers qui frappent l'esprit précisément parce qu'il les rapproche des faits usuels de léthalité qui fourmillent et qu'on ne compte plus. D'un autre
côté, la fréquence des cicatrices, des concrétions crétacées
du poumon, accusent aussi la *possibilité* d'une terminaison
heureuse ; mais, s'il s'agissait toujours de phthisie dans ces
cas, combien faible était la diathèse qui avait présidé à ces
manifestations incomplètes ! Ne sont-ce pas là des phthisies
avortées bien plutôt que des phthisies guéries ?

Mais si, laissant de côté cette curabilité idéale, absolue,
mais exceptionnelle, dont on ne peut contester la réalité
pas plus que la rareté, on veut parler d'une guérison *usuelle*
consistant dans l'effacement temporaire ou définitif des
symptômes les plus saillants de la maladie, dans la prolongation en quelque sorte indéfinie de ses périodes d'inertie
et de sommeil, dans la cessation de la fièvre, dans la restauration des forces et de l'embonpoint, dans le passage,
en un mot, de l'état morbide à l'état valétudinaire, là notre
confiance dans la puissance de la thérapeutique est sans
bornes, et nous estimons que si elle n'atteint pas constamment ce résultat heureux elle doit toujours y tendre. Pas
de découragement, pas d'illusion. On ne *guérit* pas cou-
ramment la phthisie, mais l'art peut beaucoup pour ralentir
ses progrès, et nous estimons que l'inaction en présence
de cette maladie est un aveu de scepticisme ou d'ignorance.

S'il nous était permis de nous approprier, en le complétant, le mot par lequel Montaigne ouvre la préface de ses *Essais*, nous dirions avec lui : « C'est icy un livre de bonne foy, » et nous ajouterions « c'est aussi un livre de foi, » tant nous sommes pénétré du sentiment de l'utilité de la thérapeutique dans cette affection.

En intitulant cet ouvrage l'*Art de prolonger la vie des phthisiques*, nous avons voulu donner une idée exacte de la pensée qui l'a inspiré. Nous croyons que la médecine actuelle ne peut que cela, mais qu'elle le peut le plus habituellement. Aussi éloigné par le tempérament de notre esprit de ce doute systématique qui n'aboutit qu'à une stérile négation et à l'inertie, que de ces illusions qui placent dans un mirage trompeur les limites du possible, nous avons dit simplement, sincèrement, ce que nous pensons des ressources de la médecine contre la phthisie. En combattant à outrance la recherche inutile ou intéressée des spécifiques, nous avons la confiance non seulement de ne pas avoir amoindri la portée de la thérapeutique, mais bien au contraire de l'avoir relevée dans sa propre estime et dans sa dignité, c'est-à-dire dans sa puissance réelle.

Puissions-nous n'avoir pas fait, à ce point de vue, une œuvre complètement inutile !

Montpellier, 25 novembre 1865.

PRÉFACE DE LA DEUXIÈME ÉDITION

J'ai dit quelque part que je considérais la première édition d'un livre comme une simple épreuve attendant le bon à tirer de l'expérience et de la critique. C'est une sorte de consultation demandée à l'opinion et qui impose, par suite, l'engagement de tenir un compte docile de ses avis.

Je n'y ai pas manqué, et les lecteurs de cet ouvrage pourront, en comparant cette édition à celle qui l'a précédée, s'assurer qu'elle est autre chose qu'une réimpression ; que, si les idées fondamentales et la méthode n'y ont pas subi de modifications importantes, j'ai fait cependant tous mes efforts pour l'améliorer, et que je n'y ai ménagé ni mes soins ni ma peine. J'y étais incliné par la probabilité très grande que je donnais à ma pensée sur la thérapeutique de la phthisie pulmonaire une forme définitive, et je m'y sentais en quelque sorte obligé par l'accueil favorable que les cliniciens ont fait à la première édition de ce livre.

Mais, depuis l'époque où elle a paru, bien des choses se sont faites et ont été essayées en phthisiologie. Une activité très grande, plus laborieuse que féconde peut-être, a été déployée autour des problèmes si graves et si nombreux que soulèvent la prophylaxie et le traitement de la tuberculose ; une multitude de médicaments nouveaux ou de médicaments renouvelés sont venus, après avoir passionné l'opinion, accuser successivement une impuissance qu'il était facile de prévoir et ont été échouer dans un oubli mérité, ou sont sortis des mains des médecins pour tomber ignominieusement dans celles des guérisseurs. Ce n'est pas cependant

que tout ait été stérile dans ces recherches; mais le traitement de la phthisie, on peut l'affirmer, a bien plus béné-
ficié du mouvement général de la thérapeutique, qui l'a armé
de moyens nouveaux pour remplir les indications multiples
qu'il fait surgir, que des recherches dont elle était elle-
même le but spécial.

Mais ce n'est pas seulement par cette ardeur à augmenter les ressources pharmacologiques, *instrumentales*, si je
puis ainsi dire, du traitement de la phthisie, que cette période
s'est signalée; elle a eu sa caractéristique, plus élevée et
plus expressive, dans la révolution doctrinale qui a été ten-
tée et qui fort heureusement à mon sens n'a pas abouti,
pour renverser l'idée de spécificité et d'unicité de la tuberculose. La doctrine de Laënnec a été attaquée, chose bizarre, au nom de l'anatomie pathologique, qui l'avait fondée,
mais d'une anatomie pathologique autoritaire, exclusive, se
posant comme l'alpha et l'oméga de la médecine, et non pas
de cette anatomie pathologique dépendante, éclairant la clinique sans la dominer et attendant des autres éléments du
problème pathologique l'épreuve nécessaire de la valeur des
données qu'elle formule. L'idée de diathèse a été niée par les
uns, singulièrement mutilée par les autres, et elle a menacé,
bien entendu, d'entraîner avec elle celle de spécificité, qui en
est étroitement solidaire; l'unicité de la phthisie, sous la diversité contingente de ses formes anatomiques et cliniques,
n'a pas eu un meilleur sort, et ces notions traditionnelles et
véritablement médicales ont paru un instant non pas seulement obscurcies, mais absolument et définitivement éteintes
par le nuage des idées allemandes, qui, parti de Berlin et
de Munich, est monté depuis dix ans à l'horizon de la phthisiologie et qui l'a peu à peu envahi tout entier. Une doctrine

nouvelle était contenue dans ses flancs : le tubercule perdait sa spécificité et descendait au rang d'un banal processus inflammatoire ; la pneumonie caséeuse absorbait la phthisie pour les plus ardents, n'en prenait que la moitié pour les plus modérés ; l'inflammation, élément secondaire et subordonné, usurpait, dans ce retour offensif du broussaisisme, une place qui ne lui appartient pas ; c'était en un mot une révolution doctrinale complète, mais qui nous a offert ce fait curieux d'une singulière mollesse dans les déductions thérapeutiques qu'il a fallu en tirer. Si le chef de l'école du Val-de-Grâce avait été là, il se fût montré singulièrement plus énergique ; mais il a semblé que les novateurs, ayant surtout en vue l'anatomie pathologique, n'aient fait cette révolution que pour elle, et ils se sont montrés de trop facile composition pour la thérapeutique, qui est en définitive cependant la raison d'être et la pierre de touche des doctrines.

Quelle idée nouvelle a été introduite à ce sujet par la phthisiologie allemande, et en quoi a-t-elle révolutionné le traitement de la tuberculose pulmonaire? On ne le voit pas, et ceux qui le chercheront dans l'article-manifeste de Niemeyer ne seront sans doute pas plus heureux que nous. Il a été en réalité, dans tout cela, beaucoup plus question du tubercule que du tuberculeux et d'histologie que de thérapeutique. Mais les idées d'unité, de diathèse et de spécificité de la phthisie n'en ont pas moins été un instant obscurcies à la faveur de l'éblouissement passager que donnent toujours les choses nouvelles et du talent avec lequel les idées sur la dualité de la phthisie ont été propagées chez nous. Une réaction salutaire se produit aujourd'hui, au nom de la clinique, dans les esprits, et le fait important, et démontré à mes yeux, de l'inoculabilité du tubercule, le nombre croissant des ob-

servations tendant à faire admettre la contagiosité relative de
la tuberculose et comme corollaire sa spécificité, l'autorité
des noms que la discussion académique de 1868 a montrés
se ralliant à ce point de doctrine, sont venus d'une manière
opportune consolider l'édifice de Laennec, et j'ai la conviction
que l'avenir, qui juge sans ressort la valeur des idées, rendra
aux siennes le crédit qu'elles ont semblé perdre un instant.

C'est dire que, si j'ai introduit dans mon livre de nombreux
changements de détail, je me suis cru autorisé à en conserver intact le fond doctrinal. Les ardents me considéreront
comme un retardataire ; je compte sur les cliniciens pour me
défendre contre ce reproche. Mais je devais ne pas me contenter d'une affirmation en cette matière, et il convenait, à
tous les titres, que j'exposasse les raisons qui m'autorisent à
demeurer attaché à la doctrine de Laennec. L'Introduction
qui suit y a pourvu. Je pourrais donc m'arrêter ici ; mais il
est trois points sur lesquels je dois au lecteur une explication.

On me reprochera certainement une sorte de contradic-
tion entre ma croyance en la *spécificité* de la tuberculose
et la conviction avec laquelle je repousse la recherche d'un
spécifique de la phthisie. Toute spécificité suppose, il est
vrai, à mon sens, l'existence d'un agent, trouvé ou à chercher, ayant force d'action *étiocratique ;* mais si, malgré la
grande précision actuelle du diagnostic physique de la phthisie, nous ne parvenons souvent qu'à des présomptions plus
ou moins plausibles sur son existence, alors que des lésions
pulmonaires sont déjà réalisées, que peut faire un spécifique qui viendrait après coup et qui, puissant contre la diathèse, *l'affection*, ne pourra jamais rien contre la *maladie ?*
Il faudrait, pour qu'un spécifique eût tout son prix, qu'on pût
deviner la tuberculose avant ses réalisations pulmonaires.

Or il est bien permis de supposer que nous n'en arriverons jamais là. Le premier degré anatomique est encore le plus souvent pour le dignostic un sphinx qui ne trouve pas d'Œdipe. Une fois les tubercules déposés, la phthisie est, au point de vue clinique, comme si elle était dépourvue de toute spécificité, et elle offre dans les réactions locales et générales qu'ils suscitent le tableau complexe et mobile de toutes les maladies générales, tableau dans lequel tous les organes et toutes les fonctions viennent successivement accuser leur solidarité avec l'appareil pulmonaire, si élevé en hiérarchie physiologique et ayant en conséquence une sphère étendue d'irradiations sympathiques, et de là vient que toutes les médications peuvent trouver leur place successivement dans le traitement de la phthisie et qu'il peut être considéré comme un raccourci de la thérapeutique entière. Il n'y a malheureusement pas là de nœud gordien à trancher par un médicament, mais bien un faisceau d'éléments morbides et d'indications corrélatives à dénouer laborieusement par l'analyse. Toute autre conception de la thérapeutique de la phthisie me paraît fausse en doctrine et préjudiciable en pratique.

Il semblerait en second lieu que les doctrines nouvelles, étendant singulièrement le rôle de l'inflammation, dussent cadrer avec le rôle que j'attribue à cet élément morbide dans l'évolution tuberculeuse, et que par conséquent j'y dusse voir une confirmation de mes idées sur l'utilité secondaire, mais fréquente, que j'attribue aux hyposthénisants lorsque la phthisie marche avec fièvre. Mais l'accord n'est ici qu'apparent : l'inflammation n'est pas pour moi l'élément primaire, générateur de la tuberculose, mais bien un élément secondaire et surajouté, méritant toutefois par son importance qu'on dirige contre lui des moyens spéciaux. Le point de vue est si différent que, moins broussaisien que les partisans de la nature purement inflammatoire de la phthisie, je fais aux antiphlogistiques et aux hyposthénisants une part autrement large que celle qui leur est assignée par les auteurs qui, par une route détournée, nous ramènent à la conception d'une phthisie dont l'auteur du *Traité des phlegmasies chroniques* n'aurait en rien désavoué la paternité. Et je supplie ici, encore une fois de plus, de ne pas me faire dire ce que je n'ai jamais pensé et à plus forte raison écrit : en recommandant les hyposthénisants (tartre stibié, ipéca, digitale) dans certaines formes de phthisies et à certaines de leurs périodes, je n'ai jamais vu dans cette méthode autre chose qu'une *médication d'élément et non de fond*, et il n'est pas entré dans ma pensée qu'elle dispensât des moyens si nombreux qui peuvent, à côté d'elle et simultanément avec elle, jouer un rôle utile dans la thérapeutique complexe de la phthisie.

L'accusation d'être décourageante et fataliste est en quelque sorte stéréotypée quand on parle de la doctrine de Laennec, et on ne la ménage pas à ses adeptes. J'engage ceux qui voudraient s'édifier sur sa valeur à interroger le livre de Laennec lui-même et à relire, s'ils l'ont déjà lu, le discours si sagace qu'a prononcé Béhier en 1868, à l'Académie de médecine, dans la discussion sur la tuberculose. Il ne lui a pas été difficile de démontrer, textes en main, que la thérapeutique du maître n'était rien moins que du stahlianisme sceptique et inactif, et qu'à la différence près d'une moindre somme de ressources (car la thérapeutique a heureusement progressé depuis soixante ans) il faisait substantiellement ce que nous nous efforçons tous de faire nous autres cliniciens de cette époque. J'avais dit après lui que la phthisie

n'est pas *curable* dans le sens usuel de ce mot appliqué à
d'autres maladies, à la pneumonie par exemple, dans laquelle
on s'efforce d'englober la tuberculose, et l'on m'a opposé les
faits nécropsiques recueillis par E. Boudet et Rogée, et avant
eux par Laennec, et montrant des lésions pulmonaires d'origine tuberculeuse bien et dûment guéries par cicatrices,
fistules organisées, crétification, etc., et des faits cliniques
malheureusement clair-semés, montrant une disparition durable de signes avérés de tuberculisation. Qui songerait à nier
la curabilité exceptionnelle, la curabilité *cas-rare?* Il faudrait
fermer les yeux à l'évidence. Mais qui contesterait non plus
que la trame usuelle du pronostic de la phthisie c'est la non
curation, et que la cicatrice pulmonaire, quand elle se fait,
est habituellement fragile et toujours prête à se rouvrir; que
le phthisique réputé guéri est quatre-vingt-dix-neuf fois
sur cent un malade devenu valétudinaire, c'est-à-dire entré
dans une convalescence qui ne finira pas, et rien de plus?
Plût au Ciel que ce but, qui paraît peu ambitieux, mais qui
est le seul auquel puissent tendre nos efforts, leur fût plus
habituellement accessible! On me permettra, je l'espère, de
ne pas accepter cette singulière accusation de scepticisme à
propos d'un livre qui a bien trahi la pensée de son auteur,
s'il ne s'en dégage pas au contraire la notion d'une thérapeutique agissante et ayant confiance dans ses ressources.

Je devais ces explications non pas pour regimber contre
l'aiguillon de la critique, ce qui est toujours un rôle ingrat
et rarement profitable, mais uniquement pour demander au
lecteur de se placer dans la perspective vraie des idées pratiques et de l'esprit doctrinal qui ont inspiré ce livre.

FONSSAGRIVES.

Kergurionné, le 1ᵉʳ octobre 1879.

ÉTUDE

SUR

LA DOCTRINE PHTHISIOLOGIQUE DE LAENNEC

EN REGARD DES TRAVAUX RÉCENTS

SUR LA PHTHISIE PULMONAIRE

Si la période de quinze années qui sépare la première édition
de ce livre de la seconde a été très agitée et très incidentée au
point de vue du mouvement général de la médecine, elle ne l'a
guère moins été en ce qui concerne la phthisie pulmonaire elle-
même.

L'idée de spécificité de la tuberculose, admise très généralement depuis Laennec, a été attaquée au nom de l'anatomie
pathologique, et les idées allemandes, importées et propagées
chez nous avec une ardeur louable sans doute, mais quelque
peu inconsidérée, ont paru destinées à mettre à néant cette
doctrine. Ceux-là même que leur expérience de l'histoire des
vicissitudes doctrinales et la forme de leur esprit prémunissent
le mieux contre les entraînements ont pu sentir s'ébranler un
instant leurs convictions et se sont demandé, avec quelque
inquiétude, si la vérité n'était pas là.

Mais les livres se sont multipliés; l'expérience et l'observation ont apporté leur témoignage; des discussions fécondes
se sont ouvertes dans la presse et dans les Académies, et peu à
peu, la période d'examen succédant à la période d'engouement,
les idées nouvelles ont été passées au crible d'une critique plus
froide et plus sévère, et le doute s'est fait dans beaucoup d'esprits sur leur valeur. La synthèse de Laennec, un instant rompue par l'histologie allemande, se reconstitue rapidement sous
nos yeux, et le laboratoire par la démonstration de l'inoculabilité du tubercule, la clinique par l'enregistrement de faits qui
ne permettent pas, à mon avis, de douter de la contagiosité de

la tuberculose, sont venus apporter à la doctrine traditionnelle un renfort tout à fait inattendu et que je crois décisif. L'idée d'unicité et celle corrélative de diathèse, fortifiées peut-être par les travaux mêmes qui avaient pour but de les renverser, commencent à reprendre un nouveau crédit, et leur restauration définitive ne me paraît plus qu'une affaire de temps; la phthisiologie en un mot redevient ce qu'elle avait été jusqu'à ces dernières années : une science absolument française par le génie qui l'a créée, par l'origine de ses progrès les plus réels, enfin par son caractère doctrinal.

Nous ne pouvions évidemment, dans un ouvrage de la nature de celui-ci, passer à côté de ces questions, qui, pour théoriques qu'elles apparaissent, ont un retentissement décisif sur la pratique. Sans doute, nous avions été conduit à dire incidemment dans le cours de cet ouvrage notre pensée sur ces grandes questions qui passionnent encore singulièrement les esprits, et les affirmations que nous avions produites, chemin faisant, ne pouvaient laisser aucun doute sur la nature des principes doctrinaux auxquels nous demeurons attaché; mais encore la critique a-t-elle le droit d'exiger de nous, en cette matière, une profession de foi plus explicite et plus motivée.

Que faut-il donc penser de l'unicité, de la spécificité, de la contagiosité et de l'inoculabilité du tubercule? La tuberculose peut-elle être comprise en clinique sans l'idée d'une diathèse autonome? Autant de questions dont l'examen était le prélude nécessaire de ce livre et que nous n'avions ni le droit ni le désir d'éluder.

I

La doctrine de Laennec (en laissant de côté son opinion sur l'hétérologisme du tubercule, opinion renversée par l'histologie contemporaine et à laquelle il eût certainement renoncé lui-même) était encore entière il y a vingt ans. Elle admettait que la phthisie pulmonaire était une sous la diversité de ses formes cliniques et anatomiques; qu'elle avait pour caractéristique le dépôt dans les poumons d'un produit morbide, spécial, évoluant suivant des lois préétablies de physiologie pathologique, et qui, dans ses divers états de granulation grise, de tubercule, de matière tuberculeuse infiltrée, répond toujours à une même maladie subordonnée à une diathèse et à marche consomptive. Dans sa pensée, l'inflammation ne produit pas le tubercule, mais elle en est la conséquence, et, la diathèse étant toujours admise, elle lui apporte par l'hyperhémie le blastème à l'aide duquel ce produit morbide croît et évolue vers sa fin dernière, qui est la destruction et l'élimination suppurative. L'inflammation qui se constate dans les poumons des tuberculeux et qui est attestée par la suppuration et l'induration est un fait non pas primordial, comme l'admettait Broussais, mais un fait contingent, secondaire, et, ce qui le prouve, c'est que la granulation grise et le tubercule cru peuvent, par une tolérance du tissu pulmonaire, ne révéler à leur périphérie aucune trace d'inflammation. Celle-ci est inapte, sans la direction d'une diathèse, à donner autre chose que ses productions banales ; elle est la cause prédisposante, mais nullement la cause efficiente de la tuberculose.

Virchow a donné le signal d'une attaque en règle contre cette conception, et les anatomo-pathologistes allemands qui l'ont suivi, contestant l'idée de spécificité tuberculeuse, et ne voyant dans les tubercules qu'un processus inflammatoire évoluant d'une certaine façon, ont prétendu donner gain de cause aux idées de Broussais sur la nature inflammatoire du tubercule ; la phthisie, dépouillée de toute spécificité, a donc vu son histoire absorbée à nouveau dans celle de la pneumonie. Les uns, moins absolus, ont admis à côté de la tuberculose diathésique, et jusqu'ici confondue avec elle, une *pneumonie phthisiogène*, dite caséeuse, sans granulation initiale et se différenciant de la phthisie classique par son anatomie pathologique, sa symptomatologie et sa curabilité ; les autres, poussant cette révolution à ses dernières conséquences, ont rattaché toute phthisie à l'inflammation et ont relégué au rang des vieilles erreurs l'idée de diathèse et de spécificité tuberculeuses. Ce retour agressif du broussaisisme conduit, par l'anatomie pathologique, à l'assaut de la doctrine de Laennec, qui connaissait ce vieil ennemi

pour l'avoir anciennement combattu et réduit au silence, a séduit
d'autant plus facilement les esprits que l'inflammation, à titre il
est vrai secondaire et subordonné, joue, sinon dans la genèse,
au moins dans l'évolution du tubercule, un rôle très important,
que les partisans de la doctrine de la spécificité avaient peut-
être un peu trop méconnu.

Le propre caractère de cette révolution, partie d'outre-Rhin,
aura été l'exorbitante prétention de l'anatomie pathologique,
simple chapitre de la clinique, de régenter celle-ci et de l'absorber tout entière.

Quoi du reste de plus concevable que cette usurpation et de
plus en accord avec ce que nous apprend l'histoire des vicissitudes doctrinales de la médecine ? Ne la voyons-nous pas, à
toutes les époques, subir le joug des sciences qui s'élèvent
rapidement et qui, au lieu de se contenter de lui apporter
leur tribut de faits nouveaux et de progrès, sont prises de cet
éblouissement dont les parvenus ont toujours peine à se défendre et en arrivent à croire complaisamment qu'elles renferment tout en elles, qu'elles apportent la solution de tous les
problèmes, qu'elles sont en un mot la médecine tout entière ?
La mécanique, la physique, la chimie et, pourquoi ne pas le
dire ? la physiologie, ont élevé tour à tour cette prétention into-
lérable d'absorber en elles la clinique, et le mot dur, mais
parfaitement juste, appliqué à l'une d'elles : « *Egregia ancilla
medicinæ chymia non autem pejor domina,* » convient aussi bien
aux autres. Les systèmes sont, à vrai dire, au fond, de simples
entreprises de ces autocraties injustifiables, et c'est pour cela
que quand l'enthousiasme a passé, quand la séparation s'est
faite de la vérité et de l'exagération, les systèmes, qui ne sont
qu'une vérité dont on abuse, laissent toujours à leur suite et
comme trace de leur passage un incontestable progrès. Ce sont
en effet, comme on l'a dit avec raison, des « erreurs frottées de
vérités » ; les erreurs passent, et la vérité, éternelle de sa nature,
subsiste et apporte sa pierre à l'édifice du progrès. Les systèmes, aussi obstinément que les rotifères de nos toits, ont le don
de réviviscence, et, quand ils ont disparu, on peut se tenir pour
assuré qu'on les reverra un jour, affublés d'un autre nom,

parlant une autre langue, ayant pris des allures en rapport avec
l'époque qui les ramène, mais au fond substantiellement les
mêmes et parfaitement reconnaissables pour qui s'applique à
les déchiffrer. Leur tendance à la domination absolue est d'ailleurs leur propre caractère, et il suffit pour les faire reconnaître.

Quand ces sciences usurpatrices sont à côté de la médecine,
comme la chimie et la mécanique, et prétendent à l'asservir au
lieu de se borner à l'éclairer, le préjudice n'est d'ordinaire que
très passager, et l'esprit clinique ne tarde pas à en faire justice.
Mais quand il s'agit de sciences médicales, c'est-à-dire du domaine de la vie, comme le sont la physiologie et l'anatomie
pathologique, sans lesquelles la médecine ne saurait être, la
lutte est à la fois plus difficile et plus ingrate ; elle a l'apparence d'une sorte de guerre civile, dans laquelle on tire sur les
siens et où la victoire garde quelque chose de douloureux. La
physiologie et l'anatomie pathologique, vivifiées d'ailleurs par
un esprit véritablement scientifique et pouvant se targuer de
grands services rendus et de grands progrès accomplis, sont
aujourd'hui des idoles auxquelles il est périlleux de refuser
l'encens, et qui ne fléchit pas le genou devant elles s'expose à
être traité comme un retardataire et un boudeur du progrès.

Il faudrait cependant s'entendre et disjoindre deux causes
qui n'ont aucun rapport entre elles. La physiologie n'a rien à
voir au physiologisme, qui en est l'abus et l'application indis-
crète, pas plus que l'anatomisme n'est l'anatomie, le chimisme
la chimie, le mécanicisme la mécanique. Le physiologisme et
l'anatomisme n'ont nul droit de se faire passer, eux dans
lesquels tout est abus, pour la physiologie et l'anatomie, dans
lesquelles tout est bon. Voilà le pivot du désaccord sans fin qui
sépare aujourd'hui la médecine en deux camps : la médecine dite
scientifique (par un accaparement de nom des plus injustes),
la médecine traditionnelle, clinique qui est ouverte à tout progrès, mais qui a son autonomie et qui prétend la défendre
comme la lice de la Fable défendait, et à bon droit, son logis.

C'est toujours un rôle ingrat que de remonter la pente d'un
courant. Je l'ai constaté à mes dépens en défendant la science
des médicaments contre les empiétements du physiologisme et

de la chimie à outrance. Un sort analogue attend sans doute
cette protestation, de même nature au fond, quoiqu'ayant un
objet différent, contre les empiétements de l'anatomie pathologique, qui se pose aujourd'hui en arbitre suprême de questions qu'elle est absolument impropre à résoudre seule.

Cette prétention insoutenable, importée chez nous, en matière
de phthisie, par une germanomanie dont beaucoup d'esprits
commencent heureusement à secouer le joug, est-elle justifiée,
comme le croit l'École de Berlin? A-t-elle jeté des lumières nouvelles sur cette affection, comme compensation à celles qu'elle
a éteintes? A-t-elle constitué un progrès pour elle? Nous a-t-elle
donné sur la genèse de la tuberculose des révélations profitables? Nous a-t-elle enfin (car c'est là le critérium suprême de
la valeur d'un système) fourni des principes ou des moyens
thérapeutiques qui nous permettent de la combattre plus efficacement? En un mot, est-ce là un progrès ou un *rétrogrès* (qu'on
me passe le mot)? C'est ce que je vais essayer d'examiner.

, Un fait secondaire, et c'est là l'erreur d'optique des dualistes
allemands, a été pris pour une doctrine. Je veux parler des
aspects anatomiques divers qu'offrent les lésions pulmonaires
dans la phthisie et qui ont fait distraire l'une d'elles de la tuberculose pour la rapporter à la pneumonie, sous le nom d'infiltration caséeuse. On a contesté que cette infiltration caséeuse eût
le moindre rapport d'origine et de nature avec la granulation
grise de Laennec, et, non content d'en faire un simple produit
d'inflammation, une terminaison particulière du processus pneumonique, on l'a émancipée de toute diathèse; en un mot, on a
séparé par le fait son histoire de celle de la phthisie pour la
rapporter à celle de la pneumonie chronique, dont elle ne constitue qu'une variété, la *pneumonie phthisiogène* à tendance consomptive et ulcérative. Mais cet isolement de la matière caséeuse
et de la granulation initiale est-il facile à prouver? Cliniquement,
il défie toute démonstration, et anatomiquement, il n'est rien
moins qu'admissible, puisque la règle à peu près générale est de
voir soit au centre même de l'infiltration, soit à sa périphérie,
des granulations dont la ressemblance avec la granulation grise
est incontestable. Comment se soustraire dès lors à la pensée

que la matière caséeuse, à son début, a eu dans son ensemble
cette forme initiale, et qu'elle ne nous apparaît sous son aspect
actuel que parce que nous ne la voyons qu'à une période avancée
de son évolution? Et cette transformation de la matière tuberculeuse en matière caséeuse n'avait pas échappé à l'esprit
observateur de Laennec, qui la signale d'une manière expresse
dans un passage d'autant plus remarquable que l'idée et le nom
y figurent à la fois. « Dans cet état de ramollissement, dit-il, la
matière tuberculeuse peut se présenter sous deux formes différentes : tantôt elle ressemble à un pus épais, mais inodore et
plus jaune que les tubercules crus; tantôt elle est séparée en
deux parties, l'une très liquide, plus ou moins transparente et
incolore, à moins qu'elle ne soit souillée de sang, ce qui est très
rare; l'autre opaque et de *consistance de fromage mou et friable*.
Dans ce dernier état, qui se rencontre particulièrement chez les
sujets scrofuleux, elle ressemble souvent tout-à fait à du petit
lait dans lequel nageraient des fragments de *matière caséeuse*. »
Et un peu plus haut : « Le ramollissement commence vers le
centre de chaque masse, où la matière tuberculeuse devient de
jour en jour plus molle et plus humide, *caséiforme* ou au moins
onctueuse au toucher *comme un fromage mou,* puis acquiert la
viscosité et la liquidité du pus [1]. » Ces infiltrations gélatineuses,
dont parle Niemeyer, qui subissent les modifications appartenant à la métamorphose caséeuse du produit inflammatoire et
qui se compliquent alors, « dans beaucoup de cas, mais non
dans tous [2], » de tubercules, que sont-elles autre chose pour
tout juge impartial que l'*infiltration tuberculeuse gélatiniforme*
de Laennec, que l'illustre anatomo-pathologiste avait surprise
se transformant par place en matière tuberculeuse jaune
crue [3]?

   Le mot de Niemeyer, qui a fait le tour des livres : « Le plus
grand danger qui menace un phthisique, c'est de devenir tuberculeux, » n'est au fond qu'un paradoxe sans consistance, ou

   1. Laennec, *Traité de l'Auscultation médiate et des maladies des poumons et du cœur,* 2ᵉ édition, Paris, 1826, t. I, p. 543.
   2. Niemeyer, *Traité de pathologie interne et de thérapeutique,* Paris,
1873, t. I, p. 252.
   3. Laennec, *op. cit.,* t. I, p. 543.

plutôt, si l'on donne au mot phthisie le sens qu'il lui attribue, celui de pneumonie, n'est qu'un truisme clinique et rien autre chose. Certainement, le danger le plus grand qui menace un *pneumonique* est de devenir phthisique. Qui le conteste? et quelle utilité y avait-il à l'affirmer? Ne pourrait-on pas dire la même chose de la bronchite, de la pleurésie, de la rougeole et de tous les états morbides en un mot qui, *rencontrant la diathèse nécessaire*, *provoquent* la tuberculisation, qu'ils sont parfaitement inaptes à *produire* par eux-mêmes.

L'épithète de *phthisiogène* donnée à la pneumonie caséeuse est fausse au sens que lui attribuent les fauteurs des idées allemandes : une cause qui crée se suffit à elle-même ; or la pneumonie ne peut aboutir à la phthisie que par l'intermédiaire d'une diathèse qu'elle fait passer de la virtualité à l'acte. Toute pneumonie est phthisiogène, si l'on veut entendre ainsi la signification de ce mot, et nulle ne l'est, si l'on veut lui faire dire que la pneumonie peut, à elle seule, créer la phthisie.

Les dualistes n'ont pas ménagé les gros mots à la doctrine uniciste de Laennec, dont ils ont fait un stahlianiste découragé, un « contemplateur de la mort », se croisant les bras et enrôlant sous sa bannière une foule de médecins sceptiques. On a dit que c'était une doctrine fatale. J'avoue ne pas comprendre ce reproche. Il n'y a de fatal en matière de doctrine que ce qui est faux, parce que le vrai en doctrine produit l'utile en pratique par une génération nécessaire, comme le faux engendre forcément l'application préjudiciable. Un esprit très judicieux, avec lequel j'aurais désiré me trouver plus souvent d'accord en matière de phthisiologie, Béhier, a, dans un discours académique, relevé en fort bons termes la doctrine de Laennec de ce reproche. « Un autre point, dit-il, m'a frappé dans le parallèle tracé entre Laennec et Broussais : c'est le fatalisme prêté à Laennec, touchant la curation de la phthisie, curation dont il n'aurait pris nul souci, à laquelle il n'aurait pas cru; tandis que Broussais, « médecin *physiologiste* et *philosophe*, » aurait été préoccupé de la maladie comme d'un mal et serait resté constamment attentif pour empêcher la maladie de se développer et pour la combattre; en un mot, Laennec n'aurait pas cru à la guérison de la phthisie tuberculeuse et n'aurait rien dit de son traitement, s'enfermant uniquement dans l'étude anatomo-pathologique et dans la séméiologie de la tuberculose, dont il observait la marche fatale, selon lui. Là encore, j'ai cru que ma mémoire me servait mal ; j'ai eu recours au *Traité de l'Auscultation*, et j'ai relevé neuf passages dans lesquels Laennec signale la possibilité de la guérison de la phthisie, les trois modes particuliers de cette guérison : la formation de fistules bronchiques, celle de cicatrices pulmonaires, celle de concrétions crétacées. « Ces faits sont si fréquents, dit-il, que qui-« conque se livrera à l'étude assidue de cette question ne passera « pas six mois sans rencontrer des fistules et des cicatrices pulmo-« naires, car ces exemples sont extrêmement communs. » Il établit que « les tubercules du poumon ne sont pas toujours une « cause nécessaire et inévitable de mort » et, d'après les exemples qu'il cite, « il ne faut pas, dit-il, perdre toute espérance dans « les cas de phthisie pulmonaire dans lesquels la percussion et « l'exploration par le stéthoscope indiquent que la plus grande « partie du poumon est encore perméable à l'air. » Enfin il commence l'article VII, intitulé *Traitement de la phthisie pulmonaire*, par ces mots : « Nous avons prouvé ci-dessus que la guérison « de la phthisie pulmonaire n'est pas au-dessus des forces de la « nature ; mais nous devons avouer en même temps que l'art ne « possède *encore* aucun moyen *certain* d'arriver à ce but. » Cette phrase n'est-elle pas encore l'expression de l'état actuel de la question ? Puis, quand il examine les divers moyens proposés, Laennec insiste sur le changement de lieux comme sur le moyen le plus efficace pour éviter de nouvelles évolutions du tubercule. Il ne résiste pas systématiquement à Broussais, mais il ne croit pas avec lui « qu'en arrêtant le catarrhe, la pneu-« monie peu intense et la pleurésie par une méthode très active, « la saignée au moment de leur explosion, on rende la phthisie « très rare, *quelle que soit la disposition constitutionnelle des indi-*« *vidus à devenir victimes de cette cruelle maladie.* » En cela, je suis, pour ma part, de l'avis de Laennec, et je ne vois rien, je le confesse, qui légitime une attaque aussi vive contre Laennec, bien innocent, comme j'espère l'avoir montré, du fatalisme et

de l'insouciance thérapeutique qu'on lui attribuait gratuitement [1]. »

Je suis tout à fait de cet avis, et, si l'on compare la thérapeutique du « *naturaliste* » Laennec et du « *physiologiste* »
Broussais, on ne tarde pas à reconnaître que la foi et l'activité
médicamenteuses se trouvaient plutôt chez le premier que
chez le second.

Les idées allemandes ont, en réalité, pris à la phthisie pour
donner à la pneumonie; mais, en élargissant outre mesure le
domaine de celle-ci, elles n'ont pas porté atteinte à l'unicité de
la tuberculose, qui est tout entière dans sa nature diathésique
et non pas dans la forme contingente des lésions pulmonaires.

Cette unicité n'a pas été rompue davantage par les tentatives
faites pour ériger en une entité morbide distincte la granulose
ou granulie généralisée [2]. L'absence de caractères histologiques
réellement différentiels entre la granulation et le tubercule, le
fait avéré que la granulation se montre quelquefois ayant à son
centre de la matière tuberculeuse [3], l'homogénéité des conditions de constitution, de diathèse et d'étiologie dans laquelle
se montrent la tuberculose et la granulie, sont autant de raisons
qui légitiment l'absorption de la granulie dans la tuberculose,
au point de vue de la nature des deux maladies, tout en leur
conservant leur individualité clinique. C'est là, du reste, une
opinion très généralement acceptée maintenant.

On le voit, la synthèse de Laennec est encore debout, malgré
les tentatives récentes faites pour l'émietter et qui n'ont eu
d'autre résultat que de montrer la solidité de cette conception
clinique. Je considère donc Barth comme ayant été dans le vrai
quand il a dit : « La prétendue pneumonie caséeuse n'a pas de
raison d'être, et la pathologie du tubercule subsiste encore au-

1. **Béhier**, *Discussion acad. sur la tuberculose* (*Bull. de l'Acad. de méd.*, janvier 1868).
2. **Empis**, *De la granulie ou maladie granuleuse connue sous le nom de fièvre cérébrale, de méningite granuleuse, d'hydrocéphalie aiguë, de phthisie galopante, de tuberculisation aiguë*. Paris, 1865.
3. **Voy.** Trousseau, *Clinique médicale de l'Hôtel-Dieu de Paris*, 4ᵉ édi-tion, Paris, 1873, t. I, p. 714.

jourd'hui telle que l'ont constituée lès travaux de notre immortel Laennec et de ses successeurs [1]. »

C'est là du reste la conclusion à laquelle en arrive l'auteur du travail le plus récent sur la phthisie, M. Hanot, qui, s'inspirant des idées et des recherches personnelles de M. Charcot, reconstitue formellement par l'anatomie pathologique la synthèse de Laennec, et à l'encontre de l'opinion primitivement soutenue par Reinhardt et Virchow et adoptée par un certain nombre de pathologistes français, admet que la granulation grise, le tubercule miliaire et la matière caséeuse sont histologiquement de la même famille et expriment cliniquement l'unicité diathésique de la phthisie. Nous ne saurions entrer ici dans l'analyse, même sommaire, de cet excellent travail, qui nous est communiqué à la dernière heure, mais nous ne craignons pas d'affirmer que les partisans de l'unicité de la phthisie y trouveront, de par l'anatomie pathologique, la confirmation la plus complète et la plus péremptoire de la solidité de la conception phthisiologique de Laennec [2].

II

Si la tuberculose est une, quel est le centre dans lequel viennent se réunir les formes cliniques diverses par lesquelles elle se manifeste? C'est la diathèse, ou, comme on disait jadis, le *vice tuberculeux*, expression discréditée par son air vieillot, mais qui a conservé toute sa justesse et qui est plus claire et moins discutée en pathologie générale que celle de diathèse. Je les emploierai comme synonymes. Sans diathèse, pas de tubercules. Cette diathèse est innée ou acquise; mais on ne saurait contester que la première origine est de beaucoup la plus commune, et même ne pourrait-on opposer des arguments très démonstratifs à l'opinion qui considérerait la phthisie acquise comme une phthisie dont l'hérédité, puisée dans l'atavisme, est simplement méconnue. Quoi de plus difficile en effet que

---

1. *Bulletin de l'Acad. de méd.*, séance du 24 mars 1868.
2. Hanot, *Nouveau dict. de méd. et de chir. prat.*, ART. PHTHISIE PULMONAIRE, t. XXVII, p. 215 et suiv.

cette information? et, là où l'hérédité directe ne se constate
pas, comment conclure avec certitude que l'hérédité indirecte
est absente? Où s'arrête la puissance de transmissibilité de la
famille sur l'individu? Nul ne connaît le degré de parenté qui
en trace la limite, et nul sans doute ne pourra jamais le déterminer, d'autant plus que mille causes internes ou extérieures
viennent fortifier l'hérédité morbide ou l'affaiblir, compliquer
le problème, et introduire dans cette question étiologique des
données d'une complexité désespérante.

Qu'est cette diathèse dans sa nature intime? On ne saurait le
dire, mais il semble vraisemblable qu'elle consiste dans une
sorte d'aberration, de déviation des lois de la nutrition normale, dont l'échéance se produit de préférence à des périodes
déterminées de la vie. L'enfant ne naît pas en effet muni du
seul matériel de son organisme; s'il a des muscles, des vaisseaux, des nerfs, du tissu conjonctif, ses tissus et ses appareils,
anatomiquement et histologiquement semblables chez tous, ont
une vie physiologique qui leur est propre chez chaque individu; la force de conservation, d'accroissement, de réparation,
de résistance de l'ensemble et de chacune des parties varie
dans des degrés et des combinaisons infinis; et si la formule
physiologique, constante dans ses éléments essentiels, est éminemment variable dans ses formes, par ce fait qu'elle a été
puisée par la génération dans deux facteurs qui sont eux-
mêmes, séparément, l'aboutissant d'influences héréditaires,
innombrables, quoi de plus facile à concevoir, mais non pas à
expliquer que chacun ait aussi son *tempérament morbide* (c'est
l'expression heureuse que Jaumes a donnée aux diathèses). Et
de même que les formations physiologiques normales ont leur
évolution régulière dont les phases coïncident avec diverses
époques de la vie, de même aussi les formations morbides
puisent dans l'hérédité la même aptitude à évoluer à des époques déterminées. Ce serait en effet encourir justement le reproche d'ontologisme que de surajouter le principe de la diathèse à l'organisme, de le placer en quelque sorte à côté de lui,
et il faut bien ne considérer que comme des artifices de langage,
et non pas des réalités, ces expressions de germes, d'ovules pa--

thologiques, etc., qui s'imposent à l'insuffisance de notre faculté d'expression. Qui parle métaphorise; et Broussais lui-même, si rude à l'ontologisme, hérissait ses pages, on l'a fait remarquer avec une certaine malignité, mais avec justesse, d'expressions qui montrent en lui un complice inconscient de ceux qu'il poursuivait de ses sarcasmes.

Les formations morbides ont leurs lois comme les formations physiologiques, car la vie et la maladie se produisent et évoluent en vertu de lois qui, régulières ou troublées, sont les mêmes. Il n'y a pas deux physiologies; autrement il faudrait admettre, comme l'a si bien dit Cl. Bernard, qu'une maison qui tombe obéit à des lois différentes de celles qui la tenaient debout. De même donc qu'il a été établi que les dents apparaîtraient à tel âge, certaines parties du système pileux à tel autre, que les organes générateurs attendraient telle période de la vie pour arriver à leur complément d'organisation et d'activité, de même aussi les perversions nutritives par lesquelles se manifestent les maladies diathésiques n'apparaissent qu'au moment qui leur a été assigné. La goutte, le cancer sont des exemples du caractère tardif des manifestations diathésiques; la scrofule et la tuberculose sont des exemples du caractère précoce de ces manifestations. Le fait n'est pas plus concevable dans l'ordre physiologique qu'il ne l'est dans l'ordre morbide; il se constate dans les deux cas comme loi d'évolution, mais il ne s'explique en rien.

Est-ce à dire que la diathèse marche aussi imperturbablement vers l'accomplissement de sa destinée, sans que rien l'en écarte? Non sans doute; mille causes la fortifient ou l'affaiblissent, l'accélèrent ou la retardent; le mode d'activité des organes sur lesquels elle doit retentir, leur plus ou moins grande fragilité morbide, sont, autant que les modalités de la santé générale, des causes perturbatrices dont l'action est bien autrement puissante que celles qui modifient l'évolution physiologique; mais l'assimilation n'en est pas moins légitime. La diathèse peut-elle s'éteindre par un concours indéterminé de ces modifications spontanées ou provoquées par l'art? On n'en saurait douter, et il n'est pas impossible que l'hérédité, au lieu de se transmettre capricieusement à un enfant pour manquer chez les autres de la même souche, existe virtuellement chez tous, mais n'arrive au terme de son évolution que chez celui où elle n'a pas rencontré ces entraves.

Les diathèses sont-elles autonomes ou transformables par l'hérédité? Leur individualité morbide, si spéciale, si permanente dans la vie de l'individu, me paraît un argument bien fort contre cette idée ingénieuse des métamorphoses diathésiques qui m'avait séduit, comme tant d'autres. L'idée du métissage ou de l'hybridité des diathèses n'a, au contraire, à mon avis, rien qui choque la vraisemblance. On comprend la possibilité, les deux parents étant diathésiques de façons différentes, que le produit de la conception, qui a reçu de l'un d'eux le principe héréditaire de sa diathèse, ne l'ait pas reçu pur, typique, mais modifié dans ses formes ou son évolution par la diathèse de l'autre. Et ce que l'hérédité directe peut faire, l'hérédité atavique est sans doute capable de le réaliser en partie. Mais l'induction ne saurait ici remplacer les faits, et nous ne savons nullement ce que devient la tuberculose croisée de cancer, d'herpétisme, d'arthritisme, etc. On peut supposer toutefois que la détermination des résultats de cette hybridité des diathèses n'est pas au-dessus des ressources de l'observation, et que nous ne resterons pas toujours dans l'ignorance où nous sommes actuellement sur cette question si intéressante.

Une opinion fort ingénieuse, mais absolument destructive de l'idée d'existence d'une diathèse tuberculeuse, a été émise naguère par M. Pidoux et développée et soutenue par lui avec cette profondeur de vues et cette fécondité de ressources qui sont les propres qualités de cet esprit, qui se meut dans les abstractions avec une facilité et une élégance incomparables.

La phthisie, pour lui, n'existe pas, en tant que diathèse autonome ; ce n'est pas « une maladie qui commence » ; c'est « une maladie qui finit » ; elle est l'aboutissant possible de toutes les diathèses : scrofule, arthritisme, herpétisme. Il en fait, en un mot, une sorte de carrefour banal dans lequel les maladies constitutionnelles viennent, par voie d'hérédité, se rencontrer pour se fondre en un tout composite dépourvu de toute origi- _

nalité pathologique. « L'arthritisme, l'herpétisme, la scrofule, la syphilis elle-même, aboutissent trop souvent par hérédité à la phthisie. Personne n'oserait affirmer que ces affections se reproduisent indéfiniment identiques à elles-mêmes comme des espèces naturelles. Elles ont une enfance, un âge adulte, des âges de décroissance et d'usure, une décrépitude, et personne ne pense non plus qu'elles s'éteignent et disparaissent en quelques jours par l'élimination critique de leur principe, comme les maladies aiguës. On pourrait donc affirmer que leurs transformations sont une loi de leur nature, alors même qu'elles ne seraient pas démontrées par l'observation. *Je suis en mesure de prouver que la phthisie descend beaucoup moins souvent de la phthisie que de beaucoup d'autres maladies constitutionnelles et héréditaires.* On voit que si, aux yeux de quelques-uns, je restreins le champ de l'hérédité directe de la phthisie, je l'agrandis beaucoup en ajoutant l'hérédité indirecte ou médiate à l'hérédité directe ou immédiate. Et en effet, d'après des relevés qui portent sur 4 ou 5000 observations, si j'additionne ensemble les cas de phthisie la plus vraisemblablement accidentelle et acquise — à mes yeux, la phthisie accidentelle et la phthisie acquise sont distinctes — avec les cas les plus évidemment constitutionnels et spontanés, je ne trouve pas la phthisie née de la phthisie plus de 20 fois sur 100. Au contraire, si j'ajoute aux phthisiques nés de phthisiques ceux qui sont issus de parents affectés d'autres maladies chroniques par voie de métamorphose régressive, j'arrive au chiffre de 50 à 60 pour 100. Je prie de remarquer que, sur les 50 autres cas, j'en compte un certain nombre, 10 environ, dans lesquels la phthisie s'est développée suivant le même mode de processus, c'est-à-dire par dégénération d'autres maladies chroniques pendant la vie même des sujets, ce qui donne une force nouvelle aux cas d'hérédité indirecte [1]. »

Sans doute, M. Pidoux ne réduit pas l'étiologie de la phthisie à ces métamorphoses régressives des maladies qu'il appelle *chroniques capitales* ou *initiales*. Il proteste avec une certaine

---

1. Pidoux, *Études générales et prat. sur la phthisie*, 2e édition, Paris, 1874, p. 96.

vivacité contre cette imputation, se déclare « l'homme des
sources multiples et communes de la phthisie »[1] et place assez
étrangement l'unité de la phthisie dans la diversité de ses
sources étiologiques. Nous ne saurions entrer ici dans le développement et l'examen complet de cette doctrine, qui voit des
faits d'incompatibilité de diathèse là où il n'y a, à mon avis, que
des incompatibilités de terrain organique. Supposons un arthritique issu d'une souche dans laquelle il y avait de la goutte et
de la tuberculose. Tant que la constitution sera vigoureuse et
d'une richesse exubérante, la goutte apparaîtra seule; celle-ci
disparaît-elle avec les conditions organiques florides qui convenaient à son développement, et la nutrition devient-elle languissante par une cause quelconque, un nouveau sol se substitue au premier, et une nouvelle végétation morbide apparaît.
Dira-t-on que la phthisie est la conséquence de la dégénération
régressive de la goutte, ou n'admettra-t-on pas avec plus de
vraisemblance que ces deux germes héréditaires se sont succédé quand se sont succédé les conditions organiques opposées
qui convenaient au développement de chacun d'eux? Et cela
est d'autant plus probable que des états morbides qu'on ne
saurait considérer comme diathésiques sous peine d'altérer le
sens de ce mot, la chloro-anémie, peuvent, suivant l'observation
très juste de M. Pidoux, ralentir singulièrement l'évolution
tuberculeuse. Quel état est cependant en apparence plus favorable à la production de cette néoplasie, dont tous les histolo-
gistes ont signalé le caractère misérable? C'est que l'anémie
est peu favorable à l'inflammation et que celle-ci joue dans
l'évolution plus ou moins rapide de la phthisie un rôle connu
de tous les cliniciens.

En réalité, la diathèse tuberculeuse, c'est-à-dire cette cause
inconnue dans sa nature, mais manifestée par ses effets, qui
relie les unes aux autres par les liens d'une identité de nature
et d'évolution toutes les productions locales de la tuberculose,
est aussi bien démontrée que l'existence de la diathèse cancéreuse; elle est aussi autonome qu'elle et ne peut produire que

---

1. Pidoux, *Études générales et prat. sur la phthisie*, etc., p. 156.

du tubercule ; elle est le pivot de l'étiologie de la phthisie et
se subordonne, à titre purement secondaire, tous les autres
éléments de l'étiologie commune ou banale de cette maladie.

Une diathèse ainsi comprise implique l'idée de spécificité et
de virulence pour la maladie dont elle est le principe, et cette
déduction nous conduit à l'examen de cette double question,
ou plutôt de cette question unique, dont les deux termes se
confondent.

III

La phthisie est une, parce qu'elle est une diathèse. Celle-ci
est le lien nécessaire entre les productions tuberculeuses spontanées ou celles que fait naître l'inoculation, comme la diathèse
variolique est le lien entre les diverses pustules de la variole.
Et cette idée s'impose si naturellement à l'esprit que l'on ne
peut y échapper qu'en la remplaçant par des hypothèses forcées
et invraisemblables. C'est ainsi que des esprits aussi fermes
que Virchow et Chauffard, subissant cette alternative dans ce
qu'elle a d'impérieux, ont été amenés à remplacer l'idée de
diathèse pour expliquer les faits d'inoculation tuberculeuse
par une théorie quasi-mystique « de la fécondation des éléments cellulaires du tissu plasmatique et des éléments lymphatiques » et d'expliquer ainsi la génération sur place de la matière caséo-tuberculeuse et de son expansion dans les organes
lymphatiques et les viscères internes [1]. Il me paraît difficile
d'admettre qu'une pareille explication ait pu satisfaire complètement des hommes aussi versés dans les questions d'anatomie
pathologique et de pathologie générale. L'admission d'une
affection, au sens que l'Ecole de Montpellier donne à ce mot,
affection de nature spécifique, transmise par hérédité ou
acquise par contagion (l'inoculation n'est qu'une des portes
du mode contagieux), en d'autres termes d'une diathèse, donne
seule aux faits une interprétation rationnelle, en attribuant à
la tuberculose tous les attributs d'une maladie spécifique.

1. Chauffard, *Disc. acad. sur la tuberculose* (*Bull. de l'Acad. de méd.*,
séance du 7 janvier 1863).

Que faut-il donc entendre par ce mot ? L'étiologie vaut ici
une définition. Une maladie spécifique, on l'a dit souvent et on
ne saurait trop le répéter, est une maladie qui fait espèce au
triple sens caractériel, causal et génératif du mot, c'est-à-dire
qui offre des attributs originaux dont l'ensemble n'appartient
qu'à elle ; qui procède d'une cause inapte à produire une autre
maladie ; et qui se perpétue par reproduction séminale. La spécificité se prouve par ces trois caractères, et, là où ils ne se trouvent pas réunis, on ne saurait, en bonne pathologie générale,
admettre qu'elle existe.

Qui contesterait à la tuberculose l'originalité expressive de
ses caractères, que la diversité de ses formes cliniques ne saurait faire méconnaître ? Elle est, à ce point de vue, une *espèce
nosologique* des mieux tranchées.

Quant à sa spécificité causale, la contagiosité, plus que probable, nous allons le voir, et l'inoculabilité du tubercule, plus
que probable également, suffiraient, et au delà, à elles seules
pour la démontrer et pour lui attribuer en même temps le caractère décisif d'une reproduction qui n'appartient qu'aux maladies
véritablement spécifiques.

La contagion prouve la spécificité, et la spécificité implique
la contagion. Mais j'entends parler ici de la contagion vraie,
c'est-à-dire de celle qui s'opère par l'intermédiaire d'un produit d'élaboration morbide (c'est là son caractère indispensable), et non pas de la fausse contagion, comme celle des
maladies à épizoaires et à épiphytes, qui s'opère, comme la
gale et le muguet, par communication locale de leur cause et
sans imprégnation préalable de l'économie, en d'autres termes
sans *affection* ou sans *diathèse*.

Deux ordres de preuves ont été invoquées pour démontrer la
spécificité de la tuberculose : son inoculabilité attestée par des
expériences de laboratoire ; sa contagion prouvée par des faits
cliniques.

L'un de ces faits, mis hors de doute, impose l'autre nécessairement ; et c'est pour cela que les spécifistes ont admis la contagion, et que les antidiathésistes l'ont formellement repoussée.
Il n'y a pas, en effet, de terrain de transaction sur ce point : ou

la phthisie est une maladie banale, et elle ne s'inocule ni se transmet par sa cause; ou c'est une maladie spécifique, et elle a ce double caractère et non pas l'un d'eux séparément.

On peut affirmer en effet que, si toutes les maladies contagieuses n'ont pas été encore *inoculées*, toutes sont virtuellement *inoculables*. Qu'est-ce en effet que l'inoculation, quand on y regarde de près, si ce n'est un des procédés du mode contagieux? Et, en vérité, on ne saurait considérer que comme un sujet de controverses puériles, et l'on pourrait dire byzantines, cette distinction fatale, établie depuis longtemps pour les maladies transmissibles d'individu à individu, en *infectieuses* et en *contagieuses*, distinction surannée et qui a fait encore un retour offensif, nous l'avons constaté à regret, dans la discussion mémorable qui a surgi à l'Académie de médecine en 1868 sur la spécificité, la virulence, la contagiosité et l'inoculabilité du tubercule. C'est là un exemple fameux, entre mille, de la puissance illimitée qu'ont les mots pour brouiller les idées et leur donner les apparences fâcheuses d'un antagonisme, alors qu'au fond il n'y a nul désaccord entre elles. Des torrents d'encre ont été répandus, pour et contre, à propos de l'infection et de la contagion; de gros livres et de gros mots ont été échangés sans résultat, et l'ombre s'est faite de plus en plus épaisse, tout simplement parce que le mot de *contagion* était mal formé et mal compris, et le mot d'*infection* superflu.

Ce n'est pas la *matérialité visible* d'un peu de virus variolique ou de tubercule portés dans les tissus par la pointe d'une lancette, ou la *matérialité invisible*, mais aussi réelle, d'une colonne d'air portant d'un individu contaminé à un ou plusieurs individus sans le germe qui les rendra malades : ici le globule de pus d'une ophthalmie blennorhagique, là le germe typhique, ailleurs l'écaille épidermique d'une rougeole, qui peuvent rompre l'homogénéité profonde du mode reproductif des maladies contagieuses. Qu'on suppose cette colonne d'air contagifère brusquement solidifiée avec tout ce qu'elle contient, et perdant, comme l'air atmosphérique dans les belles et récentes expériences de Pictet et de Caillet, et son invisibilité et sa transparence, et établissant ainsi un pont visible de la bouche du con-

tagionnant à la bouche du contagionné, que deviendra la valeur
de la distinction entre la contagion vraie et l'infection? Qu'on
devienne varioleux par la lancette ou par l'air qu'on respire,
où est la différence? Autant vaudrait décrire à part la morphi-
nisation par la bouche et celle par injection hypodermique.
Sans doute, les voies de pénétration influent sur la sûreté des
effets des contages, et nous connaissons encore trop peu les
virus pour pouvoir comprendre pourquoi la muqueuse respiratoire, perméable aux uns, offre aux autres une barrière qu'ils
ne franchissent pas ou qu'ils franchissent difficilement; mais il
n'y a là rien que de secondaire; et il faudra pourtant bien un
jour faire du mot infection le synonyme très humble de méphitisme et ne voir dans la contagion aérienne qu'un mode particulier de pénétration du contage et rien de plus. Le plus tôt ne
sera que le meilleur.

Le contage n'a pas non plus été suffisamment séparé de son
véhicule. Nous ratiocinons à loisir sur celui-ci; mais le premier,
quoique très certainement matériel, est d'une subtilité insaisissa-
ble; l'esprit le touche, mais il est et demeurera sans doute longtemps réfractaire à nos sens, même prolongés par les instruments et les réactifs. Les bactéries et les vibrions, érigés dans
ces derniers temps en *agents contagieux*, ne seraient-ils pas
simplement des *agents porte-contages?* Je le crois, et cette conception est de nature à défendre rationnellement le domaine
propre de la maladie, c'est-à-dire de la vie évoluant d'après des
lois troublées, contre les usurpations de l'histoire naturelle,
qui, elle aussi, fait mine de vouloir l'absorber. Qu'il y ait des
vibrions dans une gouttelette de pus spécifique ou qu'il
n'y en ait pas, ce pus, *parce qu'il contient autre chose*,
n'en sera pas moins reproducteur de la maladie qui l'a engendré, ici de la variole, là de la syphilis, ailleurs de la
morve. Et ce quelque chose, c'est le contage vrai, dont le pus
ou la matière tuberculeuse ne sont que la gangue inerte, le
véhicule. Et de là une diminution de l'importance qu'il faut
attacher aux caractères extérieurs des produits inoculables pour
la reporter tout entière sur leurs effets, c'est-à-dire sur la
maladie spécifique qu'ils produisent. Quand on vient me dire

de par le scalpel ou le microscope : « Ce nodule envisagé isolément est du tubercule vrai, celui-ci n'en est pas », je me dis que
c'est là un critérium faillible; mais si je l'envisage non plus en
lui-même, mais dans ses rapports avec l'organisme vivant, si je
le trouve se répétant dans les organes pour lesquels le tubercule
a une électivité de siège prouvée cliniquement, évoluant, en
quelque endroit qu'il se trouve, suivant les mêmes lois, susci-
tant localement et dans l'ensemble de l'économie le même
mode de réaction, je me dis, si le branle a été donné par l'inoculation d'une parcelle de matière tuberculeuse : « Voilà les
signes vrais de la spécificité contagieuse. »

Ces considérations de pathologie générale, pour étendues
qu'elles soient, étaient indispensables avant d'entrer dans l'examen des doctrines de la contagion et de l'inoculabilité de la
tuberculose.

Contagion et inoculabilité sont deux termes corrélatifs et
dépendant l'un de l'autre. La contagion n'implique pas nécessairement l'*inoculabilité réalisée* mais bien l'*inoculabilité réalisable*. Qui pourrait douter raisonnablement en effet que la rougeole et la scarlatine, non inoculées jusqu'ici, ne soient parfaitement inoculables? Est-il probable que les fièvres éruptives, qui
constituent en pathologie un groupe si naturel, aient entre les
espèces qu'il renferme une différence définitive aussi capitale et
qui en romprait l'homogénéité? C'est affaire de temps et d'expériences. Si donc la tuberculose est réellement contagieuse,
la notion de sa spécificité s'impose et celle de son aptitude à
être inoculée peut être contestée comme *fait acompli*, mais ne
saurait l'être rationnellement comme fait *accomplissable* (qu'on
veuille bien me permetre ce mot, quelque peu barbare). Voyons
donc où en est la science sur ce double point.

IV

Affirmée énergiquement par un grand nombre d'observateurs
des siècles passés, assez généralement niée ensuite, mais
demeurée dans le domaine des croyances populaires, qui
l'exagèrent par pusillanimité, la doctrine de la contagiosité de la

phthisie regagne rapidement aujourd'hui le terrain qu'elle avait perdu, et il est opportun de la placer sous la lumière des faits nouveaux qu'elle vient d'acquérir. L'autorité de noms tels que ceux de Galien [1], de Morton [2], de Sennert [3], de Morgagni [4], de Van Swieten [5], de Rivière [6], de Baumes [7], de Portal [8], etc., était certainement de quelque valeur en cette matière, même aux yeux des phthisiologues qui, se targuant de la précision anatomique que le diagnostic de la phthisie pulmonaire doit à l'inoculation et à la percussion, sont trop disposés à contester la valeur des observations recueillies par les médecins qui ne disposaient pas de ces précieux moyens d'investigation physique.

Mais ce n'est pas seulement dans le passé qu'il faut aller chercher des preuves de cette croyance en la contagiosité de la phthisie. Depuis qu'elle a été remise au jour comme question répugnant au dédain et méritant la discussion, cette doctrine a vu se multiplier le nombre de ses adeptes avoués, et, si l'on scrutait dans une interrogation d'ensemble l'opinion de la masse des praticiens qui observent, mais auxquels les labeurs d'une pratique absorbante ne permettent pas d'écrire, on arriverait sans doute au résultat auquel je suis arrivé moi-même dans une enquête partielle : à cette conclusion que le nombre des partisans de l'idée que la phthisie est contagieuse dépasse de beaucoup celle de ses opposants.

Je n'ignore pas avec quelle discrétion il faut se servir, en matière scientifique, des preuves de tradition. Sans doute, la ténacité avec laquelle l'idée contagionniste, sortie peu à peu de la médecine, est restée profondément enracinée dans les croyances populaires, n'est qu'un argument d'une valeur contri-

---

1. Galien, *Opera omnia, De febribus,* lib. I, cap. 3.
2. Morton, *Phthisiologia,* lib. II, cap. 1.
3. Sennert, *Opera omnia,* t. III, lib. I, p. 2, cap. 34.
4. Morgagni, *De sedibus et causis morborum.* Lit. XXII.
5. Van Swieten, *Comment. in aph. Boerrhavi,* t. IV, p. 54, § 1206.
6. Lazare Rivière. (Voy. Ettmuller, *Opera omnia, De nutritione partim læsa,* vol. II, p. 243.)
7. Baumes, *Traité de la phthisie pulmonaire connue sous le nom de maladie de poitrine,* 2ᵉ édition, Paris, an XIII, t. I, p. 97.
8. Portal (Antoine), *Observ. sur la nat. et le trait. de la phthisie pulmonaire,* Paris, 1809, t. I, p. 42.

butive, et sans l'invoquer avec M. Villemin, car l'histoire de l'esprit humain nous apprend que les erreurs ont souvent une vitalité à laquelle les vérités peuvent porter envie, je ferai cependant remarquer qu'il faut en tenir un certain compte. Si l'opinion populaire est contagionniste en matière de phthisie, elle le doit sans doute à un mélange de frayeur égoïste et à l'influence prolongée d'une idée médicale ancienne; mais elle le doit aussi, il n'est pas permis d'en douter, à l'observation empirique d'un grand nombre de faits qui ne sont pas tous dénués de valeur clinique et que la science la plus exigeante ne saurait considérer comme non avenus.

Il se fait d'ailleurs, à ce sujet, dans le monde des cliniciens, un retour significatif et dont nous devons exposer le mouvement. Les faits invoqués par M. Bernadeau [1], un mémoire très démonstratif de M. Bergeret (d'Arbois) [2], les opinions produites à ce sujet à la Société médicale des hôpitaux [3] et à l'Académie de médecine [4] par des hommes dont la gravité scientifique est irrécusable, le travail récent de M. de Musgrave Clay en marquent les points principaux.

Les faits allégués par le premier de ces observateurs étaient certainement de nature à faire réfléchir les opposants de la doctrine anti-contagionniste, et l'auteur d'un livre sur la contagion qui doit être lu et médité par tout homme qui s'occupe de la transmissibilité des maladies, le professeur Ch. Anglada [5], a mis en relief toute leur valeur.

Le mémoire de M. Bergeret (d'Arbois) a peut-être plus encore impressionné les esprits dans le sens de la contagiosité de la phthisie. Les treize observations qu'il renferme sont, en effet, des plus remarquables. L'une d'elles nous montre la phthisie entrant dans une famille de paysans vigoureux, jusque-là indemne de père en fils de toute tare diathésique, par les rap-

---

1. Bernardeau, *Histoire de la phthisie pulmonaire*. Paris, 1845.
2. Bergeret (d'Arbois), *Phthisie dans les petites localités*, in *Ann. d'hyg. publique*, 2e série, octobre 1867.
3. *Bulletin et mémoires de la Société médicale des hôpitaux de Paris*, 1866, 2e série, t. III, p. 47.
4. *Bulletin de l'Acad. de méd.*, 1868.
5. Ch. Anglada, *Traité de la contagion*. Paris, 1853.

ports prolongés d'un de ses membres, une jeune fille, avec une poitrinaire habitant une ville éloignée; elle la soigne, vit dans la même chambre, et, celle-ci morte, elle dépérit peu à peu et revient chez elle avec une phthisie confirmée; deux de ses sœurs, jusque-là admirablement portantes, sont prises à leur tour de phthisie et succombent; des précautions d'isolement bornent à ces trois victimes les ravages du fléau. Ici, c'est une famille saine composée du père, de la mère et de deux filles : l'aînée va se placer comme domestique à Lyon et en rapporte la phthisie chez elle; son père, sa mère, son frère et sa sœur sont pris successivement de phthisie; leur santé était primitivement florissante. Dans un autre cas, la phthisie pénètre dans une famille de cultivateurs par le fait d'un jeune homme qui, levé pour le service militaire, revient chez lui ayant contracté une phthisie pendant un séjour à l'hôpital, où il avait été placé pour une arthrite traumatique, entre deux lits de phthisiques : le père, la mère et deux fils, jusque-là très bien portants, deviennent successivement phthisiques après l'arrivée du malade et meurent l'un après l'autre. Ailleurs, ce sont deux exemples significatifs de phthisie contractée par la cohabitation conjugale, condition qui paraît la plus apte à transmettre la phthisie.

Le plus grand nombre des faits allégués par les contagionnistes se rapportent en effet à une contamination entre époux dont l'un était entaché de phthisie. J'en ai recueilli pour mon compte des exemples qui ont vivement impressionné mon esprit et qui ont été le point de départ de l'opinion que je professe aujourd'hui sur la virulence et la contagiosité de la phthisie. Je me rappelle, entre autres, avoir donné il y a vingt ans, à Cherbourg, des soins à une jeune femme qui succomba à une phthisie héréditaire. Son mari, homme d'une stature et d'une force herculéennes, qui l'avait soignée assidument et avait partagé son lit presque jusqu'aux derniers moments, se mit à tousser et à dépérir un mois après la mort de sa femme, et il descendit rapidement la pente d'une phthisie qui l'emporta. Invoquer pour expliquer de pareils faits de simples coïncidences rendues possibles par la fréquence de la phthisie, c'est en vérité se montrer d'une singulière facilité en matière d'explication.

M. Castan, à qui nous devons un bon mémoire sur ce sujet [1], a réuni aux faits qu'il a colligés dans divers recueils trois observations qui lui semblent, à bon droit, étayer cette doctrine.

Dans d'autres faits, la phthisie a été puisée dans des soins assidus donnés à des enfants tuberculeux. Dans un de ces cas, la phthisie a été implantée dans une famille par un enfant de cinq ans. La mère, qui avait alors trente-huit ans (circonstance importante à noter), succombe à la phthisie, et la même maladie entraîne sa fille, âgée de vingt-cinq ans; son grand-père et sa grand'mère maternels étaient morts septuagénaires. J'en passe, et de meilleurs.

M. Guibout a rapporté de son côté quatre faits de jeunes femmes qui, exemptes de toute tare héréditaire et présentant les apparences les plus rassurantes, ont été prises de phthisie confirmée par suite de leur cohabitation avec des maris qui

1. M. le Dr de Musgrave-Clay vient de réunir dans un mémoire intéressant, 111 observations de faits de transmission contagieuse de la phthisie pulmonaire, et il ne donne son enquête que comme une simple contribution à l'étude de la contagiosité de cette maladie. Les conclusions qu'il formule sont les suivantes : 1° la phthisie ou tuberculose pulmonaire peut être acquise par contagion ; 2° les faits actuellement connus de contagion sont trop peu nombreux, et souvent trop peu comparables entre eux pour que l'on puisse déterminer *avec précision* les circonstances dans lesquelles cette contagiosité entre en activité; 3° cependant on peut considérer comme des conditions favorables à la contagiosité : la vie en commun, surtout pendant la nuit, dans un appartement où le renouvellement de l'air est insuffisant; — les relations sexuelles; — la gestation dans le cas de tuberculose du mari; — le sexe féminin (peut-être à cause du motif précédent); — la jeunesse du sujet sain; — la vie sédentaire de la personne exposée à la contagion; — l'état avancé des lésions locales chez les sujets tuberculeux; 4° les faits actuellement connus, s'ils ne sont pas rigoureusement démonstratifs, de la contagiosité de la phthisie, sont au moins de nature non-seulement à justifier mais à imposer toutes les précautions hygiéniques que peuvent suggérer les conclusions qui précèdent; 5° le mode suivant lequel s'exerce la contagiosité demeure, dans l'état actuel de la science, indéterminé; 6° il est probable néanmoins que la contagion est due à la suspension dans l'air des particules résultant de la dessiccation des divers excréta du phthisique (crachats, sueurs, etc.); 7° il est possible que l'air ainsi contaminé ne prenne un caractère nocif que lorsque les particules qu'il contient rencontrent dans l'arbre bronchique des surfaces accidentellement érodées ou irritées, et par conséquent absorbantes; toutefois il n'y a là qu'une vue théorique, personnelle à l'auteur, et dont la réalité reste tout entière à vérifier; 8° il est probable que la contagion par l'alimentation est possible; les présomptions en faveur de cette opinion sont suffisantes pour que l'hygiène les prenne en sérieuse considération. » (Dr de Musgrave-Clay. *Étude sur la contagiosité de la phthisie pulmonaire.* Paris, 1879.)

succombèrent à cette affection. Un fait communiqué à M. Guibout par M. J. Guérin est encore plus valable : une femme
meurt de phthisie ; son mari, chez lequel rien d'héréditaire ne
pouvait être soupçonné, se remarie avec une femme bien constituée et née de parents sains ; dix-huit mois après son second
mariage, il meurt phthisique ; sa femme se remarie à son tour
avec un homme qui offrait les meilleures conditions d'hérédité
et de santé personnelles, et peu après son mari succombe à la
même affection. On chercherait vainement un fait plus dramatique et plus concluant que celui-ci. Que peut contre leur évidence la doctrine sceptique des coïncidences fortuites rendues
plus faciles par la fréquence de la phthisie ? Nier la contagiosité, parce que le génie essentiellement commun de la tuberculose y répugne étrangement (Chauffard), ou, avec le même auteur, parce que les quelques exemples probants que l'on cite se
perdent dans le nombre immense des affections tuberculeuses,
c'est invoquer contre la contagion des raisons qui ne sont pas
d'un caractère très démonstratif. Il le sentait du reste si bien,
que, tout en recommandant de ne pas se créer de fantômes chi-
mériques... il déconseillait la cohabitation ; en d'autres termes,
sa croyance dans la non contagiosité était simplement théorique et s'arrêtait au domaine des applications.

La discussion si longue et si intéressante soulevée à l'Académie par la question de l'inoculabilité du tubercule a permis
de mesurer les progrès de la doctrine contagionniste. On a vu
successivement, parmi ses fauteurs : M. Hérard, qui s'est exprimé sur cette question dans les termes suivants : « Depuis
que mon attention a été particulièrement fixée sur ce sujet
important, j'ai eu l'occasion de recueillir des exemples qui
m'ont justement impressionné dans le sens des idées contagionnistes » ; M. Guéneau de Mussy, qui s'est montré encore plus
affirmatif et qui a combattu énergiquement l'opinion de Chauffard, invoquant contre la contagion cette considération que le
tubercule est solide, tandis que le contagium a pour véhicule
ordinaire des matières liquides ; M. Hardy, qui s'est exprimé
dans ces termes : « Je n'hésite pas à me ranger à côté de
MM. Guéneau de Mussy, Hérard, Gubler, qui inclinent vers la

contagion ; j'ai été témoin de plusieurs aits dans lesquels cette contagion paraît être la seule cause de la maladie développée chez une personne saine jusque-là et n'ayant présenté, ni chez elle ni dans aucun membre de sa famille, aucun antécédent tuberculeux » ; M. J. Guérin, qui, tout en rapportant à l'infection les faits de transmissibilité tuberculeuse, par une erreur de pathologie générale que j'ai signalée plus haut, admet la contagion comme les plus contagionnistes ; M. Bouley, qui a montré combien est imprudent le dédain que l'on montre pour certaines croyances traditionnelles, en empruntant ses preuves à la pathologie comparée, qui nous montre l'opinion vulgaire de la contagiosité de la péripneumonie épizootique des bêtes à cornes et de la cocotte comme des faits de croyance populaire que la science, après de longs débats, a fini par consacrer, etc.

En résumé, la grande majorité des orateurs qui ont pris successivement la parole dans cette discussion s'est ralliée formellement, ou avec des réserves très faibles, à l'idée que la phthisie pulmonaire peut se transmettre par contagion. On n'est donc plus fondé aujourd'hui à traiter cette opinion d'aventureuse, et sa solution définitive dans le sens de la contagiosité ne me paraît en rien douteuse.

Cette doctrine a été combattue à la tribune de l'Académie de médecine par M. Pidoux, qui a condensé plus tard les arguments qu'il lui oppose dans son ouvrage sur la phthisie. Si l'encombrement produit la phthisie, ce que personne ne nie aujourd'hui, ce n'est pas, suivant lui, parce qu'un contage sorti de poitrines malades et qui se disséminerait sans force, « *sine ictu* », dans un autre milieu, trouve une activité funeste en se condensant dans une population dense ; la phthisie y naît par le fait de conditions hygiéniques mauvaises produisant une détérioration nutritive et une sanguification imparfaite. « Les premiers phthisiques, dit-il, sont effet et non cause ; rien donc de moins habile que d'invoquer ce fait. » Il s'agit moins ici d'habileté que de rigueur, et je ne sache pas que, dans les milieux condensés où se produit la phthisie, on ait administré la preuve clinique et stéthoscopique, seule recevable en cette matière, qu'il ne s'est pas glissé un ou plusieurs phthisiques

qui, pour être restés méconnus, n'en ont pas moins été conta-
gifères. M. Pidoux invoque avec raison le fait de la fréquence
lamentable de la phthisie ; mais c'est précisément un argument
qui se retourne contre sa théorie de l'influence phthisiogène de
l'encombrement. D'un autre côté, la comparaison qu'il établit
entre le typhus, la variole, la morve, la syphilis et la phthisie
au point de vue de la contagiosité, les premières s'affranchis-
sant de la condition de *quantité* du contage, la dernière exigeant
des *doses massives*, ne prouve pas que la phthisie n'est pas contagieuse, mais qu'elle l'est à un degré et d'une façon autres
que les maladies avec lesquelles il la met en contraste. Quant
à rejeter sur l'hérédité ce qui appartient à la contagiosité, en
invoquant ce fait que ce sont « *presque toujours* » des frères,
des sœurs, des filles, etc., qui ont été pris de phthisie à la
suite de soins donnés à leurs proches en proie à cette maladie,
cette raison perd toute force en présence de faits tels que ceux
de M. Bergeret (d'Arbois), dans lesquels la transmission s'est
opérée en dehors de toute consanguinité.

Sont-ce là des coïncidences fortuites? Des coïncidences qui
se répètent aussi souvent prennent singulièrement la physionomie d'un rapport de cause à effet. « Mais, ajoute l'éminent
phthisiologue, vous admettez donc que cette contagiosité peut
jouer ici un second rôle, un rôle quelconque? » Sans aucun
doute, et il nous semble impossible d'éluder cette conclusion.
Au reste, la vérité est si impérieuse pour les esprits droits,
qu'elle ne les laisse pas s'émanciper de son joug sans les y
rappeler presque à leur insu. « Est-ce à dire, conclut M. Pidoux,
que je me refuse absolument à croire que, dans des circonstances de longue et intime cohabitation, une phthisie ne puisse
être transmise d'un phthisique à un individu qui ne l'aurait
jamais été sans cela? Non, encore une fois, je ne m'y refuse
pas ; mais, si j'accepte que les choses puissent se passer *quelquefois* ainsi, je n'en tire pas la preuve que la phthisie est
contagieuse. »

Il me semble cependant que, en saine pathologie générale, la
conclusion à tirer de cette prémisse doit être précisément
inverse. Une maladie contagieuse est, suivant une comparaison

devenue banale à force d'avoir été reproduite : une plante fruc-
tifère dont les graines, arrivant, par une voie quelconque, dans
un terrain qui réunit les conditions dont elle a besoin, y lèvent
et y produisent une plante séminifère semblable à celle d'où
elles proviennent. Une seule phthisie serait cette plante que la
contagiosité de toutes, qu'elle soit virtuelle ou réalisée, ne serait
pas contestable. Les *infimes exceptions* dont parle M. Pidoux ne
sont pas déjà si infimes, on vient de le voir; d'ailleurs un seul
fait bien observé aurait, en cette matière, force doctrinale. La
contagiosité d'une maladie est ou n'est pas; la question du
degré est purement contingente et ne saurait être invoquée.
La gêne visible avec laquelle un esprit aussi sûr, aussi fécond
en ressources, se débat contre les arguments pressants des
contagionnistes, est certainement une preuve indirecte, mais
significative, de leur valeur. M. Pidoux [1], « ennemi déclaré » de
l'idée de virulence et de spécificité tuberculeuse, ne pouvait
évidemment que lutter contre la contagiosité, qui prouve l'une
et l'autre.

Que peuvent des faits négatifs en présence de faits aussi
positifs que ceux que nous avons cités plus haut? Assurément
rien, car on peut leur opposer que l'enquête qui leur donne
ce caractère négatif a été défectueuse ou incomplète. Quant
aux faits positifs, la doctrine de la contagion les explique avec
une lumineuse évidence, et les interprétations contradictoires
tirées de la coïncidence, d'une communauté de prédispositions
héréditaires, etc., ont un caractère vague et embarrassé dont
on est frappé.

Je crois donc à la contagion de la phthisie; mais est-ce à dire
que je mette cette maladie sous ce rapport au rang des plus
virulentes, de la variole et de la scarlatine par exemple? Non
sans doute; la contagion a ses degrés, et je concède sans difficulté que la phthisie est loin d'occuper à ce point de vue le
premier rang. Les idées justes ont leurs enfants terribles, et ils
n'ont pas manqué à celle-ci. Je ne crois nullement, avec Pana-
roli, qu'il suffira, pour devenir phthisique, de respirer en passant

---

1. Pidoux, *Études générales et pratiques sur la phthisie*, 2ᵉ édit., 1874.

le crachat d'un tuberculeux; l'histoire de ces deux chiens qui
furent pris de phthisie pour avoir avalé les crachats de leur maîtresse en état de colliquation tuberculeuse me paraît peu sérieuse, et l'anecdote répétée partout, avec une gravité plaisante,
d'un fait de contagion dont un cordon de sonnette aurait été
l'instrument, est simplement ridicule. Autant vaudrait croire
que les hardes des phthisiques, ainsi que l'affirme une opinion
vulgaire qui se pique de pusillanimité plus que de rigueur,
sont susceptibles de propager la phthisie. C'est le roman de la
contagiosité de la phthisie; mais l'histoire dramatique en est
malheureusement vraie, et la prophylaxie doit désormais en
tenir compte.

La contagiosité admise, quel est le véhicule du contage? La
sueur a été incriminée; mais jusqu'à présent l'air expiré paraît
seul pouvoir être mis en cause, et je crois, pour mon compte,
que c'est dans la seule période de ramollissement que la
phthisie est susceptible de se transmettre. La cohabitation conjugale, je le disais tout à l'heure, est la condition la plus commune de cette communication, et le plus grand nombre des faits
avérés de contagion s'y rapportent. Que faut-il penser de la
contamination possible d'une mère saine, pendant sa grossesse,
par un enfant issu d'un père tuberculeux, de l'inoculation utérine en un mot? Gubler et M. Guéneau de Mussy ont admis la
possibilité de ce mode contagieux, en se fondant sur ce fait d'observation que, dans un mariage dont l'un des membres est
phthisique, la transmission s'opère plus habituellement au détriment de la femme. Mais ne sait-on pas que, comme Louis l'a
démontré, le sexe féminin accuse pour la phthisie une proclivité
spéciale?

En résumé, les faits qui prouvent la contagion de la phthisie
sont nombreux et pressants; les noms qui se sont ralliés à cette
doctrine, dans ces dernières années, sont imposants par l'autorité et par le nombre, et elle a maintenant, à mes yeux du
moins, force de chose démontrée. L'étiologie banale invoquée
par les non-contagionnistes ne saurait plus satisfaire l'esprit. La
misère, les passions dépressives, les maladies qui portent une
atteinte profonde et durable à la nutrition, les dépenses phy-

siques et morales exagérées, les conditions de « vitalité défective », comme on le dit, ne font pas des tubercules, mais ils
préparent le terrain où le germe doit évoluer et rien de plus.

L'hérédité qui, suivant l'heureuse et profonde expression de
Baume, n'est qu'une *contagion générative*, peut transmettre
aux enfants soit la diathèse elle-même, soit la formule physiologique de constitution et de tempérament qui les rendra plus
aptes à recevoir les germes venus du dehors et à les faire fruc-
tifier. Or la transmission héréditaire de la phthisie sous l'une ou
l'autre de ces deux formes ne me paraît, malgré l'opinion opposée de Walshe, nullement douteuse, et je parle ici d'une
hérédité directe de la diathèse et non pas d'une de ces hérédités
par métamorphoses auxquelles M. Pidoux fait jouer un rôle si
considérable dans la genèse de la tuberculose. L'hérédité ne
suppose pas nécessairement la diathèse, mais la diathèse suppose l'hérédité possible, et l'observation, en montrant que la
tuberculose est une *maladie de famille* par excellence, montre
le rôle considérable que joue l'hérédité dans la transmission de
la phthisie et le cas qu'il faut en faire dans les conditions qui
préparent le mariage.

Il est, en matière de contagion de la phthisie, un argument
de sentiment qui me paraît absolument hors de cause, que
j'ai combattu toutes les fois que je l'ai vu se produire, et qui a
figuré dans les débats anatomiques qu'a soulevés cette question.
M. Pidoux s'en est constitué l'interprète éloquent. « J'avoue,
a-t-il dit, que je me serais épouvantablement trompé, si la
certitude de la spécificité et de la virulence de la phthisie devait sortir des recherches auxquelles on se livre depuis quelque
temps sur ce grave sujet. Quel malheur ne serait-ce pas qu'un
pareil résultat! L'économie sociale, l'hygiène privée et publique,
la prophylaxie, la médecine condamnées d'avance dans leurs
opérations et leurs efforts; les pauvres phthisiques séquestrés
comme des pestiférés; la tendresse et l'affection des familles en
lutte avec la peur et l'égoïsme en face d'une maladie capable de
fatiguer le dévouement par ses longueurs sans espérance et
son atmosphère homicide croissant avec ses longueurs. Si la
phthisie est contagieuse, il faut le dire tout bas. » Assurément,

et la règle déontologique est que la contagion, qui existe pour les médecins, doit, dans les limites de ce qu'exige la sécurité des familles, être non avenue pour elles. Il y a là une règle de prudence professionnelle qui s'applique à toutes les maladies contagieuses et dont il n'est pas permis de se départir. Dissimuler un fait au vulgaire dans l'intérêt de son repos et pour ne pas relâcher les liens d'une solidarité nécessaire implique le devoir d'en répandre la notion parmi les médecins aussitôt qu'on est convaincu de sa réalité.

Je ne vois pas d'ailleurs en quoi la notion de la contagiosité *relative* de la phthisie peut décourager l'hygiène privée ou publique. Il me semble bien au contraire que la prophylaxie individuelle y puise des lumières fort utiles et qu'elle est en mesure, grâce à elle, d'édicter des mesures de préservation singulièrement plus efficaces. N'est-ce pas quelque chose, par exemple, que d'éviter par de simples précautions les émanations nuisibles qui peuvent se dégager des crachats des tuberculeux; d'exclure, autant que possible, de l'atmosphère confinée dans laquelle ils vivent, les sujets prédisposés, par leur ascendance, leur âge ou leur débilité, à devenir phthisiques; d'interdire avec plus d'autorité, quand on est consulté, des unions compromettantes pour la vie d'un des conjoints et pour l'avenir de leur descendance; de déconseiller enfin la cohabitation à une époque avancée de la phthisie?

Quant à la crainte d'effrayer les esprits et de relâcher en faisant naître une frayeur égoïste l'esprit de solidarité et d'assistance, je ne conteste pas qu'elle n'ait quelque chose de fondé; mais cette opinion de la contagiosité de la phthisie, formulée entre médecins avec une inflexibilité scientifique, ne doit passer dans la pratique qu'enveloppée dans des ménagements et des atténuations qui en voilent les rigueurs morales; les précautions qu'elle commande sont placées, par une légitime dissimulation (*qui nescit dissimulare nescit* medicari), sous le prétexte d'intérêts différents, et le chef banal de l'insalubrité de l'atmosphère de la chambre d'un malade est une raison qui ne trouve jamais son entourage ni récalcitrant ni pusillanime. A mon avis, il serait aussi absurde d'exagérer l'idée de contagion de la phthisie au

point de brûler les vêtements des malades, de considérer
comme impurs le lit et la chambre qu'ils ont occupés, qu'il serait
imprudent, à une période avancée de la maladie, de permettre
ce commerce éminemment suspect qui s'établit par la cohabitation. Les précautions qu'indique M. Bergeret de faire cracher
les malades dans un vase à couvercle contenant de l'eau phéni-
quée, une solution de sulfate de fer ou du chlorure de chaux ;
d'assurer une exacte propreté de la chambre, de l'aérer ; de
choisir de préférence des personnes âgées pour donner des
soins aux malades, ces précautions, dis-je, sont justifiées à tous
les points de vue et n'ont rien d'exorbitant quand on songe
aux périls qu'entraîne une contagiosité méconnue. Quant à la
proposition de placer les phthisiques dans des salles spéciales
des hôpitaux, elle est très justifiée. Je n'en dirai pas autant de
la création d'hôpitaux exclusivement consacrés aux tuberculeux,
comme l'est *Brompton's Hospital*, à Londres. Cette affectation
exclusive d'un hôpital peut être considérée comme dépassant le
but ; elle a d'ailleurs l'inconvénient d'éveiller une terreur qui
se conçoit dans l'esprit des malheureux qu'on achemine vers ces
hôpitaux et qui se confirment ainsi dans l'idée traditionnelle
qu'ils ont de l'incurabilité de leur maladie.

Je résume ma pensée sur cette grave question de la contagion de la phthisie : la tuberculose est susceptible non seulement de se transmettre par hérédité, mais aussi par une
contagion venue du dehors et se servant probablement comme
véhicule des produits d'exhalation ou de sécrétion que la période
de colliquation fournit avec tant d'abondance. Cette contagiosité
est faible sans doute, si on la compare à celle des maladies les
plus virulentes ; elle manque souvent ses effets ; elle exige une
réceptivité toute spéciale. L'encombrement, cette cause si fâcheusement productrice de la tuberculose, agit *banalement* en affaiblissant la santé et avec elle la résistance vitale, et *spécifiquement*
par le contage que répandent dans les atmosphères encombrées
les phthisies avérées ou méconnues qui s'y trouvent toujours à
la faveur de l'extrême fréquence de cette maladie. Il n'y a pas
de *miasme de l'encombrement* envisagé comme facteur étiologique ; il y a tout simplement, là où les hommes sont entassés,

une atmosphère dans laquelle flottent des germes allant des malades aux bien portants et produisant chacun leurs effets spécifiques, sans préjudice, bien entendu, des conditions banales de température, d'humidité, de pénurie d'oxygène, etc.

Voilà pour le côté physique de la question. Quant au côté moral, je ne crois pas, je le répète, que les maladies les plus franchement contagieuses fassent déserter le chevet des malades. D'ailleurs je ne sache pas qu'on ait jamais réussi à arrêter l'essor d'une idée par l'évocation d'un péril ou d'un inconvénient et en la maintenant timidement dans un demi-jour. L'heure de celle-ci est venue, et elle réclame une solution catégorique [1]. Je viens de dire dans quel sens cette solution me paraît incliner.

J'ai longuement discuté la question de la transmission de la phthisie par contagion, parce qu'elle a en pratique et en doctrine une égale importance. Elle reçoit en effet de l'inoculabilité du tubercule un appui qu'elle lui rend, et la doctrine de la spécificité réunit ainsi au profit de son évidence la preuve du laboratoire à celle de la clinique.

V

Laennec est le premier qui ait soupçonné l'inoculabilité du tubercule. « Une inoculation directe peut-elle, se demandait-il, produire le développement *au moins local* de la matière tuberculeuse ? Je n'ai, à cet égard, qu'un seul fait, et, quoiqu'un fait unique prouve peu de chose, je crois devoir le rapporter ici. Il y a environ vingt ans, en examinant des vertèbres dans lesquelles s'étaient développés des tubercules, un coup de scie m'effleura légèrement l'index de la main gauche. Je ne fis d'abord aucune attention à cette égratignure. Le lendemain, un peu d'érythème s'y manifesta ; il s'y forma peu à peu, presque sans douleur, une petite tumeur obronde, qui, au bout de huit jours, avait acquis la grosseur d'un gros noyau de cerise et paraissait située dans l'épaisseur de la peau. A cette époque,

1. Fonssagrives, *Gaz. hebd. de méd.*, 1868, t. V, p. 17.

l'épiderme se fendit, et la tumeur, au lieu même où avait passé
la scie, laissa apercevoir un petit corps jaunâtre, ferme et
tout à fait semblable à un tubercule jaune cru. Je le cautérisai
avec de l'hydrochlorate d'antimoine déliquescent (*beurre d'antimoine*). Je n'éprouvai aucune douleur, et au bout de quelques
minutes, lorsque le sel eut pénétré la totalité de la tumeur, je
la détachai en entier par une pression légère ; l'action du caustique l'avait ramollie au point de la rendre tout à fait semblable
à un tubercule ramolli et de consistance friable. La place qu'elle
avait occupée formait une espèce de petit kyste dont les parois
étaient gris de perle, légèrement transparentes, sans aucune rougeur. Je les cautérisai de nouveau ; la cicatrice se fit promptement, et je n'ai jamais senti aucune suite de cet accident [1]. »

Quelle impression cet incident laissa-t-il dans l'esprit de l'immortel clinicien ? Nul ne le sait aujourd'hui, car les confidents
de sa pensée à ce sujet ne sont plus là pour nous la dire ; mais
le soin avec lequel il traita cette plaie, comme il eût fait d'une
plaie virulente, la description qu'il donne des caractères de la
petite tumeur qui se développa au siège même de sa lésion, ne
permet pas de douter qu'il y attachait une idée d'inoculation
tuberculeuse, qui, plus d'une fois sans doute, a hanté son esprit
quand il s'est vu en proie à la cruelle affection qu'il avait si ma-
gistralement décrite. Je ne veux en rien rattacher sa phthisie à
cet accident survenu vingt ans avant sa mort, pas plus que je
n'attribue la phthisie de L. Bayle, de Dance, de Delaberge à
une influence de milieu professionnel [2] ; mais le fait rapporté par
Laennec offre un certain intérêt historique.

L'invasion des idées allemandes, qui ont prétendu réduire
l'histoire clinique de la phthisie à un chapitre d'anatomie pathologique, avait tout à fait éloigné des idées de virulence et de spé-

1. R. T. H. Laennec, *Traité de l'auscultation médiate et des maladies
des poumons et du cœur*, 2ᵉ édit., 1826, t. I, p. 649.
2. Walshe, qui, tout en se tenant dans un doute doctrinal relativement
à la contagiosité de la phthisie, conseille pratiquement des mesures de
précaution, a signalé ce fait curieux que, sur les trois chefs de clinique
qu'il a eus à l'hôpital des phthisiques de Brompton, deux sont morts de
phthisie et le troisième a laissé ce service avec de légères hémoptysies,
de la toux et des douleurs vagues dans le péritoine (Walshe, *Diseases
of the lungs*, third edit., trad. Fonssagrives, Paris, MDCCCLXX, p. 567).

cificité de la tuberculose. L'expérimentation, en concordance avec les faits de contagion invoqués plus haut, nous y a ramenés, et il est impossible de ne pas accorder aux travaux de M. Villemin, qui peut revendiquer légitimement l'honneur d'avoir posé (et résolu à mon avis) la question de l'inoculabilité du tubercule, toute l'importance qu'ils méritent. La vivacité des controverses qu'ils ont suscitées est à elle seule une preuve de leur valeur [1].

Partant d'idées de pathologie générale qui lui avaient montré entre la tuberculose et des maladies franchement virulentes et contagieuses, telles que les fièvres éruptives et la morve, des analogies très frappantes, ce médecin distingué s'est demandé si le tubercule ne serait pas apte à reproduire, quand il est convenablement inoculé, la maladie d'où il procède et il est entré, sur cette donnée inductive, dans une voie d'expérimentation au bout de laquelle il a trouvé la démonstration de ce fait important.

De la matière tuberculeuse et de la matière caséeuse (car l'unicité de ces produits dans une filiation diathésique commune découle de ces expériences, à l'encontre des idées allemandes) inoculées à des animaux divers ont produit, dans le plus grand nombre des cas, des dépôts tuberculeux, tantôt bornés aux seuls poumons, tantôt généralisés dans la plupart des organes. Les opposants de la spécificité tuberculeuse ont dû s'émouvoir, bien entendu, d'un fait qui portait à leur doctrine un coup décisif, et ils ont opposé à l'inoculabilité du tubercule des arguments qui, à mon sens, laissent intactes les conclusions que M. Villemin avait déduites de ses expériences.

On a dit que le lapin se tuberculisant avec une extrême facilité, l'inoculation perdait ses caractères démonstratifs ; mais comme l'a fait remarquer très judicieusement M. Villemin, quand deux faits se reproduisent très habituellement, l'hypothèse d'une coïncidence devient invraisemblable et forcée, et l'aptitude

1. Villemin, *Cause et nature de la tuberculose*, in *Bulletin de l'Acad. de méd.*, 1865, t. XXXI, p. 211. — 2ᵉ mémoire, *Bulletin de l'Acad. de méd.*, t. XXXII. — *Études sur la tuberculose, preuves rationnelles et expérim. de son inoculabilité*. Paris, 1868. — *Sur la virulence et la spécificité de la tuberculose* (*Gaz. hebd.*, 1868, t. V, p. 536, 596).

tuberculeuse chez les animaux mis en expérience est une circonstance qu'il faut logiquement rechercher pour se rapprocher des conditions naturelles de la tuberculose. D'ailleurs le tuberculisme des lapins, quoique fréquent, n'est pas un fait général, tant s'en faut, et les expériences ont été assez nombreuses, assez diversifiées pour que nul doute ne subsiste sur le caractère expressif des résultats.

Le fait de l'apparition, très fréquente chez les animaux auxquels on inocule de la matière tuberculeuse, de tubercules plus ou moins généralisés n'étant pas contestable, on a dit que ces produits n'avaient du tubercule vrai que l'apparence, qu'ils n'étaient que des produits inflammatoires, des infarctus pulmonaires, des reliquats d'embolie, sans spécificité histologique et diathésique. Le nom de M. Lebert avait été introduit dans ce camp; il a réclamé dans une lettre adressée à l'Académie de médecine [1], en déclarant qu'il était absolument impossible de nier le caractère tuberculeux des néoplasies développées chez les animaux inoculés; mais il ajoutait avec une haute raison : « L'anatomie pathologique malgré tous ses perfectionnements modernes, malgré les bien grands services qu'elle peut rendre à la médecine, n'est point capable, à elle seule, d'assigner à une maladie la place qu'elle doit occuper en pathologie; il faut réunir l'étiologie clinique et expérimentale, la symptomatologie très exactement faite, l'étude approfondie de sa marche, avec les résultats nécropsiques et microscopiques avant de se prononcer et avant de pouvoir arriver à des doctrines véritablement solides. » C'est là un vrai langage médical et d'autant plus significatif qu'il émane d'un homme dont l'œuvre est plus particulièrement anatomo-pathologique.

Les produits pulmonaires, hépatiques, péritonéaux, etc., développés par l'inoculation, sont donc des tubercules, c'est incontestable; mais, battus sur ce terrain, les antagonistes de l'inoculabilité ont invoqué la banalité de ces néoplasies que l'inoculation de la matière tuberculeuse ne produirait pas seule,

1. *Bullet. de l'Acad. de méd.* Séance du 25 février 1868.

mais qui naîtraient à l'occasion de l'introduction sous la peau
des matières les moins virulentes : du pus, des détritus divers
fournis par différents produits de l'économie (Niemeyer). On a
été jusqu'à prétendre que la seule application d'un séton pouvait tuberculiser les poumons (Sanderson); que la matière
tuberculeuse inoculée engendrait, il est vrai, deux fois plus
souvent des tubercules que l'inoculation d'un autre produit
organique, mais que la différence s'arrêtait à cette question de
fréquence; que des nodules pulmonaires produits par des inocu-
lations de matières banales pouvaient servir à des réinocula-
tions fertiles (Wilson Fox). M. Villemin [1] a répondu à cette
objection capitale par les considérations suivantes : « Ces expériences n'ont absolument rien de comparable ni dans leur
modus faciendi, ni dans leurs effets. Nous voulons parler des
expérimentations diverses au moyen desquelles on a déterminé
des embolies ou des coagulums dans les petits vaisseaux du
poumon, suivis de petits infarctus ou de noyaux de pneumonie
mécaniquement provoqués. Il y a déjà longtemps que M. Cruveilhier avait fait naître des lésions pulmonaires circonscrites,
imitant les tubercules, en injectant du mercure dans les bronches. MM. Cornil et Trasbot sont arrivés à des résultats semblables en injectant dans la trachée des chevaux de l'essence
de térébenthine ou de la poudre d'euphorbe [2]; mais qu'y a-t-il
de commun entre ces lésions locales, mécaniques, et cette infection générale de l'organisme survenant après l'inoculation et
amenant la mort par le marasme? Peut-on comparer l'injection
de substances pulvérulentes dans les bronches et les veines à
une inoculation, c'est-à-dire au dépôt, dans une plaie qui ne
saigne pas, d'une parcelle de substance pathologique? »
    Une autre objection a été faite, on a dit : l'inoculation produit
des tubercules, mais non pas la tuberculose, qui est, en tant
que maladie, en dehors de sa portée d'action. Ne voyons-nous
pas cependant, dans plusieurs de ces expériences, la formation de

---

1. Villemin, *op. cit.*, p. 586.
2. Les expériences de Béhier, qui a cru produire des tubercules en
injectant dans la jugulaire de lapin de la graisse du même animal ame-
née à l'état fluide, sont passibles de la même réfutation.

tubercules s'accompagner de l'appareil symptomatique habituel de la consomption, et n'est-il pas probable que, si l'on avait été moins impatient de la constatation du résultat, la phthisie consomptive aurait été plus souvent la conséquence de l'inoculation ?

Je n'insiste pas davantage sur cette question de l'inoculabilité du tubercule, l'hérédité « contagion générative » et la transmission par cohabitation, inoculation par contage aérien [1], confirmant par la clinique les données du laboratoire, et l'ensemble constituant une démonstration très péremptoire, à mon avis, de la spécificité de la tuberculose.

En résumé, la doctrine de Laennec sur l'unicité anatomique et diathésique de la phthisie pulmonaire et sur sa spécificité me paraît sortir intacte de la crise qu'elle vient de traverser, et elle s'est plutôt fortifiée par les recherches et les observations nouvelles sur l'inoculabilité et la contagion de la tuberculose. La science est ubiquitaire ; elle est le patrimoine commun de tous les temps et de tous les pays ; mais chaque nation doit défendre avec un légitime orgueil la part personnelle qu'elle a prise à son avancement séculaire, et la doctrine unitaire de l'école phthisiologique française, personnifiée dans la grande figure de Laennec, reste absolument debout après les entreprises du dualisme allemand et les empiétements de l'histologie sur la clinique. C'est cette conception traditionnelle, dont je n'ai vu aucune raison pour me détacher, qui a inspiré ce livre il y a quinze ans et qui en forme encore aujourd'hui le fond doctrinal.

---

1. Je rappellerai, à ce propos, l'opinion de M. de Musgrave-Clay, citée plus haut, qui pense que le contage de la phthisie pénètre toujours par effraction, à la faveur d'érosions accidentelles de la muqueuse respiratoire.

TABLE ALPHABÉTIQUE

DES AUTEURS CITÉS DANS CET OUVRAGE

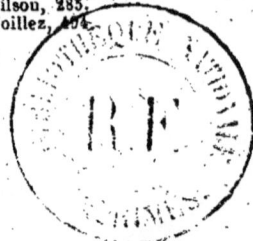

THÉRAPEUTIQUE

DE LA

PHTHISIE PULMONAIRE

BASÉE SUR LES INDICATIONS

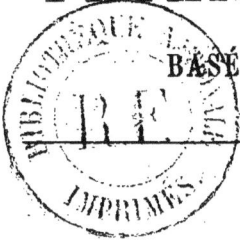

La thérapeutique de la phthisie pulmonaire peut être envisagée sous trois points de vue distincts, c'est-à-dire dans ses rapports : 1° avec l'*état de prédisposition* ou *d'imminence ;* 2° avec l'*état d'évolution ;* 3° avec l'*état stationnaire*.

Dans la première période, le sujet n'est que menacé ; il est malade dans la seconde ; il devient valétudinaire dans la troisième. C'est dire que les moyens thérapeutiques à employer varient dans chacune d'elles. Principalement, sinon exclusivement hygiéniques dans la phase stationnaire et dans celle de simple prédisposition, les indications au contraire sont surtout médicamenteuses dans la phase d'évolution, dont la fièvre est la caractéristique. La phthisie est donc une des maladies qui font le mieux ressortir l'impérieuse nécessité d'une étroite alliance des médicaments et de l'hygiène. Par les médicaments, on arrive souvent à enrayer la fièvre, à faire entrer l'affection dans une voie de chronicité apyrétique ; mais, ce résultat une fois atteint, il faut, pour le consolider, faire appel à toutes les ressources d'une hygiène bien dirigée. C'est elle aussi qui maintient les sujets prédisposés sur la limite, souvent étroite, qui les sépare de la phthisie confirmée, en même temps qu'elle cherche à limiter par les conditions des alliances les ravages de l'hérédité tuberculeuse. C'est cette face de la thérapeutique de la phthisie que nous avons à envisager en premier lieu.

PREMIÈRE PARTIE

PRÉDISPOSITION ET IMMINENCE TUBERCULEUSES

Il y a des phthisies acquises; c'est là un fait incontestable et que l'observation clinique de tous les jours met en relief; mais ces phthisies sont relativement rares, et elles le paraîtraient sans doute bien plus encore si les conditions d'une hérédité éloignée étaient scrutées avec plus de soin. C'est dire tout le soin que l'hygiéniste doit mettre à limiter la propagation héréditaire de la phthisie, ou à placer les sujets qu'une tare originelle menace de phthisie dans les meilleures conditions pour que ce germe diathésique ne vienne pas à éclore. Telles sont, en effet, les deux divisions naturelles de ce sujet si important de l'hygiène thérapeutique.

LIVRE PREMIER

PROPHYLAXIE HÉRÉDITAIRE DE LA PHTHISIE

L'hérédité de la phthisie est la transmission au produit de la diathèse tuberculeuse qui existe ou a existé chez quelques-uns de ses ascendants. Ce germe, déposé dans la constitution des enfants, peut évoluer chez tous ou chez quelques-uns d'entre eux seulement, ou bien il peut rester à l'état virtuel dans une génération, pour éclore dans celle qui la suivra. Les lois de l'hérédité tuberculeuse sont encore à formuler; on ne sait si le père et la mère jouent un rôle égal dans cet acte de transmission diathésique; si cette participation des deux facteurs demeure respectivement la même pendant toute leur vie, ou si elle varie avec les conditions d'âge et de vigueur; si cette diathèse a des équivalents pathologiques qui suspendent ou neutralisent ses manifestations héréditaires ; si, au contraire, telles ou telles modifications de la santé accroissent son énergie, etc. ; autant de problèmes qui sont à peine posés dans leur infinie variété, autant de mystères dont le voile ne sera sans doute pas soulevé de sitôt.

Dans ces dernières années, on s'est beaucoup occupé des dangers qu'offrent les mariages mal assortis au point de vue des conditions d'âge, de parenté, d'hérédité morbide [1]. La consanguinité matrimoniale en particulier a été considérée comme une source de déchéance organique pour les êtres qui procèdent de ces alliances suspectes, et on a porté au bilan des unions entre proches la production d'infirmités ou de malformations très-diverses, et celle, non moins fréquente, de maladies diathésiques de nature différente. C'est là, disons-le, un fait parfaitement distinct de l'hérédité, puisque les parents, indemnes par eux-mêmes ou par leurs ascendants de toute tare diathésique, peuvent, par le fait seul de la consanguinité, voir celle-ci apparaître chez leurs enfants. L'aphorisme : *Nemo dat quod non habet*, cesse ainsi d'être acceptable dans ce qu'il a d'absolu. On ne s'est pas contenté de considérer la consanguinité matrimoniale comme susceptible de produire l'albinisme, la surdi-mutité, la rétinite pigmenteuse, le sexdigitarisme, etc. ; on a compris aussi la scrofule et le tubercule dans l'acte d'accusation qui a été dressé contre elle. Nous croyons fermement que la diathèse tuberculeuse est distincte de la diathèse scrofuleuse ; l'observation de tous les jours

1. Voyez Chazarain, *Du mariage entre consanguins considéré comme cause de dégénérescence organique et particulièrement de surdi-mutité congénitale*, thèse de Montpellier, 1859. — Alfred Bourgeois, *Quelle est l'influence des mariages consanguins sur les générations?* thèse de Paris, 1859. — Boudin, *Danger des unions consanguines et nécessité des croisements*, in *Annales d'hygiène publ.*, 1862, 2e série, t. XVIII, p. 5. — Devay, *Du danger des mariages consanguins.* 2e édit. Paris, 1862. — Mitchell, *De l'influence de la consanguinité matrimoniale* (*Annales d'hygiène publique*, 1865, 2e série, t. XXIV, p. 44). — Aug. Voisin, *Étude sur les mariages entre consanguins dans la commune de Batz*, in *Annales d'hygiène publ.*, 1865, 2e série, t. XXIII, p. 260, etc. Voyez aussi la remarquable revue critique de Jules Falret sur cette question (*Archives génér. de méd.*, avril et mai 1865).

l'atteste ; mais nous croyons aussi que la phthisie trouve dans la scrofule, soit directement, soit par métamorphose, une de ses conditions de développement les plus habituelles. Si donc il était prouvé que les mariages consanguins sont une cause de scrofule, leur influence indirecte, mais réelle, sur l'apparition de la phthisie, serait démontrée par ce fait même. Or il est incontestable que des arguments très-sérieux inclinent à penser que les unions entre proches produisent la scrofule, ou du moins y prédisposent singulièrement. Les tumeurs blanches, les luxations spontanées, les déviations rachidiennes, les maladies du système osseux, qui ont été signalées si habituellement chez les sujets procédant de mariages consanguins, sont autant de manifestations qui doivent être rattachées à la scrofule. On sait de plus que l'on a invoqué comme preuve de la production de cette diathèse par la consanguinité la fréquence de son apparition chez les grands d'Espagne, parmi les juifs, dans les hautes familles nobiliaires, dans les populations restreintes qui vivent isolées des autres par la dissemblance de leur culte ou la difficulté des communications, et cela parce que, dans ces conditions diverses, le sang ne se croise pas, les mariages se faisant d'ordinaire entre parents.

Cette grave question de la consanguinité a été tranchée dans un sens trop absolu, et surtout d'une manière trop prématurée. Des esprits ardents ont été jusqu'à demander l'intervention de mesures légales, et la législature du Kentucky n'a pas hésité à entrer dans cette voie. C'est aller vite en besogne dans une question qui intéresse à un si haut degré la liberté humaine dans ce qu'elle a de plus intime. A notre avis, l'hygiène n'a qu'un droit : c'est de formuler des avertissements ; et, sans accepter le tableau si sombre qui a été tracé du long cortège de misères physiques que la consanguinité traîne à sa suite, nous estimons qu'elle constitue une condition très-défavorable par elle-même et par le renforcement de prédispositions similaires, comme il en existe si souvent entre parents. Il est donc utile de déconseiller les mariages de cette nature, quand surtout la scrofule ou le lymphatisme ont marqué une famille de leur empreinte ; car aux dangers probables de la consanguinité viennent s'adjoindre alors ceux trop certains de la transmission héréditaire [1].

La diathèse scrofuleuse est peut-être, de toutes, la plus fatalement héréditaire, et quand on songe à la généralisation de ses désordres dans l'économie, et surtout à l'atteinte grave qu'elle porte à l'intégrité du système osseux, on comprend quel rôle immense elle joue dans les maladies et les difformités qui affligent notre espèce. Lugol [2] a montré à quel haut degré la scrofule est héréditaire; elle offre en effet réunis presque tous les types de l'hérédité : hérédité directe ou par les parents; hérédité indirecte ou par les collatéraux; hérédité en retour ou par les aïeux. On voit à quel point cette diathèse est héréditaire, et l'on pressent tout le soin que les familles doivent mettre à ce qu'elle ne pénètre pas dans leur sein par le mariage.

Les connexions étroites qui existent entre la scrofule et la phthisie se constatent également sur le terrain de l'hérédité. La phthisie pulmonaire est une des maladies dont l'hérédité est le moins contestable. « On peut affirmer sans crainte, dès aujourd'hui, dit Devay, que c'est à la transmission héréditaire qu'est due en grande partie la funeste propagation de cette maladie. Mais loin d'admettre, à l'exemple de certains auteurs (ce qui anéantirait la portée de l'hygiène et la rendrait illusoire), que les parents dans ce cas transmettent à leurs enfants une disposition organique qui doit *nécessairement*, à une certaine époque de la vie, donner lieu au développement des tubercules, nous pensons que la phthisie n'est héréditaire qu'en ce sens que les parents transmettent à l'enfant une organisation qui le rend plus disposé qu'un autre à être atteint de phthisie. L'observation permet encore d'établir que la prédisposition congénitale aux tubercules reconnaît souvent pour causes : l'âge trop avancé ou trop précoce des époux ou de l'un d'eux; le mariage entre sujets d'un tempérament lymphatique, surtout s'ils appartiennent à la même souche; le mariage entre individus dé-

1. Voir mes *Entretiens familiers sur l'hygiène*, 5e éd., Paris, 1870, p. 19.
2. Lugol, *Recherches et observations sur les causes des maladies scrofuleuses*. Paris, 1844.

biles, affaiblis par des excès, par des maladies antérieures, par la misère. Il faut remarquer en outre que la propagation héréditaire de la phthisie est singulièrement favorisée par les circonstances suivantes : 1° Les phthisies acquises, accidentelles, peuvent se transmettre par voie héréditaire. 2° La prédisposition héréditaire augmente avec le nombre des générations. 3° Il suffit que l'un des parents soit lymphatique, débile, pour que l'enfant soit prédisposé à la phthisie, quelque robuste que soit la constitution de l'autre conjoint. Ceci devient majeur, et on le comprendra pour ce qui a trait au mariage. Il ne faut point se fier à la disparition momentanée de la phthisie dans la famille. Il arrive quelquefois, en effet, que cette maladie, après avoir fait périr une ou plusieurs générations, disparaît pendant une ou deux autres générations pour se remontrer avec une nouvelle intensité dans la génération suivante. Et, chose non moins remarquable ! c'est ce qui fait aussi que l'influence héréditaire est d'autant moins à craindre que l'apparition de la phthisie dans la famille remonte à une époque plus rapprochée [1]. »

Ajoutons enfin que, suivant certains auteurs, la tuberculisation pulmonaire est susceptible de naître par métamorphose diathésique, c'est-à-dire par transformation d'un autre vice en celui-ci, et que l'arthritisme, l'herpétisme, la scrofule et la syphilis (les maladies *chroniques capitales*, comme les appelle Pidoux) [2], peuvent produire la phthisie par transmission héréditaire. P. Lucas admet aussi que les alliances entre conjoints malades d'une certaine manière, mais non phthisiques, peuvent créer la tuberculisation par une véritable hybridation pathologique. Ce sont là des vues ingénieuses, mais qui conserveront un caractère purement hypothétique, jusqu'à ce que des statistiques irréprochables en aient démontré la justesse.

Nous avons dit tout à l'heure que pour la phthisie, comme pour les autres maladies héréditaires, le degré de participation

1. Devay, *Hygiène des familles,* Paris, 1858, t. II, p. 132.
2. Pidoux, *Introduction à une nouvelle doctrine de la phthisie pulmonaire* (*Union médicale*, 1865).

transmissive de chacun des parents était encore indéterminé; que les uns faisaient jouer le rôle prépondérant au père, tandis que les autres l'attribuaient à la mère, et que beaucoup d'auteurs considèrent même l'intensité de cette influence relative des deux sexes comme susceptible de varier suivant la nature de la maladie héréditaire que l'on envisage. Lucas a formulé à ce sujet et d'une manière générale les propositions suivantes :

« 1º Les maladies communes aux deux sexes, mais qui prédominent dans le sexe mâle, sont plus fréquemment transmises et avec plus de puissance du côté paternel et de préférence aux mâles.

« 2º Les maladies qui prédominent dans le sexe femelle [1] sont plus fréquemment transmises, et avec plus de puissance, du côté maternel et surtout aux femelles.

« 3º Les maladies d'une fréquence égale dans les deux sexes sont, toutes conditions égales d'ailleurs, plus souvent transmises des pères aux mâles ou des mères aux femelles, suivant qu'elles proviennent nativement des pères ou des mères [2]. »

En supposant ces lois générales de l'hérédité tout à fait exactes et en les appliquant à la phthisie, on arriverait à admettre une participation à peu près égale des deux facteurs au point de vue de la puissance héréditaire, c'est-à-dire de la fréquence de la phthisie transmise, avec prédilection transmissive pour le sexe correspondant à celui du parent contaminé. Ce sont là, je le répète, des indications peu sûres et qui ont certainement besoin d'être vérifiées.

---

1. Lucas, *Traité philosophique et physiologique de l'hérédité naturelle*, Paris, 1847-1850, t. II, p. 836.
2. La phthisie est, certainement, plus fréquente chez la femme. Louis a établi que le rapport est celui de 95 à 72 (*Annales d'hygiène publique*, 1831, t. VI, p. 50); Perroud a démontré dans une statistique intéressante que la mortalité par phthisie est beaucoup plus grande dans les hôpitaux de Lyon chez la femme que chez l'homme; et, comme rien n'indique que la phthisie ait chez la première une gravité particulière, on peut considérer la fréquence de la phthisie dans les deux sexes comme susceptible d'être mesurée par la mortalité. Sur un total de 1979 décès par phthisie constatée en cinq ans, 393 se rapportaient à des hommes et 1086 à des femmes. Ces chiffres sont d'autant plus expressifs que le nom-

Le fait de l'hérédité tuberculeuse étant surabondamment démontré et admis par tout le monde [1], l'hygiène a pour mission de s'opposer aux progrès de la phthisie en avertissant les familles et en les éclairant (quand son avis est demandé) sur les dangers d'unions qui, irréprochables souvent aux autres points de vue, pèchent à celui de la santé. Par malheur, ce rôle si élevé et si utile du médecin dans la préparation du mariage va s'effaçant tous les jours; quand un conseil est demandé, il l'est souvent au hasard, et le *médecin de la famille*, ce type touchant dans lequel se résumaient autrefois la fidélité du dévouement et la fidélité de la reconnaissance, est remplacé, pour cet office si grave et qui exige une connaissance si approfondie de l'histoire morbide d'une famille, par le premier médecin venu,

bre général des décès d'autre nature s'est montré semblablement le même pour les deux sexes et que le nombre des hommes admis à l'Hôtel-Dieu de Lyon excède celui des femmes (Perroud, *De la phthisie pulmonaire à l'Hôtel-Dieu de Lyon pendant les années* 1856-1861, Lyon, 1864, p. 11). Boudin a réuni des chiffres qui sont en concordance avec ceux-ci. Corradi, comparant la mortalité par phthisie dans les deux sexes dans quatre villes d'Italie : Milan, Turin, Gênes et Sassari, a trouvé que la mortalité féminine de cette maladie est d'un vingt-cinquième (4 pour 100) plus élevée que la mortalité masculine. En d'autres termes, sur 1000 décès de phthisie, il y a 69 hommes et 84 femmes (Corradi, *Intorno alla diffusione della tichezza polmonare*, Venezia, MDCCCLXVII, p. 53). Le sexe féminin, cela est bien démontré, paye à la phthisie un tribut plus onéreux que le sexe masculin ; mais cette différence en entraîne-t-elle une corrélative dans les aptitudes transmissives des deux sexes au point de vue de la phthisie? en un mot, un enfant qui naît d'une mère phthisique a-t-il plus de chances d'être tuberculeux que celui qui naît d'un père phthisique, l'autre conjoint, dans les deux cas, étant sain? Rien ne le prouve jusqu'ici.

1. Walshe a cherché à déterminer la fréquence de la transmission héréditaire de la phthisie en comparant deux séries de personnes, les unes phthisiques, au nombre de 162, les autres phthisiques, au nombre de 284. Il trouva que 26 pour 100 des phthisiques procédaient d'un père ou d'une mère phthisiques ou même d'une ascendance directe doublement entachée de tuberculose pulmonaire. Mais, faisant remarquer que ce chiffre de 26 pour 100 n'est pas plus considérable que celui qui exprime le nombre des tuberculeux de la population prise dans son ensemble, il en conclut à la négation de l'influence héréditaire relativement à la transmission de la phthisie. En d'autres termes, suivant lui, les phthisiques n'auraient pas plus de chances d'engendrer des phthisiques que les gens indemnes de cette tare personnelle (Walshe, *A practical Treatise on the Diseases of the Lungs*, fourth edition, London, 1871, 461).

On ne saurait souscrire à cette opinion, qui est en désaccord formel avec une impression clinique très-générale. Si l'on prend deux groupes de familles, les unes indemnes de tuberculisation, les autres tubercu-

dont les avis n'ont nécessairement qu'une valeur relative.

Le mariage est certainement un des actes les plus graves, si ce n'est le plus grave de la vie; il en est peu qui s'accomplissent avec une légèreté plus insouciante. L'attrait d'une passion vive et éphémère qui s'éteindra bientôt à l'épreuve des froides réalités de la vie; des convenances de nom, de situation, des rapprochements d'habitudes ou de famille; plus souvent encore la recherche cupide et inintelligente de la fortune : tels sont les mobiles les plus ordinaires de ces unions qui, de deux êtres, n'en font plus qu'un, confondent leurs existences, leurs sentiments, leur avenir, presque leur santé, et qui devraient se baser surtout sur la recherche des convenances morales et hygiéniques. Que l'entraînement de la passion ne puisse ni

leuses, et qu'on interroge jusqu'à trente ans le sort des enfants qu'elles ont procréés, on arrive aisément à se convaincre de la réalité funeste de l'influence héréditaire. On rencontre tous les jours des familles dont presque tous les enfants succombent à des tuberculoses, diverses par leur siège mais unes par leur nature, et qui procèdent d'une tare diathésique de même sorte chez leurs ascendants. La méningite granuleuse, qui tue un si grand nombre d'enfants de quatre à sept ans, enlève quelquefois tous les enfants d'une famille, et elle ne se montre que dans les cas d'hérédité manifeste ou suspecte. Portal a montré que la contagion de la tuberculose, à quelque degré qu'on l'admette, est inhabile à expliquer ces faits de phthisie d'origine cantonnés dans une famille et la détruisant (A. Portal, *Observ. sur la nature de la phthisie pulmonaire*, Paris, 1809, t. I). Que l'on considère, si l'on veut, la transmission héréditaire comme une *contagion générative*, je n'y vois qu'une question de mots ; mais les enfants qui, nés de parents tuberculeux, meurent de phthisie dans une même famille, doivent leur maladie à une racine pathologique commune et sont demeurés sans action étiologique les uns sur les autres. Tout est encore à faire relativement aux modes suivant lesquels se manifeste l'hérédité tuberculeuse ; mais elle est, en elle-même, un fait indéniable. Une particularité curieuse, c'est que l'époque de cette échéance fatale de l'hérédité est très-souvent la même pour tous les enfants qui la subissent. Portal a cité le fait d'une famille de Gaillac composée de cinq enfants, deux garçons et trois filles, et qui fut entièrement détruite par la phthisie. « Ils parvinrent tous jusqu'à l'âge de vingt-huit à trente ans avec la meilleure santé et ils périrent tous phthisiques avant d'avoir atteint celui de trente-deux ans. Les trois premiers moururent dans l'espace de deux ans et les deux autres environ dix ans après, à six mois de distance l'un de l'autre. » (*Op. cit.*, t. I, p. 47.) Est-ce une propriété intrinsèque de la graine morbide, dont la germination exige un nombre déterminé d'années ? N'est-ce pas plutôt, chez tous les enfants ainsi condamnés, une communauté de conditions du terrain organique amenant l'éclosion du germe tuberculeux au même âge ? Cette dernière hypothèse est plus vraisemblable que la première. Tout est encore à faire sur cette grande et difficile question de l'hérédité tuberculeuse.

ne veuille s'astreindre froidement à ces éléments de détermination, cela se conçoit, et il est bon, à certains points de vue, qu'il en soit ainsi; mais les familles qui raisonnent mieux et qui voient plus loin ont le devoir de peser ces conditions une à une et de n'engager qu'à bon escient leurs enfants dans le mariage, qui, suivant l'expression de Montaigne, *n'a de libre que l'entrée* [1]. Le bonheur de la vie domestique et la procréation d'enfants sains (cet autre élément si puissant de la tranquillité intérieure) sont à ce prix, et c'est courir de terribles risques que de demander ce double résultat à des unions fortuites ou intéressées.

L'hygiène a donc le devoir d'avertir; a-t-elle le droit d'appeler à son aide la ressource radicale, mais vexatoire, et d'ailleurs si difficilement applicable, des interdictions légales? Nous ne le pensons pas. Elle s'aventure là sur un terrain qui n'est pas le sien. Le corps lui appartient, mais la liberté morale est en dehors de son domaine.

Les législateurs anciens avaient, il est vrai, si bien compris le danger que les mariages malsains ou mal assortis faisaient courir à la santé, qu'ils s'étaient emparés de cette question et avaient pris des mesures particulières pour en prévenir les résultats.

C'est ainsi que Lycurgue, en vue surtout de procurer à sa république des citoyens vigoureux et de diminuer le nombre des mariages de spéculation, avait supprimé la dot des filles. Cette loi, qui aurait peu de succès chez nous et qui pousserait inévitablement au célibat, avait son correctif dans la pénalité attachée à l'abstention volontaire du mariage. Les lois régulatrices des unions avaient, chez les Spartiates, un caractère vexatoire et tyrannique, parce qu'elles reposaient sur cette idée que l'individu était fait pour l'État et qu'il n'avait qu'une liberté conditionnelle, révocable toutes les fois que l'intérêt de la république l'exigeait.

Chez les Hébreux, la loi n'intervenait que pour fixer les conditions d'âge des conjoints et celles d'incompatibilités par parenté.

---

1. Montaigne, *Essais*, édit. Firmin Didot, liv. I, ch. xxvii, p. 83.

Les institutions égyptiennes ne se préoccupaient guère de l'hygiène du mariage, et elles favorisaient même la consanguinité matrimoniale.

Dans l'Inde, au contraire, les lois de Manou admettaient pour le mariage de nombreux empêchements dirimants, dont plusieurs étaient évidemment basés sur des considérations d'hygiène ; c'est ainsi qu'elles interdisaient le mariage avec les femmes présentant diverses malformations ; un membre de plus (ne s'agissait-il pas du sexdigitarisme ?) ; atteintes d'hémorrhoïdes, de phthisie, d'éléphantiasis ; ayant les yeux rouges (était-ce la blépharite chronique ou l'albinisme ?) [1].

Chez les Romains, des mesures législatives intervinrent aussi à diverses reprises dans l'intérêt de l'hygiène du mariage. Je citerai entre autres la loi *Papia Poppœa*, qui défendait le mariage aux sexagénaires, comme impropres à la génération [2] ; la loi de Nerva, interdisant le mariage entre les oncles et les nièces ; les *Institutes* de Justinien, *de Nuptiis,* etc.

Les législateurs modernes ont édicté également des interdictions, mais qui se ressentent du respect que les progrès des mœurs ont successivement accru pour la liberté humaine. La consanguinité matrimoniale et la limite de l'âge minimum auquel le mariage est licite sont les deux seuls points qui aient été réglementés jusqu'ici et qui nous paraissent susceptibles de l'être. Le mémorable rapport de Portalis sur la législation du mariage a montré avec une haute autorité que la loi ne pouvait s'immiscer plus avant dans cette question [3].

Quelques esprits ardents ont voulu qu'elle allât plus loin et ont formulé le vœu de voir des prohibitions légales s'opposer aux conséquences de l'hérédité morbide, notamment de l'hérédité tuberculeuse. Ces propositions, faites au nom d'un prétendu libéralisme, couvrent en réalité la plus odieuse des tyrannies. Que l'homme, qui est et doit rester libre, se marie comme il le veut ; sa descendance lui appartient bien plus qu'à

1. Voyez Devay, *op. cit.*, t. II, p. 364.
2. Claude abolit cette loi, le fait de l'impuissance des sexagénaires ne lui paraissant pas démontrée. C'était une thèse intéressée.
3. Voyez Dalloz aîné, t. XXXI, p. 143, art. MARIAGE.

la société ; mais qu'il soit averti des dangers qui le menacent quand l'union qu'il projette est, de son fait ou du fait de la famille qu'il recherche, entachée à un degré quelconque du vice tuberculeux. Si l'homme est un être physique, il est surtout un être affectif et moral, et rien ne doit gêner la libre expansion de ses sentiments légitimes. Lycurgue était dans son rôle quand il s'étonnait, avec une crudité de langage qui n'était que naïve alors et qui serait cynique aujourd'hui, que les législateurs qui l'avaient précédé n'eussent pas réglementé les unions en vue des produits à obtenir, comme on le pratique pour les animaux *« quand on recherche pour les chiennes les meilleurs chiens et pour les juments les meilleurs étalons. »* Dieu merci, personne n'oserait aujourd'hui rajeunir cette assimilation grossière et révoltante. L'homme ne touche à l'animalité que par un côté, le moins noble certainement, et sa liberté n'est jamais plus sacrée que quand elle s'exerce pour le choix de la compagne de sa vie.

Quels remèdes convient-il donc d'opposer à cet accroissement de l'hérédité tuberculeuse qui menace la race humaine d'une dégénérescence et d'un amoindrissement progressifs? Nous venons de démontrer que la loi était impuissante, parce qu'elle froisserait la liberté humaine dans ce qu'elle a de plus respectable et de plus intime. Il est à peine besoin de signaler cette pratique malthusienne de la limitation volontaire de la fécondité conseillée aux phthisiques mariés, dont un hygiéniste moderne n'a pas craint de se constituer l'apôtre, pour que la raison et la conscience en fassent justice. Le crime d'Onan peut rencontrer de temps en temps des apologistes ; il n'en restera pas moins une révolte cynique contre les lois de la nature et de la conscience. Que reste-t-il donc à faire? Poursuivre silencieusement l'étude de ces graves questions de consanguinité, d'hérédité et de métamorphose morbide, et, quand on sera arrivé à quelque chose de certain, donner aux résultats obtenus toute la publicité désirable. Les familles les moins soucieuses de leur santé seront ainsi averties, comme malgré elles, et elles agiront en toute connaissance de cause. D'un autre côté, les progrès de la thérapeutique médicamenteuse et de l'hygiène, en affaiblissant chez l'individu, comme nous allons le voir, la puissance des maladies héréditaires, arriveront à sauvegarder de plus en plus les intérêts de sa descendance. C'est là seulement qu'il est raisonnable et qu'il est honnête de chercher les moyens propres à limiter les ravages de l'hérédité tuberculeuse [1].

1. On s'étonnera peut-être que nous n'ayons pas abordé ici, après la question de la prophylaxie héréditaire et individuelle de la phthisie, la grande question de médecine publique qui a trait à la limitation de la phthisie pulmonaire dans l'espèce par les ressources de l'hygiène publique. Ce n'est pas une omission, mais bien une abstention raisonnée. Entre les maladies constitutionnelles, la phthisie est en effet celle qui accuse avec le plus de sensibilité l'imperfection actuelle de l'hygiène privée et publique, soit comme corps de doctrine, soit comme application. La prophylaxie sociale de la phthisie a donc ses éléments dans toutes les parties de l'hygiène publique, comme sa fréquence a ses racines dans toutes les infractions aux règles de l'hygiène individuelle et collective. Cette question est par suite l'objectif d'un traité complet d'hygiène et ne saurait l'être d'un ouvrage comme celui-ci, qui se propose un point important, mais limité, de l'étude de la phthisie, sa thérapeutique. Si le temps m'en est laissé, j'aborderai peut-être un jour cette grande question; mais ce n'est pas ici que je pourrais le faire sans l'écourter. G. Lagneau a dernièrement fait ressortir, dans un travail spécial, l'importance du confinement et de la privation d'air qui en est la conséquence, comme facteur étiologique de la phthisie pulmonaire [*]. La cause indiquée, le remède semble d'une application facile; mais il est plus malaisé de faire respirer largement l'espèce que l'individu, et, tandis qu'une chambre spacieuse et une fenêtre ouverte suffisent à celui-ci, celle-là n'aura sa dose d'air que par une diminution du mouvement d'immigration qui dépeuple les campagnes au profit (ou plutôt au détriment) des villes, une réforme pédagogique complète, une hygiène militaire modifiant profondément les conditions actuelles de la vie de nos soldats, etc. Tout cela ne se prescrit pas comme de la quinine ; mais ces vues ouvertes sur la portée de l'hygiène publique comme moyen de limitation des ravages de la phthisie ne sont théoriques qu'en apparence. Il est bon de montrer aux sociétés que la passivité en présence des maladies populaires est un péril et une capitulation sans dignité. « La médecine de l'espèce, a dit Pidoux, consiste à prévenir la maladie chez l'individu. » (*Union médicale*, 1865.) Ce mot serait un truisme si l'on ne le complétait pas en ajoutant que la médecine de l'espèce ne consiste pas à procurer isolément et successivement à chaque homme le bénéfice de la prophylaxie, mais bien simultanément aux collectivités d'individus. C'est là le propre office de l'hygiène publique.

* G. Lagneau, *Des mesures d'hygiène publique propres à diminuer la fréquence de la phthisie*, in *Ann. d'hyg. publique*, 2e série, 1878, t. XLIX, p. 232 et 385.

LIVRE DEUXIÈME

PROPHYLAXIE INDIVIDUELLE DE LA PHTHISIE

Un enfant naît en dehors de ces conditions heureuses de sélection matrimoniale qui donnent des garanties contre le développement de la phthisie pulmonaire ; ses ascendants sont l'un ou l'autre, quelquefois tous les deux, entachés d'un degré accusé de lymphatisme ; ils ont pu même présenter des indices non douteux de tuberculisation, et, à supposer qu'il n'y ait que de la débilité constitutionnelle chez les ascendants directs, il peut se faire que l'hérédité collatérale ou l'hérédité en retour, quelquefois aussi la consanguinité, inspirent des craintes légitimes sur l'avenir de cet enfant. L'hygiène a mission de veiller sur lui et de tirer le meilleur parti qu'elle pourra de cet organisme, qui apporte avec lui le germe d'une diathèse qui éclora presque à coup sûr.

Il est des périodes de la vie où, sans qu'on puisse se l'expliquer, la diathèse tuberculeuse accuse une énergie plus activement destructive ; il en est d'autres, au contraire, où elle semble sommeiller. Connaître les unes et les autres est nécessairement d'une grande importance, puisque cette connaissance est la source d'un pronostic exact et surtout d'une prophylaxie fructueuse. Si l'on a vu des enfants mort-nés présenter dans divers organes des dépôts tuberculeux, il n'en est pas moins vrai que la tuberculisation ne se manifeste que rarement pendant les premiers mois de la vie ; quand elle se produit, elle épargne habituellement les poumons et porte surtout ses désordres vers d'autres organes, soit simultanément, soit isolément : le mésentère, les méninges, les ganglions bronchiques ; et cette tendance à la généralisation des produits tuberculeux s'affaiblit d'autant plus qu'on s'éloigne davantage de la naissance. Vers l'âge de quatre à six ans, et à une période caractérisée physiologiquement par la rapidité de la croissance et l'évolution des dents intermédiaires, la tuberculisation des méninges est surtout commune, et c'est cette cruelle affection qui ravage si souvent les familles entachées d'une tare héréditaire tuberculeuse. Les granulations méningiennes deviennent rares à partir de la deuxième dentition, quoiqu'on puisse exceptionnellement, ainsi que j'en ai recueilli des exemples, les voir apparaître jusqu'à dix ou onze ans et au delà. C'est à cette époque que la phthisie pulmonaire apparaît; rare d'abord, elle accroît ses ravages dans les années qui suivent, mais l'établissement de la puberté constitue une période indécise de la vie qui fournit à son développement un aliment singulièrement fécond. Hippocrate a dit : « La phthisie survient surtout aux âges de dix-huit à trente-cinq ans [1]. » Et ailleurs : « L'âge le plus dangereux pour la phthisie est depuis dix-huit ans jusqu'à trente-cinq ans [2]. » L'observation moderne n'a pas infirmé la justesse de cette double remarque; c'est bien là, en effet, la période de plus grande activité de la diathèse tuberculeuse. Si la puberté constitue une épreuve très-critique pour les jeunes gens qui procèdent d'une souche suspecte, la phase de trente à trente-cinq ans, quoique moins habituellement redoutée, les soumet cependant à des dangers tout aussi réels, comme je le constate tous les jours. Quand ils l'ont franchie impunément, grâce à un bénéfice de la nature ou à une intervention efficace de l'hygiène et de la thérapeutique, leurs chances de longévité

1. Hippocrate : « *Ab octavo decimo anno usque ad trigesimum quintum, tabes maxime fiunt.* » *Œuvres complètes*, édit. Littré. Paris, 1844, t. IV, *Aphorismes*, p. 535.
2. Hippocrate, *Prénotions Coaques*, 431. *Œuvres complètes*, édit. Littré. Paris, 1846, t. V, p. 681. Boudin a tiré, d'une statistique embrassant 46,393 décès par phthisie en Angleterre, cette conclusion que la période de 20 à 25 ans était celle qui fournissait le plus de décès; celle de 25 à 30 vient ensuite, et très-près d'elle les périodes de 15 à 20 et de 30 à 35. La période de 10 à 15 ans ne fournit guère plus de mortalité que celle de 50 à 55 ans. Perroud a également trouvé le maximum de mortalité pour la période de 20 à 25 ans, et, dans sa statistique recueillie dans les hôpitaux de Lyon et qui concorde avec celle de Boudin, la période de 10 à 15 ans correspond également à celle de 50 à 55 ans pour la mortalité. On peut, sans forcer l'induction, admettre que les périodes de mortalité correspondent aux périodes de plus grande activité de la diathèse.

augmentent dans une proportion considérable. Ce sommeil spontané de la diathèse (dont nous aurons souvent occasion de parler) tend à se manifester de plus en plus, et ses apparitions, séparées par des recrudescences de moins en moins graves, prennent une durée d'autant plus considérable qu'on avance davantage dans la vie. De sorte que l'on pourrait affirmer sans paradoxe que, passé l'âge de quarante-cinq à cinquante ans et toutes conditions de vigueur égales du reste, il est à cette époque à peu près indifférent pour la longévité d'être ou de ne pas être phthisique. Eh bien, c'est à épargner aux tuberculeux les risques que leur font courir ces périodes critiques, à en prévenir les dangers, à les amoindrir quand ils se présentent, à prolonger la durée des périodes d'inertie tuberculeuse, et à réduire au contraire celle des phases de poussée et d'acuïté, que doivent tendre tous les efforts d'une thérapeutique rationnelle, c'est-à-dire d'une thérapeutique que ne se surfait pas la valeur de ses ressources, mais qui n'en méconnaît pas non plus la portée réelle.

La thérapeutique (et nous entendons toujours par ce mot l'hygiène thérapeutique autant que les médicaments) doit déférer aux indications suivantes pour combattre les dangers de la prédisposition tuberculeuse :

1° Instituer une bonne éducation physique de la première enfance ;

2° Surveiller avec soin les phases et les périodes de plus grande activité diathésique ;

3° Combattre le lymphatisme et la scrofule ;

4° S'opposer, autant qu'on le peut, à l'amaigrissement ;

5° Prévenir les mouvements fluxionnaires ou inflammatoires qui se passent du côté de la poitrine ;

6° Donner une bonne direction à l'activité physique, morale et intellectuelle.

CHAPITRE PREMIER

INSTITUER UNE BONNE ÉDUCATION PHYSIQUE
DE LA PREMIÈRE ENFANCE

L'ovule fécondé dans une union reprochable sous le rapport de la santé a reçu, en même temps que l'hérédité de ses aptitudes organiques et fonctionnelles, ce germe de l'hérédité tuberculeuse dont il restera imprégné et qu'il conservera virtuellement jusqu'au jour où il commencera à évoluer. Si la transmission tuberculeuse est du chef de la mère, l'hygiène peut déjà entreprendre avec fruit cette tâche de préservation qui lui incombe. Nous écrivons ici un livre pratique, et nous n'encourrons pas sciemment le reproche d'aborder des détails oiseux ou parasites dans le seul but d'arrondir ou de parfaire un cadre; mais l'hygiène de la gestation intéresse si directement le développement normal du fœtus que l'on peut, sans subtilité, faire ressortir combien la direction de cette fonction transitoire importe au produit que menace la prédisposition à la phthisie.

Toutes les fonctions du fœtus se réduisent à la nutrition; il construit activement son édifice organique avec le sang que lui fournit la greffe placentaire; il importe donc que ce sang, surtout quand il est vicié par une diathèse, soit dans les meilleures conditions d'élaboration et de richesse.

Si une mère placée dans un état ordinaire de santé se doit tout entière à l'enfant qu'elle porte et a l'obligation, quelque sacrifice qu'il lui en coûte, de conformer sa vie au but qu'elle se propose, c'est-à-dire de se reproduire dans un enfant sain et vigoureux, à plus forte raison cette obligation de précautions incessantes est-elle plus strictement imposée aux femmes d'une santé suspecte. Nous n'avons pas l'intention de tracer ici les règles d'une bonne hygiène de la grossesse; disons seulement qu'une alimentation substantielle et simple en même temps, soustraite aux caprices de la fantaisie et aux exigences conventionnelles des relations du monde; l'usage de vêtements amples et commodes, n'exerçant aucune constriction préjudiciable sur l'abdomen ou sur les seins; des précautions assidues contre des variations de température susceptibles de produire des bronchites et de fournir, par cela même, un prétexte à l'évolution des tubercules; autant que possible le séjour à la campagne, qui réunit au bénéfice d'un air plus pur les avantages de soustraire aux servitudes de la mode et d'affranchir des devoirs de société; un exercice bien réglé, une vie tranquille, exempte s'il se peut de ces émotions et de ces secousses dont l'influence fâcheuse s'accroît avec l'impressionnabilité maladive de la grossesse, etc. : telles sont les bases d'une hygiène convenable de la gestation. Nous ne saurions insister plus longuement sur ce point.

L'enfant est né, il a rompu ses communications vasculaires directes avec sa mère; voyons dans quelles conditions il faut placer cette semence maladive pour corriger le vice originel qu'elle a contracté et par le fait de la fécondation, et peut-être aussi par celui de l'incubation utérine. Si un penseur éminent, J. de Maistre, a pu avancer que l'homme moral est terminé à quatre ans dans ce qu'il a d'essentiel, on peut dire avec la même raison qu'à cet âge l'homme physique a jeté les fondements de son organisme, qui vaudra désormais ce que valent les matériaux à l'aide desquels sa construction a été commencée. C'est faire pressentir tout le prix qu'offre l'hygiène des premiers temps de la vie chez les enfants qui offrent une prédisposition héréditaire.

L'hygiène de la première enfance est basée presque tout entière sur l'alimentation : sur l'alimentation spéciale ou allaitement, et sur l'alimentation générale ou ordinaire.

L'allaitement doit être formellement interdit aux phthisiques, dans l'intérêt de leur enfant non moins que dans leur propre intérêt, et je ne parle pas seulement ici des femmes chez lesquelles la tuberculisation pulmonaire s'annonce par des signes évidents et a produit des lésions déjà avancées, mais aussi de celles qui n'ont que l'habitus extérieur de la prédisposition à la phthisie et dont l'ascendance est incriminable à ce point de vue. La débilité de la constitution et le lymphatisme sont des motifs qui légitiment encore mieux cette interdiction. Nous sommes certainement de l'avis de Donné [1], quand il s'élève contre les exigences des médecins qui ne veulent reconnaître l'aptitude à nourrir que là où apparaissent tous les attributs d'une santé vigoureuse, et, comme lui, nous avons vu souvent des mères de médiocre apparence s'acquitter admirablement de cette tâche et pour elles et pour leur enfant; mais il s'agissait de femmes simplement délicates, et non de *valétudinaires*, comme le sont les phthisiques, à quelque degré qu'elles soient atteintes. Si l'hygiène n'a rien pu contre les dangers de cette communication vasculaire que la grossesse a établie pendant neuf mois entre une mère phthisique et son fruit, elle ne consentira pas du moins à prolonger par l'allaitement ces rapports suspects. Au reste, en admettant même que le lait d'une mère phthisique ne soit pas directement dangereux pour son enfant, n'est-il pas évident qu'elle ne constituera jamais qu'une nourrice très-médiocre? Enfin les intérêts de sa propre santé sont également en jeu. Si Morton a avancé ce fait que des femmes présentant les allures évidentes de la phthisie ont recouvré souvent, en allaitant, toutes les apparences d'une bonne santé, ce sont là des faits exceptionnels et sur lesquels le médecin ne saurait s'appuyer pour justifier ses conseils. Ce qu'il faut à un enfant placé dans de pareilles conditions de santé, ce n'est pas seulement une nourrice ordinaire, mais bien une excellente nourrice, et, si l'on exclut à si juste raison de l'alimentation le lait des vaches atteintes de pommelière, nous ne voyons pas quelles raisons on pourrait invoquer en faveur de l'allaitement maternel dans ce cas.

La mère étant inhabile à nourrir, il n'y a pas d'hésitation sur la conduite à suivre; l'allaitement artificiel au biberon est un expédient de nécessité et rien de plus [2], et auquel il

1. Donné, *Conseils aux mères sur la manière d'élever les enfants.* Paris, 1875, p. 59.
2. Levret appelait énergiquement les enfants nourris au biberon des *échappés de la famine.* Ce mode de nourriture exige, pour que les incon-

serait dangereux de recourir; il faut nécessairement songer à une nourrice. Le choix de celle-ci est chose importante, et, sans vouloir empiéter sur le domaine des ouvrages consacrés à l'hygiène pédagogique, nous rappellerons que l'âge de la nourrice; celui de son lait, son abondance, sa richesse butyreuse; une constitution vigoureuse et saine [1], des dents blanches, des cheveux noirs, une peau brune, des avantages de caractère, d'intelligence, de douceur, de propreté, etc., constituent ce programme idéal dont la réalisation est si difficile, mais duquel il faut approcher autant qu'on le peut. Ces conditions avantageuses doivent, bien entendu, être secondées par une bonne hygiène de la nourrice, car sa santé et celle de l'enfant qu'elle allaite sont étroitement solidaires.

Est-il opportun de soumettre l'enfant qui est prédisposé héréditairement aux tubercules à un traitement antidiathésique pendant la durée même de l'allaitement, et peut-on, dans ce but, utiliser la voie indirecte de la médicamentation par le lait de la nourrice? Si l'enfant présentait les attributs d'un lymphatisme exagéré, on pourrait lui faire suivre un traitement iodique de cette nature, mais il faut bien dire qu'à cet âge les indications sont principalement sinon exclusivement hygiéniques, et un régime bien conduit, l'exposition à un air pur, les promenades, les bains d'air et de soleil, constituent les moyens le plus propres à donner du ton au système et à faire disparaître cette prédominance organique qui est à la fois un indice et un péril.

L'époque du sevrage demande dans ce cas à ne pas être trop retardée. Dans certaines provinces, le sevrage se fait tardivement, dans le but de prévenir les accidents graves qu'une température chaude, l'évolution dentaire et le changement d'ali-

---

vénients en soient palliés, un ensemble de conditions de bien-être, de liberté, d'expérience, de soins intelligents, toujours difficile à réaliser.

1. Becquerel et Vernois (*Annales d'hygiène publique*, 1853, t. XLIX et L), recherchant l'influence de la constitution sur la richesse du lait, sont arrivés à ce résultat singulièrement imprévu : que les femmes d'une constitution faible donnent un lait plus riche que les femmes vigoureuses. O statistique, voilà bien de tes coups! Jusqu'à nouvel informé, il sera prudent néanmoins de choisir de préférence une nourrice robuste.

mentation conspirent à déterminer du côté de l'intestin. En
dehors de cette exception, justifiée par des considérations de
climat, on ne doit pas trop prolonger l'allaitement des enfants
blancs, lymphatiques et prédisposés aux tubercules. Alphonse
Leroy [1] pensait que ceux qu'on nourrit trop longtemps sont
plus sujets aux gourmes, au rachitisme, aux scrofules. Quoi
qu'il en soit, il ne faut pas, pour obvier aux inconvénients
éloignés et incertains d'un sevrage prolongé, faire abstraction d'inconvénients très-réels et très-prochains, tels que ceux
qui résultent d'une dentition retardée. Le moment qui sépare
la poussée des premières molaires de celle des canines est
le plus opportun pour le sevrage. Si la sortie des dents est
tardive, on remédie, du reste, aux inconvénients d'un allaitement trop prolongé en instituant une alimentation mixte,
basée principalement sur l'emploi combiné du lait et des
bouillons de viande. La nourriture du sevrage doit pendant
longtemps avoir le lait pour base. Il y a, en effet, un inconvénient sérieux à faire passer trop brusquement les enfants
du sein à l'alimentation omnivore. Hufeland [2] établissait
que les enfants avaient besoin, jusqu'à dix ans, d'une nourriture principalement lactée, et il recommandait pour eux,
jusqu'à cet âge, l'usage quotidien d'une soupe au lait matin et
soir. C'est l'exagération d'une idée juste. Le sevrage doit con-
sister à priver les enfants du sein, mais non à les priver de
lait.

Lorsque les enfants menacés héréditairement par la phthisie
ont subi l'épreuve du sevrage, il faut exercer sur leur régime
une surveillance assidue.

L'usage de la viande, principalement pendant les premières
années, doit être modéré. Cet aliment est souvent dur et mal
digéré; les enfants ne ressemblent pas, en effet, à Tibère,
l'homme aux lentes mâchoires, *vir lentis maxillis;* ils ingur-

1. Leroy, *Médecine maternelle.* Paris, 1830. — Voy. aussi mes *Entretiens
familiers sur l'hygiène,* et mon *Dictionnaire de la santé,* articles ALLAI-
TEMENT, NOURRICE, SEVRAGE.
2. Hufeland, *Conseils sur l'Éducation physique des enfants,* in *La Macrobiotique,* trad. Jourdan. Paris, 1838.

gitent sans mâcher, et la viande traverse quelquefois chez eux
la filière intestinale sans être à peine modifiée. En tout cas, les
viandes molles, tendres, peu cuites, sont celles qui leur conviennent le mieux; les aliments très-gras, la charcuterie, le gibier,
les viandes faisandées, salées ou fumées, les aliments de haut
goût, le fromage doivent leur être interdits. Le régime demande
à être varié suffisamment pour soutenir l'appétit et pas assez
pour fatiguer l'estomac. L'abus du sucre et des pâtisseries est
particulièrement préjudiciable, parce qu'il émousse cet appétit
légitime qui désire les aliments substantiels et qui recherche
moins les satisfactions du palais que celles de la nutrition.

On a longuement discuté la question de savoir si le vin convient aux enfants. Hufeland était trop naturiste pour ne pas
le proscrire, et il recommandait l'eau à l'exclusion de toute
autre boisson. « On assure, dit-il, le bonheur de ses enfants
pour toute leur vie en les accoutumant à boire de l'eau pure [1]. »
Pourquoi le problème de leur félicité n'est-il pas aussi simple?
Hufeland reprochait au vin d'habituer l'estomac à une stimulation dont il ne peut plus se passer ensuite; de débiliter le
corps entier; de surexciter le cerveau et d'accroître la prédisposition aux maladies inflammatoires, aux méningites, au
croup; d'échauffer le sang, de stimuler les passions et « de détruire, par conséquent, tout ce qui fait le charme de la vie. »
C'est là une exagération évidente, ou plutôt une absence de distinctions nécessaires. Il est incontestable que, d'une manière
générale, l'usage du vin n'est nullement indispensable à cet
âge. On voit des enfants abstèmes qui sont remarquables par
la succulence de leurs chairs et la fraîcheur de leur teint, et
j'accorde qu'il y a toujours avantage à restreindre le plus
qu'on peut le champ des besoins; mais chez les enfants mous,
lymphatiques, étiolés, le vin, loin d'avoir des inconvénients,
devient ce que Baillou appelait un *aliment médicamenteux* [2],
et il leur est fort utile, quand par ailleurs il est choisi avec

1. Hufeland, *l'Art de prolonger la vie*, nouvelle édition française, augmentée de notes, par le Dr J. Pellagot. Paris, 1874, p. 523.
2. Gul. Ballonii, *Opera omnia*, t. II. *Consiliorum medicinalium*, lib. I.

discernement et permis avec mesure. Au reste, un fait ne doit jamais être perdu de vue dans l'hygiène de la prédisposition tuberculeuse : c'est que la nutrition est presque toujours languissante chez ces sujets, et il importe d'autant plus de la soutenir et de la relever, que la phthisie n'est jamais plus près d'éclore que quand l'économie se trouve dans des conditions passagères, et surtout permanentes, de détérioration et d'appauvrissement.

Le confinement, la vie en serre chaude, sont éminemment préjudiciables aux enfants d'une saine constitution ; quelle influence fâcheuse cette séquestration n'exercera-t-elle pas, à plus forte raison, sur les enfants que menace une prédisposition tuberculeuse ! Nous avons tous besoin d'air et de soleil ; mais les enfants en ont encore plus besoin que nous [1]. Les expériences mémorables de W. F. Edwards [2] et de Morren [3] ont démontré que la pénurie de l'excitant lumineux entrave la nutrition, s'oppose à l'harmonie du développement et retarde les transformations des animaux à métamorphoses. La persistance des formes fœtales serait aussi chez l'homme un résultat de la privation de la lumière. Elle éclate avec toute évidence dans les malformations du rachitisme. On connaît également l'influence de la pénurie de la lumière sur la production de la scrofule, du lymphatisme et de l'anémie, toutes conditions favorables à l'évolution tuberculeuse. C'est dire combien il importe que les enfants menacés par la phthisie usent largement de ces influences du soleil et de l'air libre en dehors desquelles ils s'étiolent, comme les plantes qu'on soumet intentionnellement à l'action prolongée de l'obscurité. Par malheur, il y a chez eux un autre intérêt à ménager : c'est celui de les soustraire aux influences atmosphériques susceptibles de produire des réper-

---

1. « De toutes les fleurs, a dit gracieusement Michelet, la fleur humaine est celle qui a le plus besoin de soleil. »

2. W. F. Edwards, *Influence des agents physiques sur la vie*, Paris, 1824, p. 394.

3. Morren, *Essais pour déterminer l'influence qu'exerce la lumière sur la manifestation et le développement des êtres végétaux et animaux* (*Annales des sciences naturelles*, 1835, 2e série, t. III, p. 5, 174, 224, et t. IV, p. 13, 42). — Voyez aussi Sappey, *De l'influence de la lumière sur les êtres vivants*, thèse d'agrégation. Paris, 1844.

cussions sudorales et d'amener des bronchites à leur suite. Le
praticien, tiraillé entre ces deux intérêts antagonistes, donne
plus volontiers satisfaction au dernier, parce que sa responsabilité y est plus directement et plus ostensiblement engagée.
Il y a là une grave question d'hygiène et dont le développement est tout à fait à sa place ici, parce qu'elle ne se pose
jamais avec un plus grand caractère d'urgence que quand il
s'agit d'enfants prédisposés à la phthisie.

On trouve deux doctrines en présence quand on s'occupe de
l'éducation physique des enfants : l'une prétend arriver, par une
surveillance assidue et par des précautions de tous les instants,
à éloigner une à une les causes de dérangement de la santé ;
l'autre, au contraire, convaincue que c'est là une tentative
vaine, cherche uniquement les immunités dans l'assuétude ;
elle aguerrit au lieu de protéger et émousse la réceptivité morbide par l'endurcissement, au lieu de l'éluder par des précautions. Le système de Locke [1] repose sur la doctrine de l'endurcissement ; il s'est fait autant d'adeptes parmi les philosophes
qu'il en a trouvé peu parmi les mères ; le danger présent leur
fait oublier la sécurité à venir ; elles laissent la proie pour
l'ombre, et le cœur, qui est d'ordinaire tout entier à l'actualité,
étouffe trop souvent chez elles la raison, qui cependant voit
plus loin et voit mieux. Aussi l'éducation physique des enfants
est-elle engagée, en France du moins, dans une voie déplorable, et la mollesse conspire avec l'entraînement abusif et pré-
maturé du cerveau à préparer des générations sans énergie
morale, sans vigueur physique, on pourrait presque dire sans
jeunesse. C'est contre cette tendance regrettable que Locke a
réagi avec une remarquable verve de bon sens ; seulement son
système, suivi dans toute sa rigueur, n'était fait que pour les
enfants vigoureux ; ceux qui naissent débiles (les enfants issus
de parents tuberculeux sont dans ce cas) ont plutôt besoin
d'être soignés que d'être aguerris, et c'est précisément parce
qu'il ne consacre pas cette distinction salutaire que ce système
d'éducation physique a été considéré comme un jeu d'esprit

---

1. Locke, *Traité de l'éducation des enfants*, trad. de l'anglais par P. Coste.
Amsterdam, 1695. — Nouvelle édition. Paris, 1798.

ingénieux, plutôt que comme une doctrine pratique et utilement
applicable. C'est affaire de discernement médical. Nous voyons
passer tous les jours dans nos rues des enfants vigoureux qui
étouffent sous une accumulation de vêtements épais et qui sont
une proie promise par avance aux catarrhes ; et, par contre, il
nous arrive aussi de rencontrer des enfants débiles et malingres
qui offrent aux agressions d'un vent froid un cou et des jambes
nus. Des deux côtés, il y a abus et renversement des conditions
hygiéniques rationnelles. C'est l'exagération, mais surtout la
mauvaise application d'un système.

Locke a insisté avec une force de démonstration remarquable sur les dangers que l'on crée aux enfants en voulant
trop les garantir contre les vicissitudes atmosphériques, et il
citait avec éloge l'habitude qu'avaient de son temps certaines
personnes en Angleterre, l'illustre Newton par exemple, de ne
modifier en rien leurs vêtements, quelle que fût la saison. Le
conseil était forcé à dessein, pour qu'il eût plus de relief. On
pourrait toutefois soutenir sans exagération qu'il y a plus de
rhumes engendrés par les précautions que par les imprudences.
Le degré de sensibilité frigorifique auquel on est en effet conduit par une surcharge abusive de vêtements a quelque chose
de prodigieux, et rien n'était plus légitime que de réagir contre
cette exagération. Les idées de Locke ont jeté des racines pro-
fondes en Angleterre ; mais, si l'on y abuse de la nudité du cou,
des jambes et de la tête pour les enfants, chez nous on tombe
dans l'excès opposé. Ce n'est pas que nous soyons partisan de
cette mode écossaise appliquée dans toute sa rigueur ; mais
nous voudrions que les vêtements des enfants fussent moins
épais qu'ils ne le sont, et qu'on compensât pour eux l'abaissement de la température extérieure plutôt par le rhythme de la
marche que par l'épaisseur des habits.

L'usage de l'eau froide pour les ablutions de propreté est traditionnel en Angleterre. Locke voulait que les enfants eussent
les pieds lavés chaque jour à l'eau froide, « *fût-elle même mêlée
de glaçons.* » — « Je suis très-persuadé, dit-il, que si un homme
avait été accoutumé dès le berceau à aller nu-pieds et qu'il eût
toujours les mains enveloppées de bonnes fourrures, il serait

aussi dangereux pour cet homme de se mouiller les mains qu'il l'est présentement à plusieurs autres personnes de se mouiller les pieds. » Pour remédier à cette impressionnabilité au froid, il recommande de faire aux enfants des souliers qui puissent recevoir l'eau et de les aguerrir par des pédiluves froids. La coquetterie des mères éludera le premier de ces moyens d'endurcissement, et leur tendresse répugnera au second. Nous estimons que ces ablutions locales peuvent avoir des inconvénients, tandis que le passage d'une éponge mouillée sur tout le corps, en y allant avec les ménagements nécessaires, et en inaugurant cette pratique pendant la saison chaude, endurcit les enfants au froid d'une manière plus sûre et plus certainement inoffensive. Leur séquestration dans des chambres chaudes, en dehors des influences vivifiantes du soleil et de l'air extérieur, est, nous venons de le dire, une des pratiques les plus répandues et les plus pernicieuses. Cette éducation en serre chaude ne peut produire que des plantes débiles et étiolées. L'idéal d'une bonne éducation physique serait la sortie de tous les jours, et sans tenir compte des conditions atmosphériques ; quand on y est habitué, on profite de celles qui sont bonnes et on neutralise par l'endurcissement celles qui sont mauvaises. Le bain d'air est aussi nécessaire aux enfants que la nourriture, et quand on en vient à supputer les chances d'un courant d'air, d'un nuage ou d'une variation du thermomètre, c'en est fait : la sécurité est à la merci d'un hasard.

Locke ne voulait pas seulement qu'on endurcît l'enfant contre les variations de la température, et cela dans la pensée qu'il sera impossible plus tard de les lui épargner constamment, mais il voulait aussi que, pour son sommeil comme pour sa nourriture, on arrivât par l'assuétude à lui procurer les bénéfices d'une sorte d'indifférence stoïque, qu'on instituât, en un mot, à son profit une éducation à la Cyrus. Il résumait du reste lui-même son système dans les règles suivantes : « Laisser aller les enfants en plein air ; leur faire prendre de l'exercice ; les laisser bien dormir ; ne les nourrir que des viandes les plus communes ; leur défendre l'usage du vin et de toutes les liqueurs fortes ; ne leur donner que peu ou point de méde-

cines; ne leur pas faire des habits trop chauds ou trop étroits,
et surtout leur tenir la tête froide aussi bien que les pieds, qui
doivent être souvent lavés dans l'eau froide et accoutumés à
l'humidité [1]. »

Étant donné un enfant d'une bonne constitution et d'une
souche irréprochable, on en fera certainement un homme avec
le système de l'endurcissement, s'il est pratiqué avec énergie
et méthode, et, comme le dit Montaigne, « *au lieu d'un beau
garson et dameret* », on arrivera à produire de cette façon « *un
garson vert et vigoreux* » [2]. Mais ce n'est pas sur ce terrain
que nous avons à poser la question présentement. Nous avons
affaire à un enfant débile et diathésique, menacé à la fois par
sa constitution et par son hérédité, et, si le système de Locke
lui est appliqué trop tôt et dans toute sa rigueur, il exécutera
pour lui la cruelle loi de Lycurgue. Et cependant le système
des précautions à outrance, en lui évitant quelques dangers
actuels, lui en préparera d'assurés pour l'avenir et lui créera
une étroite et dommageable servitude; d'ailleurs, si les enfants
sains n'ont qu'à se conserver, les enfants menacés de phthisie
ont à s'améliorer; pour les premiers, il n'y a que les sollicitudes
du présent; pour les seconds, il y a aussi celles de l'avenir. Des
deux côtés, il y a donc et des avantages et des dangers. Heureusement ces deux systèmes, quelque opposés qu'ils soient par
leurs procédés, ne s'excluent pas d'une manière absolue, et,
dans le cas qui nous occupe, ils peuvent avoir tous les deux, et
successivement, leur opportunité. Seulement leur usage combiné exige des ménagements assidus et un art véritable. Si la
débilité originelle est considérable, il faut s'adresser surtout aux
précautions; mais, aussitôt qu'on a réalisé un progrès et que
l'enfant a été mis en possession d'une santé relative, il faut
inaugurer avec tous les ménagements nécessaires, non pas le
système de Locke dans ce qu'il a d'absolu, mais une éducation
propre à aguerrir, dans une certaine mesure, cette chétive organisation, sauf à rétrograder dès que l'assuétude semble devoir

1. Locke, *Traité de l'éducation des enfants*, tr. Coste. Londres, MDCCLXXIII,
t. I, p. 92. — Voir mon *Éducation physique des garçons*. Paris, 1870, p. 16.
2. Montaigne, *Essays*, liv. I, chap. xxv.

faire payer ses bénéfices par des périls trop sérieux. C'est alors qu'une certaine rusticité de genre de vie et l'emploi persévérant des procédés réguliers de la gymnastique trouveront leur opportunité. Ces distinctions ne sont pas de l'office des mères, qui sont disposées à abriter la faiblesse de leur cœur derrière ce prétexte trop réel de la débilité de leur enfant; mais il importe qu'elles soient établies en toute connaissance de cause par un médecin instruit, attentif, et vivant surtout très rapproché de la famille qui lui a confié cet intérêt si grave.

On voit combien cet art, qui sacrifie les ménagements à l'endurcissement ou l'endurcissement aux précautions, qui les fait tour à tour se succéder ou qui les combine dans des mesures diverses, est, quand il s'agit du gouvernement d'une santé de cette nature, un art difficile, hérissé d'embûches, et combien il exige de discernement et de tact. Si l'on objecte que tant de soins ne peuvent être pris que dans des circonstances exceptionnelles de position et de fortune, nous répondrons que c'est là un idéal dont il faut s'efforcer d'approcher le plus possible, et qu'il est aussi légitime de le proposer qu'il est légitime de tracer les règles de l'administration de la codéine et du musc, quoique ces médicaments luxueux soient interdits aux classes indigentes.

Une question pratique se présente ici : c'est de décider si, chez un enfant prédisposé à la phthisie par son hérédité et offrant la livrée du lymphatisme, il est inoffensif et avantageux de recourir à l'hydrothérapie. Je suis convaincu que cette pratique, inaugurée vers l'âge de trois ou quatre ans, à une époque où la respiration est active et où l'activité musculaire vient en aide à la réaction, serait affranchie de tout inconvénient, et qu'elle aurait pour double résultat de combattre le lymphatisme et de prévenir cette impressionnabilité au froid qui prédispose les enfants aux bronchites. Et l'on sait ce que peuvent les rhumes s'établissant dans des poitrines déjà malades ou prédisposées à le devenir. L'hydrothérapie et la gymnastique sont d'ailleurs, quand leur action est favorisée par les conditions de milieu, les deux moyens les plus puissants pour transformer la constitution des lymphatiques et leur donner quelques-uns des attributs du tempérament sanguin. Il n'est pas douteux que nous sommes beaucoup trop timides à ce sujet et que nous pourrions plus que nous ne pouvons si nous osions davantage.

CHAPITRE II

SURVEILLER LES PHASES ET LES PÉRIODES DE PLUS GRANDE ACTIVITÉ DIATHÉSIQUE

Nous avons dit que la phthisie accuse, à certaines périodes de la vie, une tendance plus activement destructive, et cela probablement parce que, à ces époques, l'évolution organique produit des modalités ou formes de la santé qui sont plus favorables à l'éclosion et au développement de la diathèse tuberculeuse. De même aussi, il y a des fonctions adventitielles ou des maladies qui produisent le même résultat fâcheux et qui sont le prétexte du développement de la phthisie ou de l'accroissement de son acuité. Il importe que le médecin connaisse ces phases critiques, pour redoubler de surveillance au moment où le sujet qui est prédisposé à la phthisie va les traverser.

Comme nous venons de le voir tout à l'heure, la phthisie pulmonaire est relativement assez rare avant l'âge de dix ou douze ans, et les manifestations tuberculeuses avant cette période se portent de préférence sur des organes autres que le poumon. Nous ne nous occupons ici que de la phthisie, et rigoureusement nous ne devrions pas dire un mot de la tuberculisation des méninges; mais cette cruelle affection s'oppose si fréquemment et d'une manière si néfaste à l'office de préservation que le médecin se propose, au point de vue de la phthisie, que nous n'hésitons pas à faire hors de notre sujet une excursion que justifie peut-être son immense intérêt pratique.

Il est certain que ce qu'il y a de mieux et de plus pressant à faire pour arrêter les effets d'une prédisposition à la phthisie, qui n'éclôt pas d'ordinaire avant la puberté, c'est d'empêcher les enfants de succomber à ces tuberculisations du mésentère, des méninges ou du cerveau, qui jouent un si grand rôle dans la mortalité générale de la première enfance. Or les considérations d'hygiène dans lesquelles nous venons d'entrer relativement à l'éducation physique des enfants nés de parents phthisiques s'adressent aussi bien à ces formes particulières de la tuberculisation qu'à la tuberculisation pulmonaire. Nous n'avons point à y revenir; nous voulons dire seulement quelques mots de l'imminence des ganulations méningiennes et des ressources puissantes dont dispose la thérapeutique pour l'empêcher d'aboutir.

Il n'est pas de praticien qui n'ait gémi bien souvent de l'incurabilité absolue de cette cruelle affection, qui procède toujours d'une hérédité directe ou collatérale et qui, s'établissant dans une famille, lui enlève quelquefois presque tous ses enfants et souvent au même âge. Entre toutes les maladies dites *de famille*, il n'en est guère dont les ravages soient plus effrayants; aussi la thérapeutique s'est-elle évertuée à lui opposer un remède efficace; mais, comme cela arrive si souvent, elle s'est égarée à la recherche d'une formule ou d'un médicament quand il fallait surtout s'occuper d'analyse diagnostique et d'indications précises. Une de ces épreuves douloureuses qui ne permettent pas aux souvenirs de s'effacer, et qui ramènent invariablement l'esprit dans le sillon d'une même pensée, nous a conduit à méditer longuement sur la nature et sur le traitement de la méningite granuleuse, et, si nous ne lui avons pas payé le second tribut qu'elle nous demandait récemment, nous le devons (c'est une conviction absolue) à un traitement dont la priorité ne nous appartient en rien, mais dont nous devons, par devoir, contribuer à généraliser l'application.

Et, tout d'abord, la méningite granuleuse est-elle incurable? Tous les auteurs classiques et le plus grand nombre des praticiens répondent affirmativement à cette question. Suivant nous, il y a lieu de distinguer. La méningite granuleuse (ou mieux les *granulations méningiennes* [1], car l'élément inflam-

---

1. On sait que la granulation est histologiquement distincte du tubercule. Elle correspond à ce que Bayle et Andral ont décrit sous le nom

matoire manque ou est peu apparent) a deux périodes distinctes : 1° la période de préparation, véritable poussée tuberculeuse qui ne s'accuse que par des symptômes généraux ; 2° la période de dépôts plastiques, dans laquelle les granulations se produisent. La première période est susceptible de ne pas aboutir à la seconde, et toute méningite granuleuse qui ne l'a pas franchie peut guérir ; la période cérébrale, une fois établie, est presque nécessairement mortelle. Et à supposer qu'il existe un médicament qui puisse empêcher, dans un bon nombre de cas, ce passage des accidents généraux aux accidents cérébraux, la méningite granuleuse perd son cachet de léthalité nécessaire, et tout se réduit à un diagnostic posé de bonne heure. Or, à notre avis, la question du traitement des granulations méningiennes en est là.

On sait que cette affection se manifeste de préférence de quatre à six ans ; non pas qu'on ne la retrouve avant et après cette limite, mais c'est là l'époque de la vie où elle se montre le plus souvent. On sait aussi que l'influence héréditaire étant réservée, toutes les causes de débilitation de l'économie (pauvreté, mauvaise hygiène, convalescence de maladies longues, coqueluche) peuvent provoquer son éclosion. La dentition intermédiaire, qui se fait vers cinq ans et qui, pour le dire en passant, n'éveille pas suffisamment l'attention des médecins, paraît quelquefois avoir une certaine relation avec le développement de cette affection cérébrale. Ses débuts sont extrêmement lents et insidieux, et tout l'avenir de la thérapeutique de cette maladie consiste précisément, nous l'avons dit, à déchiffrer, dès leur apparition, ces symptômes en apparence discordants, à les grouper, à leur donner une signification, et à ne pas les rattacher vaguement, comme on le fait, à la faiblesse, à la diète, à une complication vermineuse, etc.

Il est un petit nombre de cas dans lesquels la méningite granuleuse s'accompagne de symptômes cérébraux précoces ; mais

---

de *granulation grise* ou *demi-transparente*. Ce sont ces granulations qui constituent l'élément anatomique de la *phthisie granuleuse* ou *galopante*. On les retrouve dans la méningite dite *tuberculeuse* des enfants, mais elles diffèrent de celles du poumon par ce caractère que l'élément fibro-plastique y prédomine.

c'est là l'exception. Il n'y a habituellement ni céphalalgie (ou, quand elle existe, elle est fugace), ni vomissements dès le début ; tout se réduit en apparence à des signes de malaise et de débilité ; mais, quand on analyse cet état prodromique (qui dure souvent plusieurs semaines) avec cette clairvoyance que donne l'inquiétude, on constate un ensemble de signes qui, isolément, ont une valeur réelle, et qui, réunis, forment les éléments d'un diagnostic presque toujours possible s'il est difficile. Or ces signes résumés rapidement sont les suivants :

1º Amaigrissement progressif et que n'expliquent ni un état maladif antérieur, ni les privations, ni une croissance exagérée ;

2º Changement notable dans le caractère ; morosité, irascibilité, aversion pour le mouvement ; l'enfant reste des heures entières assis, sans jouer, comme pelotonné sur lui-même, dans une sorte d'attitude sénile (il la conserve également dans son lit) ;

3º Alternatives soudaines et très-répétées de rougeur et de pâleur de la figure (des douleurs lancinantes de la tête peuvent les expliquer, mais souvent aussi elles se manifestent en dehors de cette cause) ; la physionomie est du reste habituellement pâle ;

4º Large dilatation pupillaire ; l'iris se contracte aisément par la lumière, mais ne revient pas complètement à ses dimensions normales ;

5º Pouls lent, tombant quelquefois à soixante et au-dessous ; irrégularité notable et d'autant plus manifeste que le pouls est plus ralenti ; quand il s'accélère, les irrégularités diminuent, mais sans disparaître d'une manière complète ; température assez basse de la peau ;

6º Sueurs copieuses, quelquefois profuses, inondant la tête et la partie supérieure du corps ; elles coïncident avec la fraîcheur de la peau ; le sommeil paraît provoquer leur retour plus que l'approche de la nuit, et ce qui le prouve, c'est que pendant le jour les enfants les présentent aussitôt qu'ils s'endorment [1] ;

1. Je suis convaincu que le caractère nocturne des sueurs des phthisiques dépend moins de l'influence de la nuit que de celle du sommeil,

7° La pâleur de la figure, l'amoindrissement de la face par la maigreur et la prédominance apparente du volume du crâne, la dilatation des pupilles, donnent à la figure un cachet spécial qui rappelle la physionomie fœtale;

8° L'intelligence, sauf la morosité, n'accuse rien de particulier; cependant la mémoire est un peu en défaut; les enfants cherchent leurs mots et parlent, pour ce motif, avec une lenteur qui a quelque chose de caractéristique; leur sommeil est assez lourd et prolongé; ils se réveillent plus difficilement, mais leur respiration, pendant qu'ils dorment, n'a pas ce caractère bruyant qui accuse le sommeil de la santé; c'est à peine si, en approchant l'oreille, on entend les bruits respiratoires;

9° L'élongation très-rapide du corps caractérise aussi cette période;

10° Elle est généralement apyrétique, et le pouls comme la chaleur organique sont au-dessous de leur rhythme normal; mais au début, il y a presque constamment des accès pseudo-intermittents, sur la nature desquels on se trompe invariablement et que l'on combat inutilement, mais sans inconvénients, il est vrai, par le sulfate de quinine;

11° Il existe habituellement de la constipation; la langue est nette, l'appétit continue, et la persistance de la maigreur, malgré l'alimentation, est un indice de plus.

Ces symptômes prodromiques sont plus ou moins accentués; ils sont groupés en plus ou moins grand nombre; la *phrase symptomatique*, comme disait Récamier, est plus ou moins complète; mais nous ne doutons pas qu'une analyse attentive ne parvienne, dans le plus grand nombre des cas, à en percer la signification. Et c'est là l'intérêt immense, nous le répétons; quand les vomissements, la céphalalgie, le délire, ont apparu, il est d'habitude trop tard; la thérapeutique est désarmée; elle devient, comme on l'a dit de celle des stahlianistes, la *contemplation de la mort*, et il n'y a plus qu'aridité pour l'es-

et ce qui le prouve, c'est que ces malades ne peuvent s'endormir pendant le jour sans être inondés de sueur. Le sommeil ralentissant l'hématose, il y a probablement dans ces sueurs accrues un fait de dépuration organique suppléant celle d'une respiration imparfaite.

prit et tristesse pour le cœur. Dans la période de préparation, au contraire, l'intervention médicale a une puissance incontestable. C'est donc dès le début qu'il faut s'empresser d'agir.

Il est un médicament dont les applications ont été peut-être étendues outre mesure, mais qui rend à la médecine d'incalculables services : c'est l'iodure de potassium. Il agit à la fois et comme médicament iodique, constitutionnel, et comme agent susceptible d'empêcher ou de ralentir les formations plastiques. C'est de cette double façon que l'on peut interpréter son efficacité dans la première période de la méningite granuleuse [1].

Cette médication a été recommandée et mise en pratique, il y a vingt-cinq ans environ, par Rieser, et après lui par Copland, Willshire, West, qui ont professé, eux aussi, qu'administré à une période peu avancée des affections tuberculeuses du cerveau, avant l'épanchement, l'iodure de potassium faisait tomber, dans un grand nombre de cas, un appareil symptomatique très alarmant. En 1860, un médecin anglais, le docteur John Coldstream, a repris cette question thérapeutique si importante, et il a préconisé l'iodure de potassium contre la méningite granuleuse avec une ferveur de conviction qui ne nous paraît nullement exagérée. L'association de quelques purgatifs à ce médicament lui paraît la médication la plus rationnelle. Il prescrit l'iodure de potassium à la dose de 5 à 15 centigrammes toutes les trois ou quatre heures en solution dans une eau carminative. « Aux périodes avancées des formes tuberculeuses des maladies cérébrales, dit cet auteur, il ne faut pas espérer de grands avantages de l'emploi de l'iodure de potassium; mais je suis convaincu que, si l'on s'y prenait de bonne heure, on couperait court aux accidents plus souvent qu'on ne le pense. Ma propre expérience me fait considérer l'iodure de potassium

1. On peut aussi admettre que l'iodure de potassium, qui est très diurétique chez les enfants, agit en sollicitant la résorption de la sérosité, qui est toujours exhalée quand il y a des granulations méningiennes. C'est ainsi que s'explique ce fait clinique énoncé par Sandras que l'on voit souvent un appareil de symptômes cérébraux graves tomber chez les enfants à la suite d'une diurèse (voir Fonssagrives, *Traité de thérapeutique appliquée*, Paris, 1878, t. II, p. 593).

comme l'agent avec lequel on peut le plus facilement se promettre des résultats avantageux, et ma confiance en ce remède comme le moyen le plus efficace contre les affections tuberculeuses de la tête est telle, que je persisterais sans hésiter, même dans les cas en apparence désespérés. Il me paraît, en effet, que dans les maladies des enfants il faut continuer le traitement avec persévérance jusqu'à la fin. Je suis d'ailleurs convaincu que l'iodure de potassium ne fera jamais de mal, alors même qu'il échouera [1]. » Telle est aussi ma conviction, et je dois à l'iodure de potassium un bon nombre de guérisons de méningites granuleuses, tandis qu'avant de recourir à cette médication je perdais tous mes malades. Cette impression clinique, basée sur une expérience de près de vingt ans, ne peut pas me tromper. Au reste, le témoignage d'autres médecins qui ont bien voulu recourir à ce moyen, sur mes indications, m'est une confirmation des résultats que j'en ai obtenus moi-même [2]. Ce qu'il y a de certain, c'est que j'aborde aujourd'hui le traitement de cette cruelle affection avec une confiance relative, tandis qu'autrefois je n'y trouvais que lassitude d'esprit et que découragement.

La dose quotidienne de 60 centigrammes à 1 gramme d'iodure de potassium me paraît suffisante pour un enfant de quatre à cinq ans; l'existence ou l'absence du coryza est un indice qui permet d'ailleurs de l'augmenter ou de la diminuer [3]. Une simple solution aqueuse contenant 10 à 20 centigrammes d'iodure de potassium par cuillerée à bouche et étendue dans de l'eau sucrée constitue le meilleur mode d'administration, en ce sens qu'il permet de dissimuler le médicament. Je

1. John Coldstream, *Note sur l'emploi de l'iodure de potassium dans le traitement des maladies du cerveau chez les enfants* (*Bulletin de thérap.*, 1860, t. LVIII, p. 151).
2. Tout récemment, Rodet (de Lyon) faisait ressortir à son tour les heureux résultats qu'il obtient de l'emploi de l'iodure de potassium dans la méningite granuleuse et affirmait sa confiance dans l'emploi de ce moyen (*Lyon médical*, 1879).
3. J'ai vu une petite fille de trois ans auprès de laquelle j'avais été appelé en consultation par mon ami le Dr Dussaud, de Nîmes, qui avait institué ce traitement avant mon arrivée, prendre 3 grammes d'iodure de potassium sans iodisme; mais cette tolérance est exceptionnelle.

pense qu'il faut continuer l'iodure de potassium assez longtemps après la disparition des accidents, mais à doses amoin-
dries. La persistance de l'appétit doit aussi être utilisée pour
maintenir, tant que les enfants s'y prêtent, une alimentation
aussi substantielle que possible. L'emploi de vins généreux
me paraît également indiqué comme moyen de combattre
cette débilité générale, cette diminution de la vitalité, qui
est une condition si favorable aux manifestations tuberculeuses ; la pâleur diminue sous leur influence, et le pouls se
relève, en même temps qu'il prend une régularité relative.
L'usage concomitant de lavements purgatifs et de tous les
moyens que prescrit une bonne hygiène est enfin le complément de ce traitement, dans lequel nous avons une confiance
que fortifie encore l'obtention récente d'un succès qui nous
est doublement cher.

La tuberculisation des ganglions bronchiques, qu'elle se
manifeste chez l'enfant ou plus tard [1], celle du mésentère au
moment où elle se produit, et les poussées qui dénotent chez
les phthisiques la génération de nouveaux tubercules, indique-
raient-elles l'emploi de la même médication ? Nous ne saurions
le dire, mais cela nous paraît bien probable, et nous avons
tenu à appeler l'attention sur ce point de pratique, auquel
nous attachons l'importance la plus sérieuse. La thérapeutique
a assez de médicaments ; des esprits chagrins diraient qu'elle
en a trop (et nous ne les contredirons pas). Le secret de son
progrès à venir réside moins dans des acquisitions nouvelles
que dans une saine et judicieuse utilisation de ses ressources,
et celle-ci est au prix d'un diagnostic plus exact et d'une
science plus avancée des indications.

L'époque de la puberté est une des périodes dans lesquelles
la prédisposition tuberculeuse a le plus de tendance à éclore,
et cela se conçoit : une fonction nouvelle cherche à s'établir
en même temps que l'organisme tend à son achèvement et que
la nutrition a peine à faire face aux dépenses que la croissance
lui impose ; il y a donc à cette époque, en même temps que

---

1. Fonssagrives, *Mém. sur l'engorgement des ganglions bronchiques chez
l'adulte* (*Union médicale,* 1861).

cette mobilité de la santé qui constitue déjà une imminence morbide, une sorte d'appauvrissement que j'appellerai physiologique et qui favorise l'évolution du germe tuberculeux. Il faut aussi faire entrer en ligne de compte la facilité avec laquelle s'établissent, à cet âge, les mouvements fluxionnaires vers la poitrine, principalement chez les jeunes filles dont la menstruation s'établit avec lenteur et difficulté. Nous aurons occasion d'étudier plus tard le rôle que joue l'élément congestion dans l'évolution de la phthisie ; son influence sur son éclosion (quand par ailleurs existe une prédisposition diathésique) n'est pas moins réelle.

Nous avons signalé plus haut la période de trente à trente-cinq ans comme l'une des épreuves les plus critiques, si ce n'est la plus critique, de toutes celles que les sujets prédisposés héréditairement à la phthisie aient à franchir. L'interprétation physiologique de ce fait m'échappe complètement, mais il est positif, et il faut, à cette époque de la vie, entourer les sujets dont la poitrine est suspecte des précautions les plus minutieuses et les plus assidues. Il est d'autant plus important de le faire, que cette épreuve est la dernière de celles que les transformations produites par les divers âges imposent aux phthisiques ; s'ils en sortent victorieux, ou du moins sans des lésions pulmonaires trop graves, les chances d'une longévité raisonnable leur sont ouvertes.

La période de plus grande activité de la diathèse tuberculeuse étant précisément celle de plus grande activité génésique, et les excès de cette nature compromettant plus que tous les autres la durée des phthisiques, on peut se demander si la cause de l'apparition ou de l'aggravation de la phthisie aux époques de la vie que nous venons d'indiquer ne gît pas en partie dans l'exagération des appétits génitaux et dans la satisfaction abusive qui leur est donnée. Les habitudes vicieuses de l'enfance prépareraient ainsi l'épreuve de la puberté, et les excès de la période virile conduiraient à celle qui attend les tuberculeux, ou les sujets simplement prédisposés, vers l'âge de trente à trente-cinq ans.

Nous avons parlé tout à l'heure de la puberté comme cause

d'imminence tuberculeuse pour les sujets issus d'ascendants
suspects au point de vue de la phthisie. Cette influence s'accuse
plus énergiquement chez la femme et se retrouve dans les
autres fonctions maternelles dont celle-ci ouvre la série : la
grossesse et l'allaitement. Nous traiterons ailleurs de cette
influence de la grossesse sur la marche de la phthisie, et nous
montrerons, en opposition avec les idées de Grisolle [1], que la
grossesse retarde pendant sa durée l'évolution de la phthisie,
mais que l'état puerpéral lui imprime au contraire une accélération manifeste. La gestation exerce-t-elle par contre une
influence fâcheuse pour faire aboutir la prédisposition à la
phthisie ? L'analogie conduit naturellement à le supposer, et, si
l'hygiéniste n'est pas en droit de baser sur cette crainte une
interdiction du mariage, il doit au moins attendre avec une
inquiétude justifiée cette épreuve du premier enfant, qui est
trop souvent la pierre de touche des poitrines délicates. L'allaitement, il est à peine besoin de le dire, ne saurait être
permis sans un double inconvénient aux jeunes femmes qui
sont sous le coup d'une imminence tuberculeuse; outre que
leur enfant ne puiserait à cette source qu'une alimentation
insuffisante, en admettant même qu'elle ne lui offrît pas d'autres dangers, leur nutrition n'est pas assez florissante pour
qu'elles puissent faire impunément les frais de cette sécrétion,
fît-on même abstraction des fatigues et de l'insomnie qu'impose
l'allaitement. Si Morton a vu des phthisiques recouvrer une
sorte de santé en nourrissant leurs enfants, et si divers auteurs,
Perroud [2] en particulier, ont pensé que la poitrine pouvait
bénéficier de cette contre-fluxion physiologique, nous estimons
que ce sont là des exceptions rares et que l'interdiction de
l'allaitement dans les cas de cette nature doit être la règle
très générale.

Si la dentition, l'accroissement, la puberté, la puerpéralité,
sont autant de phases critiques pour les sujets prédisposés à la

1. Grisolle, *De l'influence que la grossesse et la phthisie pulmonaire
exercent réciproquement l'une sur l'autre* (*Bulletin de l'Acad. de méd.*,
Paris, 1849-1850, t. XV, p. 10; *Archives gén. de méd.*, janvier 1849).
2. Perroud, *De la tuberculose ou de la phthisie pulmonaire.* Paris, 1861.

phthisie, il est un certain nombre d'affections qui, pendant leur cours ou pendant la convalescence qui les suit, leur font aussi courir des dangers plus ou moins sérieux. Les maladies aiguës de longue durée qui amènent un amaigrissement considérable, comme la fièvre typhoïde, sont surtout dans ce cas [1]. Il est vrai que cette affection n'agit pas seulement sur les sujets prédisposés à la phthisie par l'atteinte qu'elle porte à la nutrition ; il faut faire entrer aussi en ligne de compte l'état congestionnel permanent de leurs poumons pendant la durée de cette pyrexie, état congestionnel qui s'accuse dès le début par l'existence de râles sonores nombreux, et qui aboutit trop souvent plus tard à des pneumonies hypostatiques et à des carnifications pulmonaires. Il ne faut pas oublier, à ce propos, la ressemblance symptomatique de la fièvre typhoïde et de la forme typhoïde de la phthisie galopante qui a pu faire croire à la succession de ces deux maladies alors que la phthisie seule a occupé toute la scène morbide.

En règle générale, tout individu qui est entaché de l'hérédité tuberculeuse et qui devient très maigre par une cause ou par une autre, que ce soit le fait d'une maladie longue, de privations prolongées, de passions dépressives ou d'excès, est menacé de phthisie si cet amaigrissement est d'une certaine durée. Et c'est pour cela précisément que l'allaitement qui amène souvent par l'insomnie, par les douleurs des gerçures autant que par la déperdition humorale elle-même, un amaigrissement qui confine au marasme (*marcor lactantium*), constitue une épreuve qu'il est prudent de ne pas affronter.

Les fièvres éruptives (fièvres impétigineuse et eczémateuse ou gourmes, variole, scarlatine, rougeole) exercent également sur la prédisposition tuberculeuse une influence qu'il importe de connaître. Ce que c'est que ces gourmes dépuratoires qui

---

1. Louis (*Recherches sur la phthisie pulmonaire*, Paris, 1843) n'a vu la tuberculisation survenir dans la fièvre typhoïde qu'après une très longue durée de celle-ci. — Bouchardat (*Mémoire sur l'étiologie et la prophylaxie de la phthisie pulmonaire*, dans le supplément à l'*Annuaire de thérapeutique pour* 1861, p. 5) invoque ce fait à l'appui de sa théorie étiologique sur le rôle que joue la pénurie des *aliments de la calorification* dans la production de la phthisie.

se traduisent par des poussées aiguës d'impétigo ou d'eczéma, poussées précédées de symptômes généraux, nul ne le sait, mais tout accuse l'extrême parenté de ces fièvres éruptives avec les pyrexies à déterminations cutanées. Leur caractère manifestement contagieux [1], leur prédilection pour l'enfance, l'utilité évidente de la dépuration qu'elles produisent, les dangers attachés à leur suppression brusque, sont autant de caractères analogiques qui frappent l'esprit. La rétrocession de l'impétigo ou de l'eczéma aigus ou leur guérison intempestive déterminent souvent les dangers les plus soudains, et c'est presque toujours la poitrine qui en reçoit le contre-coup. Il convient donc, ainsi que Trousseau [2] l'a judicieusement enseigné, de ne pas traiter avec trop de dédain les idées vulgaires qui ont cours sur le respect dû à ces éruptions; cette règle est surtout justifiée quand il s'agit de sujets chez lesquels on suppose une prédisposition tuberculeuse; se borner à des soins de propreté et, au moment où cette dermatose sécrétante se supprime, la remplacer par des bains et des purgatifs, quelquefois aussi par un vésicatoire entretenu quelque temps en suppuration : telle la conduite que conseille la prudence.

On voit quelquefois à la suite de la variole, plus rarement de la scarlatine, des sujets dans ces conditions présenter les signes d'une évolution tuberculeuse rapide, mais c'est surtout la rougeole qui agit avec efficacité comme cause déterminante de la phthisie. Cette influence provocatrice et accélératrice en même temps, signalée par Sydenham et constatée depuis par Blache, Rayer, Guersant, tient-elle aux modifications géné-

---

1. L'*impetigo larvalis* des enfants est contagieux, l'expérience vulgaire est décisive sur ce point. J'ai recueilli des exemples certains de la communication de cette éruption d'un enfant malade à un enfant sain par un contact établi dans l'action de s'embrasser. Cette gourme est-elle inutile, et répugne-t-il au bon sens d'admettre que le liquide inoculable de l'impétigo recèle, comme la lymphe vaccinale, des propriétés préservatrices dont l'avenir constatera la réalité et la nature? Je le crois, et je l'ai toujours affirmé dans mes leçons, sans pouvoir, détourné par d'autres travaux, m'attacher expérimentalement à cette idée, qui peut être très féconde.

2. Trousseau, *Des cas dans lesquels il convient de guérir les gourmes* (*Journal des connaissances médico-chirurgicales*, juillet 1842, t. X, p. 1; *Journal de médecine*, octobre 1845, p. 289, et *Clinique médicale de l'Hôtel-Dieu*, 5e édition, Paris, 1877).

rales que la rougeole imprime à l'ensemble de l'économie, ainsi que l'a pensé Rufz ? dépend-elle de ce que cette fièvre éruptive s'accompagne constamment d'un exanthème développé sur la muqueuse aérienne, et produit une bronchite profonde et de longue durée, qui est le prétexte du développement des tubercules ? Il serait difficile de le dire, mais cette influence de la rougeole est réelle. On pourrait affirmer qu'un sujet, quel qu'il soit, qui traverse impunément cette épreuve de la rougeole, a des poumons actuellement sains ou n'a pas de prédisposition tuberculeuse.

Je signalerai aussi l'influence provocatrice de la coqueluche qui est admise par tous les cliniciens. Le développement de cette névrose contagieuse chez un enfant d'hérédité suspecte est toujours un fait grave et qui doit éveiller la sollicitude.

CHAPITRE III

COMBATTRE LE LYMPHATISME ET LA SCROFULE

La phthisie, nous l'avons déjà dit, peut quelquefois se développer chez des sujets qui ne présentent aucun des attributs du lymphatisme, et à plus forte raison de la scrofule ; mais il n'en est pas moins vrai que cet état constitutionnel et ce vice diathésique créent des prédispositions redoutables à la phthisie. S'il est toujours indiqué de les combattre, cette nécessité devient plus pressante encore quand les sujets qui portent les attributs de cette formule organique offrent dans leurs ascendants directs ou collatéraux des exemples plus ou moins nombreux de phthisie.

Le lymphatisme n'est-il qu'un degré de la scrofule, ou plutôt n'est-il que l'habitus général de cette diathèse séparée de toute manifestation locale ? On serait assez disposé à le croire quand on considère la facilité avec laquelle les sujets lymphatiques, soumis à des conditions hygiéniques débilitantes, contractent la scrofule, et quand on songe également à l'aptitude du lymphatisme (lorsqu'il est doublé dans le mariage par le rapprochement de deux constitutions similaires) à produire des descendants scrofuleux. Quoi qu'il en soit, il est d'un grand intérêt de chercher à modifier, dès le berceau, les constitutions lymphatiques pour retarder ou même pour neutraliser un germe tuberculeux héréditaire.

Nous avons parlé du choix d'une nourrice, du séjour à la campagne, d'une bonne direction donnée aux exercices et à l'alimentation, comme autant de précautions susceptibles d'atteindre ce résultat. Mais cela ne suffit pas quand le lymphatisme a marqué profondément de son empreinte la constitution, et divers moyens médicamenteux doivent alors intervenir.

Les bains de mer, les eaux thermales et les médicaments divers : sulfureux, iode, feuilles de noyer, etc., opposés d'habitude au lymphatisme ou à la scrofule, constituent des ressources à utiliser dans ce cas à titre de prophylaxie [1].

Un médecin distingué [2], qui s'est occupé avec zèle et talent de l'hygiène infantile, a insisté avec une force de conviction très communicative sur l'importance de ce qu'il appelle la *médication marine* et ce qu'on a appelé plus tard la *thalassothérapie* (air de la mer et bains) dans le traitement de la débilité, du lymphatisme et de la scrofule chez les jeunes sujets. Il est certain que des enfants chétifs et étiolés subissent en quelques semaines une transformation véritable quand ils passent de l'atmosphère brumeuse et étouffée de nos villes aux grandes plages de l'Océan ou de la Méditerranée. Là, une lumière éclatante, un air sans cesse renouvelé et d'une vivacité proverbiale, qui se traduit par l'augmentation de l'appétit; des douches aériennes ; la gymnastique des bains de lames et de la natation ; un exercice fortifiant favorisé par la liberté des allures et par l'animation d'un spectacle nouveau, tout concourt à imprimer à l'économie une de ces modifications puissantes qu'on demanderait vainement aux agents médicamenteux. « De toutes les diathèses qui affligent l'enfance, dit ce médecin judicieux, la diathèse lymphatique est celle que l'on rencontre

1. Voir, sur les indications de la médication antiscrofuleuse et les moyens de les remplir, mon *Traité de thérapeutique appliquée*, Paris, 1878, t. II, page 8.
2. Brochard, *Des bains de mer chez les enfants*. Paris, 1864, in-12.

le plus fréquemment dans les diverses classes de la société.
Tous les médecins ont dans leur clientèle des enfants au teint
pâle, dont les yeux sont cernés, les paupières rouges et chas-
sieuses. Ces enfants, qui sont souvent d'une maigreur extrême,
ont l'air ennuyé; leur démarche est languissante. D'autres, au
contraire, ont la peau blanche et rose, des cils magnifiques,
les chairs flasques, un peu bouffies; malheureusement, ce teint
frais et rose, dont leurs mères sont quelquefois si fières, ne
cache que trop souvent une constitution lymphatique. Quelque
prononcé que soit le lymphatisme, il cède toujours à la médication maritime. Mais il est nécessaire, pour cela, que les enfants fassent un séjour prolongé sur le bord de l'Océan ; il faut
donc que la plage sur laquelle on les conduit se trouve dans
un climat tempéré, afin que ces petits malades puissent être,
du matin au soir et pendant des mois entiers, soumis à l'influence bienfaisante de l'atmosphère maritime. En agissant de
la sorte, les enfants lymphatiques retireront un bénéfice certain des bains de mer, et l'on sera toujours assuré de voir leur
constitution se modifier complètement [1]. »

Le même auteur s'est efforcé de faire ressortir tout le parti
que l'on peut retirer du séjour sur les plages maritimes et des
bains de mer dans les cas de lymphatisme ou de scrofule [2] mais
il déconseille ces moyens de la manière la plus formelle quand
la phthisie a franchi la période d'imminence ou de prédisposition pour entrer dans celle de tuberculisation confirmée. Sans
anticiper sur ce que j'aurai à dire plus tard des avantages trop
gratuitement attribués au séjour du littoral dans le cas de

---

1. Brochard, *op. cit.*, p. 159. — Voyez aussi Donné, *Hygiène des gens
du monde*, 2e édition, Paris, 1879 ; *Les Voyages d'émigration*, p. 57, et
Les Bains de mer, p. 313.
2. Les résultats obtenus à l'hôpital de Berck dans le traitement des
enfants scrofuleux, relevant de l'Assistance publique, montrent toute la
puissance transformatrice de la vive atmosphère du littoral dans les cas
de lymphatisme et de scrofule. L'imminence tuberculeuse y trouve un
puissant moyen de prophylaxie; mais il n'en découle en rien la conclusion que la phthisie déclarée s'en accommode bien. Voy. J. E. Bergeron,
*Rapports sur les résultats obtenus dans le traitement des enfants scrofuleux
à l'hôpital de Berck-sur-Mer (Pas-de-Calais)*, Paris, 1866, et *Du traitement
et de la prophylaxie de la scrofule par les bains de mer* (*Ann. d'hyg.
publ. et de méd. légale*, 1868, 2e série, t. XXIX, p. 241).

phthisie, je ne puis que maintenir cette distinction essentiellement pratique. Je me rappelle avoir vu, pendant mon séjour
en Normandie, un enfant de quatre ans atteint de tuberculisation pulmonaire subaiguë, et qu'un des plus éminents praticiens de Paris, sur la foi des vertus hypothétiques accordées
à l'air du littoral, avait envoyé passer l'été à l'île de Wight.
Les accidents marchèrent là avec une rapidité extrême, et la
famille effrayée ramena en toute hâte cet enfant en France, où
il ne tarda pas à succomber. Les moyens hygiéniques comme
les moyens médicamenteux ne sont ni bons ni mauvais en eux-
mêmes ; c'est une question d'opportunité. « Pour moi, ajoute
à ce sujet Brochard, je dirai que sur toutes les côtes de l'ouest
de la France les bains de mer et l'atmosphère maritime doivent être formellement interdits aux enfants atteints de phthisie
pulmonaire; ils ne peuvent tout au plus leur être conseillés
que dans quelques localités privilégiées du Midi. Lorsque des
enfants n'ont qu'une prédisposition à la phthisie pulmonaire,
prédisposition qu'ils doivent le plus souvent à l'hérédité, il
peut se faire que, dans un climat doux et uniforme, l'atmosphère maritime exerce sur ces jeunes malades une influence
salutaire. Son action fortifiante modifiera peut-être la prédisposition tuberculeuse, pourra même, dans certains cas, empêcher son développement fatal. C'est de cette manière seulement que l'atmosphère maritime peut avoir une influence heureuse sur la phthisie. Dans toute autre circonstance et dès que
les tubercules pulmonaires ont manifesté leur présence par des
signes appréciables à l'auscultation, l'atmosphère de l'Océan,
en France, devient nuisible et ne peut exercer qu'une action
dangereuse sur la marche de cette maladie [1]. » Nous allons
plus loin, et nous excluons aussi formellement les bains de mer
des stations méditerranéennes, quand la phthisie est dans la
période d'évolution et même dans la période stationnaire [2].

1. Brochard, *op. cit.*, p. 179.
2. Nous n'oserions pas affirmer aujourd'hui que cette interdiction des
bains de mer dans la période stationnaire de la phthisie n'est pas un
peu absolue. Nos idées sur l'influence des bains de mer et de l'hydrothérapie chez les phthisiques se sont sensiblement modifiées depuis la

Quant au séjour du littoral, il expose les phthisiques fébricitants à des variations diurnes de température trop brusques et trop étendues pour pouvoir leur être profitable. Nous dirons en effet, plus tard, que si certaines localités du Midi : Cannes, Nice, Menton, etc., ont une valeur réelle comme refuges pour les phthisiques, elles le doivent à leur climat et non pas à leur proximité de la mer. Cette dernière condition est un avantage dans le cas de prédisposition tuberculeuse accusée simplement par le lymphatisme ; elle est un inconvénient dans la phthisie confirmée.

L'auteur que nous venons de citer a insisté longuement sur les particularités d'administration des bains de mer qui peuvent en rendre l'usage inoffensif et fructueux pour les enfants. Il conseille de les faire prendre de préférence dans le milieu de la journée, ou, si la marée ne le permet pas, de choisir la matinée ; le soir, les bains de mer sont moins bien supportés ; le bain de mer pris à la marée montante est plus chaud et plus agréable ; le bain de la pleine mer joint à l'avantage d'une bonne température celui de la tranquillité de l'eau ; l'exercice régulier de la natation ou l'exercice irrégulier de mouvements quelconques sont des moyens de réaction que les enfants, surtout les enfants débiles, doivent utiliser. La précaution d'avoir constamment le corps immergé jusqu'au cou ; une durée maximum de cinq à dix minutes ; l'immersion des pieds dans un pédiluve chaud, au sortir du bain ; un exercice actif aussitôt qu'on est habillé, constituent autant de précautions qui permettent aux bains de mer de déployer chez les enfants toute leur efficacité et sans leur faire courir aucun risque. Il fixe à trois ans l'âge minimum auquel les bains de mer peuvent être permis. Enfin l'usage alimentaire abondant des huîtres et des coquillages de mer lui paraît un moyen complémentaire, utile, pour faire pénétrer dans l'économie de l'iode et du chlorure de sodium sous une forme facilement assimilable.

Nous avons nous-même signalé le parti que l'on peut tirer de cette *médication alimentaire* dans le cas qui nous occupe :

première édition de ce livre, et nous croyons que dans les formes torpides, et en s'entourant de précautions convenables, on peut tirer un bon parti de ce moyen puissant de tonifier l'organisme.

« On ne saurait contester que la digestion des huîtres est singulièrement facile et qu'elles stimulent les estomacs paresseux
en leur présentant, sous une forme très-favorable, de fortes
doses de ce sel marin sans lequel l'appétit et la nutrition lan-
guissent. N'est-il pas permis de croire aussi que ces mollusques,
vivant dans un milieu très-riche en iode, emmagasinent ce
produit et le communiquent aux organismes qu'ils alimentent,
sans leur faire courir le moins du monde les risques de cet
iodisme constitutionnel que les gastronomes de profession
affrontent tous les jours impunément en dégustant les produits
savoureux des parcs d'Ostende et de Marennes? J'ai l'habitude,
pour mon compte, de recommander l'usage des huîtres aux
enfants faibles, lymphatiques, à chairs molles, et de leur faire
boire une assez grande quantité du liquide qu'elles répandent
au moment où on les ouvre, et je me crois fondé par l'expérience à accorder à ce moyen une action très-favorable contre
les diverses manifestations du lymphatisme [1]. »

Les bains de mer chauffés constituent une ressource relativement utile quand les enfants très-jeunes opposent une répugnance invincible aux efforts que l'on tente pour les faire
entrer dans l'eau. Les bains de sable peuvent aussi être employés avec avantage.

Nous avons insisté sur cette médication, parce que de longues
années passées sur le littoral des trois mers qui baignent la
France nous ont donné des occasions nombreuses d'apprécier
son extrême énergie, et nous estimons que l'auteur précité a
rendu un service réel à la pratique en montrant tout ce qu'on
peut obtenir chez les enfants débiles, lymphatiques et scrofuleux d'une médication dont les bénéfices, on ne sait trop pourquoi, ne sont guère invoqués que pour l'adulte.

L'emploi des eaux mères des salines se rattache directement à la médication maritime [2]. Les eaux mères des salines

1. Fonssagrives, *Hygiène alimentaire des malades, des convalescents et
des valétudinaires, ou du Régime envisagé comme moyen thérapeutique,*
Paris, 1866, 2e édition, p. 113.
2. Voyez les recherches de Rotureau, Lebert, Germain, etc., analysées
dans le *Dictionn. des eaux minérales* de Durand-Fardel, Lebret et Lefort,
article EAUX MÈRES, Paris, 1860, t. I, p. 580.

terrestres, celles de Nauheim, de Kreuznach, de Bex, de Salins, etc., et celles des salines maritimes peuvent être indifféremment employées suivant les conditions de proximité et de
convenances. Ces eaux mères renferment principalement du
chlorure de magnésium, du chlorure de sodium, du sulfate
de magnésie, du bromure et de l'iodure de sodium, etc. Les
eaux mères de Salins contiennent 157 grammes de chlorure de
sodium par litre ; celles de Moûtiers, 200 grammes environ ;
celles de Nauheim, près de 300 grammes ; celles de la Méditerranée, 40 grammes (quand elles marquent 30° à l'aréomètre).
Les eaux mères de Bex et de Nauheim se distinguent par
l'abondance du chlorure de magnésium, celles de Kreuznach
par la prédominance du chlorure de calcium. Ces dernières
eaux et celles de Nauheim contiennent de fortes proportions
de bromures de sodium et de magnésium, etc. La pratique
doit tenir compte de ces différences.

Les eaux minérales chloruro-sodiques constituent une des
médications prophylactiques les plus utiles contre la prédisposition tuberculeuse quand elle repose, comme cela est si habituel, sur un fond de lymphatisme ou de scrofule. L'eau de mer
est, de toutes les eaux minérales, celle que la nature a répandue avec la plus libérale profusion ; c'est aussi celle dont nous
tirons le moins parti. C'est bien toujours cela : « *Trahimur
peregrinis et exoticis, indigena vero despicimus* (Baglivi). » La
médecine du littoral dispose là d'une ressource immense, et c'est
à peine si elle l'utilise comme médication externe ; et cependant on pourrait tirer de son administration intérieure un
excellent parti dans le cas de scrofule. Un pharmacien de
Fécamp, Pasquier, a proposé de recueillir de l'eau de mer à
une certaine distance du littoral (afin qu'elle offrît des garanties de pureté), de la filtrer et de la charger d'acide carbonique
pour en faire une boisson supportable au goût. Il est regrettable qu'il n'ait pas été donné suite à ces essais. J'ai soumis, à
Cherbourg, une jeune fille scrofuleuse à l'usage quotidien d'un
verre à bordeaux d'eau de mer ; elle prit d'abord ce médicament avec une certaine répugnance, mais elle finit par s'y
habituer, et le résultat de cette médication si simple fut la

fonte assez rapide d'un énorme chapelet de ganglions cervi-
caux, en même temps que la constitution accusait une amélioration corrélative.

La France possède environ cinquante sources chloruro-sodiques. Les unes sont chloruro-sodiques simples, c'est-à-dire
ne renferment d'autre élément minéralisateur important que
le chlorure de sodium ; les autres sont chloruro-sodiques bicarbonatées ; les dernières enfin se rangent dans les chloruro-
sodiques sulfurées. Leur température les distingue en thermales et froides, et leur richesse en chloruro-sodiques fortes,
moyennes et faibles. Il y a dans cette série une échelle de
thermalisation et de chloruration très avantageuse pour la
pratique [1].

PRINCIPALES EAUX CHLORURO-SODIQUES [2]

THERMALES			FROIDES		
FORTES.	MOYENNES.	FAIBLES.	FORTES.	MOYENNES.	FAIBLES.
Balaruc, 40-50°, C. S. S. Bourbonne, 50-58°, C. S. S. Hamam-Meskou-tine, 39-40°, C. S. S. Soden, 12-24°, C. S. S. Nauheim, 21-39°, C. S. S. Kreuznach, 10-30°, C. S. S. Saint-Nectaire, 18-40°, C. S. B. Uriage, 26-27°, C. S. sulf. Soden, C. S. S.	Bourbon - l'Ar - chambault, 50° C. S. S. Châtelguyon, 23-35°, C. S. S. Baden, 44-67°, C. S. S.	Luxeuil, 19-56°, C. S. S. Bourbon-Lancy, 28-56°, C. S. S. Wildbad, 38°, C. S. S. Aix-la-Chapelle, 45-55°, C. S. sulf.	Salins, C. S. S. Hombourg, C. S. S.	Rethel. Availles.	Nieder-bronn, C. S. S. Kissingen, C. S. S. Salz(Aude). Schwal-heim, C. S. B.

Les eaux de Balaruc et celles de Salins sont, entre les chloruro-sodiques, celles qu'on oppose avec le plus de succès aux

1. Voyez Rotureau, *Des principales eaux minérales de l'Europe.* Paris,
1857-1864. — Durand-Fardel, Lebret et Lefort, *Dictionn. des eaux minérales.* Paris, 1860.
2. C. S. S., chloruro-sodiques simples ; C. S. sulf., chloruro-sodiques
sulfurées; C. S. B., chloruro-sodiques bicarbonatées.

manifestations lymphatiques et scrofuleuses. Les premières sont
thermales (de 40 à 50°) et contiennent près de 7 grammes par
litre de chlorure de sodium ; les secondes sont froides et renferment jusqu'à 27 grammes de ce sel. Crouzet, qui a étudié
avec autant de sagacité que de conscience les eaux de la source
de Balaruc, leur attribue, dans ce cas, une efficacité remarquable, et Dumoulin a montré à son tour que les eaux de Salins
ne sont pas moins utiles dans le cas de lymphatisme constitutionnel chez les enfants [1]. La médication instituée dans ce dernier établissement consiste dans l'emploi d'un bain par jour
d'une durée d'une heure et à 34° ; d'une douche en arrosoir ou
en jet, prise immédiatement après le bain et à une température
de 35 à 36° ; d'une friction ou d'un massage consécutifs ; chez
les enfants trop jeunes, la douche est supprimée, et, pour les
adultes, les bains de piscine sont remplacés avec avantage par
ceux de baignoire. L'eau de Salins peut aussi être donnée en
boisson, mais en petite quantité et en élevant progressivement
les doses pour ne pas éveiller une intolérance gastro-intestinale inopportune. On peut charger cette eau d'acide carbonique
ou bien la couper d'eau de gomme, de sirop simple. On comprend combien est énergique une eau minérale qui contient
près de 25 grammes de sel marin par litre et des proportions
sensibles de bromure de potassium ; nous croyons *à priori* les
eaux de Salins parfaitement adaptées au traitement du lymphatisme constitutionnel, et leur bénéfice nous semble devoir être
avantageusement invoqué pour les malades qui ne peuvent, pour
un motif ou pour un autre, aller passer une saison sur le bord
de la mer ; mais nous ne saurions accorder à l'auteur la supériorité qu'il attribue à la cure de Salins sur la médication
hydromarine. Celle-ci renferme en effet des éléments actifs
que l'autre ne possède pas.

Les enfants que des raisons de position ou de santé empé-
chent de profiter des avantages du séjour sur le bord de la mer
ou des eaux naturelles chloruro-sodiques pourraient retirer un
certain profit de l'emploi intérieur du sel marin, administré

---

1. Dumoulin, *De l'action reconstituante des eaux de Salins.* Paris, 1865.

directement (le sel gris est préférable) ou bien présenté à l'assimilation dans le lait d'une femelle laitière à laquelle ce sel aurait été donné en quantité notable. Nous reviendrons plus tard sur cette médication chloruro-lactée, dont les règles ont été tracées par Amédée Latour [1]. Dans ce cas aussi, les bains salés ou bains de Bourbonne artificiels (sel marin, 1,600 gr. ; chlorure de calcium, 990 gr. ; sulfate de soude, 1,550 gr. ; bicarbonate de soude, 140 gr. ; bromure de potassium, 15 gr. pour 300 litres d'eau), ou, plus simplement, 4 à 5 kilogr. de sel pour la même quantité d'eau [2], peuvent, dans une certaine mesure, remplacer les bains de mer ou ceux des eaux chloruro-sodiques fortes.

Les préparations sulfureuses, qui jouent, nous le verrons bientôt, un rôle si considérable dans la thérapeutique rationnelle de la phthisie, ne sont pas moins utiles comme agents de prophylaxie pour les sujets prédisposés. Elles raffermissent la constitution, combattent le lymphatisme et font disparaître ou rendent stationnaires les manifestations scrofuleuses. Les eaux chloruro-sodiques sulfureuses, telles que celles d'Aix-la-Chapelle, d'Uriage, de Weilbach, réunissant à la fois les avantages thérapeutiques du soufre et du chlorure de sodium, ont peut-être un grand avenir comme médication prophylactique de la phthisie. L'usage des bains de Barèges artificiels combiné avec l'emploi intérieur du soufre ne réalise pas sans aucun doute tous les avantages des eaux minérales sulfureuses, mais cette médication n'en a pas moins une utilité très réelle. Le soufre agit ici de deux façons : en combattant le lymphatisme ou la scrofule et en aguerrissant la peau contre cette impressionnabilité au froid qui est le point de départ de la susceptibilité catarrhale.

L'iode et les eaux minérales bromo-iodurées constituent des modificateurs puissants de la disposition lymphatique et scro-

1. A. Latour, *Note sur le traitement de la phthisie pulmonaire.* Paris, 1857.
2. Ces formules sont celles de bains entiers pour adultes (200 litres d'eau) ; pour les bains d'enfants, il faut réduire les doses de sel proportionnellement au nombre de litres d'eau.

fuleuse. Les eaux sulfo-sodiques et bromo-iodurées de Challes,
celles de Saxon (Valais) [1], celles de Wildegg [2] dans le canton d'Argovie, celles de Bondonneau [3] dans la Drôme, jouissent, sous
ce rapport, d'une réputation très méritée ; mais, à notre avis,
l'iode n'a son indication dans la prédisposition tuberculeuse
que quand il existe des traces de scrofule ; le lymphatisme seul
doit être attaqué surtout par les moyens hygiéniques : bains
de mer, pratiques hydrothérapiques, exercices gymnasti-
ques, etc. Nous avons parlé plus haut de l'utilité de l'iodure
de potassium comme moyen prophylactique des granulations
méningiennes ; aurait-il la même efficacité pour prévenir les
dépôts tuberculeux pendant ces périodes critiques signalées
plus haut, où les sujets maigrissent, ont une toux sèche,
quelques sueurs partielles, et semblent en un mot sortir de la
phase d'imminence pour entrer dans celle d'évolution tuberculeuse ? L'expérience me fait défaut à ce sujet, mais l'analogie
m'inclinerait à répondre affirmativement. Il y a lieu, en tout
état de choses, d'expérimenter ce moyen.

Nous avons eu principalement en vue les enfants dans l'énumération des agents propres à modifier le lymphatisme et la
scrofule, parce que c'est surtout à cette époque de la vie que
l'hygiène et la thérapeutique ont une puissance transformatrice
considérable ; mais ils sont parfaitement applicables aux adultes,
qui sont dans des conditions analogues de tempérament et de
prédisposition.

1. Les eaux de *Saxon*, dans le Valais, contiennent par litre 11 centigr.
d'iodure de calcium et de magnésium, et 41 milligrammes de bromure,
associés à de petites doses de bicarbonates alcalins. Leur température
est de 24°.
2. Les eaux de *Wildegg*, dans l'Argovie, sont froides (10°) ; elles sont
fortement salées (10 grammes par litre) et contiennent de plus des proportions notables d'iodure et de bromure de sodium.
3. *Bondonneau*, dans la Drôme, près de Montélimar, a des eaux
froides (15°) légèrement gazeuses qui contiennent de petites proportions de bicarbonates alcalins, de chlorure de sodium, d'iodures et de
bromures. Leur minéralisation est faible.

CHAPITRE IV

S'OPPOSER AUTANT QU'ON LE PEUT A L'AMAIGRISSEMENT

Tout individu prédisposé à la phthisie qui traverse une phase accidentelle d'amaigrissement confine à la période de tuberculisation confirmée. Et je ne parle pas ici de l'amaigrissement tuberculeux lui-même, qui se constate souvent dans la période prodromique de la phthisie, en l'absence de lésions pulmonaires, mais aussi de cet appauvrissement accidentel qui succède à une alimentation insuffisante, à une dépense nerveuse exagérée, à des maladies aiguës ou chroniques graves, à des déperditions humorales prolongées (sueurs, diabète, suppurations), à des excès de toute nature qui demandent au système nerveux plus qu'il ne peut donner. L'amaigrissement est, dans la prédisposition tuberculeuse, un danger des plus sérieux et dont il faut toujours se préoccuper. Son traitement repose essentiellement sur la connaissance des causes qui l'ont produit. Remédier à celles-ci quand elles sont amovibles, et instituer une bonne hygiène dans laquelle les apports nutritifs excèdent les dépenses fonctionnelles : tel est le but à atteindre.

Entre toutes ces dépenses il n'en est pas de plus ruineuses, pour l'embonpoint, que celles qui dérivent des excès vénériens. La surcharge graisseuse qu'entraînent à leur suite la continence et la castration, aussi bien chez l'homme que chez les animaux ; l'infécondité relative des femelles dont le tissu adipeux surabonde ; l'excitabilité génitale infiniment plus marquée, toutes choses égales d'ailleurs, chez les gens maigres que chez les gens surchargés d'embonpoint, sont autant de faits qui mettent en relief cet antagonisme de l'activité génésique et de la formation adipeuse. L'ardeur des appétits vénériens signalée chez les phthisiques tient peut-être à cet état de déchet de leur nutrition. Si les femmes prennent si souvent, à l'époque de la ménopause, une surcharge adipeuse relative, on

peut aussi, jusqu'à un certain point, s'expliquer ce fait par la
cessation des aptitudes génératrices. C'est dire combien les
excès de cette nature conduisent facilement à la maigreur et
exposent, par suite, à des dangers très sérieux, les individus
prédisposés à la tuberculisation. De même aussi (mais d'une manière moins marquée qu'on n'a voulu le dire), l'activité intellectuelle et l'embonpoint sont-ils souvent dans un rapport inverse,
et l'amaigrissement peut tenir à un fonctionnement cérébral
excessif. Même considération pour un travail physique exagéré, pour les chagrins, les soucis qui, aux inconvénients d'une
tension cérébrale trop grande, joignent celui d'émousser l'appétit, de diminuer le sommeil et de rendre l'assimilation
imparfaite. Sans doute tout n'est pas amovible dans cette série
des causes qui produisent l'amaigrissement; mais il en est que
l'on peut éloigner, et il faut y tendre constamment chez les
sujets menacés de devenir tuberculeux.

On doit donc se hâter de combattre la maigreur quand elle
se manifeste, même accidentellement, chez un sujet prédisposé
par hérédité à la phthisie. Si Louis [1] a constaté que chez la
moitié des phthisiques environ l'amaigrissement est un symptôme du début (et que n'expliquent dès lors ni la fièvre ni les
sueurs) [2] n'est-il pas permis de penser que, dans ce relevé, beaucoup d'amaigrissements ont été considérés comme symptôme
alors qu'ils constituaient des conditions provocatrices de l'évolution tuberculeuse? L'emploi des analeptiques alimentaires,
surtout des analeptiques gras, les huiles de poisson par exemple,
combiné avec les précautions d'hygiène qui peuvent faire naître
ou relever l'appétit, sont les moyens à opposer à l'amaigrissement. Les boissons copieuses constitueraient aussi, au dire de
certains auteurs, un moyen avantageux et qu'utilisent les
femmes de l'Orient pour maintenir leur embonpoint et pro-

---

1. Louis, *Recherches sur la phthisie,* 2e édit., 1843, p. 369.
2. Pidoux considère aussi l'amaigrissement qui se produit chez les
tuberculeux en dehors des causes banales ou communes de déperdition
nutritive, comme un des traits de l'*affection* tuberculeuse, et le résultat
d'une impuissance assimilatrice générale dont le tubercule pulmonaire
est l'expression locale (Pidoux. *Études génér. et prat. sur la phthisie.*
2e édition. Paris, 1874, p. 258.)

longer ainsi leur jeunesse. L'influence attribuée aux boissons abondantes sur la production de la polysarcie est une analogie de plus. Un professeur agrégé à la Faculté de Montpellier, le docteur Jacquemet, m'a entretenu des résultats obtenus par lui chez des phthisiques qu'il soumettait à cette sorte d'entraînement. Du bouillon dégraissé, coupé avec de l'eau de riz et donné à la dose de quatre à six litres par jour, laisserait l'appétit intact et accroîtrait l'embonpoint d'une manière durable et dans des proportions notables, que des pesées faites avec soin lui ont permis de mesurer [1]. Il y a peut-être dans cette pratique quelque chose d'extrêmement important pour l'entretien de l'embonpoint des tuberculeux qui ont l'estomac en état de tolérer des boissons aussi copieuses.

Nous ne dirons rien ici des autres ressources; leur indication trouvera sa place plus naturellement dans la deuxième partie de cet ouvrage, quand nous nous occuperons des moyens de soutenir la nutrition pendant la période d'évolution de la phthisie. La formule qu'Hippocrate a donnée de l'entraînement chez les athlètes : *manger peu, s'exercer beaucoup*, doit être renversée ici; il faut, au contraire, réduire les dépenses au strict nécessaire, ne faire d'exercices que dans la mesure exigée pour la conservation de l'appétit et nourrir dans les limites de la tolérance digestive. Cet art d'établir au profit des phthisiques ce que Themison et Cælius Aurelianus [2], fondateurs de l'École méthodique, ont appelé le *cycle analeptique reconstituant* est la moitié de la thérapeutique de la période stationnaire de la phthisie [3].

1. Jacquemet, Communication orale. — Dancel a adressé à l'Académie des sciences, en 1864, une note relative à l'influence qu'exerce l'abondance des boissons sur l'engraissement et l'obésité. Dans une expérience qu'il rapporte, un cheval maigre, dont la ration journalière fut diminuée de 1 kilogr. 500 gr. d'avoine, mais qui reçut de l'eau à discrétion, avait augmenté de 18 kilogr. en vingt-sept jours (*Bulletin de thérapeutique*, 1864, t. LXVII, p. 44).

2. Cælius Aurelianus, *Morb. chron.* lib. I, c. 1, p. 275. Édit. Annehoveen. Amstelod. 1709, in-4°.

3. Foussagrives, *Dict. encyclop. des sc. méd.* 1re série, 1866, t. IV, art. ANALEPTIQUES (Cycles).

CHAPITRE V

PRÉVENIR LES MOUVEMENTS FLUXIONNAIRES OU INFLAMMATOIRES QUI SE PASSENT DU CÔTÉ DE LA POITRINE

Nous démontrerons bientôt que toute congestion ou inflammation qui se localise, même momentanément, sur l'appareil respiratoire, est, chez un phthisique dont l'affection évolue, un danger qu'on ne saurait trop s'attacher à prévenir et à pallier. La production de nouveaux tubercules ou la fonte des tubercules déjà déposés sont en effet la conséquence de cet afflux insolite de sang vers la poitrine. De même aussi, les bronchites, les pneumonies, les pleurésies et les congestions pulmonaires constituent-elles pour les sujets simplement prédisposés des épreuves très critiques. Dans ces conditions, les bronchites tendent à s'éterniser; elles prennent des allures singulièrement tenaces, chroniques et qui ne rappellent en rien celles des bronchites qui se produisent chez des individus sains. La doctrine des *rhumes négligés* s'applique quelquefois à une évolution tuberculeuse dont on méconnaît les débuts, mais souvent aussi elle repose sur des faits de bronchites purement accidentelles, mais qui ont été la cause provocatrice du développement d'une phthisie dont il n'existait, avant elles, que le germe diathésique; les pneumonies sont dans le même cas : c'est une épreuve à laquelle résistent rarement des poumons suspects; de même aussi, la pleurésie accidentelle, de cause extérieure, passe-t-elle facilement à la chronicité dans ces conditions, et il n'est pas rare de voir la portion du poumon comprimée par un épanchement ou encapuchonnée de fausses membranes s'infiltrer de matière tuberculeuse; il serait enfin superflu d'insister sur le rôle provocateur des congestions; elles apportent au poumon le plasma qui doit servir de trame au tubercule, et celui-ci se développe sous cette influence. Nous reviendrons bientôt sur cette question avec tous les développements qu'elle mérite, et les détails dans lesquels nous entrerons sur le rôle de la congestion dans l'évolution et l'aggravation de la phthisie seront, dans ce qu'ils ont de pratique, aussi applicables à la période de prédisposition qu'à celle de l'évolution tuberculeuse. Ce serait donc faire un double emploi que d'insister maintenant sur cette question.

CHAPITRE VI

DONNER UNE BONNE DIRECTION A L'ACTIVITÉ PHYSIQUE, MORALE ET INTELLECTUELLE

Les exercices, le choix d'une carrière professionnelle, la détermination au célibat ou au mariage, constituent les éléments essentiels du genre de vie que doivent suivre les sujets prédisposés à la phthisie pulmonaire, s'ils veulent faire disparaître cette prédisposition ou tout au moins l'empêcher d'aboutir. Nous allons envisager ces questions avec d'autant plus de soin que, malgré leur extrême importance, les auteurs qui se sont occupés de la phthisie ne leur ont pas toujours accordé une attention suffisante.

Article I. — Exercices.

Les exercices, qui ont joué de tout temps un rôle si considérable dans la thérapeutique de la phthisie pulmonaire, interviennent à la fois comme moyen de relever ou de soutenir l'appétit, et comme agents de régularisation de l'action nerveuse et de maintien de l'équilibre circulatoire ; la nutrition reprenant sous leur influence, on s'explique très bien que quelques-uns d'entre eux, si ce n'est tous, aient été successivement invoqués comme des spécifiques de la pulmonie. Si nous doutons prudemment de la puissance des exercices pour guérir la phthisie une fois que la maladie est confirmée, nous croyons au contraire que chez les jeunes sujets qui ont été rompus de bonne heure aux exercices d'une gymnastique régulière on peut en retirer d'inappréciables avantages.

La *kinésithérapie* constitue une médication complexe et énergique qui embrasse à la fois : les positions, les mouvements musculaires, les manipulations (massage, frictions, percussion). On sait le rôle prépondérant que jouait la gymnastique dans l'hygiène et dans la thérapeutique des anciens. Ce rôle, singulièrement amoindri dans la médecine française, est remis actuellement en relief par les médecins anglais et allemands, qui, adoptant les idées de Ling [1], fondateur de l'école gymnastique suédoise, les appliquent avec succès à la prophylaxie et au traitement des maladies chroniques. Chez nous, l'enseignement de la gymnastique, quoique prescrit dans les lycées [2], les régiments, les écoles publiques, n'entre dans nos mœurs qu'avec une lenteur qu'on peut qualifier de déplorable quand on songe aux avantages que l'hygiène et la thérapeutique pourraient en recueillir.

Chez les sujets prédisposés à la phthisie, la cage thoracique est habituellement remarquable par son exiguïté ; les muscles qui la recouvrent sont débiles, et ceux des bras ont également une gracilité très grande. La gymnastique, commencée de bonne heure et d'une façon régulière, peut élargir les diamètres de la poitrine, exagérer la nutrition des muscles respiratoires et, par suite, contribuer au développement des poumons eux-mêmes, et ces résultats demandent, pour être obtenus, plutôt de la persistance que des ressources techniques très complètes. Le gymnase de chambre, du système Pichery, dans lequel des ressorts à boudin, par leur extension et leur réaction successives, produisent des mouvements méthodiques,

---

1. Ling, *Traité sur les principes généraux de la gymnastique*, 1834-1840. Traduction Massmann.

2. Voyez Bérard, *Rapport sur l'enseignement de la gymnastique dans les lycées* (*Annales d'hygiène*, 1854, 2e série, t. I, p. 415). — Fonssagrives, *Éducation physique des garçons, ou Avis aux pères et aux instituteurs sur les moyens de diriger leur santé et leur développement*, 187 , p. 269. — *Dictionnaire de la santé*, article GYMNASTIQUE SCOLAIRE. — Braun, Brouwers et Docx, *Gymnastique scolaire en Hollande, en Allemagne et dans les pays du Nord, suivi de l'état de l'enseignement de la gymnastique en France*. Paris, 1874.

suffit à la rigueur pour atteindre le but. La gymnastique des sujets prédisposés à la phthisie doit avoir surtout en vue les mouvements des bras et ceux des muscles qui tapissent les parois du thorax. La gymnastique des appareils doit être remplacée par la gymnastique d'attitudes et de positions, aidée ou non des exercices vocaux [1].

Nous aurions à parler des diverses sortes d'exercices : promenade, natation, équitation, escrime, etc., dans leurs rapports avec l'hygiène des sujets prédisposés à la phthisie ; mais les détails qui s'y rapportent trouveront plus naturellement leur place dans la dernière partie de cet ouvrage : celle qui traitera de l'hygiène des phthisiques pendant la période stationnaire de leur affection. Nous verrons alors que ces exercices, qui ont une action prophylactique très utile, ne sauraient, au contraire, être employés comme moyens curatifs qu'avec la modération la plus grande. A cette époque, en effet, il s'agit bien plus pour les malades de conserver ce qu'ils ont de santé que de tendre, par des moyens hasardeux, à une santé idéale qui leur est probablement et à jamais interdite.

Article II. — Choix d'une carrière ou d'un métier.

Il n'est pas beaucoup de questions d'une gravité plus réelle que celle-ci et qui exigent au même degré, de la part du médecin, ce mélange de prudence et de tact sans lequel il compromet si aisément les intérêts sérieux qui lui sont commis par les familles [2]. Et je ne parle pas ici seulement des carrières libérales, de celles qui offrent un choix assez large et assez varié pour que, dans une certaine position, on puisse faire une part équitable aux préoccupations de la santé, mais aussi des professions manuelles qui sont, à un degré encore plus marqué que

---

1. Je recommande particulièrement aux familles l'excellent *Manuel* de Schreber. G. M. Schreber, *Système de gymnastique de chambre médicale et hygiénique*. Trad. van Oordt. Paris, 1856. — Voyez aussi Leblond et H. Bouvier, *Manuel de gymnastique hygiénique et médicale*. Paris, 1877.
2. « La chose la plus importante à la vie, c'est le choix d'un métier ; le hasard en dispose. » (Pascal, *Pensées*, 1re partie, art. VI.)

les premières, dangereuses ou inoffensives pour les sujets qui les exercent.

Déterminer, toutes choses égales d'ailleurs, les professions dans lesquelles la phthisie exerce principalement ses ravages et faire ressortir, par contraste, celles qu'elle épargne au contraire d'une manière notable, c'est indiquer d'une manière *probable*, mais non *positive*, les chances de longévité qui attendent l'adolescent prédisposé à la tuberculisation pulmonaire quand il se sera décidé pour telle ou telle carrière. Nulle partie de la prophylaxie de cette cruelle affection n'appelle certainement une attention plus sérieuse.

On comprend que nous ne pouvons passer en revue, dans leur infinie variété, les professions diverses; cette énumération serait aussi fastidieuse que dénuée d'intérêt. Établir des catégories reposant sur les éléments étiologiques les plus importants de la phthisie pulmonaire et leur rapporter des exemples de professions de nature diverse, c'est là tout ce que nous pouvons faire.

Rien n'est complexe en hygiène comme l'influence d'une profession, et, par un corollaire très naturel, rien n'est délicat et dangereux comme le maniement de la statistique appliquée à cet ordre de faits. Des recherches persévérantes ont été dirigées, et le sont encore, vers l'étude des professions insalubres; c'est là l'une des parties les plus importantes de l'hygiène ; on peut dire cependant que, malgré tant de travaux, l'influence de la profession est encore très incomplètement dégagée des conditions hygiéniques multiples avec lesquelles elle est mêlée. Les mémoires, si consciencieux par ailleurs, de Benoiston de Châteauneuf [1] et de Lombard (de Genève) [2] ont plutôt révélé les difficultés de cette étude qu'ils n'ont avancé la solution des graves problèmes qui s'y rattachent.

Les professions peuvent, en hygiène, être classées de deux façons différentes : suivant leur caractère *industriel*, suivant

---

1. Benoiston de Châteauneuf, *Influence des professions sur le développement de la phthisie* (*Ann. d'hygiène*, 1831, 1re série, t. VI, p. 1).
2. Lombard, de Genève, *De l'influence des professions sur la phthisie* (*Ann. d'hygiène publique et de méd. légale*, 1834, 1re série, t. XI, p. 1).

leur caractère *hygiénique*. Le premier arrangement n'est guère qu'une énumération et n'aurait pas plus d'utilité pour le médecin que l'ordre alphabétique ; le second, basé sur l'influence hygiénique dominante à laquelle sont soumis les individus de telle ou telle profession, est évidemment le seul qui puisse intéresser le médecin. C'est celui adopté par Lombard, qui a successivement étudié la fréquence de la phthisie dans les catégories professionnelles suivantes :

1° Professions à émanations minérales et végétales ; 2° à poussières diverses ; 3° à vie sédentaire ; 4° à vie passée dans les ateliers ; 5° à air chaud et sec ; 6° à position courbée ; 7° à mouvements des bras par secousses ; 8° à exercices musculaires et vie active ; 9° à exercice de la voix ; 10° à vie passée à l'air libre ; 11° à émanations animales ; 12° à vapeurs aqueuses.

On comprend combien ces catégories sont artificielles ; il n'est pas, en effet, une seule d'entre elles qui puisse être considérée comme *simple* et qui ne s'agence avec deux, trois, si ce n'est avec un plus grand nombre de catégories voisines. C'est ainsi que (pour prendre un exemple) une profession à vie sédentaire peut en même temps obliger à des efforts assidus de la voix, s'exercer dans un atelier, exiger une position courbée du corps, etc. ; comment démêler, par suite, la part à faire à chacune de ces influences ? Aussi la critique a-t-elle eu beau jeu quand elle s'est occupée de ces statistiques et a-t-elle pu faire remarquer des dissonnances choquantes, telles que, par exemple, la position qu'occupe l'agent de change entre le palefrenier et le marchand de vin ; l'avocat auprès de l'officier ; le boucher à côté de la garde-malade et du fabricant de chandelles, etc.

On peut dire d'une manière générale que les professions sédentaires, celles qui exposent à des poussières ou à des vapeurs irritantes, celles où l'on est en butte à des vicissitudes climatériques ou thermologiques incessantes, celles qui exigent des efforts assidus de la voix, doivent, autant que possible, être évitées par les sujets prédisposés à la phthisie.

§ 1. — *Professions sédentaires et professions actives.*

Les professions sédentaires sont fatales aux sujets prédisposés à la phthisie; voilà le fait brut que fournit la statistique ;
mais, quand on l'analyse, on trouve, comme nous le disions tout
à l'heure, qu'au fait simple de l'*activité* ou de la *sédentarité* [1]
viennent s'ajouter d'autres faits accessoires qui en altèrent l'influence ou qui même la changent du tout au tout. C'est ainsi
que la vie sédentaire d'un ouvrier dont l'atelier n'est pas dans
de mauvaises conditions hygiéniques retardera davantage l'éclosion de la phthisie que celle d'un autre artisan qui mènera une
vie active, mais qui sera moins bien nourri et plus exposé aux
causes de répercussion sudorale, de bronchite, etc. De même
aussi les statistiques de longévité enseignent que les médecins,
dont l'existence est si active, ont une carrière moins longue
que les ecclésiastiques, les juristes, les avocats, les commerçants, etc., qui ont au contraire des habitudes sédentaires. Il
faut donc, de toute nécessité, ne pas comparer ces deux termes
l'un à l'autre sans tenir compte des catégories professionnelles
très diverses qu'ils embrassent. Ces réserves faites, on peut
citer, en n'y attachant qu'une signification relative, les résultats auxquels la comparaison de ces deux grandes séries de
professions a conduit Lombard. Il a trouvé que sur 1,000 décès
il y avait 141 décès de phthisiques appartenant à des professions sédentaires, et sur ce même nombre 64 seulement exerçant des professions actives, c'est-à-dire qu'il y aurait entre les
deux mortalités par la phthisie le rapport de 2,03 à 1. Cet écart
est considérable ; mais, si l'on songe que les professions sédentaires sont surtout des professions d'atelier, exercées par des
gens pauvres dont la vie se partage entre des privations et
des excès, on comprendra une fois de plus qu'à côté des
conditions *vie sédentaire* ou *vie active* il y en a beaucoup
d'autres dont ces statistiques d'ensemble ne tiennent pas suf-

1. Nous sollicitons l'indulgence du lecteur pour ce mot, très-français
du reste, mais peu usité; l'hygiène aurait certainement le droit de s'en
emparer et de le rajeunir.

fisamment compte et qui peuvent altérer sinon renverser de fond en comble les conclusions que l'on se croit fondé à tirer des résultats numériques.

Lorsqu'à la vie sédentaire viennent se joindre l'action d'une atmosphère confinée et impure, la privation de lumière et la position courbée pendant le travail [1], l'influence accélératrice de ces professions sur la phthisie éclate alors dans toute son évidence. Les professions manuelles qui s'exercent dans les premières conditions sont surtout dangereuses à ce point de vue. Telles sont la profession de cordonnier et celle de tailleur.

Lombard a trouvé, sur 247 cas de décès parmi les tailleurs, 37 décès par phthisie (plus du sixième); les cordonniers lui ont fourni 1 phthisique sur 8 ouvriers. Dans une statistique récente, le docteur Neufville (de Francfort) a constaté d'une manière plus saillante encore cette influence néfaste des professions; suivant lui, les tailleurs succombent à la phthisie dans la proportion de 17 pour 100, dans les limites de 20 à 25 ans, et dans la proportion de 52 pour 100, si l'on fait abstraction des âges; de même aussi, la mortalité par phthisie chez les cordonniers est représentée par 49 pour 100 [2]. Lombard a fait remarquer que les états complètement sédentaires produisent un plus grand nombre de phthisiques que ceux qui demandent un certain degré d'exercice musculaire, et il en conclut que cet exercice est le correctif de cette influence [3]. L'action fâcheuse des professions sédentaires (les femmes n'en exercent pas d'autres) ne serait-elle pas pour quelque chose dans la fréquence plus grande de la phthisie chez la femme que chez

---

1. On a signalé la fréquence extrême de la phthisie chez les écrivains copistes et les expéditionnaires (un décès par phthisie sur quatre environ), et on a expliqué ce fait par leur attitude demi courbée; mais l'inaction et aussi les conditions morales fâcheuses inhérentes à ces états, qui sont sur la limite des professions libérales et des arts manuels, peuvent bien aussi y être pour quelque chose. N'hésitons pas à l'affirmer : s'il y a toujours de l'inconvénient à compliquer les choses simples, il n'y en a pas moins quelquefois à simplifier les choses complexes.

2. Mejer, *Influence de la profession et de la position sociale sur la durée de la vie*, analyse par Beaugrand (*Annales d'hygiène publique*, 2ᵉ série, janvier 1865, t. XXIII, p. 229).

3. Lombard, *loc. cit.*, p. 33.

l'homme [1]? Je serais disposé à le croire, et cette condition me paraît être plus légitimement incriminable que l'usage du corset, la prédominance du tempérament lymphatique dans ce sexe, etc. ; mais, encore une fois, elle n'intervient pas seule.

En résumé, nous voyons que les professions actives, quand elles ne soumettent pas les individus à des fatigues considérables et à des variations incessantes de température, ce qui est rare, sont préférables aux professions sédentaires entourées de médiocres conditions hygiéniques, et encore faut-il distinguer parmi les sujets prédisposés à la phthisie ceux qui ont des ressources organiques telles qu'ils puissent bénéficier de l'endurcissement que procurent les professions actives, de ceux qui ne sauraient courir de tels risques et qui ont plutôt besoin d'être ménagés que d'être aguerris.

§ 2. — *Professions à atmosphères viciées.*

Il n'y a rien de particulier à dire des atmosphères viciées par méphitisme, confinement, humidité, privation de lumière, etc. Il est évident que les travaux qui exposent les sujets tuberculeux à des influences de cette nature, nuisibles pour tout le monde, doivent à plus forte raison leur être épargnés ; c'est là de l'hygiène commune ; nous parlerons seulement des professions qui versent dans l'atmosphère des vapeurs, des gaz ou des poussières de diverses natures. Elles doivent être considérées comme mortelles pour les adolescents que menace la phthisie.

Lombard a consacré des développements importants à l'influence des professions à poussières sur la production de la phthisie. Les brossiers, les pelletiers-fourreurs, les matelassiers, les plâtriers, les maçons, les épingliers, les polisseurs d'acier, etc., payent un lourd tribut à la phthisie. Ces poussières (toutes choses égales d'ailleurs) sont d'autant plus dangereuses qu'elles sont plus fines et qu'elles proviennent de corps plus durs. C'est ainsi que les polisseurs d'acier de Schef-

1. Louis, *Note sur la fréquence relative de la phthisie chez les deux sexes* (*Ann. d'hygiène*, 1831, 1re série, t. VI, p. 50).

field meurent presque tous de phthisie ; les faiseurs d'aiguilles
de montres offrent 55 phthisiques sur 100 ; les ouvriers en
silex de Meusnes succombent également en grand nombre à
la phthisie [1] ; les tailleurs de grès sont dans le même cas [2].
En 1859, le docteur Peacock a fait une enquête sur l'état des
ouvriers de Londres qui taillent les pierres meulières, et il est
arrivé à cette conclusion que la respiration des poussières
était chez eux une cause déterminante de phthisie [3]. Les poussières végétales, celles par exemple que respirent les cordiers,
les boulangers, les amidonniers, les charbonniers, semblent
moins dangereuses, mais encore sont-elles à éviter. Comparant, à ce point de vue, les poussières minérales, végétales et
animales, Lombard a trouvé pour les premières 177 phthisies
sur 1,000 décès, pour les secondes 105, et pour les troi-
sièmes 144 [4].

Les professions qui soumettent les ouvriers à des vapeurs ou
à des gaz de nature irritante doivent être évitées avec le même
soin; nous avons dit, en effet, que tout sujet prédisposé à la
phthisie qui contractait une bronchite, quelque simple qu'elle
fût, courait par cela même un danger sérieux; or les vapeurs
de chlore [5] qui se dégagent dans les manufactures de chlorure

1. Benoiston de Châteauneuf, *De l'influence de certaines professions sur
le développement de la phthisie pulmonaire, à l'occasion d'une industrie
particulière à la commune de Meusnes (Loir-et-Cher)* (*Ann. d'hygiène*,
1re série, t. VI, p. 1). — Voyez aussi, dans le même recueil, *Influence
des poussières dans diverses professions*, t. XIV, p. 3. — *Des poussières de
grès*, t. XLIII, p. 84. — *Du cardage des frisons de soie*, t. XXI, p. 382,
et t. XXXVI, p. 35. — Sanders et Stewart, *Phthisie des ouvriers houil-
leurs* (*Edinburgh Medical Journal*, 1865, t. X, p. 274 et 957).
2. Holland a produit à ce propos des chiffres d'une signification dramatique. L'âge de 20 ans ayant pour toute l'Angleterre une durée probable de vie de 54,97 ans, et pour les districts agricoles de 57 ans, l'ai-
guilleur n'a que 31 ans, 17 de vie probable. Cette effroyable différence se
maintient pour toutes les périodes d'âge.
3. On a décrit sous le nom de *Maladie des aiguiseurs, phthisie siliceuse*,
une phthisie pulmonaire qui, par sa fréquence, sa forme particulière et
la cause qui la produit justifie une description à part (voir Beaugrand,
Dict. encyclop. des sciences médicales, 1re série, t. II, art. : *Aiguiseurs*,
p. 208).
4. Lombard, *De l'asthme des rémouleurs* (*Gaz. méd. de Paris*, 1847,
p. 733).
5. L'opinion de Gannal sur l'utilité des vapeurs de chlore pour les
phthisiques ne s'est pas conciliée un grand nombre de partisans.

de chaux; les vapeurs sulfureuses, nitreuses ou chlorhydriques ne sauraient être considérées, quand elles agissent avec persistance, comme inoffensives pour les poumons. Le docteur Maisonneuve, médecin en chef de la marine, a fait ressortir, dans un excellent travail [1], les inconvénients hygiéniques du séjour des ouvriers zingueurs dans une atmosphère de vapeurs acides, et il considère celles-ci comme propres à faire naître ou à entretenir des affections graves de la poitrine. Des professions de cette nature doivent donc, autant que possible, être déconseillées aux individus qui sont sous l'imminence du développement de la phthisie.

D'après Lombard, l'humidité de l'atmosphère exercerait, au contraire, une influence très-favorable sur les maladies de la poitrine, et les ouvriers placés dans cette condition succomberaient moitié moins souvent à la phthisie que les autres. Les professions de tisserand, de teinturier, de batelier, de blanchisseuse [2], etc., seraient privilégiées à ce point de vue; mais n'est-ce pas encore là une des nombreuses illusions de la statistique appliquée à des faits aussi complexes? Il est permis de le craindre.

§ 3. — *Professions à vicissitudes thermologiques ou climatériques brusques et étendues.*

Toute profession qui soumet à l'action d'une température élevée est, par ce fait même, une profession à *vicissitudes ther-*

---

1. C. Maisonneuve, *Hygiène et pathologie professionnelles des ouvriers des arsenaux maritimes* (*Arch. de méd. navale*, t. II, 1864, p. 88, et t. III, 1865, p. 25).
2. Cette immunité est douteuse, et je serais disposé à croire, avec Beaugrand, que si la phthisie est plus rare réellement dans cette catégorie professionnelle, comme Lombard, Marmisse, Espagne, l'ont remarqué, il faut se l'expliquer par ce fait qu'elle se recrute de femmes habituellement vigoureuses. D'ailleurs, la vie en plein air est une condition d'aguerrissement dont il faut aussi tenir compte. Les blanchisseuses du Nord sont-elles aussi bien traitées par leur profession que celles du Midi, examinées à ce point de vue à Bordeaux, par Marmisse, et à Montpellier, par Espagne? Cela me paraît douteux (voy. Espagne, *Observ. sur quelques points de l'industrie et de l'hygiène des blanchisseuses*, in *Montpellier médical*, 1864, t. XII, p. 516).

mologiques. La phthisie s'accommode bien surtout des températures modérées, mais encore résiste-t-elle à des températures excessives, *pourvu qu'elles soient constantes*, principalement aux températures très-froides [1]. Ce qui l'influence surtout, ce sont les transitions de température. Or elles interviennent nécessairement dans les migrations continuelles d'une latitude à une autre, ou dans les travaux qui exigent l'intervention d'une chaleur élevée.

Entre toutes les professions qui ont l'inconvénient, pour les sujets prédisposés à la phthisie, de les soumettre à de préjudiciables et incessantes variations de température, il en est une sur laquelle nous avons à nous arrêter un instant, parce que ses conditions hygiéniques sont généralement mal appréciées et puis aussi parce que nous pouvons en parler dans notre propre expérience; nous faisons allusion à celle de marin. Cette carrière si pleine d'incidents, si brillante à certains points de vue, qui ouvre à l'imagination et à l'ambition des perspectives si séduisantes, est une de celles qui exigent le plus de vigueur et le plus de santé, et beaucoup de familles, il faut bien le dire, laissent leurs enfants s'y aventurer sans tenir compte de leurs aptitudes physiques, et cèdent trop souvent en cela à l'attrait d'une de ces vocations romanesques, que les dures réalités du métier ne laisseront pas longtemps intacte. L'épuration opérée par les visites de médecins qui se font à l'entrée de la carrière est sans doute une garantie sérieuse, mais encore vaut-il mieux que les familles soient prévenues par avance, et avant toute direction spéciale donnée aux études en vue de cette profession, qu'elle ne convient nullement aux enfants délicats et, à plus forte raison, à ceux dont la poitrine inspire des inquiétudes fondées. Les veilles commandées par les quarts de nuit, l'exiguïté des chambres dans lesquelles les officiers de marine passent une partie de leur vie, les changements incessants de température qu'ils subissent dans les transitions de l'intérieur

---

1. L'influence favorable du climat très froid de l'Islande en est une preuve. On sait que dans cette région ingrate la constance de la température compense l'âpreté d'un ciel froid et brumeux, et que les phthisiques venus du Danemark y trouvent des conditions de conservation.

du navire à l'atmosphère libre du pont, sont autant de dangers qui passent au crible les poumons suspects ; et nous ne faisons pas intervenir ici les fatigues corporelles de l'initiation au métier, les occasions incessantes de refroidissement et de rhumes, les vicissitudes climatériques, qui sont les conditions inséparables de cette noble, mais rude profession. « Les brusques transitions de température que subissent les navigateurs ne peuvent manquer, avons-nous dit ailleurs [1], d'exercer une influence fâcheuse sur leur santé. Il n'y a plus de saisons pour eux : à un hiver passé en France succède sans interruption un hivernage [2] sous les tropiques ; aux chaleurs de nos étés, les frimas des mers du Nord. S'il est vrai qu'à chaque saison notre économie subit des modifications intimes qui la mettent en rapport avec les conditions climatologiques nouvelles qu'elle va traverser, ces mutations organiques salutaires sont nécessairement contrariées par des changements brusques de climat. Les départs de France et les arrivages de retour, surtout maintenant que la vapeur rapproche si bien les distances, prennent souvent un équipage dans la neige d'un de nos ports de mer et le transportent en huit ou dix jours sous un soleil torride, dont la chaleur est insupportable, même pour les indigènes. En 1843, nous avons fait, en neuf jours, sur la frégate à vapeur l'*Asmodée*, le trajet de Toulon à Gorée. Une autre fois, en 1851, nous avons laissé à Saint-Louis du Sénégal une chaleur moyenne de 28° pour trouver sur les côtes de France, dix jours après, une température de plusieurs degrés au-dessous de zéro. Nous connaissons un capitaine de vaisseau qui fut appelé successivement au commandement d'une canonnière à Terre-Neuve et en Islande, qui repartit peu après pour les Antilles, où il arriva dans l'hivernage, et qui effectua son retour en France pendant un hiver rigoureux. » On comprend combien ces variations brusques de climat sont dangereuses ; les constitutions vigoureuses elles-mêmes ne leur opposent qu'une résistance relative ; un matelot présente à cinquante ans tous les traits d'une séni-

---

1. Fonssagrives, *Traité d'hygiène navale*, Paris, 1878, 2e édition, p. 517.
2. L'*hivernage* sous les tropiques est la saison la plus chaude ; elle est signalée par des orages, du calme et des pluies.

lité précoce, et les officiers de marine eux-mêmes, malgré le bien-être et les soins dont ils peuvent s'entourer, vieillissent avant l'âge. Qu'attendre dès lors d'une profession aussi rude pour un jeune homme chétif, qui tousse habituellement et qui a dans sa famille des antécédents tuberculeux [1]?

L'hygiène professionnelle des ouvriers et employés de chemins de fer a été l'objet de travaux attentifs, dus surtout à Oulmont, Duchesne [2], Devilliers [3], Bisson [4], Gallard, Pietra-Santa [5], etc. : malheureusement les chiffres d'ensemble qui ont été produits, englobant des professions très diverses, quoique se rattachant à une même industrie (mouvement, services de traction, voie, administration), n'ont pas, par cela même, une grande valeur.

Oulmont s'est attaché à démontrer que les mécaniciens et les chauffeurs sont dans d'excellentes conditions de santé, et que la seule influence qu'ils accusent est une augmentation de vigueur et d'embonpoint. Nous le voudrions; mais, *à priori* et sans avoir fait de statistiques sur ce point, il nous semble difficile de considérer comme hygiénique une profession dans laquelle on parcourt jusqu'à 800 kilomètres par jour, et qui fait traverser en aussi peu de temps des températures très diverses. Que ce métier retrempe les santés vigoureuses (et pendant un certain temps), je le concède et je le crois; mais comment traitera-t-il les santés débiles, celles que nous avons ici exclusivement en vue? Ici encore, on ne tient pas assez

---

1. Les conclusions du mémoire de J. Rochard, *De l'influence de la navigation et des pays chauds sur la marche de la phthisie pulmonaire*, contestables à un certain degré pour la *navigation libre*, sont rigoureusement exactes pour la *profession de marin* (voyez *Mémoires de l'Acad. imp. de médecine*, Paris, 1856, t. XX, p. 75). Nous aurons plusieurs fois l'occasion de revenir sur cet important travail, qui a excité dans le public médical un légitime intérêt.

2. Duchesne, *Des chemins de fer et de leur influence sur la santé des mécaniciens.* Paris, 1857.

3. Devilliers, *Recherches statistiques et scientifiques sur les maladies des diverses professions du chemin de fer de Lyon.* Paris, 1857.

4. Bisson, *Guide médical à l'usage des employés des chemins de fer.* Paris, 1858.

5. Pietra-Santa, *Étude médico-hygiénique sur l'influence qu'exercent les chemins de fer sur la santé publique (Annales d'hygiène publique*, 1859, 2ᵉ série, t. XII, p. 5).

compte de la vigueur native du personnel des mécaniciens et chauffeurs de chemins de fer.

Nous disions tout à l'heure que les professions qui exposent à une chaleur forte et soutenue étaient surtout dangereuses pour les sujets prédisposés à la phthisie. Lombard a signalé, sous ce rapport, les métiers de taillandier, d'émailleur, de fondeur, de forgeron, qui fournissent un chiffre de 127 phthisiques sur 1,000 décès. Les chauffeurs de machines sont dans des conditions encore plus défavorables, et particulièrement les chauffeurs de navires, qui aux vicissitudes thermologiques qui leur sont communes avec les matelots joignent celles inhérentes à leur office particulier. Bourel-Roncière, à qui nous devons un excellent travail sur cette hygiène professionnelle [1], a noté des températures de 70 à 75° et même 80° dans la chambre de chauffe de certains navires, la température extérieure étant de 28 à 35°. Cette différence entre la chaleur de la machine et celle de l'air, atteignant ainsi quelquefois jusqu'à 40 et 45°, est par elle-même une influence dont il est inutile de faire ressortir le danger. Je maintiens donc, bien qu'elle ait été contestée depuis [2], cette assertion que la profession de chauffeur à bord des navires est une des plus périlleuses, et les médecins de la marine feront bien d'interdire ce travail spécial aux sujets qui accusent la moindre prédisposition à la tuberculisation pulmonaire.

§ 4. — *Professions exigeant des efforts assidus de la voix.*

Lombard est arrivé à des résultats statistiques qui lui ont montré que l'influence fâcheuse attribuée communément aux professions qui exigent de grands efforts de voix n'est rien moins que réelle, et qu'elle serait au contraire plutôt favorable que nuisible. Rangeant dans cette catégorie les professions

---

1. Bourel-Roncière, *Considérations sur les conditions hygiéniques des mécaniciens et des chauffeurs à bord des bâtiments de l'État*. Thèse inaugurale, Montpellier, 1864.

2. Lauvergne, *Le Matelot, esquisse d'hygiène nautique*. Thèse inaugurale, Montpellier, 1862.

d'instituteurs, ministres du culte protestant (?), professeurs
d'arithmétique (?), officiers, musiciens, avocats, professeurs, etc.,
il ne trouve que 75 phthisiques sur 1,000 décès, chiffre inférieur à la moyenne. Benoiston de Châteauneuf a été plus réservé, en faisant ressortir, d'une part, la difficulté d'atteindre
des chiffres suffisants pour une statistique de cette nature, et
en admettant que, si ces professions ne produisent pas la phthisie chez les sujets sains, elles peuvent y conduire les sujets
prédisposés. « Il est incontestable, dit-il, que l'exercice de la
voix, du chant, des instruments à vent, peut nuire à la poitrine,
mais chez ceux-là seulement qui l'ont faible, délicate. » Dans
la statistique de Casper, nous trouvons indiqués les chiffres de
58 et de 56 comme représentant la longévité des avocats et
des instituteurs (celle des commerçants est de 62,4). Cette
différence tient-elle à l'exercice exagéré de la voix? Il est difficile de l'affirmer, mais cela ne paraît pas improbable quand on
songe que la phthisie laryngée entre pour un chiffre assez
élevé dans la mortalité générale de la pulmonie, et personne
ne conteste l'influence d'un exercice exagéré du larynx sur les
maladies de cet organe. Une statistique sérieuse manque sur
ce point; elle devrait comprendre les crieurs publics, les chanteurs, les joueurs d'instruments à vent et les chanteurs d'église,
et laisser de côté le plus grand nombre des professions que
Lombard a rapportées à cette catégorie. En attendant, il sera
prudent d'interdire ces professions aux sujets menacés de tuberculisation [1].

On le voit, cette grave et difficile question du choix d'une
carrière ou d'une profession manuelle n'est rien moins que
tranchée : toutefois le médecin trouvera dans les quatre catégories que nous venons d'établir des motifs généraux d'exclu-

---

[1]. Lombard, nous venons de le dire, considérait l'exercice exagéré de
la voix comme une condition favorable de préservation de la phthisie,
et Bouchardat se range à cet avis, que nous ne saurions partager. Entre
un exercice excessif de la voix exigé par telle ou telle profession et un
entraînement méthodique des organes respiratoires tendant à accroître
leur ampleur et leur jeu, il y a une différence qu'il ne faut pas méconnaître.

sion, en les subordonnant, bien entendu, aux particularités de la santé des sujets et surtout à la liberté plus ou moins restreinte que les circonstances de position laissent au choix d'une profession. Disons seulement que les familles assument une lourde responsabilité en décidant elles-mêmes, et avec une sollicitude incompétente, une question qui exige tout le savoir et toute la réflexion d'un médecin attentif. Il y a là, en effet, une question de bonheur, et souvent même une question de vie, qui est sérieusement engagée. On peut affirmer que quand les consultations d'hygiène entreront dans les habitudes, au même titre que les consultations médicales, la santé et la raison publiques auront réalisé un progrès sensible. Mais il faudra du temps, je le crains, pour faire pénétrer cette idée salutaire dans les esprits.

§ 5. — *Célibat ou mariage.*

Quelle est l'influence qu'exerce le mariage sur la prédisposition tuberculeuse, et convient-il de le déconseiller ou de le permettre? Grave question, qui a trois faces : l'une hygiénique, l'autre morale, la dernière sociale, et qu'on ne peut décomposer sans la mutiler. S'il était permis toutefois d'isoler ici l'intérêt exclusivement hygiénique, cette question ne saurait encore, à notre avis, recevoir la même solution, suivant qu'il s'agit de l'homme ou de la femme. Le mariage est désirable pour le premier; il est à craindre pour la seconde. Et voilà les raisons sur lesquelles nous basons cette distinction, qui n'a encore, que nous sachions, été établie par personne et qui nous paraît cependant parfaitement justifiable.

Le mariage est à la fois moins nécessaire et plus dangereux (au point de vue de la phthisie) pour la femme que pour l'homme. L'éducation, une fougue génésique plus facile à contenir, permettent le célibat à la femme sans lui faire courir les risques d'excès compensateurs à la fois compromettants pour la santé et pour la morale. De plus, la série des fonctions maternelles (menstruation, parturition, allaitement) fournit à la prédisposition tuberculeuse de redoutables occasions pour éclore. L'homme, au contraire, trouvera dans le mariage la satisfaction légitime et inoffensive de ses appétits physiques, si surtout il sait les régler par la modération ; et il lui offrira des conditions de soins et de vie régulière très propres à ménager sa santé [1]. Tel est, à mon avis, le sens dans lequel ce problème si délicat et si difficile doit être résolu, lorsqu'on se trouve en face d'une prédisposition accusée à la fois par des antécédents héréditaires et par les signes non équivoques de l'habitus tuberculeux. Mais le médecin, en usant du droit de conseil, doit avoir assez de pénétration d'esprit pour reconnaître si, son avis donné, on passera outre, ou bien si l'on s'y conformera ; dans le premier cas, il serait en effet parfaitement inutile de donner des inquiétudes gratuites aux familles. La situation change quand il est consulté directement ; il y a alors pour lui office de profession et charge de responsabilité. Une autre question, toute de déontologie, se rattache à celle-ci : c'est celle du secret. Une famille voulant s'allier à une personne prédisposée à la phthisie, et chez laquelle elle ne fait que soupçonner ce genre d'hérédité, consulte *son* médecin. Si celui-ci a, *sans l'avoir acquise par confidence ou investigation médicales,* une opinion arrêtée, il la doit à ceux qui se sont liés à lui par la confiance. Dans le cas contraire, et s'il est le médecin des deux parties intéressées, un refus ou un faux fuyant sont pour lui de stricte obligation. C'est surtout à propos de la phthisie que ces questions si sérieuses et si délicates se posent journellement dans la pratique.

1. Les statistiques montrent que la mortalité est plus considérable dans le célibat que dans le mariage, malgré les inquiétudes, les soucis de tout genre qui se rencontrent dans la vie de ménage même la plus heureuse. Les excès et les désordres du célibat établissent donc une ample compensation. — Casper, *Influence du mariage sur la durée de la vie humaine* (*Annales d'hyg. publique*, 1835, t. XIV, 1re série, p. 227).

DEUXIÈME PARTIE

PHTHISIE EN VOIE D'ÉVOLUTION

Le phthisique, avons-nous dit, est un malade ou un valétudinaire : un malade quand les tubercules évoluent, un valétudinaire quand se manifeste spontanément, ou sous l'influence de l'intervention thérapeutique, une de ces périodes de répit pendant lesquelles la phthisie reste stationnaire.

Nous allons nous occuper d'abord de la thérapeutique du *phthisique malade*, c'est-à-dire de celui dont l'affection marche et accuse cette aggravation par des troubles morbides plus ou moins expressifs. A cette période de la phthisie correspondent surtout les indications médicamenteuses.

Poser les indications dans une maladie, c'est quelque chose certainement, mais ce n'est que l'un des éléments d'une thérapeutique féconde. L'autre, non moins nécessaire, consiste à *hiérarchiser* (si je puis ainsi dire) les indications, à distinguer leur importance respective et à y déférer dans l'ordre suivant lequel elles se rangent sous ce rapport.

Dans la phthisie, comme dans toute autre affection, les indications se classent en deux catégories :

1° Celles que j'appellerai *primitives* ou *fondamentales*, qui tiennent à l'essence même de la maladie et correspondent à des éléments morbides dominateurs ;

2° Celles qu'on peut appeler *accessoires* ou *secondaires*, qui se rapportent à des éléments de second ou de troisième ordre. Ces dernières, quand on les remplit, ne sont pas susceptibles d'apporter, par elles-mêmes, dans l'évolution de la maladie des modifications radicales, mais elles font gagner du temps, déblayent le terrain et facilitent souvent, d'une manière singulière, l'action des agents qui remplissent des indications d'un ordre plus élevé.

Avant de nous occuper des premières, faisons justice des tentatives vaines ou intéressées qui ont eu pour but de substituer à la thérapeutique des indications et des éléments morbides telle que nous allons l'exposer, celle des spécifiques de la phthisie.

Etablissons d'abord des propositions dont les cliniciens qui ne se payent pas d'apparences ne contesteront pas, je l'espère, la justesse. Il n'y a pas de spécifique de la phthisie.

Il n'y en aura jamais.

Les spécifiques réputés ne doivent leur réputation qu'à ce fait qu'ils sont des médicaments d'indications et que, s'adressant à quelque élément morbide, ils l'atténuent et donnent par cette amélioration partielle le change sur leur inaptitude absolue à guérir la phthisie [1].

Le nombre des médicaments présentés tour à tour avec sincérité comme des spécifiques de la phthisie est à lui seul une preuve de l'inanité de ces recherches. Nous savons tous ce que dure invariablement un spécifique de cette maladie : il monte avec fracas, comme une fusée, au zénith de la thérapeutique ; il y jette un éclat éblouissant, et il retombe bientôt, pour s'éteindre dans l'oubli ou pour redevenir ce qu'il était au point de départ, un simple et modeste médicament d'élément morbide, et rien de plus. L'histoire de la thérapeutique est remplie de ces apothéoses irréfléchies dont la répétition fastidieuse est une des causes qui engendrent le scepticisme au dedans et au dehors de la médecine. La multiplicité des moyens qui ont successivement guéri la phthisie et qui ne la guérissent plus accuse leur impuissance. Toute la matière médicale y a passé... et y repassera.

Je dis qu'il n'y a pas de spécifique de la phthisie et qu'il ne peut y en avoir. Tout au plus dans la période de préparation et quand la maladie, existant en germe en quelque sorte, n'a pas réalisé de lésions inamovibles, peut-on guérir en combattant par des moyens spécifiques la diathèse ou les diathèses

---

1. « Chercher à la phthisie un remède dans le sens pharmacologique du mot est une puérilité. Un prix proposé à cette recherche ne serait pas sérieux. » (Pidoux, *op. cit.*, Introd. p. xvii.)

qui aboutissent à la tuberculose, agir *étiocratiquement*, c'est-à-dire d'une manière spécifique sur celle-ci ; mais, la phthisie une fois constituée comme lésion locale et comme maladie de l'ensemble, où sont les raisons de pathologie générale et les faits expérimentaux qui permettent d'attribuer à un médicament *employé seul* (c'est la pierre de touche de la spécificité médicamenteuse) d'éteindre cette diathèse et d'arrêter son évolution ? Je n'en connais pas, et il serait difficile d'en invoquer.

Un examen rapide des spécifiques réputés de la phthisie qui ont obtenu le plus de crédit montrera la vanité de ces espérances et les causes de cette illusion décevante.

Le *quinquina*, on le sait, a été présenté longtemps, sous l'influence des idées de Morton, qui le premier a formulé les règles de l'emploi de cette écorce contre la phthisie, comme un spécifique de cette maladie. Après l'auteur de la phthisiologie, Morton, Torti, Camerarius, Wherlof, etc., ont cru trouver dans l'écorce du Pérou un spécifique de la phthisie, et ils lui donnèrent une vogue qui s'accrut encore quand Lœsecke, célèbre médecin de Berlin, affirma s'être guéri par ce moyen d'une phthisie qui s'était affirmée par des crachats de pus et de sang. Cette exagération devait en amener une en sens inverse, et Stahl, Juncker et autres non seulement déclarèrent le quinquina faillible, mais lui attribuèrent des inconvénients dont aucun n'est bien démontré. On peut lire dans une dissertation érudite de Jæger [1] les arguments pour et contre produits par les deux camps. Évidemment un moyen dénué de toute utilité n'aurait pu tromper longtemps d'aussi bons esprits ; l'action tonique du quinquina, son aptitude à relever l'appétit, à combattre l'état de débilité du système, à atténuer la périodicité hectique, font de ce médicament un moyen utile, mais on ne saurait lui attribuer la moindre action spécifique. Les autres médicaments que je vais examiner rapidement sont passibles de la même observation.

1. Christ. Frid. Iaeger, *Corticis peruviani in phthisi pulmonum historia et usus.* Tubingæ, mense aug. 1779, in *Sylloge selectorum opusculorum,* Coll. Baldinger, Göttingæ, 1770, p. 140. Barthez conseillait aussi très fréquemment le quinquina sous forme d'apozème (15 grammes dans 500 grammes d'eau) et lui associait l'aigremoine et la millefeuille (Barthez, *Consult. méd.*, édit. Lordat, Paris, MDCCCX, vol. II, p. 54).

L'*arsenic*, dont l'action remarquable sur la nutrition ne doit certainement pas être dédaignée dans le traitement complexe de la phthisie, en a aussi été considéré comme le spécifique, et nous aurons plus loin à étudier le rôle qu'il joue dans le traitement de la phthisie comme médicament d'indication. Mais qu'il y a loin de ce rôle à celui de spécifique que beaucoup de médecins s'obstinent encore à lui attribuer! Les cliniciens les plus favorables à l'action des préparations arsenicales, Moutard-Martin est du nombre, s'éloignent sensiblement aujourd'hui de l'idée de spécificité et se contentent, ce qui n'est pas contestable eu égard à l'action toni-nutritive de l'arsenic, d'affirmer que ce médicament modifie sensiblement l'état des phthisiques, principalement dans la forme torpide, et que les lésions pulmonaires reçoivent secondairement le contre-coup de cette modification [1].

Puis est venu l'*iode* ou plutôt la médication iodique, qui, inaugurée en 1822 dans le traitement de la phthisie par le médecin anglais Barrow, a réalisé et réalise encore des avantages qu'explique la parenté de la diathèse strumeuse et de la diathèse tuberculeuse. Ce médicament, en modifiant le lymphatisme, change le terrain organique dans un sens défavorable à l'éclosion ou à l'accroissement de la phthisie. Il peut, porté au contact de cavernes par voie atmiâtrique, modifier la membrane pyogénique qui les tapisse, disposer les ulcères pulmonaires à la cicatrisation, tarir une expectoration purulente; mais l'iode guérit-il *autocratiquement* la phthisie? Qui peut le croire raisonnablement et qui n'a conservé comme une preuve fameuse des aventures dans lesquelles la bonne foi peut être

---

1. Moutard-Martin, *De la valeur de l'arsenic dans le traitement de la phthisie pulmonaire*, in *Bullet. de thérap.*, 1868, t. LXXV, p. 385. Cet excellent thérapeutiste établit à ce propos une distinction très-fondée entre les phthisiques des hôpitaux et les phthisiques de la ville, c'est-à-dire entre ceux chez lesquels l'action de l'arsenic est abandonnée à elle-même et ceux placés dans des conditions d'hygiène qui la favorisent. « J'ai remarqué, dit Pidoux, que ce médicament d'épargne, comme on dit, n'agit pas du tout lorsque les malades ne mangent pas et ne lui donnent rien à épargner, à moins cependant qu'il ne produise chez ceux-là ses effets stomachiques ou l'excitation de l'appétit, et ne favorise l'épargne en augmentant les recettes de l'économie. » (Pidoux, *op. cit.*, p. 386.) L'idée de spécificité est donc écartée par ce phthisiologue.

entraînée par l'illuminisme. le souvenir de ces plessimétries fantastiques montrant des lésions pulmonaires se ratatiner, s'amoindrir, et finalement disparaître au contact des vapeurs d'iode ? Qu'il y ait dans ces vapeurs une action locale modificatrice et résolutive, je le veux bien ; espérer davantage est un leurre [1].

Le *phosphore* a eu et a encore son heure de règne dans cette dynastie éphémère des spécifiques de la phthisie, et comme phosphore et comme principe phosphoré des hypophosphites. Les essais de Pagne, Cotton et de Thompson ont singulièrement réduit l'importance de cet agent employé dans la phthisie, et quant aux *hypophosphites alcalins,* autour desquels il a été fait plus de bruit que de raison, qu'en reste-t-il aujourd'hui pour les expérimentateurs sérieux et désintéressés ?

J'aurais les mêmes observations à présenter à propos du *plomb*, spécifique équivoque et moyen hasardeux ; du *phellandrium aquaticum* [2], qui calme la toux et favorise le sommeil, mais ne peut rien de plus ; du *cresson,* qui a sa légende et s'est dispensé de faire ses preuves cliniques ; de la *créosote*, exaltée jadis par Reichenbach, Rampold, Junod, etc., et qui reparaît aujourd'hui avec des allures de spécifique que nous ne croyons nullement justifiées ; des *cyaniques*, vantés par Fantonetti (de Pavie) en 1839, et dont les essais d'Andral et de P. Forget ont démontré la parfaite inutilité. Le clinicien de Strasbourg, expérimentant dans huit cas, a vu mourir trois de ses malades et les cinq autres demeurer stationnaires [3].

J'en passe, et des meilleurs (ou plutôt des plus célèbres). Que reste-t-il de tout cela ? La notion que chacune de ces substances a sa note dans le concert thérapeutique, mais qu'au-

---

1. Defuisseaux prétend avoir guéri une phthisie au troisième degré par quinze jours d'inhalations (*Ann. de la Société de méd. de Gand,* juin 1842). Quelle créance méritent des affirmations de cette nature ? Nous le savons bien, et les essais tentés jadis à Paris nous l'ont appris suffisamment.

2. Michéa, *De l'efficacité des semences de phellandrium aquaticum dans les affections des organes respiratoires,* in *Bullet. de thérap.,* 1847, t. XXXIII, p. 436. — Voir les recherches de Sandras et de Valleix dans le même recueil (t. XXXVIII, 1850, p. 106, 153, 241).

3. *Bullet. de thérap.,* t. XVI, 1839, p. 80 et 263 ; t. XVII, p. 221, 252.

cune n'a l'action univoque, souveraine, spécifique qu'on lui a
prêtée gratuitement.

En présence de cet échec absolu et continuel des spécifiques
de la phthisie, que reste-t-il de raisonnable à faire, si ce n'est de
se tourner vers la seule thérapeutique rationnelle de cette
maladie, c'est-à-dire vers la thérapeutique des indications. C'est
ce que nous allons faire, et cet ouvrage n'est, à proprement
parler, que le développement de cette idée.

LIVRE PREMIER

INDICATIONS PRIMAIRES OU FONDAMENTALES

Prévenir ou combattre l'élément congestion, qui apporte au
tubercule son blastème ou élément nourricier; éteindre l'inflammation péri-tuberculeuse, sans laquelle le tubercule resterait inerte, n'évoluerait pas; affaiblir la puissance de la diathèse
en agissant directement sur elle ou en modifiant les conditions
de l'organisme qui favorisent ses manifestations; relever la nutrition : telles sont ces indications, dont l'importance, on le
pressent, est capitale.

CHAPITRE PREMIER

INDICATIONS QUI SE RAPPORTENT A L'ÉLÉMENT CONGESTION

Il convient de s'occuper d'abord de cette indication, non
pas que nous la considérions comme la plus importante (celle
relative à l'élément inflammation pourrait légitimement lui
contester le premier rang), mais parce que la congestion est
l'acte préparateur, en quelque sorte nécessaire, de la production
ou de l'accroissement des tubercules, et aussi du travail inflammatoire qui, à certains moments, s'allume dans les vésicules
pulmonaires placées autour des tubercules. Faisons ressortir
l'importance de ce rôle pathogénique de la congestion.

**Article Iᵉʳ. — Rôle de la congestion dans l'évolution
de la phthisie.**

Les tubercules, comme toutes les productions, ont pour matière première le plasma du sang, qui s'épanche dans les tissus
et qui, au lieu de contribuer à la réparation normale de ceux-ci,
s'organise suivant des lois vicieuses. C'est dire que plus le
sang se portera avec abondance et fixité vers la poitrine, plus
(l'existence antérieure de la diathèse tuberculeuse étant supposée) les lésions pulmonaires auront de la tendance à s'étendre
ou à s'aggraver. Il importe, à ce propos, d'établir une différence entre la congestion proprement dite ou *hyperhémie* et la
fluxion; la première est un simple engorgement sanguin de
nature passive et de cause mécanique, ou le résultat de la
fluxion; la seconde est une détermination active du sang vers
tel ou tel réseau de capillaires. Autant la congestion passive
intervient peu pour la production ou l'accroissement des tubercules (la rareté de ceux-ci chez les individus atteints d'affections organiques du cœur le prouve suffisamment), autant la
fluxion active exerce, au contraire, une action aggravatrice
manifeste. Le sang est apporté par la fluxion vers le tissu pulmonaire; que deviendra-t-il? Le cas le plus heureux, d'habitude, est celui où la fluxion aboutit à une hémoptysie; le sang,
accumulé en quantité anormale, trouve ainsi son issue au
dehors, et les malades échappent, pour le moment, à tous les
périls d'une congestion durable. Il suffit d'avoir observé le soulagement qu'éprouvent souvent les phthisiques quand ils ont
craché une quantité médiocre de sang, pour comprendre le
bénéfice de cette terminaison heureuse de la congestion hémorrhagipare. Il ne faut donc pas, comme on le fait trop souvent,
s'empresser d'arrêter une hémoptysie dès son apparition. Tant
que la quantité de sang ne dépasse pas certaines limites et que
l'hémorrhagie conserve les caractères d'une hémorrhagie active,
que le pouls, la chaleur, la coloration de la face, la dyspnée,
n'indiquent pas que le molimen fluxionnaire est complètement
éteint, il faut se garder d'intervenir. Tout faire pour prévenir
la fluxion hémoptoïque, et respecter l'écoulement de sang

quand il n'est pas compromettant par son abondance, telle est la double règle de conduite qui doit inspirer le praticien dans ce cas. Nous reviendrons bientôt sur cette question.

Il faut rapprocher de cette fluxion, qui aboutit à une hémorrhagie, fluxion *hémorrhagipare,* la fluxion *phlegmasipare* ou inflammatoire; ici, le sang reste dans ses vaisseaux et les distend sans déchirer leurs parois, mais il ne peut surabonder longtemps dans le poumon sans que le plasma, sa portion incolore, transsude à travers le filtre si délié des parois vasculaires et ne s'épanche dans les vacuoles interstitielles de cet organe. Cette exsudation, point de départ initial de tout travail inflammatoire, une fois opérée, ne peut aboutir qu'à l'inflammation ou à la génération de nouveaux tubercules. Or les poumons des phthisiques sont extraordinairement irritables, et cela est dû à la présence des tubercules, véritables corps étrangers dont la présence est tolérée parfois par le tissu pulmonaire, mais qui constituent aussi des épines susceptibles d'allumer à un moment donné un mouvement inflammatoire, lequel souvent ne s'éteint plus. Il y a sous ce rapport une analogie et une dissemblance entre la scrofule et la tuberculose pulmonaire; dans les deux cas, on constate la même *irritabilité inflammatoire* des tissus, la même tendance à la formation du pus; mais ces actes pathologiques, manifestes surtout à la périphérie chez les strumeux, s'accomplissent ordinairement chez eux d'une manière lente et sans éveiller de sympathies très vives, tandis que dans le poumon, et sans doute à cause de l'importance hiérarchique de cet organe et de sa vascularité considérable, le moindre travail inflammatoire retentit sur l'économie tout entière et allume la fièvre. Nous entrerons bientôt dans de longs développements sur le rôle que joue l'inflammation dans l'évolution de la phthisie pulmonaire, et nous montrerons que cette maladie ne marche qu'à la faveur de cet élément morbide surajouté. C'est dire combien les congestions actives, qui en sont l'acte initiateur, exercent sur l'aggravation de cette maladie une influence redoutable [1].

1. On s'explique en partie de cette manière le coup d'éperon que la fièvre typhoïde, mais surtout la rougeole, donnent à la tuberculisation

On comprend qu'une fluxion qui ne se résout pas d'elle-même ou sous l'influence d'un traitement approprié, qui n'aboutit ni à l'inflammation ni à l'hémoptysie, doive nécessairement fournir leur trame génératrice à de nouveaux tubercules; et c'est ce qui arrive. Jadis la doctrine de l'hétérologisme était en faveur et l'on considérait le tubercule comme un produit nouveau, *hétéromorphe*, sans analogue dans l'économie. Les progrès de l'histologie en ont fait justice, et le tubercule, comme les autres productions morbides, est regardé comme le résultat de l'altération de la cellule normale [1]. Quoi qu'il en soit, il lui faut un blastème pour prendre naissance et s'accroître, et c'est le sang qui le lui fournit; toutes les fois donc qu'une fluxion congestive se produit vers la poitrine, il y a là occasion, utilisée ou non utilisée, à la formation de tubercules nouveaux.

En résumé, sans congestion ou fluxion, les tubercules ne peuvent ni se développer, ni s'accroître, ni évoluer. C'est dire tout le prix que le thérapeutiste doit attacher à prévenir ces congestions ou à les combattre.

Article II. — Prophylaxie des congestions.

Chaque organe a, suivant les conditions de la santé individuelle, son aptitude congestive spéciale; cette aptitude peut être héréditaire ou acquise; par cela même qu'elle a été mise en jeu une fois, elle a de la tendance à se reproduire, et cette

---

pulmonaire. Dans l'une et l'autre de ces pyrexies, en effet, il se produit un état congestif des poumons qui apporte aux tubercules l'élément de leur accroissement et de leur évolution. Cela est plus marqué dans ces deux fièvres, où la congestion pulmonaire s'accuse par des signes expressifs; mais cette influence doit se retrouver, quoique à un moindre degré, dans toutes les autres.

1. La doctrine de l'hétérologisme, principalement défendue par Lebert (*Physiologie pathologique*, Paris, 1845; *Traité d'anatomie pathologique*, Paris, 1857) et Julius Vogel (*Traité d'anatomie pathologique générale*, trad. Jourdan, in *Encyclopédie anatomique*, 1847, t. IX, p. 251), a perdu peu à peu du terrain, et les anatomo-pathologistes se rallient aux idées de Virchow (*La pathologie cellulaire*, trad. franç., 4e édition, Paris, 1874), de Küss (*Cours de physiologie*, 4e édition, Paris, 1880), de Ch. Robin (*Dictionnaire de médecine*, 14e édition, Paris, 1878, p. 1635, article TUBER-CULE), qui admettent que le tubercule dérive d'une modification des tissus normaux et très habituellement de l'altération du tissu épithélial (voir sur cette question un intéressant travail de Masse, ancien prosecteur à la Faculté de Montpellier, *Développement et structure intime du tubercule*, 1863).

tendance est d'autant plus accusée que la répétition de cet acte
morbide a été plus fréquente. Et cela se conçoit : en dehors de
tout état congestif, les divers réseaux capillaires ne reçoivent
que la quantité de sang qui est nécessaire à l'entretien et au
fonctionnement des tissus où ils répandent leurs rameaux; il y
a sous ce rapport un équilibre circulatoire admirable, mais un
équilibre fragile, qu'un rien compromet et qu'il est difficile de
rétablir. Cette rupture de l'équilibre au profit ou plutôt au
détriment d'un organe est ce qui constitue la congestion. Par
cela seul que les vaisseaux capillaires sont restés quelque
temps dans un état de réplétion sanguine anormale, ils ont
perdu une partie de leur ressort, leur calibre a augmenté, et
ils ont acquis par ce fait, indépendamment de causes plus
vitales, une singulière propension à se congestionner de nouveau. Toutes les fois que l'équilibre circulatoire sera compromis,
par une cause ou par une autre, toutes les fois que le sang sera
chassé d'un certain ordre de capillaires, on le verra s'acheminer de préférence vers l'organe enclin aux congestions et y
produire un mouvement fluxionnaire. C'est ce qui arrive pour
le poumon, qui devient si aisément le centre de ces afflux congestifs et qui conserve si fâcheusement ce redoutable privilège,
une fois qu'il l'a acquis. Ainsi, le refroidissement d'un point de
la périphérie, principalement des pieds, la suppression du flux
cataménial, la disparition momentanée des hémorrhoïdes, la
guérison d'une maladie qui entretenait dans certains organes
une fluxion congestive, la disparition brusque de diverses éruptions sécrétantes, sont, indépendamment des maladies qui agissent par voisinage sur le poumon lui-même (pleurésie, bronchite, etc.), autant de causes de congestions sanguines qu'il
importe de connaître pour les combattre quand elles sont amovibles.

Article III. — Indications antifluxionnaires.

§ 1er. — *Entretenir ou faire naître certaines fluxions physiologiques.*

L'entretien ou le rétablissement de la menstruation, la lac-
tation et la fluxion sanguine énorme dirigée sur l'utérus par la

gestation, sont autant de causes de contre-fluxion physiologique que nous avons à passer en revue.

1° Si l'utérus joue dans la vie pathologique de la femme ce rôle dominateur que les observateurs de tous les temps lui ont reconnu, ce n'est pas seulement parce qu'il est, pendant une bonne période de sa vie, le centre d'où part le signal des troubles de l'innervation, mais surtout parce qu'il est le point d'irradiation des fluxions sanguines qui se portent vers tel ou tel organe. Cette vérité n'apparaît nulle part plus évidente que quand on envisage cette influence de l'utérus par rapport au poumon. On pourrait dire que le réseau capillaire sanguin de cet organe et celui de l'utérus sont comme les deux capsules d'un sablier, dont l'une s'emplit quand se vide l'autre; et cette solidarité circulatoire explique pourquoi la puberté, époque où la vascularisation utérine devient nécessaire à l'équilibre de la santé, joue dans l'évolution de la phthisie un rôle plus accentué chez la femme que chez l'homme; pourquoi une menstruation régulière coïncidant avec des lésions pulmonaires, même avancées (comme j'en ai vu des exemples), est pour celles-ci une sorte de soupape de sûreté et permet une prolongation de la vie à laquelle des hommes arrivés au même degré de la phthisie ne sauraient prétendre; pourquoi la menstruation, menacée par les fluxions qui se font du côté de la poitrine, est, chez les phthisiques, une fonction si fragile; pourquoi enfin une aggravation manifeste coïncide toujours avec sa suppression temporaire ou définitive.

La physionomie du molimen menstruel qui précède la première apparition des règles, à l'époque de la puberté, ou leur réapparition périodique chaque mois, montre bien la tendance qu'ont ces fluxions à se porter vers la poitrine et la tête. Les alternatives brusques de rougeur et de pâleur, la chaleur de la face contrastant avec le froid des extrémités, des étouffements passagers, etc., sont autant de symptômes qui accusent par leur mobilité ces oscillations du courant sanguin, ce flux et ce reflux circulatoires qui aboutiront à une congestion salutaire vers l'utérus ou à une congestion funeste vers la poitrine. Il est des femmes qui, sans être tuberculeuses, présentent ce balancement antagoniste sous son expression la plus accentuée, huit ou dix jours avant chaque époque cataméniale, surtout quand elles sont dysménorrhéiques. Chez elles, l'invasion de la période menstruelle (qu'il ne faut pas confondre avec l'écoulement sanguin, qui n'en est que la crise) s'annonce sept, huit ou dix jours à l'avance, par une coloration empourprée du visage, de l'enchifrènement, une sensation de chaleur et de poids derrière le sternum ou entre les épaules, une petite toux sèche, persistante, sans expectoration, due évidemment à une turgescence sanguine, avec sécheresse de la muqueuse des bronches, du froid aux pieds, de la fréquence du pouls, de l'accélération de la respiration. Tous ces symptômes tombent dès que quelques gouttes de sang se sont écoulées par l'utérus. Est-ce à cette perte sanguine, souvent insignifiante, qu'il faut attribuer cette *décongestion* du poumon? Non, sans doute, mais bien à l'apparition de la congestion utérine, dont elle n'est que la conséquence. Et cela est si vrai que, si cette fluxion physiologique vient à manquer, le mois tout entier qui s'écoulera entre cette période avortée et la suivante sera rempli par ces troubles circulatoires du côté de la tête et de la poitrine.

Maintenir dans son intégrité la fonction menstruelle chez les phthisiques est donc d'une importance capitale pour prévenir ces fluxions vers la poitrine qui sont la conséquence inévitable de ses dérangements et à plus forte raison de sa suppression. Par malheur, cette indication est toujours extrêmement difficile, quand elle n'est pas impossible à remplir.

La sécrétion ovarique, comme la menstruation, qui en est la manifestation extérieure, est une fonction d'une extrême fragilité, et cela se conçoit; n'étant nullement indispensable à la vie individuelle, elle est la première que la vie sacrifie dans les moments nécessiteux; aussi, toutes les fois que l'organisme subit une perturbation un peu forte, tend-elle à se supprimer momentanément, et, le seul fait de sa suppression accidentelle rompant avec une extrême facilité l'harmonie de la périodicité à laquelle elle est soumise, l'aménorrhée devient ainsi une cause d'aménorrhée. C'est dire que les causes de celle-ci sont excessivement nombreuses et variées, et que lui opposer sans

discernement des formules emménagogues, c'est faire acte
d'un empirisme aveugle et dangereux. Un état pléthorique
général, un état chloro-anémique, une surexcitation nerveuse,
générale ou locale, mais par-dessus tout une contre-fluxion
morbide dérivant d'une organe malade, sont les catégories principales auxquelles on peut rattacher les causes de l'aménorrhée.
Le traitement méthodique de celle-ci, cela se conçoit, repose
essentiellement sur ces distinctions.

L'aménorrhée primitive ou consécutive des phthisiques est
tantôt considérée comme la cause, tantôt comme l'effet de la
phthisie pulmonaire. L'opinion vulgaire reste très-attachée à la
première de ces théories; l'opinion médicale embrasse plus
volontiers la seconde. Comme l'aménorrhée s'accuse par une
expression matérielle frappante, alors que la phthisie au début
n'a que des signes équivoques, il s'ensuit que la suppression
des règles semble toujours précéder la phthisie. Ce n'est là
qu'une apparence due à l'imperfection de nos moyens de diagnostic. La suppression des mois, on peut l'affirmer, ne se
manifeste que quand des lésions pulmonaires sérieuses, avec
fluxions concomitantes, sont déjà produites. L'aménorrhée est
donc bien plus habituellement la conséquence de la phthisie
qu'elle n'en est le point de départ; mais, d'un autre côté, on
ne saurait nier que, comme cause de congestion, elle ne joue un
rôle fâcheux dans l'évolution de cette maladie. Il faut donc
faire tous ses efforts pour neutraliser ce danger.

Baumes établissait que le dérangement des règles amène la
phthisie et que leur suppression annonce que la phthisie est
imminente [1]. Il est difficile d'admettre cette gradation. Si la
dysménorrhée est susceptible de produire la phthisie, à plus
forte raison l'aménorrhée doit-elle conduire à ce résultat, et
on ne saurait réduire le rôle de celle-ci à un présage d'imminence tuberculeuse. Quoi qu'il en soit, convient-il d'intervenir
dans l'aménorrhée ou de la considérer avec Fothergill [2] comme
un bénéfice de la nature ? Ce praticien éminent, qui s'est

1. Baumes, *Traité de la phthisie pulmonaire*, 2e édit., Paris, 1801, t. I,
p. 443.
2. Fothergill, *Edinburgh Practice*, vol. II, p. 182.

occupé avec tant de sagacité de l'influence de la fonction
menstruelle sur la santé des femmes, n'admettait d'exception
à cette règle que quand l'aménorrhée était *brusque*. Si ce mot
était remplacé par celui de *récente*, nous partagerions l'avis du
médecin anglais. En effet, on peut lutter indéfiniment contre
une aménorrhée d'origine tuberculeuse ; quand un certain
nombre de périodes auront manqué, on n'aboutira à rien, à
moins que la nature n'accuse par un molimen utérin, qu'il
faudra s'empresser de favoriser, une tendance au rétablissement de cette fonction, si fragile et si importante à la fois.

Mais, si la thérapeutique ne peut pas grand'chose en dehors
de cette circonstance, elle peut beaucoup pour ménager cette
fonction chez les phthisiques par un ensemble de précautions
observées aux époques menstruelles, par l'emploi adjuvant
des moyens artificiels de fluxion utérine quand la menstruation s'établit avec peine, ou bien quand le molimen s'accuse
sans aboutir à l'hémorrhagie. Le précepte « *principiis obsta* »
trouve surtout ici son application. Quant aux moyens thérapeutiques à mettre en œuvre, je n'ai rien de spécial à en dire :
les bains de siège chauds, les pédiluves sinapisés, l'application
de deux ou trois sangsues aux genoux, seront ici des moyens
d'autant plus utiles qu'ils tendront à provoquer la fluxion
physiologique utérine, en même temps qu'ils diminueront la
congestion pulmonaire, qui est imminente à ce moment. Le
but des sangsues est moins, il est inutile de le dire, de provoquer un écoulement sanguin remplaçant l'écoulement menstruel absent, que de congestionner le système vasculaire des
membres inférieurs et d'appeler le sang vers la zone sous-om-
bilicale du corps. D'ailleurs, de quel prix réel est cette quantité minime de sang quand on compare sa valeur à celle qu'il
faut attacher au rétablissement de la menstruation ? Quant aux
emménagogues directs (et Dieu sait s'ils sont nombreux), c'est-
à-dire aux médicaments qui vont, par une action élective
propre sur l'utérus ou plutôt sur l'ovaire, solliciter le rétablissement des menstrues, nous ne leur accordons qu'une
importance secondaire ; tels sont l'armoise, la matricaire, le
safran, la rue, la sabine, etc. L'apiol nous inspire plus de con-

fiance, et un esprit très sérieux, Marotte, a apporté jadis, en faveur de cet emménagogue, un témoignage important [1]. Seulement nous croyons, quoi qu'en aient dit Joret et Homolle [2], que la dysménorrhée douloureuse avec coliques utérines et douleurs lombaires s'accommode mal de cet agent thérapeutique. On sait qu'il s'administre sous forme de capsules gélatineuses contenant chacune 25 centigrammes d'apiol. On donne, au moment du molimen, une capsule le matin et une autre le soir dans une cuillerée d'eau sucrée, et on continue ainsi pendant toute la durée habituelle de l'époque menstruelle. Le mois suivant, on prescrit le même traitement à la même époque et pendant le même laps de temps ; enfin, on recommence le troisième mois, si la menstruation n'est pas suffisamment abondante et parfaitement régularisée. Si, après cinq ou six jours de l'administration de l'apiol, la menstruation n'avait pas lieu, il serait sage d'ajourner sa reprise à l'époque suivante plutôt que d'en continuer l'emploi.

Comme l'aménorrhée tuberculeuse coexiste presque toujours avec l'anémie et s'accompagne des troubles nerveux de la chlorose, la question de l'indication des ferrugineux se présente ici ; mais nous en ajournons la discussion à l'époque où nous nous occuperons des moyens propres à relever la nutrition et à lui rendre les éléments qui lui manquent.

Quand, ce qui est rare, les phthisiques ont traversé la longue période de trente à trente-cinq ans qui sépare la puberté de la ménopause, et quand, ce qui est plus rare encore, les fonctions menstruelles ont persisté avec leur régularité habituelle, il faut redoubler de précautions au moment de la ménopause. Ce n'est pas sans raison, en effet, que cette période a été appelée l'*âge critique*. Elle décide souvent de la santé à venir, et, si cette transition n'est pas une maladie par elle-même, elle demande à être envisagée comme une source d'imminences morbides très sérieuses. C'est bien le cas de considérer, avec Fothergill [3], cette période de transformation

1. Marotte, *Bulletin de thérapeutique*, 1863, t. LXV, p. 341.
2. Joret et Homolle, *Bulletin de thérap.*, 1862, t. LIX, p. 104.
3. Fothergill, *Conseils aux femmes de quarante-cinq à cinquante ans*,

comme exigeant l'intervention assidue d'une bonne hygiène et souvent aussi de moyens médicamenteux variés. Ce praticien recommandait alors, chez les personnes d'une poitrine délicate, sujette par conséquent à se fluxionner, de petites saignées de quelques onces pratiquées au pied ou au bras au moment où s'établissait le molimen menstruel. L'application d'un cautère à la jambe est aussi un moyen dont il ne faudrait pas généraliser l'application avec Fothergill, mais qui aurait son utilité, dans le cas qui nous occupe, à titre de moyen permanent de contre-fluxion [1].

---

ou *Conduite à tenir lors de la cessation des règles*, trad. Petit-Radel, Paris, an VIII, p. 21.

1. J'ai distingué ailleurs : 1° une aménorrhée pléthorique ; 2° une aménorrhée nerveuse ; 3° une aménorrhée scrofuleuse et tuberculeuse ; 4° une aménorrhée mécanique ; 5° une aménorrhée par contre-fluxion. L'aménorrhée des phthisiques se rattache au troisième groupe dans la période d'imminence tuberculeuse, et au dernier dans la période de phthisie confirmée et surtout de phthisie évoluante. Mais ce n'est pas à dire que la cause de l'aménorrhée soit toujours unique, et la nature ne nous offre pas habituellement ces divisions scolastiques aussi tranchées qu'elles le sont dans les livres. C'est à la sagacité du clinicien à reconnaître ces causes complexes et à déférer aux diverses indications qu'elles font surgir. L'aménorrhée par atonie de l'appareil utéro-ovarien et celle par chloro-anémie sont difficiles à distinguer de l'aménorrhée par contre-fluxion pulmonaire chez les jeunes phthisiques en l'absence de signes physiques très-accentués fournis par l'exploration de la poitrine; mais ce diagnostic si important n'est pas cependant, dans le plus grand nombre de cas, au-dessus des ressources d'une clinique exercée et attentive. Les indices fournis par l'hérédité, ceux révélés par l'état général, rapprochés de signes suspects fournis par l'examen de la poitrine, ne permettent pas d'habitude une incertitude très prolongée.

L'aménorrhée est la compagne très habituelle de la phthisie, mais il ne faudrait pas cependant s'attendre à la constater dans tous les cas. J'ai vu souvent des phthisiques en proie à une colliquation tuberculeuse se précipitant avec rapidité vers son terme et qui étaient et demeuraient parfaitement réglées. C'est à ces cas, qui ne sont pas absolument rares, qu'Emett faisait allusion dans le passage qui suit : « Pourquoi les femmes attaquées de phthisie affaiblies par la fièvre ont-elles leurs mois ? Cette maladie permettant à peine que l'on prenne des aliments, la nature est débilitée par de fréquentes saignées (allusion à la thérapeutique spoliatrice de son époque); on ne doit donc pas assurer qu'il en résulte une pléthore. » (Robert Emett, *Théorie nouvelle du flux menstruel et Traité des maladies de la tête*, trad. Hurtaut, Paris, MDCCLVII, p. 52.) Ces faits montrent que la persistance ou le défaut des règles dans la phthisie est une résultante variable de la contre-fluxion pulmonaire et de l'activité utéro-ovarienne. Celle-ci est d'habitude primée par la contre-fluxion ; mais, dans des cas rares, elle la domine et maintient les règles jusqu'à la fin.

2° C'est certainement par un mécanisme d'antagonisme fluxionnaire que l'on peut s'expliquer le répit que la grossesse procure aux phthisiques. C'est chose remarquable, en effet, que de voir la nutrition reprendre chez les poitrinaires dès que les troubles digestifs du début de la gestation se sont dissipés ; les symptômes offerts par l'appareil respiratoire accusent en même temps un amendement corrélatif qui persiste jusqu'à ce que le volume de l'utérus distendu par le produit de la conception soit devenu une cause mécanique de dyspnée. Il y a en un mot une amélioration temporaire, et il semble que la mort, miséricordieuse comme la Loi, suspende l'exécution de ses arrêts jusqu'au terme de la grossesse. S'ensuit-il qu'il faille considérer cet état comme utile et désirable pour les phthisiques? A coup sûr non ; si la grossesse est un bénéfice du moment, l'état puerpéral, comme nous l'avons dit plus haut [1], est un danger immense et auquel peu de phthisiques avancées peuvent résister. A peine, en effet, l'accouchement a-t-il eu lieu, que, la contre-fluxion utérine n'existant plus, des fluxions phlegmasipares se produisent vers la poitrine, et les accidents de ramollissement subaigu se pressent alors avec une activité à laquelle cette grossesse intempestive ne saurait certainement être considérée comme étrangère.

3° A cette question se rattache étroitement celle de l'allaitement ; question éminemment délicate, qui se pose journellement dans la pratique et que nous avons déjà agitée à propos de la prédisposition tuberculeuse [2].

Quand une phthisique vient d'accoucher, doit-on lui permettre d'allaiter son enfant? Deux intérêts ici sont en jeu : celui de l'enfant, celui de la mère. Nous n'avons pas à envisager ici le premier ; mais, sans admettre que la tuberculose soit transmissible par le lait, il est certain qu'une phthisique ne sera jamais qu'une médiocre nourrice, et que l'enfant a bien assez des dangers d'une hérédité suspecte sans qu'on aille les

1. Voyez page 38.
2. Voyez page 38.
Nous reviendrons sur cette question en nous occupant de la direction des fonctions génitales chez les phthisiques.

accroître de ceux d'une mauvaise alimentation. Pour la mère, la question est très controversée : les uns, ne songeant qu'aux fatigues de l'allaitement, le proscrivent d'une manière absolue; les autres, pensant qu'une fluxion sécrétoire aussi abondante et aussi durable ne peut être entravée sans dangers pour les poumons, conseillent formellement aux mères d'allaiter.

Cette doctrine est, avons-nous dit, celle de Morton. Perroud [1] s'y est rallié sans hésitation. « Il est évident, dit-il, que la femme ne peut retirer de cette pratique que de très bons effets et de très heureux résultats ; en allaitant son enfant, elle fixe du côté des seins une fluxion permanente qui sert de dérivatif et devient contre la formation des dépôts tuberculeux une sorte de soupape de sûreté. Supprimer ce mouvement fluxionnaire qui s'effectue sur les glandes mammaires, c'est le déplacer et le détourner peut-être sur un viscère important à la vie ; c'est en même temps faire cesser cet état chloro-anémique qui est normal chez les nourrices et qui, chez elles, est entretenu par la plus ou moins abondante déperdition lactée qu'elles font journellement ; c'est, en un mot, anéantir les deux principales causes qui maintenaient la diathèse à l'état latent et en favoriser les manifestations. Dans son intérêt, la femme affectée de tuberculose générale devra donc allaiter, non pas son enfant, qu'elle pourrait infecter, mais des animaux, de jeunes chiens ou de jeunes chats. Cette pratique, qui est d'un emploi journalier contre les engorgements laiteux des seins, sera continuée plusieurs mois, de façon à maintenir vers les mamelles une sorte de fluxion qui remplace celle qui s'effectuait du côté de l'utérus pendant la grossesse et les suites des couches [2]. »

Nous avons tenu à reproduire ce passage ; mais s'ensuit-il que nous approuvions et que nous recommandions le conseil qu'il préconise ? Non sans doute. Quand nous nous rappelons l'état de détérioration nutritive dans lequel tombent souvent les nourrices, non pas seulement poitrinaires, mais simple-

---

1. Perroud, *De la tuberculose ou de la phthisie pulmonaire*. Paris, 1861.
2. Perroud, *op. cit.*, p. 254.

ment délicates, état qui simule la phthisie ; quand nous songeons aux fatigues de l'allaitement, à la privation de sommeil, nous sommes conduit à conclure que le bénéfice de la contre-fluxion laiteuse est acheté bien cher, puisqu'il faut le payer de tant d'inconvénients graves ; d'ailleurs la suppression des règles par le fait de l'allaitement peut compromettre définitivement cette fonction, qu'il importe tant de ménager. Que la sécrétion mammaire ne soit pas supprimée brusquement ; qu'elle soit entretenue quelques semaines par la succion, les moyens mécaniques ; que les purgatifs, quand l'état de l'intestin le permet, ou les diurétiques détournent vers d'autres glandes cette fluxion sécrétoire qui va tarir, c'est là ce que la prudence exige, mais elle exige surtout que l'allaitement soit interdit.

§ 2. — *Faire naître ou entretenir diverses fluxions morbides ou accidentelles.*

Les hémorrhoïdes, certaines sueurs partielles, les dermatoses sécrétantes, et en particulier les gourmes, la fistule à l'anus, les maladies chroniques utérines, les suppurations habituelles sont autant d'éléments de contre-fluxion qui jouent un grand rôle dans la prophylaxie des congestions pulmonaires chez les phthisiques.

Les ouvrages des auteurs du siècle dernier sont remplis de faits qui attribuent à la cessation du flux hémorrhoïdal le développement de la phthisie pulmonaire [1]. Nous admettons volontiers que sur ce point d'étiologie, comme sur tant d'autres, le paralogisme « *post hoc ergo propter hoc* » est intervenu pour sa part ; mais c'est là la seule concession que nous puissions faire, et nous concevons à merveille que chez un sujet prédis-

---

1. Il ne faut pas oublier à ce propos que pour beaucoup de ces auteurs le mot *phthisie* est synonyme de *consomption* et s'applique à un état général de détérioration nutritive entretenu par des causes diverses. La *phthisie hémorrhoïdale* n'était pas pour eux la phthisie due à un arrêt du flux hémorrhoïdal, mais à une cachexie produite par les hémorrhoïdes. C'est le sens que Fred. Sigwart donne à ce mot dans sa dissertation (Georg. Fréd. Sigwart, *Phthisis hœmorrhoïdalis illustri exemplo illustrata,* Tubing, 1756, in *Sylloge selectorum opusculorum* de Baldinger, Gottingæ, 1780, vol. V, p. 1).

posé, c'est-à-dire *diathésique*, la cessation d'un écoulement hémorrhoïdal puisse favoriser l'établissement d'une congestion pulmonaire active avec toutes les conséquences qui en découlent. On ne saurait donc accorder trop d'importance à ce point de pratique, et trop s'efforcer de rappeler ce flux sanguin par des moyens appropriés (aloès, sangsues en petit nombre, bains locaux de vapeur, etc.).

Les sécrétions diverses, quand elles sont abondantes, constituent de véritables *hémorrhagies humorales* qui ont une action spoliatrice et contre-fluxionnante tout aussi réelle que les écoulements de sang. Il manque des globules rouges à ces liquides, et c'est là tout. Il y a donc lieu non seulement de respecter ces *hémorrhagies blanches*, mais encore de les rétablir en toute hâte aussitôt que ces sécrétions pathologiques ou artificielles accusent une tendance à s'arrêter. Cette indication est encore plus urgente lorsque simultanément se produisent des signes de congestion vers la poitrine.

1° Les *sueurs localisées* sont surtout dans ce cas ; on sait qu'un grand nombre des personnes présentent des hypersécrétions sudorales et folliculeuses bornées à des régions déterminées de la peau : cuir chevelu, aisselles, scrotum, mains ou pieds. Lorsque ces sueurs localisées, qui sont habituellement très odorantes, ont duré longtemps, elles entrent dans le concert des sécrétions nécessaires, et leur suppression s'annonce par des symptômes quelquefois très graves et qui ne se dissipent que quand on est parvenu à les rappeler. La fétidité de ces éphidroses semble indiquer que l'hypersécrétion des follicules contribue à les produire autant que celle des glandes sudoripares elles-mêmes. Lobstein, Kruegelstein, Ideler, Ruete, Mondière [1], qui ont étudié ces sécrétions anormales, mettent la phthisie au nombre des maladies que leur rétrocession brusque peut faire naître [2]. Admettons que cela n'arrive que

1. Mondière, *Mémoire sur les dangers de la suppression de la sueur habituelle des pieds* (*l'Expérience*, 1838, t. I, p. 481).
2. Le *Bulletin de la Société médicale d'émulation de Paris* (1825, p. 330) relate l'observation d'une jeune fille qui, bien portante jusque-là, fut prise d'une phthisie galopante pour s'être baigné les pieds dans l'eau froide afin de se débarrasser d'une sueur habituelle qui l'importunait.

rarement; les lois de la physiologie pathologique ne nous en apprennent pas moins à attacher un grand prix à la prophylaxie des congestions viscérales, notamment des congestions pulmonaires qui peuvent en être le résultat.

Les sueurs des pieds sont les plus communes de ces sécrétions exagérées; viennent-elles à se supprimer, on peut les rétablir par des moyens divers, parmi lesquels nous citerons les suivants : 1º chaussons de laine recouverts de taffetas verni; 2º bains de sable chaud ou pédiluves sinapisés; 3º bas de laine saupoudrés intérieurement de farine de moutarde ou d'un mélange d'une partie de sel ammoniac et de deux parties de chaux vive (Ruete); 4º bains locaux de vapeur, cataplasmes chauds aromatiques, frictions sèches, etc.

2º Les *maladies sécrétantes de la peau* : eczéma, impétigo, gourmes fluentes, entretiennent aussi sur le tégument externe une fluxion morbide qu'il est important de ménager, ou du moins dont il faut craindre la suppression brusque. L'observation vulgaire fait voyager théoriquement ces humeurs de la tête à la poitrine. L'observation médicale, si elle n'admet pas ces métastases grossières que les doctrines humorales des siècles passés ont fait entrer si avant dans les croyances populaires, reconnaît au moins que c'est là une occasion de congestions dangereuses vers la poitrine. J'ai vu, pour mon compte, des accidents si graves de ce côté succéder à la dessiccation brusque d'impétigos fluents du cuir chevelu, que je ne saurais considérer cette influence comme hypothétique.

3º Les *suppurations habituelles*, qu'elles soient morbides ou qu'elles soient artificielles, n'exigent pas de moindres ménagements. Ce sont des fonticules ou exutoires dont l'économie n'avait sans doute que faire, au moment où ils se sont établis, mais dont elle ne peut ensuite se passer, ou du moins dont elle ne peut se passer brusquement. Ici, l'intervention des agents qui augmentent d'autres sécrétions : des sudorifiques, des diurétiques, des purgatifs, ne constitue pas, comme on est trop disposé à le croire aujourd'hui, un ensemble superflu de précautions, et on fera prudemment de ne pas les omettre.

4º Parmi les maladies assez nombreuses dont le bénéfice palliatif se rattache à un mécanisme de contre-fluxion sanguine et que, pour ce fait, on a considérées comme dangereuses à guérir chez les phthisiques, nous noterons : la fistule à l'anus et le groupe des maladies utérines chroniques.

La relation remarquable qui existe entre la phthisie pulmonaire et la fistule à l'anus peut, à notre avis, s'expliquer par le dépôt de matière tuberculeuse dans le tissu cellulaire péri-anal, matière tuberculeuse qui évolue et arrive par la suppuration à provoquer l'établissement de la fistule. Quoi qu'il en soit, on a cru remarquer très souvent que la phthisie pulmonaire s'aggravait après l'opération suivie de succès, d'où l'interdiction de cette opération [1]. Il est probable que cette utilité de la fistule à l'anus, si elle est réelle (et c'est un point controversé), s'explique par l'état congestionnel dans lequel elle maintient la fin du gros intestin et par la sorte de congestion hémorrhoïdale qu'elle produit. Cette maladie chirurgicale constitue une telle incommodité, que je crois qu'elle ne doit être respectée que si le phthisique est arrivé à une période si avancée de son affection qu'il faille éviter toute méthode perturbatrice. J'ai vu un jeune avocat, manifestement tuberculeux, guérir d'une fistule après l'opération et après une saison aux eaux sulfureuses, sans que l'état de sa poitrine parût le moins du monde s'aggraver. A mon avis, il faut opérer quand la phthisie n'est pas très avancée. On a recommandé d'ouvrir un cautère aussitôt après l'opération ; cette pratique est certainement rationnelle.

Viennent enfin les maladies chroniques de l'utérus, et en particulier les déplacements de cet organe. Le professeur Courty [2] a nié, avec raison, l'importance pathogénique exagérée qu'on a attribuée dans ces dernières années aux déplacements de l'utérus. Il ne croit pas qu'ils aient, leur appartenant en propre, un seul symptôme nettement accusé. Nous pensons, comme lui, que la symptomatologie, si variée et si expressive, des maladies utérines, dépend d'un élément commun, l'en-

---

1. Voyez Tinchant, *Dissertatio de periculo operationis fistulæ ani a causa interna proveniente.* Theses Argentor., 1790.
2. Courty, *Traité pratique des maladies de l'utérus et de ses annexes,* Paris, 1866, p. 170.

gorgement ou la congestion chronique. La métrite, l'antéversion, la rétroversion, les flexions, l'abaissement, le présentent également. Cette congestion chronique peut-elle être guérie impunément chez les phthisiques? Lisfranc [1] et après lui Aran [2] ne le pensaient pas, et ils estimaient que la poitrine bénéficie de cette congestion pathologique, comme elle bénéficie temporairement de la congestion physiologique que produit la grossesse. « En pareille occurrence, dit Lisfranc, il est prudent de ne pas chercher à guérir l'affection de l'utérus. La praticien bornera ses soins à modérer les symptômes les plus alarmants, de manière à prolonger l'existence de la malade le plus longtemps possible. » — « Il n'est pas prudent, dit à son tour Courty, de poursuivre avec vigueur la guérison des maladies utérines développées chez les phthisiques. Elles sont une sorte de révulsion précieuse qui existe au profit de la malade, et s'il est bon, comme le dit H. Bennett [3], de modérer les accidents utérins lorsqu'ils deviennent trop fatigants, il faut toujours respecter l'espèce de balancement qui s'établit entre l'affection utérine et la phthisie pulmonaire, quand ces accidents sont supportables, d'autant plus que, dans ces cas, l'emploi des moyens énergiques n'est pas toujours sans péril. » Ce point de pratique n'a pas été résolu partout dans le même sens. Henry Bennett donne le conseil de guérir de son mieux et au plus vite les maladies utérines chez les tuberculeux; il les considère comme une cause de détérioration organique, facilitant l'éclosion des tubercules et hâtant leur évolution. Hérard et Cornil [4] sont dans le même sentiment. Les médecins anglais Battye et H. Bennett [5] croient aussi qu'il faut chercher à guérir les maladies utérines, et le

1. Lisfranc, *Maladies de l'utérus*, leçons cliniques recueillies par Pauly, Paris, 1836, p. 162.
2. Aran, *Leçons cliniques sur les maladies de l'utérus*, Paris, 1858-1859, p. 104.
3. H. Bennet, *De la connexion entre la phthisie et les maladies utérines et de la nécessité de traiter cette dernière dans les cas ainsi compliqués*, in *Bullet. gén. de thérap.*, 1865, t. LXIX, p. 49.
4. Hérard et Cornil, *De la phthisie pulmonaire. Étude anatomo-pathologique et clinique*, Paris, 1867, p. 724.
5. Battye a publié, dans le numéro du 11 août 1866 du journal *The Lancet*, onze observations dans lesquelles la guérison de maladies utérines a été suivie d'un amendement dans l'état de la poitrine.

Dr Malet (de Rio-Janeiro) a défendu la même idée [1]. Il est vrai que, s'il y a quelque danger à supprimer une contre-fluxion morbide, on peut y parer à l'aide des moyens de contre-fluxion artificielle dont nous disposons et procurer d'une manière inoffensive aux malheureuses phthisiques le bénéfice du mieux-être que la guérison d'une maladie utérine leur procurera.

Quel parti le clinicien doit-il prendre dans cette question, qui a le grand tort, comme tant d'autres, d'avoir été posée d'une manière absolue, *in globo*, et sans acception des éléments cliniques qu'elle renferme? Je crois qu'on peut la résoudre dans les propositions suivantes :

1° Une maladie utérine qui est peu douloureuse, qui permet à la malade de marcher et de conserver son sommeil et son appétit, doit être respectée, et il ne faut user à son égard que de simples palliatifs.

2° Cette règle est absolue si, la maladie de l'utérus étant postérieure à l'apparition de la phthisie, celle-ci a paru, sous cette influence antagoniste, subir un temps d'arrêt.

3° Une maladie utérine qui rend la menstruation irrégulière n'affranchit qu'imparfaitement les poumons du danger des fluxions dangereuses, et il y a bénéfice à chercher à la guérir.

4° Les cas dans lesquels la malade est devenue, par le fait d'une maladie utérine, impotente, en proie à mille orages nerveux, maigre, névropathique, ne permettent pas l'hésitation : il faut soigner l'utérus et suppléer cette fluxion pathologique, quand elle disparaîtra, par l'établissement d'un cautère à la jambe ou à la cuisse.

Indépendamment de ces causes, que l'on pourrait appeler *pathologiques*, de la congestion pulmonaire, il en est d'*hygiéniques* et qu'il ne faut pas éviter avec moins de soin; tels sont le séjour dans une atmosphère trop chaude ou trop encombrée de personnes, l'habitation d'une chambre étroite, l'exercice de certains travaux obligeant à une position courbée, le jeu d'instruments à vent, l'ascension rapide d'un escalier, l'aspiration de vapeurs ou de poussières irritantes, les efforts de voix, la décla-

1. Malet, de Rio-de-Janeiro, *Doit-on guérir les affections utérines compliquant la phthisie ? (Bullet. de thérap.*, 1867, t. LXXII, p. 202).

mation, etc., autant de causes de congestion dont l'influence pathogénique est facile à saisir et qu'il faut autant que possible éviter.

Article IV. — Traitement des hyperhémies.

Une fois que l'hyperhémie pulmonaire est produite et qu'elle s'accuse par ses signes habituels, il faut la combattre avec une certaine énergie, mais avec une énergie proportionnée aux ressources organiques du malade. Les émissions sanguines et les agents de contre-fluxion cutanée et intestinale sont les moyens à utiliser dans ce cas.

L'idée de saignée et celle de phthisie (nous insisterons plus tard sur ce point) sont devenues tellement antagonistes, qu'il faut une certaine conviction pour oser les rapprocher aujourd'hui. Singulières vicissitudes de la thérapeutique! Il y a cinquante ans, il fallait modérer le zèle des phlébotomistes; aujourd'hui, il faut persuader aux médecins que la saignée peut trouver sa place, exceptionnelle il est vrai, mais sa place utile, dans le traitement de la phthisie pulmonaire, et, ce faisant, on a presque l'air d'un novateur. Certainement, nous ne conseillerons pas d'ouvrir la veine aux phthisiques émaciés, pâlis, qui confinent à la colliquation; mais quand une congestion pulmonaire assez intense se produit chez un sujet dont la nutrition n'a pas encore beaucoup souffert, qui a une certaine plénitude circulatoire, ne pas le saigner pour lui économiser quelques onces de sang, c'est ouvrir la porte à des lésions qui lui en coûteront peut-être quelques livres, et faire en somme un détestable calcul d'économie. Même dans les cas d'opportunité que nous venons de signaler plus haut, ces saignées doivent être révulsives plutôt que déplétives, c'est-à-dire qu'il faut les faire extrêmement peu copieuses, à la charge d'y revenir plusieurs fois si l'indication s'en présente. Quand la saignée n'est pas indiquée d'une manière très nette, j'ai l'habitude de recourir aux applications de sangsues aux malléoles. Deux ou trois sangsues dont on règle l'éco ment comme on le veut suffisent quelquefois pour fai tomber un congestion pulmo-

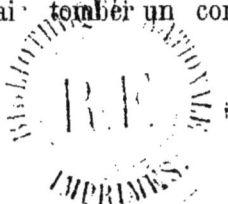

naire, au grand bénéfice de la marche ultérieure de la phthisie,
et au prix d'une spoliation sanguine insignifiante. Je ne saurais
trop recommander cette pratique si simple et qui me fait rarement défaut[1]. Les sangsues, au siège ou à la partie supérieure
des cuisses, seraient indiquées dans les cas de congestion pulmonaire d'origine hémorrhoïdale ou dysménorrhéique; mais
dans ce cas encore je préfère les appliquer aux malléoles,
parce qu'il n'est pas nécessaire de découvrir les malades, et
puis aussi parce qu'il est extrêmement facile d'arrêter le sang
dans ce point, à l'aide d'une compression convenable. La contre-
fluxion humorale produite par les purgatifs a également son
utilité, et le choix de ces agents est déterminé surtout par l'état
de l'intestin; s'il n'y a pas de susceptibilité du ventre, l'aloès
associé au savon amygdalin doit être préféré aux autres purgatifs. Les pédiluves sinapisés et les applications de sinapismes
sont des moyens qui ont aussi une utilité restreinte, mais
réelle.

Si, sans passer à l'état chronique, la congestion devenait une
sorte d'habitude, on combattrait cette tendance fluxionnaire
par l'emploi d'exutoires permanents, en particulier de cautères, avec la précaution de les placer sur les extrémités inférieures plutôt que sur la poitrine ou au bras.

Entre toutes les précautions hygiéniques propres à assurer
le succès de ces moyens et à prévenir le retour de ces mouvements fluxionnels, il n'en est pas de plus importantes que
celles qui ont pour but de neutraliser les inconvénients d'une
répartition vicieuse du calorique, notamment du froid habituel aux pieds. On sait que cette incommodité est extrêmement
commune chez les femmes; leur vie sédentaire, l'étroitesse et
le peu d'épaisseur de leur chaussure contribuent à l'entretenir;
on sait aussi que c'est au moment où la sensation de froid aux
pieds est surtout pénible que les joues s'empourprent et qu'un
état congestionnel s'accuse vers les parties supérieures du
corps. Cette cause est minime en apparence, mais elle acquiert
de l'importance par sa répétition incessante. L'usage des chauf-

1. Fonssagrives, *Traité de thérap. appliquée, basée sur les indications*,
Paris, 1878, t. II, p. 335.

ferettes, justement incriminé par l'hygiène, n'aboutit qu'à un résultat du moment ; les frictions sèches et aromatiques sur les pieds, l'usage de bas de laine, de chaussures épaisses dans lesquelles on interpose une semelle de liège ou de paille, et la précaution, comme nous l'avons indiqué plus haut, de saupoudrer l'intérieur des bas d'une petite quantité de farine sèche de moutarde, activent la circulation et la calorification cutanées et entretiennent une sorte de fluxion fort utile.

Les douches sulfureuses chaudes sur les extrémités inférieures constituent un des meilleurs moyens d'y ramener l'activité circulatoire et la chaleur[1].

On le voit, nous faisons jouer à la congestion un rôle considérable dans la marche de la phthisie pulmonaire. C'est un ennemi qui veille toujours et dont il faut surveiller incessamment les agressions. Il n'a sans doute pas l'influence aggravatrice de l'élément inflammatoire, mais il en est l'acte préparateur, nécessaire, et, si on ne le combat dès sa première apparition, on ne tarde pas à voir surgir des accidents dont il est difficile ensuite de se rendre maître.

CHAPITRE II

INDICATIONS QUI SE RAPPORTENT A L'ÉLÉMENT INFLAMMATOIRE

On a tour à tour, et au gré des doctrines médicales qui se sont succédé, exagéré ou amoindri systématiquement le rôle que joue l'inflammation dans la genèse ou dans l'évolution des tubercules pulmonaires. Aujourd'hui que le domaine pathologique de l'inflammation a été resserré dans ses limites réelles

---

1. Je dirai plus loin que l'hydrothérapie méthodiquement employée a, indépendamment de son action sur la nutrition, une influence très utile comme moyen de régulariser la répartition de la chaleur et de prévenir les bronchites en aguerrissant la peau contre l'action du froid. C'est une ressource puissante et qu'une frayeur irréfléchie des répercussions exclut de la thérapeutique de la phthisie au grand détriment des malades.

et que l'on est d'accord sur ce point, que des productions morbides diverses peuvent naître et évoluer en dehors de son influence, cette question, qui a provoqué tant de controverses,
peut être jugée d'une manière plus facile.

Trois opinions sont en présence relativement à l'influence de
l'inflammation sur la production des tubercules. La première
nie expressément que le tubercule dérive de l'inflammation ;
la seconde n'y voit qu'un produit inflammatoire sans racines
diathésiques ; la troisième ne fait jouer à l'inflammation que le
rôle subalterne de prétexte ou de provocation morbide qui
n'aboutirait pas sans le concours d'une diathèse tuberculeuse
antécédente. Nous nous rallions sans hésitation à cette dernière
doctrine.

La théorie qui ne voit dans le tubercule qu'un produit phlegmasique n'est pas soutenable. Laennec l'a fortement combattue
et lui a opposé des arguments irrésistibles. « Rien n'est plus
commun, dit-il, que de voir des phthisiques mourir sans avoir
eu de pneumonies ; rien n'est plus commun dans les pneumonies aiguës que de voir des poumons indemnes de tubercules ;
la pneumonie chronique est aussi rare que la phthisie pulmonaire est fréquente ; les signes anatomo-pathologiques de l'une
et de l'autre sont essentiellement différents [1]. » Cette opinion
de Laennec a été défendue par Bayle [2] et par Louis [3], et elle
réunit encore aujourd'hui le plus grand nombre d'adhérents,
bien que les idées allemandes sur la phthisie caséeuse, importées chez nous depuis quelques années, en aient écarté un certain nombre d'esprits.

L'auteur d'un excellent travail sur la tuberculose, le docteur
Perroud, a cru néanmoins pouvoir avancer que l'inflammation
peut, en dehors de toute diathèse, créer des dépôts locaux de
matière tuberculeuse, comme elle crée des dépôts locaux de matière purulente, et il se base sur une théorie anatomo-pathologique suivant laquelle le corpuscule tuberculeux ne serait qu'un

1. Laennec, *Traité de l'auscultation médiate et des maladies des poumons et du cœur*, 2e édit., 1826, t. I.
2. G. L. Bayle, *Recherches sur la phthisie pulmonaire*, in-8°. Paris, 1810.
3. Louis, *Recherches sur la phthisie*, 2e édition. Paris, 1843.

globule purulent, flétri et ratatiné. « On trouve très souvent,
dit-il, des globules purulents bien caractérisés, non pas seulement à la périphérie des masses tuberculeuses en voie de
ramollissement, mais bien au milieu même de ces productions
anormales dans le point central ramolli; or ces globules purulents ne peuvent provenir de la suppuration des tissus environ-
nants, leur siège l'indique suffisamment; les regarder comme
essentiellement distincts des globules tuberculeux, c'est s'obliger
à admettre qu'ils sont nés spontanément, hétérotopiquement,
au sein de la production tuberculeuse, ou qu'ils ont été formés
par elle, et, dans ces deux hypothèses, comment une substance
ou une masse privée de vie pourrait-elle créer des éléments
anatomiques ou les voir naître et se développer en elle? N'est-il
pas évident plutôt que ces globules purulents ne sont que des
globules tuberculeux auxquels l'endosmose a rendu la forme
arrondie et l'aspect régulier que la momification tuberculeuse
leur avait fait perdre [1]? »

N'est-on pas plus près de la vérité en admettant que l'acte
initiateur de toute inflammation, l'exsudation d'un plasma
interstitiel, ne fait que fournir la matière du dépôt tuberculeux,
matière qui ne s'organiserait pas si la diathèse ne s'en emparait
et ne lui imprimait une direction formatrice? Au reste, si l'auteur précité admet des dépôts de matière tuberculeuse par
cause locale, dérivant de l'inflammation, il en admet aussi par
cause diathésique ou générale, en sorte qu'on peut le considérer
comme ayant sur la genèse du tubercule une opinion en quelque
sorte mixte. Nous ne concevrions guère, pour notre compte,
que le même produit morbide, évoluant suivant des lois régulières et avec des phénomènes toujours identiques, pût être
indifféremment tantôt d'origine diathésique, tantôt de cause
locale. Nous aimons mieux croire avec Laennec que le dépôt
tuberculeux présuppose la diathèse, mais qu'une inflammation
accidentelle peut favoriser parfois son développement. « J'ad-
mettrais assez volontiers, dit-il à ce propos, comme une chose

---

1. Perroud, *De la tuberculose ou de la phthisie pulmonaire*, etc., mémoire couronné par la Société impériale de médecine de Bordeaux,
Paris, 1861, p. 43.

indifférente en pratique et comme une opinion sans conséquence en théorie saine (vu qu'on ne peut la baser ni sur des expériences directes ni sur des observations positives), que, dans le petit nombre de cas où l'on voit les signes de la phthisie se développer dans le cours d'une péri-pneumonie aiguë, il peut arriver quelquefois que l'inflammation du poumon y hâte le développement des tubercules *auxquels le malade était disposé par une cause encore inconnue pour nous, mais bien certainement autre que l'inflammation,* et cela non pas que les mouvements organiques qui constituent l'inflammation puissent par eux-mêmes produire des tubercules, mais parce que le surcroît de mouvement et le surcroît de nutrition qui constituent l'orgasme inflammatoire ont hâté l'apparition d'une modification toute différente de l'économie. Ainsi, pour me servir d'une comparaison qui n'est peut-être pas aussi étrangère à l'objet dont il s'agit qu'elle semblerait au premier abord, ainsi la terre fortement labourée, après un long repos, fait germer une multitude de graines qu'elle renfermait dans son sein depuis plusieurs années [1]. »

Laennec est ici dans le vrai; il s'en écarte quand il dénie aux bronchites une influence quelconque sur la production de la phthisie. Sans doute l'influence du *rhume négligé*, si en honneur dans le vulgaire, est singulièrement exagérée; mais, si une bronchite est inapte à produire par elle-même des tubercules chez un sujet indemne de toute diathèse tuberculeuse, elle pourra, comme la pneumonie, en faire naître sur un terrain diathésique.

En nous résumant, nous dirons que si l'inflammation ne peut rien sans la diathèse tuberculeuse [2] pour déterminer le *développement* des tubercules, elle peut beaucoup, quand cette diathèse existe, pour hâter l'*éclosion* et l'*évolution* de ces produits morbides.

---

1. Laennec, *Traité de l'auscultation médiate et des maladies des poumons et du cœur*, Paris, 1826, 2ᵉ édit., t. I, p. 570.
2. Nous nous expliquerons plus tard sur l'impossibilité de comprendre, sans une diathèse antécédente, les pneumonies dites *phthisiogènes*, qui ne sont pour moi qu'une forme anatomo-pathologique et clinique de la phthisie, une manifestation particulière de la même diathèse qui produit la phthisie tuberculeuse classique.

Occupons-nous de ce dernier point, c'est-à-dire de l'influence de l'inflammation sur l'évolution des tubercules ou sur leur passage de l'état de crudité à l'état de ramollissement.

Une fois que les dépôts tuberculeux sont opérés, ils ne peuvent se ramollir sans l'intervention de phénomènes locaux et généraux qui dénoncent la nature inflammatoire de ce travail. Se passe-t-il dans la matière tuberculeuse elle-même ou bien dans les tissus vivants où elle s'est épanchée ? Il serait difficile de ne pas adopter cette seconde manière de voir. Les tubercules sont des corps étrangers qui peuvent être tolérés quelquefois indéfiniment par la substance pulmonaire; mais il peut arriver un moment où cette tolérance fléchit tout d'un coup et où l'épine tuberculeuse suscite dans les vésicules pulmonaires qui l'entourent un travail de nature inflammatoire. Le résultat de ce travail est l'exsudation d'un plasma qui s'organise en globules purulents ou qui devient la trame de nouveaux tubercules élaborés sous l'influence diathésique qui a produit les premiers. Dans le premier cas, le pus d'origine véritablement inflammatoire, formé à la périphérie des tubercules crus, pénètre ceux-ci par sa partie liquide, dissocie leurs éléments, et l'effort éliminateur qui se manifeste pour l'expulsion du pus d'un abcès se produit également pour ce mélange du pus et de matière tuberculeuse et a pour résultat la formation d'une caverne. La suppuration ne se produit-elle pas, le plasma épanché dans les vésicules pulmonaires, jusque-là demeurées saines, s'organise en tubercules crus, et l'altération primitive s'accroît en étendue jusqu'à ce qu'une cause occasionnelle, extérieure ou organique, vienne mettre le feu aux poudres et faire évoluer des tubercules jusque-là restés inertes. Souvent, le motif de cette maturation n'est pas appréciable, et on constate pour les tubercules comme pour les corps étrangers ces singuliers caprices d'une tolérance qui dure quelquefois de longues années pour fléchir tout d'un coup; mais souvent aussi le ramollissement reconnaît pour motif l'influence de certaines causes physiologiques (établissement de la puberté, état puerpéral) ou de certaines causes morbides : rougeole, coqueluche, pneumonie, bronchites, pleurésie, etc.

L'influence de la bronchite sur le ramollissement tuberculeux est évidente, et Laennec a été certainement emporté par l'ardeur de la controverse en la niant d'une façon absolue. On s'explique, du reste, cette exagération en songeant qu'il avait à lutter contre l'opinion de Broussais et de ses disciples, qui considéraient la phthisie comme une forme du catarrhe pulmonaire chronique, et professaient qu'on peut rendre un animal quelconque tuberculeux en irritant ses poumons d'une certaine manière. Il en est de même de la pleurésie, quoique à un moindre degré. Il est certainement permis de croire avec Laennec que souvent la pleurésie, considérée comme cause de la phthisie, n'en est que la conséquence ; mais, d'un autre côté, il ne répugne pas de penser, comme le faisait Broussais, qu'un travail phlogistique fixé sur la plèvre puisse se transmettre à la partie contiguë du poumon [1]. Seulement, et en opposition avec sa doctrine, cette inflammation n'aboutira à des tubercules que si le sujet est dans des conditions diathésiques particulières. Qu'il me soit permis à ce sujet d'insister sur le danger qu'offre, au point de vue de l'imminence tuberculeuse créée par la pneumonie, la mollesse avec laquelle nous attaquons aujourd'hui cette maladie aiguë et l'abstention à peu près complète de la saignée. Nul doute pour moi que cette exagération, permettant à beaucoup de pneumonies de se prolonger dans la chronicité ou dans la subacuité, n'offre aux poumons suspects, mais sains jusque-là, des occasions redoutables de devenir tuberculeux.

Quoi qu'il en soit, à partir du moment où les tubercules ont commencé à se ramollir, la phthisie a un cachet inflammatoire évident ; il est accusé localement par la production de pus, par des lésions pérituberculeuses très analogues à celles de la pneumonie chronique, et du côté de l'état général par la persistance de la fièvre, l'élévation de la température de la peau, etc. Je sais bien que cette inflammation repose sur un fond constitu-

---

1. Broussais, *Histoire des phlegmasies ou inflammations chroniques*, 3e édition, 1822, t. II, p. 56. C'est ainsi qu'a succombé, il y a quelques années, un éminent physiologiste de notre époque, chez lequel une pleurésie accidentelle a été le point de départ d'une tuberculisation pulmonaire dont rien auparavant ne faisait soupçonner l'imminence.

tionnel appauvri, mais ce n'est pas le seul exemple en pathologie d'une inflammation se développant dans des conditions générales qui excluent le plus habituellement les phlegmasies, et faisant surgir, par suite, des indications thérapeutiques discordantes.

L'inflammation, étrangère d'habitude à la production et au dépôt de la matière tuberculeuse, est l'intermédiaire obligé de son développement et de son aggravation ; si l'on parvient à l'éteindre dans ses manifestations et dès qu'elle apparaît, tout s'arrête, et la maladie rentre dans ses conditions de chronicité apyrétique. C'est à atteindre ce résultat que doit tendre la thérapeutique, et elle y parvient, dans les cas heureux, par l'emploi successif ou combiné de deux séries de moyens : 1º les antiphlogistiques généraux ; 2º les antiphlogistiques locaux ou émollients.

Article I. — Antiphlogistiques vrais.

Les antiphlogistiques étaient autrefois d'un usage très fréquent dans le traitement de la phthisie pulmonaire. Les médecins du xviiie siècle, imitant la pratique de Cullen et de Morton, recouraient habituellement aux saignées, principalement au début, et Baumes nous a conservé, avec son érudition habituelle, l'énumération des auteurs qui ont conseillé ce moyen thérapeutique [1]. Duret, Pringle, Mead [2], Macbride [3], Schrœder Monro et Rush [4], etc., s'en sont constitués les défenseurs. Parmi

1. Baumes, *Traité de la phthisie pulmonaire*, Paris, 1806, t. I, p. 344, 449, et t. II, p. 213.
2. Mead, *Recueil des œuvres physiques et médicinales*, trad. Coste, 1774.
3. Macbride, *Introduction à la théorie et à la pratique de la médecine*, traduction Petit-Radel. Paris, 1778.
4. « Il peut être étrange, dit B. Rush, de recommander cette méthode débilitante dans une maladie marquée au coin de la débilité, mais il serait facile de démontrer que toutes les maladies où l'on saigne sont dans ce cas. J'ai usé de ce remède avec un grand succès dans les cas de consomption qui s'accompagnent d'un pouls fort ou d'un pouls rendu faible par l'obstacle au passage du sang à travers les poumons. » Rush cite un bon nombre de cas dans lesquels il recourut en peu de temps à six, sept ou huit saignées et plus, dans le cours de quelques semaines (pratique évidemment exagérée et systématique). Il l'employait dans ce qu'il appelle *the inflammatory state of consumption* et expliquait les

les auteurs plus récents, Hufeland [1] et Broussais [2] lui ont fourni l'appui de leur témoignage. Par malheur, et c'est l'écart inévitable auquel on se heurte à tous les pas de la thérapeutique de la phthisie, on a voulu ériger un moyen exceptionnellement applicable, et seulement dans des cas bien déterminés, en une sorte de panacée empirique, et de cette exagération est résulté un tel discrédit de l'emploi de la saignée dans la phthisie qu'il faut peut-être du courage pour défendre aujourd'hui ce moyen contre la proscription absolue dont il est devenu l'objet. C'est sans doute là un des aspects les moins saisissants de cette étrange révolution thérapeutique à laquelle notre génération assiste trop passivement, révolution qui a emporté la phlébotomie et l'a absolument exclue d'une scène qu'elle remplissait jadis. J'ai eu l'occasion de protester ailleurs d'une manière générale contre cette exagération qui s'est substituée à une autre exagération, contre cette abstention systématique qui s'est substituée à un abus flagrant. Je ne veux m'en occuper ici qu'en ce qui concerne la phthisie.

Je reconnais volontiers qu'entre les maladies dans lesquelles

insuccès par l'application de ce moyen à des formes ou à des périodes qui le contre-indiquait. Il s'appuie du reste sur l'autorité de Cullen et invoque des faits où des hémoptysies, plus abondantes que le sang retiré par des saignées ordinaires, ont été arrêtées par ce moyen. Je le crois plus indiqué l'hiver et au début du printemps que dans d'autres saisons. Il termine ainsi cette apologie de la saignée : « In reviewing the prejudices against this excellent remedy, in consumptions, I have frequently wished to discover such a substitute for it as would, with equal safety and certainty take down the morbid excitement and action of the arterial system. At present, we know of no such remedy and until it will be discovered it becomes us to combat the prejudices against bleeding. » (Benj. Rush, *Inquiries and observations*, Philadelphia, second edit., 1805, vol. II, p. 97.) Ce *substitute* existe maintenant : c'est l'emploi, dans des cas déterminés, des hyposthénisants, tartre stibié, digitale, ipéca, etc. Cullen, dont B. Rush invoque l'autorité, avait dit : « Un degré trop considérable d'inflammation contribue beaucoup à empêcher la guérison de l'ulcère qui survient, et certainement cette inflammation a la plus grande part à en hâter les suites funestes. » (Cullen, *Méd. prat.*, t. II, p. 92.) Partant de ces prémisses, il concluait à l'utilité des saignées et des antiphlogistiques.

1. G. Hufeland, *Enchiridion medicum* ou *Manuel de médecine pratique*, *fruit d'une observation de cinquante ans*, traduction Jourdan, Paris, 1838, p. 320.

2. F. V. Broussais, *Histoire des phlegmasies ou inflammations chroniques*, Paris, 1816, 2ᵉ édition, t. I, p. 561.

l'élément inflammatoire joue un rôle important la phthisie est de celles qui, à raison de son fond diathésique, de l'état d'appauvrissement nutritif qui la signale, commandent avec le plus de réserve l'emploi des émissions sanguines ; mais l'idée de les proscrire absolument, et toujours, me paraît antimédicale. Je dirai donc que, d'ordinaire, ce moyen peut être suppléé par d'autres, mais qu'il faut s'en réserver l'usage pour des cas bien déterminés. L'absolu qui est la base même des sciences cède sa place dans l'art médical au contingent, et, à égalité de savoir, le meilleur médecin est celui qui sait le mieux éloigner de son esprit ces formules d'adoption ou d'exclusion systématique qui servent plutôt les intérêts de notre paresse d'esprit que les vrais intérêts du traitement des malades. Rien n'est bon en thérapeutique, rien n'est mauvais ; cela dépend des cas, de la mesure et de l'opportunité.

On se représente trop habituellement le phthisique avec la livrée de misère organique que lui attribuent généralement les descriptions classiques de cette maladie : pâleur, émaciation, faiblesse, appauvrissement du sang, détérioration nutritive, débilité générale. Ce type est fréquent sans doute, mais il ne l'est pas au début de l'affection, surtout quand celle-ci marche vite ; il n'est pas rare alors de rencontrer des phthisiques vivement colorés, à circulation active, ayant encore des forces, du sang et de l'embonpoint, qu'emporteront bientôt les lésions pulmonaires si on les laisse s'établir et évoluer. Cette forme de phthisie, dite *floride*, s'accompagne d'une fièvre ordinairement plus intense que ne l'est la fièvre de ramollissement, et elle accuse une tendance marquée aux hémoptysies, parce que les congestions qui les préparent sont plus intenses, et puis aussi parce que les vaisseaux pulmonaires sont envahis par le travail ulcératif avant d'avoir pu s'oblitérer. Eh bien, on peut affirmer que, dans ces cas, des saignées très peu copieuses, mais répétées de temps en temps, contribuent, avec un régime antiphlogistique convenable, à diminuer la fièvre et à détourner le molimen fluxionnaire et hémorrhagique qui apporte aux poumons les éléments de nouvelles poussées tuberculeuses ou une occasion aux tissus périphériques aux tubercules de s'enflammer et de suppurer. Seulement, il faut, suivant la recommandation de Morton, n'user de ce moyen qu'avec une certaine discrétion : « *Sanguis ob tabem præsentem et virium languorem parca potius manu ventilandus quam profuse extrahendus* [1]. » C'est dans ce cas aussi qu'il prescrivait un régime ténu, adoucissant, le lait d'ânesse, des émulsions. L'orgasme inflammatoire calmé, il revenait progressivement à une alimentation fortifiante. Cette pratique si rationnelle est sortie complètement de nos habitudes médicales, et prescrire une saignée à un phthisique dans le cas où elle est le mieux indiquée, même il y a vingt ans quand on saignait encore, eût été s'exposer à endosser la responsabilité d'accidents qui découlent de la marche naturelle de l'affection, mais qu'on n'eût pas manqué d'attribuer au traitement lui-même. Que serait-ce aujourd'hui que la saignée est sortie de nos habitudes médicales sans que personne ait protesté contre cette exclusion systématique [2] ?

Par bonheur, nous avons, dans l'emploi des agents de la médication hyposthénisante (tartre stibié, ipéca, digitale) et dans celui des agents de la médication tempérante, des moyens antiphlogistiques et défervescents qui ne remplacent pas toujours les émissions sanguines (il n'y a pas en thérapeutique de succédanés vrais), mais qui le plus souvent défèrent à cette double indication et sans soulever les mêmes répugnances.

---

1. Richardi Morton *Opera medica*, Lugduni, MDCCXXVII, tomus primus, lib. II, cap. IX, *De curatione phthiseos in secundo ejus stadio*, p. 67.
2. Ce n'est pas seulement Morton qui a considéré la saignée comme pouvant trouver sa place utile dans le traitement de la phthisie. Forget a réuni les autorités sous lesquelles on peut abriter cette pratique. Elle a été conseillée par Sydenham, Stoll, Boerrhave, Cullen, Hufeland, etc., et à l'objection tirée de ce que ces cliniciens, n'ayant pas à leur disposition les ressources du stéthoscope, ont pu porter des diagnostics fautifs, Forget répond avec une vivacité très justifiée : « La logique de MM. les critiques est vraiment fort commode ! Lorsqu'il s'agit de conspuer telle doctrine, ils s'inclinent devant les anciens et en invoquent pompeusement l'autorité ; mais, lorsqu'on leur prouve que ces anciens sont du parti de cette doctrine, ils renient leurs divinités et récusent nettement leurs témoignages. Mais à qui ferait-on croire que Sydenham, Stoll, Cullen, Hufeland, ne savaient pas distinguer la phthisie ? » (Forget, *De la curabilité et du traitement rationnel de la phthisie pulmonaire*, in *Bullet. de thérap.*, 1848, t. XXXIV, p. 177.)

Nous allons consacrer à ce point de la thérapeutique de la phthisie des développements étendus. Ils paraîtront sans doute justifiés par l'importance pratique de cette question et aussi par ce fait que les idées qui s'y rapportent nous sont personnelles et ne sont pas encore entrés complètement dans le domaine général de la pratique, quoiqu'elles aient été adoptées déjà par un certain nombre de praticiens recommandables.

Article II. — Moyens hyposthénisants.

Si les antiphlogistiques vrais sont rarement indiqués dans le traitement de la phthisie fébrile à raison des conditions de débilitation au milieu desquelles elle se produit ou qu'elle entraîne à sa suite, il n'en est pas de même de la médication hyposthénisante, qui, sans spolier l'anémie, contribue directement à éteindre le travail inflammatoire subaigu dont les poumons des tuberculeux sont si souvent le siège.

Cette médication est une, mais les moyens qu'elle emploie sont multiples, et ils peuvent se suppléer sans que la médication, modifiée seulement dans sa forme, cessé de rester la même.

§ Ier. — Tartre stibié.

Les pharmacologistes italiens, exagérant dans un intérêt doctrinal le rôle de l'inflammation dans l'évolution de la phthisie, qui pour eux n'est qu'une *artéro-pneumonite lente* [1], ont préconisé contre cette maladie toute la série si nombreuse de leurs agents hyposthénisants : tels que la ciguë, la digitale, l'aconit, etc. C'est en réfléchissant, d'une part aux effets remarquables produits par les hyposthénisants, et en particulier par l'émétique, dans le traitement des pneumonies franches, d'autre part à l'intervention manifeste de l'inflammation dans l'évo-

---

1. Giacomini, *Traité philosoph. et expérimental de matière médicale et de thérapeutique*, traduction Mojon et Rognetta, Paris, 1839, p. 173. — Voyez aussi *Bibliothèque du médecin-praticien*, t. XIV, *Traité de matière médicale et de thérapeutique*, par Rognetta.

lution de la phthisie, que nous avons été conduit à employer le tartre stibié et plus tard deux autres hyposthénisants : l'ipéca et la digitale, contre la phthisie pulmonaire fébrile. Ce n'est donc pas, comme un critique nous l'a reproché bien à tort, l'empirisme qui nous a conduit à cette méthode, mais bien plutôt un dogmatisme raisonné, car on ne saurait, sous peine d'altérer singulièrement la valeur des mots, qualifier d'empirique une médication qui part d'une idée de physiologie pathologique très concrète pour arriver à une série de médicaments analogues.

Dans le principe, je considérais le tartre stibié comme l'hyposthénisant auquel il convenait de recourir de préférence pour combattre chez les phthisiques l'inflammation pulmonaire pérituberculeuse et la fièvre qu'elle allume, et pendant longtemps je n'ai employé que l'émétique. J'ai reconnu plus tard que l'ipéca et même la digitale pouvaient conduire au même résultat, à la défervescence, et à meilleur marché, c'est-à-dire avec des perturbations moins pénibles, et aujourd'hui, surtout chez les sujets affaiblis, et à une période un peu avancée de leur maladie, je substitue, dans la grande majorité des cas, l'ipéca à doses rasoriennes au tartre stibié, principalement chez les femmes, qui supportent bien plus facilement le premier de ces deux médicaments. Il s'agit ici, qu'on veuille bien ne pas l'oublier, d'une *médication* plutôt que d'un *médicament* et d'une médication qui peut, suivant le cas, choisir ses instruments dans une série de médicaments non pas identiques, mais très analogues. Je ne saurais trop insister sur ce point.

Le traitement rasorien de la phthisie dans sa forme et sa période fébriles peut utiliser le plus grand nombre des agents propres à amener la défervescence, et, sans en avoir l'expérience, je ne serais pas éloigné de penser que l'aconit et la vératrine, peut-être même aussi la quinine, agiraient, sinon avec la même efficacité que l'ipéca et l'émétique, du moins dans le même sens que ces agents pour faire tomber la fièvre. Cette proposition formulée, je ne parlerai en ce moment que du tartre stibié, de l'ipéca et de la digitale, c'est-à-dire des trois hyposthé-

nisants qui dominent le traitement classique de la pneumonie
aiguë.

I. *Historique*. — Dès les temps les plus anciens de la médecine, on recourait usuellement aux émétiques dans le traitement
de la phthisie pulmonaire, et les résultats qu'on en obtenait
tenaient bien moins, à mon avis, aux secousses du vomissement
et à une prétendue révulsion gastro-intestinale qu'à ce qu'une
certaine quantité des substances émétiques, passant dans l'absorption, allait agir sur l'état inflammatoire du poumon ; il y
avait là une action analogue, jusqu'à un certain point, à celle des
antimoniaux prescrits suivant les errements de la méthode rasorienne, mais une action peu durable et par conséquent peu
énergique.

Cette médication vomitive, inaugurée par Hippocrate [1], a été
mise en œuvre par un assez grand nombre de ses successeurs,
et nous la voyons jouir encore, de nos jours, d'un certain crédit en
Angleterre et en Amérique, où ont cours des idées particulières
sur le rôle que joue la surcharge du système de la veine-porte
dans la genèse de la phthisie, idées qui portent naturellement à
user, sinon à abuser, des évacuants. C'est précisément la fréquence des essais qui ont été tentés pour faire, des vomitifs
répétés, un traitement méthodique de la phthisie, qui a porté
quelques critiques à nous contester la priorité de cette médication. Il nous sera facile de prouver qu'elle diffère radicalement
du traitement par les vomitifs, sous le rapport de son mode
d'emploi, de sa durée et surtout du but thérapeutique qu'elle se
propose.

Hippocrate, Galien et leurs successeurs n'ont eu en vue,
avons-nous dit tout à l'heure, que le seul emploi des vomitifs : l'acte du vomissement aussi répété et aussi laborieux que
possible était considéré comme une condition indispensable
pour le succès de cette méthode. Beaucoup de médecins de
l'antiquité recouraient aux émétiques dans le traitement de la

---

1. Hippocrate, *Œuvres complètes*, édition Littré, t. VII, 1851, *Des affections internes*, p. 193.

consomption pulmonaire, non pas à titre de méthode exclusive, mais seulement comme moyen accessoire commandé par un état saburral des premières voies. Hippocrate lui-même employait concurremment, mais avec circonspection, les vomitifs, les cautères, les purgatifs, la diète lactée, la gymnastique, et il est difficile de savoir au juste quel rôle jouaient les émétiques dans ce traitement compliqué [1].

Il faut en réalité arriver à Morton pour trouver une indication nette et positive de l'emploi des émétiques comme méthode de traitement dans la phthisie. Il leur attribue le double avantage de combattre les saburres et les nausées, de relever l'appétit et de détourner en même temps la fluxion humorale qui s'opère vers les poumons et prépare leur dégénérescence. Il raconte qu'instruit par les succès authentiques d'empiriques qui se vantaient de triompher ainsi de la phthisie commençante il recourut lui-même à cette médication, et que, dans un bon nombre de cas, il fut à même de constater sa haute utilité. Morton employait habituellement l'oxymel scillitique ou le vin béni ; mais presque toujours il saignait avant d'administrer les vomitifs, et il recourait en dernier lieu à l'opium [2].

Ettmuller [3] et Baglivi préconisaient aussi les vomitifs. Ce dernier donnait la préférence à l'ipéca et lui attribuait (assertion évidemment très hasardée) l'avantage de prévenir l'hémoptysie. Cette pratique de l'emploi des vomitifs prit de bonne heure racine de l'autre côté de la Manche ; elle y jouit encore d'un certain crédit. Elle a été surtout mise en faveur, tant en Angleterre qu'en Amérique, par les travaux de Simons, de Bryan Robinson (de Dublin), de Th. Reid, de Macbride, de Sims, etc. Marryat donnait deux ou trois fois par semaine une poudre composée de 1 grain de tartre stibié et de 3 grains

---

1. Hippocrate, *op. cit.*, t. II, 505, § 8; t. VII, 189, § 10.
2. Rich. Morton, *op. cit.*, t. II, *De methodo curationis phthiseos*. Le *vin béni*, qui a disparu des pharmacopées, se préparait avec 3 parties de verre d'antimoine et 750 parties de vin d'Espagne. L'ancien Codex l'avait remplacé par un vin composé de 2 grammes d'émétique et de 560 grammes de malaga. Le nouveau Codex l'a supprimé.
3. Michaelis Ettmulleri *Operum omnium editio novissima*. Lugduni, MDCLXXXX, *De nutritione partium læsa*, p. 244.

d'ipéca. En agissant ainsi, il avait évidemment en vue l'obtention d'un effet vomitif. Quoique Cullen [1] n'érigeât pas les vomitifs en méthode exclusive, il en reconnaissait néanmoins les avantages, et, au dire de Bosquillon, son traducteur et son commentateur, il citait souvent dans ses leçons le fait d'un homme qui, ayant entrepris de guérir la phthisie par l'émétique, le donnait impunément, *même dans l'hémoptysie*. Sur cent malades, cinquante avaient guéri (?). Toutefois, Cullen, ayant administré une fois un vomitif dans le cours d'une hémoptysie, vit le crachement de sang augmenter d'une manière si effrayante, qu'il y renonça dans la suite. Bosquillon ajoute qu'il a employé souvent et avec un certain succès de petites doses d'ipéca [2]. Reid, qui préconisait aussi les vomitifs, donnait la préférence à ce dernier médicament. Sérand père (de Montpellier) prescrivait également l'émétique dans la phthisie pulmonaire tous les deux jours, avec ou sans addition de manne ; son but évident était d'obtenir un effet évacuatif ; Bordeu, qui nous a transmis les détails de cette méthode, rapporte, avec une verve toute méridionale et quelque peu railleuse, le différend singulier survenu entre Sérand père et fils. « L'un, bonhomme qui avait été instruit par de grands maîtres, » préconisait l'émétique ; l'autre, « théoricien léger, qui savait par cœur et redisait continuellement tous les documents de l'inflammation, » ne songeait qu'à la saignée. Comme ils voyaient leurs malades ensemble, ils se faisaient, dit Bordeu [3], un échange réciproque de concessions à la faveur duquel leurs phthisiques échappaient à la fois au tartre stibié et à la lancette.

Un médecin italien, le docteur Giovanni, de Vittis, a essayé à l'hôpital militaire de Capoue, de 1828 à 1832, l'usage des émétiques dans les diverses périodes de la phthisie pulmonaire. Clark rend compte en ces termes des résultats obtenus par ce médecin : « Pendant cette période, dit-il, il est sorti parfaitement guéris de l'hôpital 40 cas de catarrhe chronique, 47 cas

---

1. Cullen, *Œuvres complètes*, édit. Bosquillon, t. II, p. 90. Note.
2. Bosquillon in *Œuvres de Cullen*, t. II, p. 208.
3. Bordeu, *Recherches sur le tissu muqueux*, édit. Richerand, 1818, p. 794.

de phthisie au premier degré, 102 au deuxième et 27 au troisième, formant le total de 216 guérisons, dont 176 se rapportaient à des phthisiques. Le mode de traitement consistait à donner, chaque matin et soir, une cuillerée à soupe d'une solution
contenant trois grains d'antimoine tartarisé dans 5 onces d'infusion de fleurs de sureau et 1 once de sirop. Une seconde
cuillerée de cette solution était donnée un quart d'heure après,
quand la première n'avait pas produit de vomissements. Les
malades étaient soumis en même temps à une diète légère et
farineuse, composée principalement de riz, de chocolat et de
biscuits. Si l'antimoine excitait une vive purgation, on le suspendait pendant quelques jours et on le remplaçait par la digitale et l'ipéca, auxquels on attribue de puissants effets pour la
guérison de la diarrhée quand on les administre à la dose de
un grain de chaque substance, répétée d'heure en heure et
même plus souvent, jusqu'à ce que la diarrhée ait cessé [1]. »

L'auteur auquel nous venons d'emprunter cette citation était
lui-même partisan convaincu de l'utilité des vomitifs dans le
traitement de la phthisie, et il adoptait, pour expliquer leur
action, la théorie de Carswell, qui admet que la matière tuberculeuse, primitivement en circulation dans le sang, est dépo-
sée ensuite à la surface des muqueuses, d'où elle est avulsible
par les efforts du vomissement; mais il reconnaît en même
temps que tout n'est pas mécanique dans cette action des vomitifs et qu'il faut aussi tenir compte de leur influence sur les
sécrétions qui fait d'eux de véritables altérants.

En Amérique, avons-nous dit, les vomitifs sont encore en
honneur dans le traitement de la phthisie; mais on y a recours
plus habituellement au sulfate de cuivre (méthode de Simmons), ou au sulfate de cuivre et à l'ipéca mêlés ensemble
(méthode de Seuter). Le dernier de ces médecins fait prendre à
jeun de sept à dix grains, et au delà, de ce médicament [2]. Cette
formule indique assez que l'effet vomitif est recherché bien
plutôt que l'effet dynamique.

1. J. Clark, *Traité de la consomption pulmonaire et des maladies scrofuleuses.* Bruxelles, 1836, p. 329.
2. *Op. cit.*, p. 333.

En 1815, un médecin du nom de Lanthois publia, sous le titre suivant : *Théorie nouvelle de la phthisie pulmonaire* [1], un ouvrage qui avait la prétention d'inaugurer du même coup et une thérapeutique et une pathogénie nouvelle de la phthisie pulmonaire. Franchement humoriste, ce médecin admettait un principe morbifique unique, dont l'une des altérations consistait dans l'épaississement, et il soutenait cette théorie restaurée depuis, et, comme nous l'avons dit, fort en honneur chez nos voisins d'outre-Manche, qui place le point de départ de la phthisie dans un fonctionnement anormal du système de la veine porte. Pour débarrasser ce système des matières qui le surchargent, et pour combattre cette tendance à la coagulation de l'humeur morbifique de laquelle dérivait, suivant lui, la tuberculisation pulmonaire, il faisait choix du tartre stibié, *à titre d'incisif.* « Cet agent, disait-il, assez subtil pour s'insinuer dans tous les recoins (*sic*), assez actif pour circuler dans tous les détours, assez vigoureux pour vaincre toutes les résistances..., c'est l'émétique. Pris à la dose de un grain, un grain et demi, deux grains au plus, dans huit litres d'eau pure ou de forte décoction de tussilage, et formant ainsi la boisson habituelle du malade, il remonte le système des forces, facilite les digestions, agite et dissout les sucs dégénérés qui croupissent dans les premières voies, entretient la transpiration, facilite les mouvements excréteurs du centre à la circonférence; mais, sur toutes choses, il est fondant et résolutif au plus haut degré. » Du reste, Lanthois préconisait en même temps des pilules fondantes, des bouillons médicinaux de beccabunga et de trèfle d'eau, des lotions et bains aromatiques, un régime alimentaire sec et nourrissant, principalement composé de harengs saurs, d'anchois, de jambon, de viandes salées et fumées, etc. Il serait difficile, on le voit, de trouver l'idée de l'administration rasorienne du tartre stibié dans ce salmigondis doctrinal et thérapeutique que notre plume eût hésité à reproduire, si un critique éminent [2] n'avait cru devoir rapporter la priorité de cette méthode à Lanthois.

1. Lanthois, 3e édition, Paris, 1822, in-8o de 488 pages.
2. A. Latour, *Union médicale*, 1860.

Bricheteau, de son côté, a préconisé chez nous, et avec une grande autorité, l'emploi du tartre stibié dans le traitement de la phthisie pulmonaire ; mais ici encore l'action vomitive était considérée comme utile et, par suite, était recherchée. On est fondé à le croire en se rappelant : 1° que Bricheteau insiste sur le courage qu'il faut aux malades pour supporter cette médication ; 2° qu'il invoque la théorie de Carswell pour expliquer l'efficacité de l'émétique dans le traitement de la phthisie pulmonaire. Voici au reste la formule de l'ancien médecin de Necker ; elle est, comme on peut en juger, très-analogue à celle de Giovanni de Vittis : « Nous donnons, dit-il, de 5 à 15 centigrammes de tartre stibié dans une potion de 150 grammes d'eau ou d'infusion de sureau avec addition de 30 grammes de sirop ; le malade en prend une cuillerée à bouche le matin et le soir, deux heures avant et après le repas ; *il ajoute une seconde cuillerée quand le médicament ne produit ni vomissements ni nausées* [1]. » Les observations relatées dans le chapitre XXIV de son livre montrent que cette méthode, dans laquelle l'auteur donnait l'émétique à la dose de quelques centigrammes, le remplaçait souvent par l'ipéca, le suspendait de temps en temps à cause de la diarrhée, ne ressemble en rien à la méthode rasorienne, dont nous allons bientôt tracer les règles.

Un certain nombre de praticiens ont employé également l'émétique dans le traitement de la phthisie pulmonaire, mais les uns à doses infinitésimales et à titre d'altérant, les autres à doses vomitives, d'autres enfin pour conjurer certaines pneumonies pérituberculeuses. Je signalerai en particulier Bernardeau, qui prescrivait ce médicament à la dose de 5 centigrammes dans 90 grammes d'eau. On ajoutait une cuillerée de ce mélange à un litre d'eau ou de vin à prendre dans la journée aux repas. Le but de l'auteur, en employant ce moyen, était de favoriser l'absorption de la matière tuberculeuse (?). « Avant d'avoir essayé l'action de l'émétique, dit-il, je répondais à ceux qui

---

1. Bricheteau, *Traité des maladies chroniques qui ont leur siège dans l'appareil respiratoire.* Paris, 1852. — Voyez aussi, du même auteur, *Emploi du tartre stibié et des cautères dans le traitement de la phthisie pulmonaire,* in *Gaz. des hôpitaux,* décembre 1855.

m'annonçaient un phthisique à traiter : « S'il a de la fièvre, il ne sera pas possible de le guérir. » Aujourd'hui, je suis convaincu que le spécifique [1] de la fièvre symptomatique des tubercules est le tartre stibié aux doses que je prescris. Il est même indispensable d'ajouter que *ce traitement ne doit être mis en usage que quand cette fièvre existe.* »

Cette dernière phrase montre que Bernardeau avait nettement saisi l'indication réelle du tartre stibié.

A. Latour n'est véritablement pas fondé à arguer de cette application commune du tartre stibié pour éloigner une complication inflammatoire, contre la nouveauté de l'emploi de l'émétique, à titre de méthode générale de traitement dans la phthisie fébrile. Qu'une pneumonie soit franchement aiguë, qu'elle siège dans un poumon sain ou qu'elle éclose sous l'influence d'une épine tuberculeuse, dès qu'elle se révèle avec ses caractères classiques, c'est dans l'un et l'autre cas le traitement ordinaire de la pneumonie, et il n'y a là rien qui ressemble à l'emploi de ce médicament, suivant les règles de la méthode rasorienne.

Tel était l'état de la question, lorsque les idées que nous avons développées plus haut sur le rôle de l'inflammation dans l'évolution de la phthisie nous ont conduit à essayer le tartre stibié dans cette maladie, quand, par ailleurs, elle présente les conditions que nous énumérerons bientôt. Ce n'était que l'extension d'idées que nous avions exposées déjà sur l'utilité du tartre stibié dans toutes les maladies fébriles de l'appareil respiratoire et d'essais cliniques dont nous avions consigné les résultats dans un travail spécial [2]. Dès cette époque, nous avions constaté : d'une part, la tolérance remarquablement prolongée que présentent les malades auxquels on administre l'émétique, sans préjudice aucun ni pour les fonctions digestives

1. Le mot *spécifique* est impropre, et il faut l'entendre dans le sens de *moyen plus efficace que tout autre.* Voy. Bernardeau de Tours, *De l'emploi du tartre stibié à doses très réfractées dans le traitement de la phthisie pulmonaire,* in *Bullet. de thérap.,* 1846, t. XXXI, p. 281.

2. Fonssagrives, *De la généralisation de l'emploi du tartre stibié à doses rasoriennes dans le traitement de toutes les maladies fébriles de l'appareil respiratoire* (*Bullet. de thérap.,* juillet 1859).

ni pour la nutrition ; d'autre part, la possibilité de faire marcher
de front l'administration du tartre stibié, entrant ainsi dans le
régime ordinaire, avec une alimentation copieuse et réparatrice ; enfin la propriété qu'a cette médication d'enrayer, temporairement ou définitivement, le travail fébrile de ramollissement et de faire passer la phthisie, de cette marche aiguë dont
le terme presque inévitable est la mort à un état de chronicité
apyrétique qui ouvre une voie d'opportunité et d'utilité à l'huile
de foie de morue, aux eaux minérales, aux sulfureux, aux balsamiques, etc., tous moyens inutiles, si ce n'est dangereux,
quand les phthisiques ont de la fièvre. En 1860, nous publiâmes
sur cette question de thérapeutique le résultat de notre observation [1], et nous n'avons pas cessé, depuis cette époque, de
recourir aux hyposthénisants dans la phthisie, non pas d'une
manière générale, comme on nous en a prêté très gratuitement
l'idée, mais dans des cas réunissant des conditions que nous
énumérerons tout à l'heure.

Les questions de priorité, quand il s'agit d'une méthode thérapeutique, n'ont sans doute qu'une importance secondaire ;
mais nous tenions cependant à démontrer : 1° que l'application
de la méthode rasorienne au traitement de la phthisie fébrile
n'avait été formulée par personne en 1860 ; 2° que les traitements de Lanthois, de Giovanni de Vittis, de Bricheteau
n'ont aucun rapport avec celui-ci, ni comme idée, ni comme
application ; 3° que si la potion rasorienne a été souvent administrée, comme l'a dit A. Latour, dans la pneumonie intercurrente des tuberculeux, cette médication se proposait pour but
unique d'éloigner une complication et ne s'adressait en rien à
la phthisie elle-même ; 4° que les méthodes anglaise et américaine sont fondées sur l'utilité du vomissement répété, tandis
que la nôtre, si différente par ses moyens, tend au contraire à
obtenir d'emblée la tolérance et à la maintenir aussi longtemps que possible.

1. Fonssagrives, *Du traitement de la phthisie pulmonaire à marche
fébrile par le tartre stibié à doses rasoriennes longtemps prolongées* (***Bull.
de thérap.***, 1860, t. LIX, p. 5 à 13, et 49 à 59). Voyez aussi *Bulletin de
l'Acad. de méd.* Paris, 1860.

Nous tenions à placer les pièces du procès sous les yeux de nos lecteurs, parce que l'idée, absolument inexacte, que le traitement rasorien de la phthisie est une méthode déjà ancienne est encore formulée de temps en temps. C'est ainsi que l'auteur d'un ouvrage estimé sur la pathologie interne, rapportant à Laennec l'idée de cette médication, qu'il considère du reste comme avantageuse, a dit sans me nommer, mais en me désignant suffisamment : « C'est avec surprise que nous avons vu récemment un médecin parler de cette médication comme si elle était peu connue. » A cela, je répondrai que, si Laennec a fortement recommandé l'usage de l'émétique dans la péripneumonie et a tracé les règles de son emploi suivant les errements de la méthode rasorienne, il n'a nullement indiqué ce moyen dans les pages très sommaires qu'il consacre au traitement de la phthisie [1] ; que d'un autre côté, si je revendique la médication, je n'ai nulle prétention à la priorité de l'emploi de tel ou tel des instruments qu'elle met en œuvre. Le traitement rasorien de certaines phthisies fébriles est l'idée ; l'emploi de la digitale, de l'ipéca, du tartre stibié a pour but de la réaliser. Dans cette mesure, je maintiens que cette application des hyposthénisants au traitement de la phthisie était, il y a vingt ans, un fait nouveau. Mais c'est trop insister sur cette question, qui n'a qu'un intérêt historique et personnel.

II. *Modes d'emploi.* — Le but de cette médication étant d'éviter autant que possible toute perturbation digestive, et en particulier le vomissement, il convient d'administrer le tartre stibié avec les précautions qui sont susceptibles d'amener d'emblée la tolérance rasorienne. L'association, comme dans les potions classiques de Peschier et de Laennec, de l'émétique avec de l'eau de laurier-cerise et de petites quantités d'opium, facilite ce résultat. L'addition de teinture de digitale à cette potion chez les tuberculeux dont le cœur est excitable et peut

---

1. On n'a, pour s'en convaincre, qu'à parcourir l'ouvrage de ce grand clinicien, et il est d'autant plus remarquable qu'il n'en ait pas parlé que la pente de ses habitudes thérapeutiques le portait naturellement à faire passer le tartre stibié du traitement de la pneumonie dans celui de la phthisie.

faire pressentir, par l'énergie de ses battements, l'imminence
d'une hémoptysie, est bien souvent utile ; mais je crois que,
dans ces cas, il faut remplacer simplement la potion émétisée
par une potion à la digitale. Dans les cas de langueur ou
d'atonie des fonctions digestives, on peut ajouter à la potion
de 5 à 10 gouttes de teinture de noix vomique sans contrarier
son action défervescente.

La dose moyenne du tartre stibié est de 30 centigrammes
par jour dans une potion, et, quand la fièvre n'est pas très
forte, on peut même s'en tenir à 20 centigrammes. Une fois
que la tolérance est établie, il convient de maintenir ces doses
tant que la fièvre est un peu vive et que les exacerbations vespérales sont bien accusées ; il m'est arrivé bien souvent de
continuer l'administration du tartre stibié à cette dose pendant des périodes d'un mois ou deux ; toutefois, dès que la
fièvre tombe, j'ai l'habitude de réduire les doses à 10, puis
à 5 centigrammes, et de persister dans cette médication jusqu'à
ce que le mouvement fébrile soit complètement et solidement
arrêté. Si pendant que les malades sont ramenés à ces doses
minimes la fièvre reparaissait, il faudrait, sans hésitation,
revenir à celles du début, pour les atténuer ensuite progressivement, au fur et à mesure de la recrudescence fébrile.

L'association de faibles quantités de sirop d'opium et d'une
eau aromatique (eau de laurier-cerise ou hydrolé de fleur
d'oranger) m'a paru de nature à diminuer en même temps et
les troubles digestifs des premiers jours et la répugnance nauséeuse que la saveur de l'émétique ne tarderait pas à susciter.
L'opium semble agir dans le traitement rasorien par cette belle
propriété corrective que les anciens lui avaient reconnue avec
tant de sagacité, et à laquelle il doit de favoriser la tolérance
de certains médicaments, mercure, arsenic, fer, émétique[1], etc.

J'ai remarqué que la monotonie de la saveur de cette potion,
qui est destinée à un usage prolongé, répugnait au bout d'un
certain temps, et qu'il y avait avantage à en varier le goût et
l'odeur. L'eau distillée de laurier-cerise, en particulier, a un

1. Voy. Eisenmann, *De l'action corrective des médicaments composés*
in *Bullet. de thérap.*, LVII, 26, 81.

arome fragrant dont les malades se dégoûtent assez vite ; de l'eau de fleurs d'oranger ou de l'eau distillée de menthe ou d'anis peuvent la remplacer momentanément ; assez souvent même, il est avantageux de supprimer tout correctif aromatique, ce qui importe peu du reste quand la tolérance est bien établie. Il m'arrive quelquefois, lorsque les malades sont habitués au médicament, de leur prescrire tout simplement une dissolution d'émétique dans l'eau simple, et j'ai constaté assez souvent qu'ils préféraient cette forme aux potions dont le goût douçâtre finit par les fatiguer à la longue.

Nulle préparation n'est absolument nécessaire avant l'institution du traitement stibié ; toutefois il est bon que les malades soient soumis, dès la veille, à un régime un peu ténu et qu'on profite, pour commencer la médication, d'un moment où il n'existe aucun trouble digestif, notamment de la diarrhée. Une précaution, à laquelle j'attache beaucoup d'importance, consiste à commencer l'administration de l'émétique le matin de très bonne heure, afin d'avoir toute la journée devant soi pour en surveiller les effets, et pour presser et ralentir les doses suivant que la tolérance aura plus ou moins de facilité à s'établir.

J'ai l'habitude, toutes les fois que je le puis, principalement chez les malades affaiblis et impressionnables, chez les femmes en particulier, de m'entourer de certaines précautions que l'expérience m'a appris être extrêmement favorables à l'établissement facile de la tolérance. C'est ainsi que je recommande, au début, le séjour au lit, l'immobilité, la position déclive de la tête et que je fais renouveler fréquemment l'air de la chambre. Ces pratiques bien simples préviennent les souffrances de l'état demi-syncopal dans lequel les premières cuillerées de potion jettent les malades, et, en réduisant au minimum les troubles digestifs, elles leur épargnent des perturbations dénuées de danger, sans aucun doute, mais parfaitement inutiles pour le succès de la médication. La potion est d'ailleurs plongée dans un vase contenant de l'eau très froide, et de la glace est préparée pour le cas où il surviendrait des vomissements rapprochés.

La potion stibiée est administrée d'heure en heure et par cuillerée à bouche si les phénomènes qui précèdent l'assuétude ne
sont pas trop violents, ou d'une heure et demie en une heure
et demie dans le cas contraire. Quelques médecins qui ont
essayé cette méthode préfèrent diminuer les doses au lieu
d'augmenter les intervalles et administrent toutes les heures
une cuillerée à entremets ou même une cuillerée à café ; c'est
affaire de tâtonnement ou d'expérience personnelle ; mais, à
mon avis, il vaut mieux pousser un peu activement les doses
au début pour conquérir rapidement la tolérance, que de la
compromettre par des ménagements intempestifs. S'il survient
des vomissements fatigants, la précaution d'enlever complètement les oreillers, de frapper de glace la potion et de faire
boire au malade quelques gorgées d'eau de Seltz glacée ou de
champagne [1], suffit habituellement pour amener la tolérance.
Il est important d'ajouter qu'il ne faut pas se hâter d'éloigner
les doses de la potion et, à plus forte raison, de la suspendre,
comme sont tentés de le faire, à la sollicitation des malades,
les médecins qui n'ont pas l'habitude de cette médication ;
avec de la persistance et en recourant aux moyens que nous
venons d'indiquer, on vient toujours à bout de cette révolte de
l'estomac, à moins qu'on ne rencontre une de ces idiosyncrasies exceptionnelles que je n'ai jamais trouvées pour mon
compte.

J'aurai l'occasion de dire bientôt qu'une fois la tolérance stibiée bien établie, la diarrhée est l'exception et la constipation
la règle très habituelle ; mais il n'est pas rare de voir les premières doses d'émétique produire des selles répétées avec les
phénomènes de collapsus qui accompagnent la superpurgation.
Je redoute beaucoup plus, pour mon compte, ce phénomène
d'intolérance que je ne redoute le vomissement, même très
répété. Il faut le dire toutefois, en dehors d'une mauvaise et

1. *L'eau de Seltz alcoolisée* peut remplacer le champagne ; c'est, à
mon avis, un des meilleurs moyens à opposer aux vomissements,
même à ceux purement spasmodiques comme le sont les vomissements
des hystériques. Il y a longtemps que j'ai renoncé, en faveur de ce
moyen, à la *potion de Rivière* (voir mon *Traité de thérapeutique appliquée.* T. II, p. 160).

inopportune prescription du tartre stibié à un sujet qui présente
ces lésions intestinales qui sont si communes dans la période
de colliquation, l'intensité de la diarrhée accuse presque toujours un mauvais emploi de l'émétique, dont les doses trop minimes ou trop espacées ne se font pas sentir à l'estomac et
concentrent toute leur action sur l'intestin. L'augmentation des
doses d'opium introduites dans la potion, ou mieux l'administration de quarts de lavement amidonnés et additionnés de
dix gouttes de laudanum, permettent habituellement d'arrêter
la diarrhée tout en continuant l'emploi de l'émétique. J'ai constaté souvent cette efficacité des lavements laudanisés dans des
cas pareils.

Le malade est maintenu rigoureusement au lit tant qu'il
existe des nausées; c'est dire que la durée de l'alitement est
variable ; d'habitude, la tolérance est établie au bout de douze
à vingt-quatre heures ; les malades peuvent alors se lever quelques instants en consultant, bien entendu, et l'état de leurs
forces et la disposition aux nausées qui les avertit de la nécessité de reprendre momentanément la position horizontale. Si
le temps et la saison le permettent, les fenêtres sont mainte-
nues ouvertes, à la condition qu'ils soient vêtus chaudement, de
façon à éviter les répercussions sudorales, si promptes à s'établir chez les sujets placés sous l'action de l'émétique et dont la
peau est habituellement moite.

Dans les cas très-rares où la potion a été momentanément
suspendue par le fait de l'indocilité du malade ou d'une complication intercurrente du côté des voies digestives, j'ai remarqué que la reprise de la médication n'est signalée d'habitude que par des troubles médiocres, d'autant plus prononcés,
néanmoins, ainsi que cela se conçoit, que l'interruption a eu
plus de durée; circonstance avantageuse, en ce sens qu'elle
promet aux malades qui ont déjà subi ce traitement une sorte
d'immunité lorsque, au bout de quelques mois, une aggravation saisonnière ou accidentelle force à y revenir. Est-ce continuation, à un certain degré, de la tolérance une première fois
établie, ou bien simple fait d'une habitude qui émousse l'impressionnabilité au médicament ?

Quand, ainsi que cela arrive assez souvent, la fièvre tombe d'une manière sensible, sous l'influence d'une succession de dix à vingt potions à 20 centigr., le malade étant soumis par ailleurs à un régime tonique et substantiel qu'il supporte et utilise très-bien, je réduis à moitié, soit à 15 ou 10 centigr., la dose initiale du tartre stibié, et je continue ainsi pendant un temps variable, mais assez ordinairement double de celui pendant lequel la potion du début a été prescrite; enfin, j'arrive à abaisser cette dose à 5 centigr. par jour, et le malade peut la continuer pendant des mois entiers. C'est chose merveilleuse que la solidité de cette tolérance une fois qu'elle est établie. Une seule circonstance peut la compromettre : c'est le défaut d'appétit; mais j'ai constaté que cette inappétence est tout à fait exceptionnelle, et qu'elle est d'autant moins imputable au traitement que la médication stibiée a, au contraire, pour effet secondaire à peu près constant de relever d'une manière notable l'appétit [1].

Il est à peine nécessaire d'ajouter que quand un malade soumis à l'usage du tartre stibié est repris, après une amélioration passagère, d'une recrudescence de la fièvre, il faut revenir sans hésitation aux doses initiales, pour suivre ensuite la progression descendante aussitôt que les accidents nouveaux auront été refrénés.

Tant qu'il ne surgit pas de complications amenant avec elles des indications thérapeutiques spéciales, il faut s'en tenir à la seule médication rasorienne secondée par toutes les conditions d'une bonne hygiène ; mais il importe cependant de ne pas oublier que l'emploi de l'émétique, comme médicament essentiel, n'exclut en rien l'adjonction de moyens accessoires. C'est ainsi que la diarrhée, qui est très rare (je ne parle pas de la diarrhée initiale), peut être combattue simultanément par des moyens appropriés; que les exacerbations vespérales de la fièvre appellent l'usage de la quinine ou de l'arsenic; que l'insomnie,

---

1. On peut, je l'ai dit plus haut, dans le cas d'une anorexie persistante, ajouter à la potion 10 gouttes de teinture de noix vomique. On sait, en effet, l'influence exercée par ce puissant apéritif sur le réveil de l'appétit. (*Traité de thérap. appliquée.* T. I, p. 232.)

la toux opiniâtre, l'oppression, font naître des indications spéciales auxquelles il convient de déférer.

Le traitement de la phthisie, qu'on ne l'oublie pas, ne peut être rationnellement et fructueusement basé que sur une saine interprétation de la doctrine des éléments morbides, et si le tartre stibié combat celui de ces éléments qui se subordonne les autres par son importance *actuelle*, à savoir l'élément inflammation, il trouve, dans les ressources adjuvantes empruntées à l'hygiène ou à la matière médicale, des auxiliaires qui confirment son action.

Je ferai remarquer, à ce sujet, que les médicaments dans ce cas doivent, autant que possible, à moins qu'ils soient peu volumineux et sans action sur la muqueuse gastrique, être donnés de préférence sous forme de lavements. Cette remarque s'applique en particulier au sulfate de quinine, aux agents antidiarrhéiques, etc., comme j'aurai l'occasion de le dire. Toutefois, il n'y a pas d'incompatibilité absolue entre l'emploi simultané de la potion stibiée et de l'huile de morue. Un médecin distingué de Brest, le docteur de Lezeleuc, m'a montré jadis dans l'une de ses salles de l'hôpital civil un malade qui supportait à merveille et sans le moindre trouble digestif cette double médication et qui tirait, de plus, un excellent parti de la ration alimentaire copieuse qui lui était accordée. Je ne donne certainement pas cette tolérance de l'estomac comme un fait très général; mais, ne se montrât-elle que de temps en temps, elle n'en prouve pas moins combien, une fois la tolérance stibiée établie, l'émétique laisse intactes les fonctions digestives. Il est superflu de dire que, quand on croit opportun de combiner les deux médications (ces occasions sont, à mon avis, tout à fait exceptionnelles), il faut se garder de donner l'huile de morue et les cuillerées de potion à des moments rapprochés; l'huile doit être prise au commencement des repas, et les doses de tartre stibié doivent au contraire être administrées aussi loin que possible des moments où les malades s'alimentent. En tout cas, si l'on croyait devoir recourir à cette association pour relever la nutrition, en même temps que l'on combat la fièvre de ramollissement par l'emploi de l'émé-

tique, il ne faudrait pas la tenter au début du traitement rasorien, mais seulement à l'époque où le malade a repris son
régime alimentaire habituel et peut, par une vie active, l'exercice, le séjour à la campagne, se placer dans des conditions
favorables pour la bonne utilisation de l'huile de morue.

Les règles de la diététique alimentaire qui doit coïncider
avec l'emploi de l'émétique ont besoin d'être formulées avec
soin, car elles concourent puissamment au résultat que l'on a
en vue, c'est-à-dire d'amener la tolérance promptement et à
aussi peu de frais que possible. C'est là un point auquel on ne
saurait attacher trop d'importance et trop d'attention, car le
succès est tout entier à ce prix. Et ici se manifeste encore tout
ce qu'a d'artificiel la limite qui sépare la thérapeutique hygiénique de la thérapeutique médicamenteuse ; l'hygiène ne contribue pas seulement, en effet, à augmenter ou favoriser l'action
de tel ou tel médicament ; il arrive quelquefois, et cela se vérifie
dans ce cas, qu'elle est la condition *sine quâ non* de son utilité.

La médication stibiée, je ne saurais trop le répéter, a pour
base l'usage de l'émétique, mais elle est essentiellement complexe dans ses moyens comme dans ses détails d'application ;
c'est une *méthode thérapeutique* dans le sens que les anciens
attachaient à ce mot, méthode qui, de même que l'*elléborisme*,
tel qu'il était pratiqué chez eux, comprend, en dehors du médicament principal, une sorte d'*entraînement* qui est la condition
indispensable de sa réussite.

J'ai dit plus haut que, la veille du jour où le traitement est
institué, il convient, sans mettre le malade à la diète, de lui
prescrire néanmoins un régime plus ténu que d'habitude.

Le premier jour, l'alimentation doit se borner à des bouillons de viandes, et encore ne convient-il de les permettre que
quand les troubles digestifs du début ont cessé complètement
ou se sont atténués d'une manière notable, c'est-à-dire dans
l'après-midi (je suppose le traitement commencé de très bonne
heure). Le bouillon de bœuf dégraissé par despumation et,
pour plus de garantie, passé à travers un linge mouillé de
manière à le débarrasser des plus petites particules de graisse,
est l'aliment qui convient le mieux ; je le préfère aux bouillons

de viandes blanches ; il est, en effet, plus aromatique, plus sapide, et il se supporte plus aisément. J'ai l'habitude de prescrire les premiers bouillons en petites quantités et complètement froids ; s'ils déterminent quelques nausées, il est même
bon de les frapper de glace. Il m'est arrivé quelquefois de pouvoir faire tolérer des potages gras au tapioca dès le premier
jour, mais ce n'est pas là le cas le plus habituel. La concession
de ces aliments légers ne trouble en rien la régularité de l'administration du médicament ; il est prudent, toutefois, de ne
permettre ces potages qu'une heure après la dernière cuillerée
de potion et de ne reprendre celle-ci qu'une heure après. Au
reste, les malades en proie aux perturbations digestives qui
signalent presque toujours le début du traitement ne se montrent guère exigeants sous le rapport de l'alimentation, et on
peut les diriger à son gré.

Le lendemain, si tout se passe régulièrement, on permet deux
potages aux heures où les malades font leurs repas habituels.

Le troisième jour, on porte le nombre des potages à trois,
on en augmente la quantité et la succulence, et on alterne
l'usage des diverses fécules (pain, pâtes, sagou, tapioca), de
manière à ne pas provoquer la satiété.

Le quatrième jour, on joint aux potages des aliments légers,
tels que poissons plats, œufs sous diverses formes, etc.

Le cinquième, on permet de la viande rôtie, à un repas au
moins, et le malade peut généralement, dès la fin de la première semaine, se nourrir à son appétit et sans tenir compte
de la médication énergique à laquelle il est soumis. Il y a plus ;
une nourriture forte et substantielle est la condition d'une tolérance durable, et de là vient peut-être que celle-ci s'obtient
plus difficilement chez les femmes que chez les hommes, et
surtout chez celles qui mangent peu d'habitude et dont l'alimentation ordinaire est subordonnée aux fantaisies du goût
et aux caprices de l'état nerveux. Il est impossible de ne pas
être frappé de la ressemblance qui existe, sous ce rapport,
entre la médication stibiée et la médication arsenicale, qui se
supporte, elle aussi, d'autant mieux que les malades prennent
une nourriture plus substantielle.

La progression alimentaire que nous avons indiquée plus haut n'a, bien entendu, rien d'absolu. Personne n'est plus ennemi que nous des règles tracées par avance et auxquelles la pratique doit déroger à chaque instant. La conduite d'un traitement est œuvre de médecin et non de mathématicien; sur ce terrain, tout est mobile, variable d'un cas à l'autre, aux diverses phases d'un même cas; c'est affaire d'observation, de jugement et de tact.

Alors que nous n'avions qu'une expérience insuffisante de cette médication, il nous arrivait souvent de voir surgir chaque matin quelques signes d'intolérance, des nausées, quelquefois des vomituritions, puis tout se calmait, et la tolérance était complète le reste de la journée. En recherchant la cause de cette particularité, nous avons été conduit à l'attribuer à l'impression de la première cuillérée du médicament sur l'estomac vide et à ce que l'interruption de la potion pendant le sommeil avait un peu compromis l'assuétude. Nous recommandâmes dès lors aux malades de ne jamais prendre leur potion à jeun, et depuis ce moment nous ne rencontrons plus cette intolérance du matin. L'aliment que nous leur conseillons de préférence est ou un potage léger ou quelques cuillerées de chocolat à l'eau. Cette précaution est très importante; elle éloigne, en effet, un phénomène pénible et qui pourrait, par sa répétition, lasser à la longue la patience des malades.

On ne saurait reprocher à l'emploi de la médication stibiée dans la phthisie fébrile le reproche d'être dispendieuse et inaccessible aux pauvres. La prescription d'une potion toujours assez onéreuse peut en effet leur être épargnée. Il suffit de prescrire du tartre stibié par paquets de 20 centigr., que l'on dissout dans une fiole d'eau additionnée d'une cuillerée à bouche de sirop diacode et d'une petite quantité d'eau de fleur d'oranger. Les malades préparent ainsi leur potion et sans grands frais. J'ai dit, du reste, plus haut, qu'à une certaine époque, quand la tolérance est bien établie, une simple dissolution aqueuse de tartre stibié remplit parfaitement le but.

III. *Indications et contre-indications.* — L'emploi du tartre
stibié dans la phthisie constitue une médication énergique et
qui a par suite, à côté de ses indications, ses contre-indications
formelles. Je ne saurais trop le répéter, pour faire justice de
l'idée anti-médicale qui m'a été attribuée on ne peut plus gratuitement (une lecture attentive de la première édition de cet
ouvrage eût rectifié cette erreur) que le tartre stibié s'appli-
quait à tous les cas de phthisie. J'ai protesté contre cette imputation, et je la repousse encore formellement. Le plus dangereux ennemi d'une idée juste, en médecine comme ailleurs,
est l'abus inconsidéré qu'on en fait. Je n'ai, je le répète, écrit
nulle part, bien au contraire, que cette méthode thérapeutique
convient à tous les phthisiques comme à toutes les formes et
à toutes les périodes de la tuberculisation pulmonaire. S'il
m'était permis, en conservant respectueusement la distance,
de m'approprier le mot de Sydenham, je dirais avec lui : « *Ego
sum medicus, non autem formularum perscriptor.* » Or un
médecin ne tombe pas dans cette erreur qui conduit les empiriques à courber tous les cas sous une même recette. Les
médecins qui m'ont vu pratiquer cette méthode savent bien
que je ne l'emploie pas chez tous les phthisiques, et que pour
le plus grand nombre je m'en tiens à cette thérapeutique, hélas !
un peu banale, qui ne promet ni ne compromet pas grand'-
chose. Béhier est-il entré dans ces distinctions nécessaires
quand il a écrit : « J'ai employé cette méthode, et, je dois le
dire, sans grand enthousiasme? » L'enthousiasme est ici hors
de lieu ; ce n'est pas d'ailleurs une qualité clinique, bien au
contraire, et je m'étonne qu'un médecin aussi sagace n'ait pas
compris qu'il s'agissait moins de faire des catégories *numériques* de tuberculeux, pour soumettre ceux-ci à tel moyen, ceux-
là à tel autre, que des catégories *cliniques*, réunissant les
malades qui offrent la plus grande somme de similitudes pathologiques. Soigner cinq phthisiques d'une salle par une recette,
cinq autres par un moyen différent, et vouloir conclure, c'est
méconnaître absolument les règles d'une expérimentation sérieuse et enlever tout crédit aux résultats qu'on annonce. D'ailleurs le milieu nosocomial est beaucoup moins favorable pour

essayer une médication dans la phthisie que le milieu familial, et il faut réunir ces deux champs d'observation clinique pour conclure.

Il y a des contre-indications positives à l'emploi de cette médication, et ce serait servir aussi mal ses intérêts que ceux des malades que de la présenter comme une selle à tous chevaux ; ce serait en tout cas singulièrement méconnaître ma pensée. On me permettra donc de spécifier plus nettement encore que je ne l'avais fait dans ma première édition les indications et les contre-indications du traitement rasorien de la phthisie pulmonaire par l'émétique.

La phthisie galopante, qui, ainsi que l'a si bien démontré Trousseau [1], doit être distinguée de la phthisie rapide, dont elle diffère au point de vue symptomatique et anatomo-pathologique, la phthisie galopante, dis-je, m'a paru réfractaire dans tous les cas à l'action du tartre stibié ; pour mon compte du moins, je n'ai jamais rien obtenu de ce médicament contre l'une ou l'autre des deux formes, catarrhale ou typhoïque, de la phthisie granuleuse. Cette sorte de phthisie, si commune chez les nègres qui émigrent des pays intertropicaux vers les climats froids de l'Europe, marche imperturbablement vers une issue funeste, sans que la fièvre soit en rien modifiée par la médication rasorienne. J'avais eu l'espoir, dans le principe, que l'état d'extrême acuité fébrile qui caractérise cette forme de phthisie la rendrait facilement impressionnable au tartre stibié ; mais l'expérience n'a pas tardé à me démontrer que ce moyen échouait, comme tous les autres, contre cette irrémédiable dégénérescence pulmonaire.

Une condition pour que le tartre stibié soit indiqué, c'est qu'il y ait de la fièvre. Les données les plus plausibles de la physiologie pathologique permettent de considérer la fièvre hectique à exacerbations vespérales terminées par des sueurs comme une véritable fièvre de ramollissement ou de suppuration. Une phthisie sans fièvre est une phthisie qui ne s'accroît pas, ou du moins une phthisie dans laquelle le tissu pulmonaire

1. Trousseau, *Clinique méd. de l'Hôtel-Dieu*, 5e édit. Paris, 1877, t. I.

péri-tuberculeux ne réagit pas contre le corps étranger, tubercule ou matière caséeuse, qui l'infiltre. La fièvre s'allume-t-elle
avec un certain degré de permanence, on peut en conclure que
les vésicules pulmonaires qui entourent ces produits morbides
s'enflamment, s'indurent, se pénètrent d'une lymphe plastique
qui les rend imperméables à l'air, et qui deviendra bientôt
la trame de nouveaux dépôts. C'est contre ces pneumonies
vésiculaires, microscopiques, que le tartre stibié déploie toute
son efficacité; il arrête le mouvement fébrile et, avec lui, le
travail de désorganisation pulmonaire dont la fièvre n'est que
le reflet. En dehors de cette condition d'un état fébrile évident, je n'ai jamais prescrit le tartre stibié, et, si j'en prolonge
l'administration une fois que la fièvre est éteinte, c'est pour
me ménager contre son retour une garantie plus complète.
La forme de phthisie dite *torpide*, dans laquelle il n'y a que
peu ou point de fièvre, me paraît contre-indiquer le tartre
stibié, ou du moins ce médicament me semble-t-il devoir être
inutile dans ce cas.

L'émétique peut être avantageux à tous les degrés de la
phthisie, mais il ne l'est pas également dans toutes. Pendant
la période de crudité, où, sauf les signes physiques et anam-
nestiques, le sujet doit être plutôt considéré comme en imminence morbide que comme en état de maladie, l'usage du
tartre stibié n'est pas indiqué, à moins que le phthisique ne
contracte accidentellement une bronchite assez aiguë.

Cette affection, d'habitude si légère et qui tend spontanément à la guérison quand les poumons sont sains, hâte singulièrement leur désorganisation quand ils renferment un germe
diathésique. Or l'émétique, dans ce cas, constitue une ressource préventive des plus précieuses. A notre avis, *toute bronchite fébrile survenant chez un individu à poumons suspects
exige la médication rasorienne*. On obtiendra, en effet, bien
plus complètement et bien plus sûrement par l'émétique le
résultat que l'on va demander, avec des chances très aléatoires,
aux antimoniaux insolubles; on aura gagné du temps si la
bronchite est simple, et de la sécurité si elle occupe des poumons prédisposés à la phthisie. J'attache une importance très

grande à cette règle de conduite ; si l'on s'y conformait plus
habituellement, on couperait court à ces *rhumes négligés*, eu-
phémisme vulgaire dont nous autres médecins connaissons la
signification terrible. La bronchite intercurrente de la phthisie
au premier degré s'accompagnant toujours de fièvre quand elle
est un peu profonde, l'indication de l'émétique, dans ce cas,
relève de la règle que nous avons posée tout à l'heure sur la
nécessité d'un certain mouvement fébrile pour que l'emploi du
médicament soit opportun. Et nous devons dire ici que c'est
pour nous une question d'*utilité* et non pas de *possibilité ;* nous
n'admettons nullement avec Rasori que la fièvre, expression
de ce qu'il appelait la *diathèse de stimulus*, soit une condition
de la tolérance stibiée ; bien au contraire, cette tolérance se
manifeste au minimum au début du traitement et en plein état
fébrile, tandis qu'au contraire elle se consolide quand la fièvre
est éteinte. La fièvre ici n'est qu'une indication.

Le passage du premier au deuxième degré de la phthisie est
la véritable période d'opportunité pour l'emploi de l'émétique.
A cette époque, en effet, les lésions ne sont pas encore très
avancées ; les zones pulmonaires, placées dans l'intervalle des
dépôts tuberculeux ou caséeux, suffisent aux besoins de l'hématose ; les troubles sympathiques fonctionnels sont nuls ou
peu développés, et la nutrition n'a pas encore beaucoup souffert : toutes circonstances qui sont des garanties d'innocuité et
de réussite. Ce ramollissement se fait le plus habituellement
par points isolés et par poussées successives ; parvient-on à
enrayer chacune d'elles par un emploi judicieux et prolongé
de l'émétique, on maintient l'affection à l'état stationnaire et
on réalise ainsi le meilleur résultat que la thérapeutique la
plus ambitieuse puisse poursuivre.

Lorsque la fièvre hectique de ramollissement existe depuis
quelque temps déjà avec ses caractères les plus accentués, il
est évident que, plus encore que dans la période de transition
signalée tout à l'heure, l'usage énergique et soutenu de l'émétique trouve son indication.

On ne saurait dire, d'une manière générale, que l'émétique
est contre-indiqué dans la troisième période de la phthisie pul-

monaire. On a voulu spécifier cette période anatomiquement par le fait de l'existence d'une ou de plusieurs excavations pulmonaires; mais je me demande si cette caractérisation, bonne en anatomie pathologique, n'est pas, en clinique, de nature à égarer. Une caverne peut exister dans des limites restreintes, sans graves altérations du tissu pulmonaire ambiant, sans retentissement sérieux sur la nutrition; or le sujet sera moins sérieusement menacé par cette lésion que par une phthisie au deuxième degré seulement, mais plus généralisée. D'ailleurs, ainsi que l'a fait excellemment observer Pidoux, les altérations du poumon ne mesurent pas exactement la carrière promise aux tuberculeux; tel meurt avec une surface d'hématose représentée par 10, tel autre vit et atteint une certaine longévité avec un chiffre 4 de vésicules pulmonaires. L'exploration physique de la poitrine est, en clinique, un merveilleux complément d'observation, mais n'est pas autre chose; il ne faut pas non plus exagérer son importance en thérapeutique. Les anciens, privés du secours de l'auscultation, étudiaient avec une sagacité merveilleuse les signes extérieurs et les signes généraux de la phthisie, et nous avons peut-être beaucoup à réapprendre sous ce rapport. Or, dans le cas dont il s'agit, je crois que les indications de l'émétique doivent plutôt se tirer de l'état général que de l'état local; et qu'alors même que l'auscultation a révélé du gargouillement ou de la pectoriloquie, s'il y a de la fièvre, si l'amaigrissement n'a pas atteint les limites du marasme et si par ailleurs l'état des fonctions digestives le permet, on peut hardiment instituer cette médication. C'est ce que j'ai fait plusieurs fois, et je n'ai jamais eu à m'en repentir.

Les contre-indications à l'emploi de l'émétique dans le traitement de la phthisie sont de diverses natures. Nous avons vu plus haut que la forme granuleuse de cette affection s'en accommodait très mal. Il est évident, d'un autre côté, que l'étendue des lésions pulmonaires, appréciée par l'auscultation, peut légitimement éloigner de l'emploi d'un moyen qui, quoi qu'on fasse, est perturbateur; que l'existence d'une complication, constituant un danger qui prime par son imminence celui de la phthisie elle-même (d'une laryngite ulcéreuse, par exemple), est aussi une raison d'abstention. Il en est de même de l'intensité des symptômes de colliquation : sueurs, diarrhée, marasme, arthrodynies, qui, lorsqu'ils sont réunis, accusent une tendance à une terminaison funeste contre laquelle il n'y a pas de lutte possible. Mais il est deux signes moins expressifs et auxquels j'attache une grande importance comme contre-indication : je veux parler de l'état du pouls et de la langue. Lorsque le pouls dépasse habituellement 100, qu'il est mal calibré, ondulant, dépressible, qu'il n'y a que peu de chaleur à la peau, et que ces signes coexistent en même temps avec une altération profonde de la nutrition, j'ai bien garde d'intervenir. C'est en administrant le tartre stibié dans un cas analogue qu'un expérimentateur, fort distingué du reste, a vu survenir des accidents qu'il a eu tort d'imputer à la méthode elle-même, tandis qu'ils n'étaient applicables qu'à son application inopportune [1]. J'ai aussi l'habitude d'interroger soigneusement l'état de la langue avant de prescrire l'émétique ; est-elle large, étalée, humide ou saburrale, d'une couleur rosée sur les bords, j'ai la certitude que la tolérance sera obtenue aisément ; si, au contraire, elle s'offre sous un aspect lancéolé, si sa surface, dépouillée d'épithélium, est lisse, rouge, et laisse en quelque sorte voir comme à nu les fibres musculaires, l'émétique serait intempestif, le malade le tolérerait mal, le muguet et une diarrhée colliquative seraient la conséquence de son emploi. A une époque où je n'avais qu'une expérience insuffisante de ce traitement, j'y ai eu recours dans un cas analogue; et, si j'ai pu me rendre maître des accidents que provoqua l'émétique, il n'en fut pas moins la cause d'une perturbation aussi pénible qu'inutile.

Il va sans dire que les sujets faibles, débilités, gastralgiques, enclins aux syncopes par une disposition originelle ou par le fait de la coexistence d'une affection du cœur, sont dans de

1. Ferrier, *Observation témoignant que le tartre stibié à hautes doses ne saurait être administré impunément à tous les phthisiques*, in *Bulletin de thérap.*, LX, 131. J'ai précisément prémuni contre la généralisation abusive de ce traitement à *toutes* les phthisies et à *tous* les phthisiques. Voir ma réponse à cette observation (*Bulletin de thérapeutique*, LX, 136).

mauvaises conditions pour supporter le traitement et pour en retirer quelque bénéfice. Les malades pusillanimes ou capricieux, ceux qui ne sentent pas assez la gravité de leur état pour comprendre la nécessité de se soumettre à une médication dont les débuts sont pénibles, n'offrent que des garanties médiocres de persistance, et le tact du médecin doit s'exercer à pénétrer ces contre-indications morales, comme il s'exerce à rechercher les contre-indications physiques. C'est là, en effet, une médication dans laquelle le malade doit seconder son médecin et se livrer complètement à lui, sous peine de renoncer en pure perte au traitement, au moment où l'établissement de la tolérance va lui en faire recueillir les fruits. Il ne faudrait pas cependant s'exagérer la résistance des malades ; la conviction qui est dans l'esprit et dans le langage de l'homme auquel ils ont confié leur santé se communique aisément à eux, et il m'arrive bien rarement de rencontrer une indocilité dont je ne vienne à bout.

La grossesse et l'époque cataméniale sont-elles des raisons de ne pas instituer le traitement par l'émétique, ou du moins de le retarder?

En ce qui concerne la grossesse, Grisolle [1], après quelques réserves un peu timides, en vient, avec son sens pratique exquis, à reconnaître que les vomissements provoqués ne doivent pas être plus abortifs que les vomissements incoercibles de la grossesse, et que l'avortement dans la pneumonie doit être imputé à l'affection elle-même bien plus qu'au tartre stibié administré pour la combattre [2]. Je crois aussi que la question doit être jugée dans ce sens en ce qui concerne l'application du traitement rasorien à la phthisie. Le docteur Le Roy de Méricourt n'a pas hésité à soumettre à cette médication

---

1. Grisolle, *Traité de la pneumonie*, 2e édit., Paris, 1864, p. 653.
2. Le joug des incompatibilités médicamenteuses pendant la grossesse est un des plus insupportables que le praticien ait à endurer. Le vulgaire est armé sous ce rapport d'une foule de préjugés, que, bon gré mal gré, le médecin est obligé de subir. D'une manière générale, on peut dire cependant que les maladies aiguës, quand elles sont graves, sont plus abortives que les médications qu'elles réclament. Il faut certainement, en cette matière, de la prudence ; mais une abstention trop timide conduit souvent au résultat qu'elle se propose d'éviter.

une jeune femme au début d'une première grossesse; et, bien
que la tolérance ait été tardive et achetée au prix de vomissements laborieux, l'avortement ne survint pas, et l'émétique
amena chez cette malade, qui présentait une fièvre de ramollissement, une amélioration qui se continuait encore au bout de
dix-huit mois, malgré l'épreuve si redoutable de la puerpéralité.

Quant aux époques menstruelles, il ne faut évidemment pas
les choisir pour instituer le traitement; mais un fait que j'ai
observé tend à me démontrer que les menstrues ne sont en
rien troublées par cette médication. En tout cas, une fois la
tolérance établie, il n'y a pas lieu de suspendre l'émétique aux
époques où les règles reviennent.

IV. *Effets physiologiques et curatifs*. — 1° Les effets physiologiques produits par la médication rasorienne appliquée au
traitement de la phthisie ne diffèrent en rien, on le pressent,
de ceux que l'on constate quand le médicament est administré
dans le cours d'une pneumonie. Il m'a semblé toutefois, peut-
être, à raison des précautions signalées plus haut, que la
tolérance s'obtient plus vite, et au prix de moins de souffrances, dans la première de ces deux affections. Or, la fièvre
réactionnelle étant de beaucoup plus énergique dans la pleuropneumonie franche, ce fait prouve une fois de plus combien
l'intensité de la prétendue diathèse de stimulus invoquée par
Rasori est une condition indifférente au point de vue de la
tolérance stibiée.

Les fonctions digestives sont naturellement les premières et
les plus intéressées dans ce traitement. On trouvera sans doute
quelques cas où les vomissements et la diarrhée persisteront
au point d'empêcher la continuation du médicament (le tartre
stibié reconnaît, comme toutes les substances actives, l'influence
de certaines répugnances idiosyncrasiques qu'il faut reconnaître
et non heurter) [1]; mais j'affirme que ce sont là, quand on se

---

1. Il est des personnes qui ont une impressionnabilité excessive au
tartre stibié, qui rappelle celle des enfants; rien, si l'on n'est renseigné
par le malade, ne peut la faire prévoir; mais la tolérance peut toujours
être tâtée, et, s'il survient des accidents, on s'en rend facilement maître.

place dans de bonnes conditions d'expérimentation, des faits purement exceptionnels. Les vomissements du début, une fois enrayés, ne reparaissent plus qu'accidentellement et surtout, comme nous l'avons déjà dit, quand le malade prend la première cuillerée de potion à jeun, dans l'état de vacuité de l'estomac ; mais de temps en temps il peut se manifester encore des nausées passagères. Il n'en est pas de même de la diarrhée. Après les premières évacuations liquides du début, j'ai presque toujours constaté ou l'état normal des fonctions intestinales, ou, ce qui est plus fréquent, une constipation assez opiniâtre pour exiger d'être combattue par des moyens appropriés. Est-elle due à l'administration quotidienne des petites doses d'opium incorporées dans la potion, ou bien dépend-elle du mouvement antipéristaltique sourd que provoque l'action de l'émétique et qui se révèle de temps en temps par la réapparition des nausées ? L'une et l'autre cause concourent peut-être à la produire. Ce qu'il y a de remarquable, c'est l'intégrité de l'appétit une fois que la tolérance est établie solidement, même chez les individus qui ressentent de temps en temps des nausées. Un rapprochement légitime peut être établi entre cet état des fonctions digestives et celui qui existe chez les femmes en proie aux troubles sympathiques de la grossesse. J'ai souvent montré dans mon service des malades soumis à des doses journalières de 20 centigr. de tartre stibié et qui dévoraient littéralement la ration très substantielle et très copieuse que je leur accordais. Il y a également sous ce rapport, je le répète, une analogie frappante entre le tartre stibié et l'arsenic.

Je m'attendais à voir une administration aussi longue de l'émétique produire la pustulation gutturale qui se constate quelquefois dans la pneumonie après quatre ou cinq potions. Il n'en a rien été ; c'est à peine si je me rappelle quelques cas où cette complication a appelé mon attention ou celle des malades ; dans aucun du reste elle n'est devenue un motif d'interruption momentanée et, à plus forte raison, de cessation définitive du traitement. Il est vrai que je recommande, pour l'éviter, une précaution bien simple et qui me paraît atteindre parfaitement le but. Toutes les fois que mes malades ingèrent une cuillerée de potion, ils se gargarisent immédiatement après avec quelques gorgées d'eau froide. J'ai étendu cette précaution au traitement de la pneumonie, et je dirai, incidemment, que je lui dois de ne plus rencontrer dans cette dernière affection de pustulation stibiée de la gorge. Cet accident me paraît, en effet, être bien moins l'indice d'une saturation antimoniale de l'économie qu'un effet purement topique. Si la première hypothèse était fondée, des malades qui prennent de l'émétique depuis un, deux et même trois mois, devraient présenter très habituellement cette complication. Or l'expérience montre qu'il n'en est rien.

2° Nous avons longuement parlé plus haut des circonstances qui retardent ou favorisent la tolérance stibiée, de celles qui la suspendent momentanément, et ces détails complètent ce que nous avions à dire des effets physiologiques du médicament. La diminution de la fréquence et de la dureté du pouls et la chute de la chaleur fébrile sont, en effet, bien moins des effets physiologiques que des effets curatifs. Occupons-nous dès à présent de ceux-ci.

Il importe, on ne saurait trop le répéter, de ne pas oublier que le tartre stibié répond, dans le traitement de la phthisie, à une seule indication, bien importante sans doute, mais qu'il ne doit nullement être considéré comme un spécifique à action curative à peu près certaine. Le tartre stibié ne guérit pas la phthisie, mais il ralentit ou arrête mieux que nul autre agent (à notre avis du moins) le travail de désorganisation du tissu pulmonaire, et il peut, quand il est convenablement manié, permettre une certaine longévité aux phthisiques. Promettre plus, c'est se leurrer soi-même et leurrer les malades.

Une saine appréciation de la physiologie pathologique de la phthisie conduit à reconnaître que si l'inflammation est dans cette affection un élément secondaire, surajouté, c'est un élément d'une extrême importance, en ce sens qu'il oblitère les vésicules pérituberculeuses, restées jusque-là perméables à l'air, et que la matière dont elles s'infiltrent est vouée sous l'influence de la diathèse antécédente à une rapide transformation tuberculeuse; l'inflammation intervient donc dans l'ex-

tension progressive des lésions pulmonaires, et la fièvre en est
l'expression constante. Or le tartre stibié agit sur ces pneumonies vésiculaires microscopiques comme il agit sur les pneumonies lobaires ; il fait tomber en même temps l'inflammation
et la fièvre, et, sous son influence, la phthisie passe à l'état
torpide, apyrétique, c'est-à-dire stationnaire. Ce bénéfice que
la nature réalise quelquefois seule en faisant surgir dans le
cours d'une phthisie ces périodes de sommeil, d'arrêt, dont on
constate le début et la fin sans en comprendre habituellement
le motif, le tartre stibié, dis-je, peut le procurer également,
ouvrir une voie d'opportunité aux moyens qui combattent la
diarrhée tuberculeuse ou qui relèvent la nutrition ; et, si l'on y
recourt à chaque poussée aiguë, on peut, en invoquant par ailleurs toutes les ressources de l'hygiène, prolonger singulièrement la vie des tuberculeux. Voilà ce que le tartre stibié,
comme la digitale, comme l'ipéca, peut donner ; voilà tout ce
qu'il peut donner. Lui demander plus, c'est discréditer gratuitement une médication que nous croyons sérieusement utile.

La fièvre, ai-je dit, est l'indice de l'opportunité de l'émétique ; la chute plus ou moins rapide de la fièvre est l'indice de
son utilité. Il n'est pas rare que cet effet soit obtenu dès le
deuxième ou le troisième jour de l'administration du tartre
stibié ; quelquefois cependant, il est plus tardif, et dans ce cas
il peut être avantageux, si la tolérance se dessine, d'augmenter
la dose journalière du médicament, sauf à la diminuer progressivement dès que la fièvre aura baissé. Et ici il importe de ne
pas mesurer seulement la fièvre par la fréquence des battements de l'artère. Le pouls est habituellement très vite chez
les phthisiques, principalement chez les femmes, et le nombre
des pulsations ne saurait indiquer chez ces malades l'état fébrile ou apyrétique. L'appréciation de la chaleur de la peau,
les sensations de malaise accusées par les patients et surtout
l'intensité des sueurs qui terminent chacun de leurs accès hectiques sont, pour apprécier la chute de la fièvre, des indices
bien autrement sûrs.

Quand la fièvre tombe peu à peu, quand la tolérance s'établit franchement, quand enfin le besoin de réparation s'accuse

par un appétit assez vif, tout se passe aussi favorablement que
possible, et on peut se tenir pour assuré que le but de la médication stibiée sera pleinement atteint. Malheureusement, si ce
résultat favorable se constate souvent, il ne constitue pas une
règle sans exception. Il est un certain nombre de phthisiques
chez lesquels, malgré une tolérance complète, la fièvre ne
tombe pas ; j'ai l'habitude alors, et au bout de huit ou dix
jours, d'interrompre un traitement dont ces cas révèlent en
même temps et l'inutilité et la parfaite innocuité. J'en ai rencontré un certain nombre ; mais je ne saurais, quant à présent
du moins, signaler les indices propres à les reconnaître. Aussi,
quand les conditions d'opportunité signalées plus haut sont
réunies, j'essaye toujours, tant je suis convaincu qu'il est inoffensif d'essayer, mais je ne m'obstine pas. Cette médication n'a
pas le privilège, refusé à toutes les autres, de réussir constamment ; mais les résultats qu'elle fournit souvent sont assez
beaux pour qu'elle ne soit pas discréditée par des échecs qui ne
font d'ailleurs courir aucun risque sérieux aux malades, quand
on a tenu compte des contre-indications et des règles posées
plus haut.

Je résumerai dans les conclusions suivantes les idées qui
précèdent et auxquelles j'ai dû accorder des développements
en rapport avec leur importance pratique :

1° L'inflammation pérituberculeuse joue un rôle considérable
dans l'extension et l'évolution de la phthisie pulmonaire.

2° La fièvre en est l'expression constante. Toutes les fois
qu'elle existe, elle accuse un travail de destruction progressive
du tissu pulmonaire.

3° L'émétique à doses rasoriennes et prolongées pendant un
temps qui varie de un à deux mois développe, contre ces inflammations vésiculaires subaiguës, une efficacité analogue à
celle qu'il a dans le cas de pneumonies lobaires franches, toute
réserve faite, bien entendu, de la nature des deux maladies ; il
fait tomber la fièvre et donne à la phthisie une allure chronique et stationnaire.

4° La tolérance peut, à la condition de certaines précautions
et d'une diététique convenable, s'obtenir et se maintenir aisé-

ment, de telle façon que l'on ne saurait arguer contre cette médication des souffrances qu'elle impose aux malades[1].

5° La médication stibiée, quand elle est employée avec prudence et discernement, est parfaitement inoffensive.

6° L'emploi de l'émétique ne s'adresse qu'aux périodes fébriles de la phthisie ; il n'exclut en rien les moyens adjuvants tirés de la matière médicale ou de l'hygiène ; il doit dans tous les cas, et après un temps de repos suffisant, être suivi de l'usage des sulfureux, principalement des eaux thermales, des balsamiques et des huiles de poissons, tous moyens qui, comme on le sait, sont formellement contre-indiqués dès qu'il y a de la fièvre.

7° En alternant l'usage de l'émétique pendant les périodes fébriles et celui des moyens que nous venons d'indiquer pendant les périodes apyrétiques, et en procurant aux malades le bénéfice de conditions hygiéniques bien entendues, on arrivera habituellement à prolonger leur vie d'une manière très notable.

8° L'émétique intervient si peu dans la phthisie fébrile à titre de spécifique, que tous les défervescents peuvent se substituer à lui. L'instrument change, la médication reste substantiellement la même[2].

§ 2. — *Ipéca.*

Dans la première édition de ce livre, j'annonçais que je n'avais employé qu'une fois l'ipéca dans un cas de phthisie avec fièvre, mais que le traitement n'avait pas été assez prolongé pour que je pusse arriver à une conclusion précise sur l'aptitude de ce médicament à remplacer l'émétique. J'ajoutais alors : « Je ne doute pas, par analogie avec les résultats que fournit l'ipéca dans la pneumonie, qu'une infusion concentrée de ce médicament, additionnée de sirop diacode et d'eau de laurier-cerise, ne

---

1. « Je vois tous les jours la tolérance durer indéfiniment chez les convalescents qui ont repris l'appétit et les forces. Ce fait contrarie la théorie de M. Rasori. » (Laennec, *Traité de l'auscultation médiate*, 2ᵉ éd., 1826, t. I, p. 505.)

2. On a employé aussi les antimoniaux insolubles ; mais on ne saurait, à mon avis, leur demander l'action bien autrement énergique de l'émétique. C'est ainsi qu'Ettmuller louait beaucoup l'antimoine diaphorétique (*De nutritione partium læsa*, vol. II, p. 240).

fournisse des résultats très analogues à ceux de la potion stibiée. Il y aurait des essais intéressants à faire sur la substitution de l'ipéca à l'émétique dans le traitement de la phthisie ; j'y ai songé, mais je n'ai pas eu le temps de les aborder jusqu'ici [1]. » Depuis l'époque où j'écrivais ces lignes, mon opinion s'est faite sur ce point de pratique, et je considère l'ipéca comme ayant la même utilité que le tartre stibié dans la phthisie fébrile. Son action est peut-être moins sûre et moins énergique que celle de l'émétique ; mais il est bien plus aisément toléré, et je le crois particulièrement indiqué dans ces formes indécises où, la fièvre étant vive, le pouls est peu résistant, mal calibré et où en même temps les forces n'inspirent pas grande confiance. Chez les femmes, l'emploi de l'ipéca doit être la règle, et celui de l'émétique l'exception.

Au reste, ce n'est pas là un moyen nouveau dans le traitement de la phthisie. Richter, Weber, mais surtout Reid l'ont employé. Ce dernier auteur avait même fait de cette substance la base d'une méthode thérapeutique qui a conservé son nom et qui, sauf la nature du médicament, se rapproche singulièrement de celle que nous employons. Il parle des appréhensions que les malades éprouvaient à l'idée de prendre « pendant plusieurs mois une substance vomitive ; mais il affirme qu'il n'a jamais vu le moindre inconvénient résulter de cette médication, quand elle était instituée avec des précautions convenables » (I can safely affirm, and I am warranted to do so by the best of all tests, experience, that I never saw any bad effects from a course of this kind continued for *several months* with proper precautions) [2].

Il y a avait quatre ans que nous avions commencé nos essais sur le traitement rasorien de la phthisie par l'émétique, lorsque le passage de Reid que nous venons de citer nous tomba sous les yeux. Il est inutile de dire que nous avons recueilli avec un vif plaisir ce témoignage (dont nous n'avions pas besoin du reste, convaincu comme nous l'étions par notre propre expérience), relativement à l'innocuité d'une substance vomitive prise pendant

1. Foussagrives, *op. cit.*, p. 104.
2. Reid, *An Essay on the phthisis pulmonalis,* p. 186.

plusieurs mois, et à la solidité de la tolérance. Seulement, pour l'ipéca, comme pour l'émétique, le succès de la médication dépend de l'observation rigoureuse de certaines précautions (*proper precautions*). C'est, je le répète, un traitement complexe, dans lequel l'émétique ou l'ipéca jouent le rôle principal sans doute, mais où ces agents ne réussissent qu'à la condition de l'observance stricte de cet ensemble de règles qui constituent une méthode thérapeutique.

En 1866, j'invoquais comme présomption d'utilité la grande ressemblance d'action de l'émétique et de l'ipéca, et l'usage si utile que l'on fait à Montpellier de ce dernier médicament employé, suivant les errements de la méthode de Broussonnet, pour combattre certaines pneumonies. J'y ai eu recours depuis cette époque dans un bon nombre de cas de phthisie, et, si j'avais aujourd'hui à me priver des services de l'un de ces deux médicaments dans la phthisie fébrile, c'est certainement l'émétique que je sacrifierais. Ai-je besoin de répéter que c'est la même médication avec deux agents différents et qu'il s'agit avec l'ipéca, comme avec l'émétique, de combattre les pneumonies lobulaires péri-tuberculeuses? Ce que j'ai dit plus haut des modes d'administration de l'émétique et des moyens d'arriver à le faire tolérer s'applique du reste entièrement à l'ipéca, et je me crois dispensé d'insister plus longtemps sur l'emploi de cette dernière substance. Indications, contre-indications, mode d'emploi, tout est semblable.

§ 3. — *Digitale.*

La digitale a été fréquemment employée dans le traitement de la phthisie pulmonaire.

L'action antiphlogistique de ce beau médicament est un des faits de son histoire qui ont été le mieux établis dans les études importantes dont il a été l'objet depuis quinze ans, et elle explique et justifie son emploi pour combattre l'élément inflammatoire qui joue dans l'évolution de la phthisie un rôle si considérable. Un médicament qui diminue la chaleur organique, toujours surélevée chez les phthisiques fébricitants, qui abaisse le rhythme de la circulation et de la respiration constamment surexcité chez ces malades, a certainement sa place dans le traitement rasorien de la phthisie. Or les recherches entreprises dans ces dernières années sur l'action physiologique de la digitale et de la digitaline [1] ne permettent pas de contester la réalité de ce triple effet produit par ces substances sur l'économie. Les expériences de laboratoire sont d'ailleurs parfaitement confirmées par l'observation clinique. Elle enseigne que la digitale est un de nos meilleurs défervescents et un de nos plus sûrs antiphlogistiques. Hirtz a démontré que la médication rasorienne de la pneumonie aiguë pouvait remplacer le tartre stibié par la digitale, et que dans les deux cas l'éréthisme inflammatoire tombait de façon à rendre évidente la grande analogie d'action des deux médicaments [2]. De même aussi, la digitale déploie dans le rhumatisme articulaire aigu une action antiphlogistique et défervescente très utile, comme l'a démontré Oulmont [3], mais sans toucher au fond diathésique de la maladie. Le patient reste rhumatisant comme avant quant à sa diathèse, mais il n'est plus fébricitant, et les manifestations inflammatoires du rhumatisme sont refrénées sous l'influence de la digitale. Ainsi, des phthisiques chez lesquels la digitale, de même que le tartre stibié, de même que l'ipéca, laisse intacte la diathèse qui les opprime, mais combat avec succès la fièvre et l'inflammation péri-tuberculeuse. C'est un instrument de la médication rasorienne de la phthisie, et rien de plus.

Signalé par Fuchs comme utile à ce point de vue, ce médicament a été l'objet en Angleterre, principalement en Écosse, d'expériences nombreuses et dont les résultats ont été diversement interprétés. Les essais les plus sérieux dont ce point de

1. On peut prendre une connaissance très complète et très exacte de l'action de la digitale et de la digitaline en lisant le beau travail publié sur ces médicaments par un des thérapeutistes les plus distingués de l'Angleterre, Louder Brunton (*On Digitalis, with some observations on the urine*, London, 1868).
2. Hirtz, *Dict. de méd. et de chir. pratiques*, sous la direction de Jaccoud. Paris, 1869, t. XI, art. DIGITALE.
3. Voy. Oulmont, *Mémoire sur l'action de la digitale dans l'état fébrile et en particulier dans le rhumatisme articulaire aigu* (*Bullet. de l'Acad. de médecine*, 1867, t. XXXII, p. 633).

thérapeutique ait été l'objet sont dus au docteur Magenni, qui les institua, en 1799, sur huit prisonniers français présentant des phthisies avancées. Six étaient arrivés au troisième degré, et deux n'avaient pas dépassé le second. Au bout de trois semaines d'administration de la teinture de digitale (*foxglove tincture*), l'expectoration avait diminué de moitié, la toux était moindre, le pouls était tombé de cent ou cent dix entre cinquante et soixante-cinq. Par malheur, cette amélioration fut passagère; une recrudescence de temps froid ramena les accidents graves; cinq succombèrent, deux guérirent, et le huitième fut renvoyé en France dans un état relativement meilleur, mais il fut impossible d'avoir ultérieurement de ses nouvelles. Ces cas étaient certainement choisis d'une façon peu favorable. Magenni fit de nouveaux essais à l'hôpital de la marine de Plymouth. La teinture alcoolique qu'il employa était au quart; plus tard, il recourut à une teinture aux quatre cinquièmes, mais en diminuant les quantités. Avec la première, il allait jusqu'à des doses variant de cinquante à deux cents et même trois cents gouttes par jour : quantité considérable et à laquelle il ne faudrait certainement pas arriver trop vite. Soixante-douze malades furent soumis à ce traitement. Sur ce nombre, vingt-cinq arrivés à la période de purulence, et quinze à la première période seulement, recouvrèrent la santé. Le travail de Magenni respire une candeur et une bonne foi qui intéressent; il ne dissimule pas ses insuccès, et il reproduit dans un tableau récapitulatif les noms et les professions des malades qu'il a soumis à l'action de la digitale; les observations qu'il rapporte *in extenso* sont bien faites et accusent un observateur exact et laborieux [1]; à tous ces titres, les résultats qu'il énonce méritent de fixer l'attention.

Fowler, Beddoe, Douglas, etc., ont fourni également des témoignages en faveur de l'utilité de ce médicament.

Giacomini [2], qui rappelle avec une complaisance visible

1. *The Edinburgh Practice of physic, surgery and midwifery.* London, 1803, p. 190 et suiv.
2. Giacomini, *Traité de thérapeutique et de matière médicale*, traduction Mojon, 1839, p. 173.

toutes ces louanges prodiguées à la digitale (parce qu'elles
confirment sa théorie pathogénique sur la nature de la phthisie,
qui ne serait qu'une *pneumo-artérite* lente, et sa théorie thérapeutique sur l'action de la digitale, qu'il classe parmi les
hyposthénisants cardiaco-vasculaires), Giacomini, dis-je, pense
avec Bayle que ce médicament est susceptible de guérir certaines formes de phthisie.

En 1848, un médecin français, le docteur Faure [1], rappela
l'attention sur ce moyen et publia deux observations dans
lesquelles la digitale donnée, sous forme de teinture, à des
doses atteignant progressivement jusqu'à deux cents et même
deux cent cinquante gouttes, avait amélioré, d'une manière
très remarquable, l'état des malades.

Forget [2] voulut essayer de son côté; mais sa malade, qui en
était arrivée à cent gouttes de teinture, mourut inopinément, et
on put se demander si la digitale n'avait pas contribué à cette
catastrophe. Cela me paraît peu probable ; la digitale n'est
toxique qu'à des doses plus élevées. Ne sait-on pas que dans
ces dernières années elle a été employée contre la métrorrhagie
à des doses considérables; et d'ailleurs tous les auteurs ont
signalé dans la phthisie ces morts brusques et inopinées qui
déjouent toutes les prévisions et qu'on ne peut s'expliquer.

Duclos et Hirtz [3], en préconisant la digitale dans la pneumonie, sont venus apporter un témoignage indirect en faveur
de l'utilité de cette substance dans la phthisie fébrile.

Il est impossible, en effet, de faire table rase des succès
relatifs obtenus de la digitale par les observateurs qui l'ont
employée contre la phthisie, et on peut les expliquer par la
sédation inflammatoire qu'elle produit, et par le ralentissement

1. Faure, *Bulletin de thérapeutique*, 1848, t. XXXIV, p. 145, et *Gaz.
méd. de Strasbourg*, septembre 1848.
2. Forget, *Traitement de la phthisie, empoisonnement par la digitale*
(*Gazette médicale de Strasbourg*, 1848). — *Principes de thérapeutique*.
Paris, 1860, p. 480.
3. Duclos et Hirtz, *Bulletin de thérap.*, t. LI, p. 97, et t. LXII, p. 145.
La formule du traitement de la pneumonie par la digitale conseillée par
Hirtz (75 centigr. à 1 gramme de poudre de feuilles pour 100 grammes
d'eau et 20 grammes de sirop) peut être employée dans la phthisie
fébrile.

circulatoire qui est habituellement la conséquence de son administration. Ici encore, il y aurait place pour des essais certainement intéressants et probablement utiles; mais nous croyons de prudence de ne pas brusquer la progression des doses et surtout de ne pas atteindre les limites maxima indiquées par Magenni. Mieux vaut, une fois la circulation impressionnée par le médicament, en prolonger l'administration que d'en exagérer les doses.

§ 4. — *Sulfates de zinc et de cuivre.*

Je ne cite l'emploi de ces composés dans la phthisie que pour montrer que toutes les substances vomitives ont été successivement recommandées contre cette maladie. Est-ce une rencontre fortuite? Ne faut-il pas en conclure plutôt à l'extrême utilité de ces agents contre l'*un des éléments* de la phthisie? Or cet élément est, pour nous, l'inflammation pulmonaire avec la fièvre qui en est le symptôme.

Le *sulfate de cuivre* a surtout été employé par les médecins anglais et américains. Swediaur, Simmons, Seuter, etc., ont exalté la valeur de ce moyen, qu'ils employaient tantôt à doses vomitives, tantôt à doses altérantes. Les pilules que Swediaur conseillait aux phthisiques réunissaient le sulfate de cuivre à l'ipéca. Chaque pilule contenait un peu plus de 2 grains de chaque substance; on en donnait 2 à 3 deux fois par semaine.

Le *sulfate de zinc* forme, en Amérique, la base du traitement, dit de Moseley, dans lequel on associe l'action de l'alun, la cochenille et le sulfate de zinc, médication confuse que Rufz a remplacée par le seul sulfate de zinc, auquel il n'attribuait d'ailleurs que des effets analogues à ceux de l'ipéca et de l'émétique [1].

Art. III. — Hyposthénisants faibles ou tempérants.

§ 1er. — *Plomb.*

Si nous appelons de nouveaux essais relativement à l'emploi de la digitale dans la phthisie pulmonaire, nous les répudions

---

1. Rufz, *Du sulfate de zinc substitué à l'ipéca et au tartre stibié dans le traitement de la phthisie*, in *Union médic.*, 1857.

formellement en ce qui concerne le plomb. Beau [1], partant de
ce fait, contestable en hygiène, que les ouvriers cérusiers et
les peintres ne payent qu'un tribut médiocre à la phthisie, en
a conclu à l'utilité de la céruse pour enrayer la marche de
cette affection. Aux faits qu'il a allégués il convient d'opposer
ceux de J. Lecoq, qui a fait sous nos yeux, à l'hôpital de
Cherbourg, des essais qui l'ont convaincu, ainsi que nous, de la
parfaite inutilité de ce moyen [2]. L'acétate de plomb, auquel les
recherches de Leudet [3] et Strohl [4] attribuent une efficacité
réelle contre la pneumonie, réussirait-il mieux dans la phthisie
et combattrait-il efficacement l'élément inflammatoire qui se
surajoute si souvent à cette affection? Cela est possible, cela
est même probable; mais nous avons des moyens moins dangereux pour arriver au même résultat thérapeutique, et il faut
les préférer. Nous n'aurions même pas parlé de ce médicament,
si nous n'avions tenu à prémunir les praticiens contre les
dangers inhérents à son administration.

§ 2. — *Cures de petit-lait, de koumiss et de raisin.*

Ces médications, inaugurées depuis longtemps en Suisse, en
Allemagne et en Russie dans le traitement de certaines formes
de la phthisie pulmonaire, n'ont pas encore pu prendre racine
chez nous, malgré les efforts intelligents de Carrière [5], et
cependant nous croyons, comme lui, que ces moyens, plus
puissants qu'ils ne le paraissent au premier abord, peuvent
rendre de grands services dans le traitement de cette affection.

Les médecins allemands assimilent le petit-lait et le suc du
raisin aux eaux minérales, et les considèrent comme de véritables *eaux minérales organiques* qui doivent aux forces de la

---

1. Beau, *Union médicale,* juillet 1859.
2. Lecoq, *De la médication saturnine dans le traitement de la phthisie
pulmonaire* (*Bull. de thérap.,* 1859, t. LVII, p. 337, 413). J'ai vu un malheureux phthisique pris, à la suite de ce traitement, d'accidents saturnins
très douloureux sans que l'état de sa poitrine ait été en rien amélioré.
3. Leudet, *Bulletin de thérap.,* t. LXIII, p. 335.
4. Strohl, *Gazette méd. de Strasbourg,* 1860.
5. Carrière, *Les cures de petit-lait et de raisin en Allemagne et en Suisse
dans le traitement des maladies chroniques.* Paris, 1860.

vie, sous l'influence de laquelle elles ont été élaborées, une suprématie d'action sur les eaux minérales ordinaires. Cette assimilation est ingénieuse; mais cette supériorité basée sur une interprétation mystique est certainement contestable. Ce qui n'empêche pas que ce double traitement par le petit-lait et le raisin n'ait une utilité réelle, comme nous allons le voir, en analysant rapidement, et en les interprétant à un point de vue critique, les documents que Carrière a consignés dans un ouvrage très bien fait. Occupons-nous d'abord des cures de petit-lait.

I. *Cures de petit-lait.* On fait remonter à Fréd. Hoffmann l'idée des cures de petit-lait (*Molkenkur*); mais c'est seulement au milieu du siècle dernier que fut créé en Suisse le premier établissement consacré à ce genre de traitement [1]; les stations de petit-lait n'ont pas tardé à se multiplier tant en Suisse qu'en Allemagne.

En Allemagne, les cures de petit-lait sont l'objet d'une faveur qui ne se ralentit pas et qui doit reposer sur quelque chose de réel. Rehburg dans le Hanovre, Baden, Badenweiler, Beuron dans le Hohenzollern-Sigmaringen, mais surtout Ischl en Bavière, la Styrie, le Tyrol [2], les Carpathes, en Suisse, le canton d'Appenzell celui d'Unterwald, l'Oberland de Berne [3], offrent au point de vue de cette médication toutes les ressources désirables.

Mais la France, malgré les conditions favorables que lui fait, sous ce rapport, la richesse de ses pâturages, est restée complétement en arrière de ses voisines. Carrière s'est attaché à démontrer que notre pays, « *où le lait coule à pleins bords,* » suivant son expression, serait pour ces cures dans des conditions aussi bonnes que la Suisse, et que ses fromageries constituent des sources de petit-lait très abondantes et qui attendent qu'on les utilise. Ce moment n'est pas encore venu, et la médication séro-lactée est peu connue chez nous, ou bien

1. C'était l'établissement de Gais, dans le canton d'Appenzell, situé par 940 mètres d'altitude.
2. Les principales stations du Tyrol sont Kreuth, Reichenhall, Méran, Ischl, dont l'altitude varie entre 945 mètres et 300 mètres.
3. Les stations de petit-lait de la Suisse les plus connues sont celles de Weisbad, de Gouten, de Heiden, etc.

elle est considérée comme une pratique inspirée par le mysticisme thérapeutique allemand et ne reposant sur rien de scientifique [1].

On peut utiliser toutes les espèces de petit-lait ; mais les médecins allemands donnent, autant que possible, la préférence au
petit-lait de brebis ; ils se fondent sur ce fait que ce lait contient
plus de sels que les autres, et que cette *eau minérale organique*
est, par suite, plus active que celle fournie par le lait de vache
ou de chèvre.

Le petit-lait se prépare avec la présure. « Pour que le petit-
lait soit bon, dit Carrière, il faut qu'il soit neutre ou qu'il
n'accuse qu'une faible réaction acide ; il doit être limpide,
verdâtre ou légèrement opalin et d'une saveur douceâtre. Il y a
des petits-laits qui ne présentent pas toujours une couleur
aussi limpide. Dans beaucoup de stations d'Allemagne, où, du
du reste, le sérum est parfaitement préparé, il se distingue par
une couleur blanche assez opaque, comme s'il était formé d'un
reste de lait. Ce n'est pas un inconvénient tellement grand
qu'il oblige à le rejeter. Il y a même des médecins spéciaux,
des auteurs de monographies sur les cures par ce produit
organique, qui le préfèrent au petit-lait absolument clair [2]. »

Le lait de brebis contient environ quarante grammes de
sucre par litre ; c'est celui qui offre le plus de matériaux
solides, le plus de caséum et le plus de sels [3]. La quantité de
beurre qu'il renferme le place au second rang, après le lait de
chèvre. Je crois avoir dit que la forte proportion de ses matériaux salins est la raison du choix que l'on fait, autant que
possible, de ce lait pour les cures séro-lactées [4]. La qualité des

1. Allevard est la seule de nos stations minérales dans laquelle l'usage
du petit-lait ait été introduit.
2. Carrière, *op. cit.*
3. Je ne parle pas des laits de jument, d'ânesse et surtout de femme,
qui contiennent des proportions beaucoup plus considérables de sels.
4. On prépare le petit-lait à chaud, par l'action de la présure et en se
servant de lait frais. « Laissant de côté l'habileté des préparateurs, dit
Labat, nous voyons que le petit-lait de la montagne se distingue par le
choix des animaux et leur régime, par la fraîcheur du lait et le soin de
tenir le liquide chaud. J'admets volontiers que le séjour des troupeaux
paissant en liberté dans les prairies des Alpes est une condition hygiénique pouvant donner des produits plus savoureux ; je crois à la supé-

pâturages et leur altitude élevée sont considérées comme des conditions favorables. Le petit-lait est un liquide d'une chimie très mobile; il passe facilement à l'acescence; aussi faut-il le préparer au fur et à mesure des besoins.

Valentin a indiqué la composition suivante des petits-laits de brebis, de vache et de chèvre :

	Petit-lait de brebis.	Petit-lait de vache.	Petit-lait de chèvre.
Eau...................	919,6	932,5	933,8
Matières albuminoïdes.	21,3	10,8	11,4
Sucre de lait..........	50,7	50,0	45,3
Matière grasse........	2,5	1,2	3,7
Sels et mat. extractives.	5,9	4,1	5,7

Soit 80,4 de matériaux solides sur 1000 pour le petit-lait de brebis, 66,1 pour le petit-lait de vache, et la même proportion pour le lait de chèvre. Le petit-lait de brebis est donc sensiblement plus nourrissant que l'autre.

Dans les établissements bien tenus, on l'administre à la température normale du lait, c'est-à-dire à 38°c.

Le petit-lait est bu par verres d'une contenance de 120 à 130 grammes; on en prend généralement deux verres à jeun, le matin, en les séparant l'un de l'autre par un exercice d'un quart d'heure; le troisième verre se prend dans l'après-midi; cette dose est souvent dépassée; mais le succès dépend plutôt de la persistance que de l'exagération des doses. La cure doit durer de un mois et demi à trois mois. Elle est favorisée par un régime spécial, basé surtout sur l'usage d'une nourriture contenant peu de principes azotés, des viandes grasses, des végétaux herbacés, des compotes de fruits; les mets farineux et sucrés ne sont permis qu'en petites quantités. Les malades doivent rester un peu sur leur appétit; le vin coupé d'eau est la meilleure boisson; le café et les spiritueux sont interdits. L'exercice est conseillé dans la mesure indiquée par l'état des forces et les conditions atmosphériques.

Hoffmann avait recommandé le mélange des eaux minérales

riorité du lait fraîchement trait, à cause de ses effets particulièrement heureux sur certains malades. » (Labat, *De la cure de petit-lait.*)

avec le lait [1]; l'expérience des médecins allemands a consacré l'utilité de cette pratique, et les eaux de Carlsbad, de Marienbad, certaines eaux sulfureuses sont habituellement mélangées au petit-lait.

Les cures séro-lactées complètes impliquent aussi le traitement balnéaire; mais ce moyen thérapeutique est dispendieux et souvent inabordable; quelques établissements suisses sont dotés de bains de petit-lait; on peut se les procurer aussi dans les Carpathes; mais il est rare que les bains soient composés de petit-lait pur; presque toujours, il est mélangé à des eaux minérales. Est-ce utilité ou économie?

Les phthisiques affluent dans les établissements de petit-lait, et il est difficile d'admettre que cette vogue persiste depuis si longtemps sans avoir pour base quelques résultats favorables; malheureusement, l'utilité du petit-lait contre cette affection, si elle est de notoriété vulgaire et de notoriété médicale, ne repose sur aucune démonstration rigoureuse. Carrière avoue lui-même que les monographies allemandes affirment sans produire des faits. En revanche, les théories sur le mode d'action de ce moyen ne manquent pas : celles de la pléthore veineuse abdominale, de l'excès d'azote par suralbumination du sang, et de l'influence stimulante du chlorure de sodium, se présentent au choix du médecin. Encore vaudrait-il mieux produire des faits. Je comprends très bien que la cure du petit-lait et le régime qui l'accompagne puissent combattre favorablement des phthisies au début présentant des symptômes de subacuité et d'éréthisme nerveux et fébrile; ce traitement me paraît rentrer dans le cadre des moyens antiphlogistiques qu'on peut opposer avec succès à cette forme de la phthisie; mais, je le répète, l'esprit médical est plus exigeant en France qu'en Allemagne, et il veut, avant toute théorie, des faits démonstratifs et des preuves concluantes.

Disons que les conditions de climat, et surtout d'altitude des diverses stations de petit-lait, demandent, sous peine de neu-

---

1. Hoffmann, *de Connubio aquarum mineralium cum lacte, longe saluberrimo.*

traliser les avantages de la cure, à être choisis avec le plus grand soin.

II. *Cures de koumiss*. On doit rapprocher des cures du petit-lait celles de *koumiss* ou lait de jument fermenté, dont les praticiens russes font un usage qui s'étend tous les jours dans le traitement de la phthisie [1].

Le koumiss est une boisson aigrelette et spiritueuse préparée avec du lait de jument dont on détermine la fermentation alcoolique au moyen d'une petite quantité de ferment de lait, c'est-à-dire de lait aigri et conservé dans ce but [2].

Le koumiss est principalement préparé par les Bashkirs, les Kirghiz, les Tartares, les Kalmoucks et autres peuplades nomades des provinces méridionales et orientales de la Russie. C'est surtout dans les gouvernements de Perm, d'Orenbourg, d'Oufa, et dans les steppes des Cosaques du Don, que l'on va suivre le traitement par le koumiss. Cette boisson tient lieu pour ces peuplades des autres liquides fermentés qui leur font défaut. Le koumiss se vend aussi dans les bazars; mais alors il est de qualité médiocre et presque toujours coupé d'eau, et il vaut mieux aller le prendre sur place. Les malades qui viennent faire une cure de koumiss habitent d'ordinaire les *kibitka* ou huttes des Tartares, et vivent de leur vie ; toutefois il existe

1. Un mémoire spécial venait d'être publié sur cette cure par un médecin russe, qui en a éprouvé sur lui-même les avantages, au moment même où paraissait la première édition de ce livre (*Manuel pratique de l'emploi et de la préparation du koumiss comme moyen curatif, composé à la suite de longues études sur ce sujet*, par le docteur conseiller d'État P. M. Bogoiàwleuski). Nous nous étions procuré ce travail, et nous l'avions fait traduire. « Comme cette médication, dont la vogue s'accroît tous les jours en Russie, est fort peu connue en France, disions-nous alors, nous croyons devoir entrer à son sujet dans des développements assez considérables. L'étendue de ces détails dépasse peut-être un peu l'importance actuelle de cette médication ; mais elle nous a paru néanmoins assez sérieuse pour qu'il fût intéressant de signaler cette ressource et d'indiquer son mode d'emploi. » Depuis cette époque le koumiss et en particulier le koumiss artificiel, a été introduit dans nos habitudes et il a joui d'une vogue qui excédait sa valeur réelle et qui se calme visiblement. C'est un moyen utile; ce n'est rien de plus.

2. Le koumiss n'est pas chose nouvelle; en 1788, Grieve, médecin anglais des armées russes, signalait les propriétés de ce *vin de lait* (*milk wine*), mais l'attention s'était complètement détournée de ce produit.

quelques établissements dans lesquels les phthisiques trouvent un certain bien-être et sont à portée de soins médicaux.

Pour préparer cette boisson, les Tartares observent des précautions minutieuses. Ils choisissent des juments d'âge moyen et qui ont récemment mis bas. Elles sont réunies en troupeaux vers sept heures du matin et restent séparées toute la journée de leurs poulains. Les Bashkirs les traient jusqu'à quatre fois par jour. Le soir, elles sont mises en liberté, rejoignent leurs poulains et paissent jusqu'au lendemain. Chaque jument fournit trois ou quatre litres de lait par jour. Ce lait est blanc, bleuâtre, très analogue au lait de femme et, comme lui, fortement sucré; ses qualités varient du reste suivant les saisons et suivant que le temps est sec ou pluvieux. Les Tartares pensent que l'alimentation influe beaucoup sur la nature du lait, et ils font paître de préférence les juments qui doivent fournir le koumiss dans les prairies où abonde une herbe particulière appelée *kawil* et qui a la réputation de rendre le lait plus abondant et plus savoureux.

Le koumiss se prépare dans des outres en peau désignées sous le nom de *toursouk;* elles sont faites de cuir de cheval; elles ont un mètre de haut, et leur goulot est étroit; quelquefois, on les remplace par des vases en bois de tilleul; mais les Bashkirs préfèrent les outres, parce que le lait y aigrit plus vite, et puis aussi parce qu'elles sont d'un transport plus facile. Ces outres sont, au préalable, séchées, enfumées et enduites de beurre intérieurement. Ainsi préparées, elles peuvent servir dix ou quinze jours. La fermentation du lait est produite par du koumiss desséché ou résidu trouvé au fond des outres qui ont déjà servi, et qui est conservé à cet effet; quelquefois aussi, on emploie la levûre de bière. Après trois jours de barattage et par une température de 18 à 20° R., le koumiss est achevé. Il constitue alors un liquide blanc bleuâtre, d'un goût aigre, ne rappelant en rien celui du lait; il est légèrement alcoolique quand il est mis en bouteille, et il mousse assez fortement pour faire sauter le bouchon au bout de quelques heures. Si on le chauffe jusqu'à 28° R., la fermentation s'arrête définitivement. Abandonné à lui-même, il se divise en trois couches : une inférieure, caséeuse; une moyenne, constituée par une eau acide; une supérieure, blanchâtre : c'est le *koumiss vieux*. Son degré de spirituosité est indiqué par son âge. Le koumiss de deux jours est faible; celui de trois jours est généralement préféré pour l'usage médical. Ces cures se font habituellement en mai et en juin, quoique le lait d'automne soit de meilleure qualité. Il est établi proverbialement que deux bouteilles de koumiss d'automne valent quatre bouteilles de koumiss d'été. Toutefois les malades partent généralement au mois d'août. Dans le gouvernement de Samara, les Bashkirs préparent le koumiss jusqu'en décembre. Au reste, beaucoup de malades, rentrés chez eux, continuent le traitement en prenant du koumiss préparé sur place. Des Tartares vont quelquefois très loin de leurs steppes offrir leurs services pour la préparation de cette boisson.

Avant de faire prendre le koumiss, les Bashkirs recommandent de boire au préalable du lait de jument non fermenté pour amener de la diarrhée. Les médecins redoutent au contraire cet effet, à raison de la débilitation qu'il entraîne.

Les premiers jours, on débute par du koumiss faible, et on en prend trois bouteilles par jour : deux le matin et une le soir après le dîner. Le quatrième jour, on augmente la dose et pendant quatre jours on boit quatre bouteilles dans les vingt-quatre heures. Le huitième jour, on ajoute une bouteille de plus et on prend du koumiss fort. Il est beaucoup de malades qui, arrivés au vingtième jour, atteignent la dose quotidienne de quinze bouteilles, mais la quantité usuelle est de cinq à huit bouteilles. La tolérance de l'estomac est remarquable; elle est d'autant plus solide qu'on a augmenté les quantités plus graduellement. Toutefois, on est souvent obligé de diminuer les doses, ou même de suspendre momentanément le traitement. Pendant les temps froids, on chauffe le koumiss à une température de 22 à 28° R. Le meilleur moment pour le boire est le matin; pendant les grandes chaleurs, on fait la sieste dans le milieu du jour, on dîne à trois heures, et quelques heures après on recommence le koumiss. La nourriture est grossière et se compose principalement de viande de mouton.

Le koumiss est habituellement bien digéré, même par les

gastralgiques, à moins qu'on ne débute d'emblée par du koumiss trop fort. Il excite l'appétit, désaltère et régularise les
selles. La diurèse est aussi une conséquence de son emploi;
on a cru remarquer que pendant les premiers temps les dépôts
urinaires étaient très copieux. Les malades ressentent habituellement une sorte d'exhilaration agréable, due probablement
à l'action combinée du gaz acide carbonique et de l'alcool, et il
n'est pas rare de constater sous cette influence une modification très heureuse dans le moral des hypochondriaques [1]. Quelquefois, une sorte d'ébriété avec vertige et turgescence de la
figure se manifeste; mais ces effets sont passagers. Le sommeil
reparaît, et l'envie s'en fait sentir même le jour; il est calme et
ne laisse au réveil aucune pesanteur de tête. Cet état de somnolence est considéré comme d'un bon augure pour l'issue du
traitement. Un des effets les plus remarquables du koumiss
consiste dans l'influence qu'il exerce sur la nutrition. Il n'est
pas de moyen qui relève autant les forces et qui augmente
aussi rapidement l'embonpoint. On voit des malades, arrivés
dans les steppes dans un état fâcheux de débilité et d'essoufflement, reprendre comme par enchantement au bout de quelques semaines. Quelquefois cette reprise de la nutrition s'accompagne de battements de cœur, de troubles congestifs vers
la tête, d'hémorrhoïdes. Il n'est pas rare non plus de voir des
hémoptysies se produire. Il faut alors diminuer successivement
les doses et la force du koumiss. L'époque menstruelle n'est
pas un empêchement à la continuation du koumiss. On le suspend toutefois si les règles coulent avec trop d'abondance.

Les phthisiques doivent y aller avec beaucoup de mesure et
éviter tout ce qui peut réveiller dans leur état des symptômes
d'acuité.

Nous ne connaissons que de réputation les steppes des Kirghiz, et nous sommes, par suite, assez mal placé pour émettre
un jugement sur cette médication ; mais ce n'est pas seulement
une tradition ancienne qui la recommande, elle se présente

---

1. Une jeune dame russe qui a subi à Khazan un traitement par le
koumiss me dépeignait d'une manière expressive cette exhilaration
remarquable que produit cette boisson fermentée.

aussi sous un patronage médical sérieux, et l'auteur du mémoire précité a accompli en même temps un acte de conviction thérapeutique et de gratitude, en préconisant ce moyen, auquel il n'hésite pas à attribuer la guérison d'une phthisie avancée dont il était atteint.

Admettons le fait de l'efficacité du traitement soit par le koumiss seul, soit par le koumiss entremêlé ou précédé de lait de jument; il ne serait pas difficile de le théoriser. Le koumiss agit probablement par cette double action sédative, nerveuse et circulatoire en même temps, que l'on reconnaît aux cures de petit-lait de la Suisse et de l'Allemagne; mais son résultat le plus avantageux dérive, sans aucun doute, de son action reconstituante. Il augmente l'embonpoint, et nous avons dit toute l'importance de ce résultat pour les phthisiques. Y conduit-il par l'abondance des boissons, par les quantités de lactose qu'il renferme, par ses proportions d'alcool, offertes à l'assimilation sous une forme inoffensive, ou enfin par son acide carbonique, tous principes auxquels on a reconnu de tout temps la propriété d'augmenter l'embonpoint ? Il est probable qu'on doit attribuer ce résultat à chacun de ces éléments [1].

La phthisie avec éréthisme nerveux, mais sans fièvre, doit être la seule forme de cette affection qui s'accommode de ce traitement. Il est possible (cela est même probable) qu'on ait exagéré sa valeur thérapeutique; mais ce qui ne saurait être contesté, c'est qu'il exerce sur la nutrition une influence très remarquable, et en cela l'observation, même l'observation vulgaire, ne saurait être en défaut. Des phthisiques partent très amaigris pour les steppes et en reviennent avec de l'appétit, des forces accrues et un embonpoint inusité : cela suffit pour attribuer un rôle utile au koumiss dans la phthisie pulmonaire, cela ne suffit pas pour en faire un spécifique de cette affection [2].

---

1. L'analogie de composition du koumiss avec la bière, dont les propriétés engraissantes sont bien connues, mérite d'être signalée.
2. Le docteur Bogoiawleuski fournit à l'appui de l'utilité de cette médication la statistique suivante, basée sur des relevés pris depuis 1818 jusqu'à l'époque actuelle : sur 100 phthisiques qui suivent les cures de koumiss, on compte en moyenne 15 guérisons, 70 améliorations notables, 10 résultats nuls et 5 décès.

Ce traitement a donc une valeur sérieuse, mais il ne profitera de longtemps qu'aux Russes; l'éloignement des steppes, quoiqu'on y arrive en partie par les grands fleuves, notamment par le Volga, sur lequel est établi un service de steamers, sera un empêchement à ce que les malades de l'ouest de l'Europe en recueillent les bénéfices. Toutefois ceux qui n'ont pas encore beaucoup souffert et qui, au lieu de redouter les fatigues d'un long voyage, compensées il est vrai par la beauté et l'originalité du pays, rechercheront les diversions qu'il offre, pourront tenter avec fruit une cure de koumiss.

Schnepp appelle *galazyme* (de γάλα, lait, et ζύμη, ferment) le produit de la fermentation d'un mélange de lait d'ânesse et de lait de vache.

Sauf la nature du lait et le mode de préparation, ce n'est autre chose que le koumiss.

Il a constaté que cette boisson prise à des doses progressivement accrues d'une à cinq bouteilles par jour exerçait sur la nutrition une influence favorable. Un de ses malades, pesé après six jours de traitement, avait gagné 2 kil. 300 grammes ; chez un autre, l'augmentation de poids, après quatorze jours, était de 2 kil. 550 grammes ; un dernier avait, en douze jours, acquis 6 kil. 300 grammes. Ces résultats concordent complètement avec ceux que nous avons relatés plus haut pour le koumiss.

Nous faisions il y a dix ans des vœux pour que cette médication fût essayée. Nous ne voyions pas là un *spécifique* de la phthisie, et l'auteur ne s'y trompait sans doute pas plus que nous, mais ce moyen nous semblait utile pour relever la nutrition et combattre l'amaigrissement.

Ces essais n'ont pas tardé. Un travail intéressant publié par Landowski [1] et un article sur le même sujet publié par Urdy [2], travail dont les matériaux ont été recueillis dans le service du professeur Chauffard, ont appelé l'attention du monde médical sur le koumiss artificiel ou lait fermenté et ont donné à ce pro-.

---

1. Landowski, *Journal de thérapeutique* de Gubler, 1874.
2. Urdy, *De l'emploi du koumys en thérapeutique* (*Bullet de thérap.*, 1874, t. LXXXVII, p. 57).

duit une certaine notoriété. Préparé, comme le galazyme de
Schnepp, par la fermentation d'un mélange de lait d'ânesse et
de lait de vache, le koumiss de Landowski porte deux numéros [1]
suivant sa richesse en alcool et en acide carbonique. J'ai pu
m'assurer que les malades prennent ce koumiss sans difficulté
et le digèrent assez bien. Il a incontestablement des propriétés
réparatrices. Trente malades observés par Landowski ont présenté, au bout d'un mois, un accroissement de poids représenté
en moyenne par 2 kil. 206 grammes. Stahlberg, faisant des
essais analogues sur 38 phthisiques, avait constaté de son côté,
à la fin d'une saison, une augmentation moyenne de 3 kil.
208 grammes. Les 8 malades qui ont été soumis, dans le service
de Chauffard, à l'usage du koumiss, ont présenté également ce
fait d'une amélioration dans l'état général et d'une reprise de
la nutrition. Le galazyme a donc sa valeur contributive dans le
traitement de la phthisie, mais il n'en est en rien *le médicament* [2].

III. *Cures de raisin.* Les cures de raisin (*Traubenkur*) ne
sont pas moins en vogue au delà des Alpes et du Rhin que
les cures de petit-lait. Les médecins allemands font ressortir
avec complaisance les analogies qui existent entre le suc de
raisin et le petit-lait. L'existence du sucre, la forte proportion
de matériaux salins, parmi lesquels figurent des phosphates
et le chlorure de sodium, la présence des éléments azotés,
sont les points les plus saillants de ce parallèle ingénieux.

Le suc de raisin varie nécessairement suivant une foule de
circonstances de climat, de sol, de maturité, d'espèces de cépages ; toutefois on peut considérer l'analyse suivante, em-
pruntée par Carrière [3] au docteur Helft, comme représentant
une moyenne assez exacte de composition :

1. Le koumiss n° 1 contient par litre 10 à 12 d'acide lactique, 7 à 8
d'acide carbonique, 15 à 16 d'alcool ; le koumiss n° 2 contient 13 à 16
d'acide lactique, 10 à 12 d'acide carbonique et 20 à 24 d'alcool (Urdy).
Ces proportions d'alcool sont considérables et la richesse alcoométrique
du koumiss n° 2 équivaut à celle du madère si elle ne la dépasse.
2. Schnepp, *Traitement efficace par le galazyme des affections catarrhales, de la phthisie et des consomptions en général.* Paris, 1865.
3. Carrière, *op. cit.*

```
        Eau............................    80
        Matériaux solides................    20
Ainsi décomposés :
        Sucre..........................    13,00
        Albumine ......................    1,50
        Acides libres..................    1,00
        Sels...........................    4,00
                                           ─────
                                           19,50 ¹
```

Toutes les localités dans lesquelles le raisin abonde et arrive à parfaite maturité conviennent pour ces cures. « Elles consistent, dit Carrière, à faire plusieurs fois par jour des repas uniquement composés de raisins. On commence par une livre, et on augmente progressivement jusqu'à deux, trois et même six ou huit, limite à laquelle on s'arrête le plus ordinairement. Il importe de prendre la première portion de grand matin, mais non chez soi, dans la vigne, lorsque le soleil n'a pas encore essuyé l'humidité qui baigne la grappe et que le fruit est dans toute sa fraîcheur. Cette recommandation ne s'adresse pas aux phthisiques. Les influences matinales leur sont défavorables et même dangereuses... Le premier repas doit être le plus abondant. Les autres repas de raisin doivent être réglés de manière que les doses de fruits soient à peu près égales. La promenade matinale doit durer jusqu'au moment du déjeuner au pain et à l'eau, qui a lieu deux heures après. Si le temps n'est pas propice pour le mouvement à ciel ouvert, on trouve dans toutes les stations de cure des promenoirs élégants, élevés pour protéger les consommateurs contre les intempéries assez fréquentes, en général, surtout dans les climats de montagnes. Le second repas de raisin se prend avant le dîner, qui a lieu

---

1. Rotureau fait ressortir la ressemblance très curieuse qui existe entre le lait de femme et le suc de raisin; les proportions d'eau, celles de glycose et de lactose, celles de matières albuminoïdes sont en effet très sensiblement les mêmes (*Dict. encycl. des sc. médicales*, 3ᵉ série, 1874, t. II, p. 261). Il importe de ne pas oublier les changements profonds que la nature du cépage, la qualité du sol, le degré de maturité introduisent dans les propriétés du raisin; tantôt c'est un aliment simplement sucré, tantôt un aliment astringent, tantôt un aliment acide. Comment confondre raisonnablement des médicaments aussi dissemblables?

vers deux heures de relevée ; le troisième, vers quatre ou cinq heures du soir ; le dernier enfin, peu d'instants avant de se coucher et presque à la suite de la collation qui termine la journée. On recommence ainsi régulièrement pendant cinq à six semaines, non pas jusqu'au moment où les froids sont assez vifs pour faire abandonner les stations, mais jusqu'à celui où la vendange a complètement dépouillé les cépages[1]. » Dans quelques établissements, les repas sont composés uniquement de pain de choix et d'eau pure ; mais beaucoup de malades protestent contre ce régime cénobitique et réclament un régime varié, qui est basé surtout sur l'usage des viandes blanches et la privation de vin[2].

La diète végétale particulière, fondée sur l'emploi exclusif de certains fruits, a été fréquemment instituée avec succès comme moyen de traitement de la phthisie. Van Swieten a rapporté un cas de guérison par l'usage des fraises ; Fréd. Hoffmann affirme avoir obtenu par le même moyen, et en deux mois, un succès semblable ; Richter rapporte qu'i a observé un fait analogue, et que dans un autre, où les mûres, les cerises et les fraises furent associées, le succès ne fut pas moins remarquable. Berger a cité un fait de guérison par l'usage du jus de concombre (?). Rivière a publié l'histoire d'une jeune fille phthisique qui fut guérie par un régime exclusivement composé de pain et de raisins secs (?). Qu'une foule d'erreurs de diagnostic aient pu se glisser dans ces résultats pour en altérer la signification, nous ne songeons nullement à le nier, mais on ne saurait en faire table rase, non plus que des succès rapportés aux cures de raisin. A notre avis, elles agissent de deux façons : 1° en soumettant les phthisiques à une médication acidule, tempérante, et en éteignant par suite le travail inflammatoire subaigu ou chronique qui se passe du côté des poumons ; 2° en engraissant les malades. Carrière fait remarquer à ce propos que l'action du raisin sur la restauration de l'embon-

---

1. Carrière, *op. cit.*
2. Dans quelques localités, on transporte le suc de raisin après l'avoir soumis au procédé Appert. On ne saurait considérer cette innovation comme très heureuse.

point est un fait de notoriété vulgaire dans les pays à vignobles ; que les oiseaux, les grives, par exemple, qui élisent do-
micile dans une vigne en sortent chargés de graisse, et que les
gardiens des vignobles contractent, sous la même influence, les
apparences les plus florissantes. Si le lecteur se reporte à ce
que nous avons déjà dit de la nécessité d'engraisser les phthisiques, il comprendra toute l'importance que nous attachons,
et pour un double motif, à cette médication.

Carrière émet le vœu que les cures de raisin, qui n'ont été
jusqu'ici, dans notre pays, que l'objet d'essais isolés et empiriques, soient soumises, dans ceux de nos départements qui
abondent en cépages, à une expérimentation méthodique et
prolongée; il ne doute pas, et nous partageons cette conviction, que l'expérience ne consacre, dans un bon nombre de
cas, l'utilité de cette ressource curative. Mais pour cela il faut
être sobre de théories et prodigue d'expériences, dépouiller ce
traitement des apparences mystiques dont il s'enveloppe et qui
accusent son origine d'outre-Rhin, et substituer à des indications formulées d'une manière vague ou incompréhensible ces
données précises dont la médecine française prend très heureusement l'habitude. Alors, mais seulement alors, on pourra
juger de la valeur de cette acquisition thérapeutique nouvelle [1].

Curchod (de Vevey) a, en 1860, apprécié avec autant de sagacité que de conscience les avantages de cette médication. Son

---

[1]. Voyez Fonssagrives, *Hygiène aliment. des malades, des convalescents
et des valétudinaires*, p. 594. — Herpin de Metz, *Du raisin et de ses
applications thérapeutiques*. Paris, 1865. — Comment se fait-il que nous
n'ayons encore chez nous ni stations de petit-lait, ni stations de cure de
raisin? N'est-il pas incompréhensible que le pays le plus favorisé de la
nature par la beauté, la variété et l'abondance de ses cépages ne se
décide pas à en faire bénéficier ses malades et les envoie à grands frais à
Vevey, à Dürkheim, à Méran, etc., pour y chercher du raisin plus cher et
moins mûr? O puissance de la routine! « Nous espérons, dit à ce propos
Rotureau, que cette lacune sera bientôt comblée et que nous ne serons
pas longtemps forcés d'envoyer nos malades suivre leur traitement uval
en dehors de nos frontières. Les environs de Fontainebleau et de Thom-
mery, la Touraine, le Bordelais, le Languedoc, la Provence, la Champagne,
la Bourgogne, les côtes du Rhône et le Mâconnais auront chacun un
ou plusieurs postes où les malades iront suivre un traitement par le
raisin. » Je m'associe à ce vœu, mais je ne crois guère à sa réalisation
prochaine : les choses simples et rationnelles ne s'imposent jamais vite.

travail marquera certainement entre tous ceux qui ont été
écrits sur la matière par son ton véritablement scientifique et
par la sagesse de ses déductions pratiques. L'auteur considère
les cures de raisin comme très utiles dans la période de prédisposition tuberculeuse et comme offrant des avantages dans
la période de ramollissement, « en calmant la circulation, diminuant les congestions, et régularisant l'innervation. » Quant
à la dernière période de la phthisie, ces cures ne sont pas nuisibles, mais elles ne donnent que ce qu'on peut en attendre en
pareil cas [1]. Ces conclusions sont parfaitement sages, et on
peut y souscrire.

Tels sont les moyens propres à remplir cette indication capitale de combattre l'inflammation, indication qui constitue, avec
celle relative à la stimulation nutritive, la plus grande partie de
la thérapeutique de la phthisie pulmonaire. Par la première,
on enlève à cette affection l'élément par lequel elle s'étend et
s'aggrave ; par la seconde, on répare les dommages que les
accidents subaigus du ramollissement tuberculeux ont fait subir à l'économie ; en les combinant toutes les deux, ou plutôt
en les faisant se succéder d'une manière méthodique, on arrive, comme nous le disions tout à l'heure, à faire durer les
phthisiques, à gagner du temps et à donner aux guérisons
spontanées, qui ne sont pas sans exemple, l'occasion de se
produire. Mais, de même que, quand il s'agira de développer
les indications relatives à la nutrition, nous n'omettrons aucune
des particularités de l'hygiène qui peuvent concourir à atteindre
ce résultat, de même aussi nous devons insister sur ce point
que, toutes les fois que la fièvre s'allume, et avec elle l'inflammation du tissu pulmonaire, toutes les fois que *la poitrine
s'échauffe*, comme le disaient les médecins du siècle passé, il
faut instituer un régime antiphlogistique, c'est-à-dire recourir
à une alimentation, réparatrice sans doute, mais qui n'ait au-

1. Curchod, de Vevey, *Essai théorique et pratique sur la cure de raisin,
étudiée plus spécialement à Vevey*. Paris, 1860. L'auteur limite l'utilité
du raisin à la période d'imminence et à la première période. C'est peut-
être trop absolu.

cune propriété stimulante, maintenir les malades dans un repos
à peu près absolu de corps et d'esprit, éviter pour eux les vicissitudes atmosphériques, les placer, en un mot, dans ces conditions d'hygiène négative qui conviennent aux maladies inflammatoires, pour les échanger, plus tard, contre cette hygiène
agissante qui trouve son utilité dans les convalescences.

S'il est, en effet, important de tâcher d'éteindre, dès son
début, le travail inflammatoire qui se développe si aisément
dans les poumons tuberculeux, il ne l'est pas moins de prévenir, par des précautions assidues, l'invasion des maladies intercurrentes de même nature, lesquelles peuvent être le point de
départ d'un ramollissement qui, sans elles, aurait peut-être été
indéfiniment retardé. C'est ainsi que la bronchite, même la plus
légère, ne saurait être considérée, chez les phthisiques, comme
un accident insignifiant ; aussi doit-on s'efforcer de prévenir
cette complication, et, quand elle déjoue les précautions d'hygiène les plus minutieuses, il faut la traiter comme on traiterait
une maladie grave ; prescrire le repos à la chambre dans une
température uniforme, et se conduire, en un mot, comme si
(ce qui arrive trop souvent, en effet) cette bronchite pouvait,
par une gradation insensible, conduire au ramollissement.

CHAPITRE III

INDICATIONS RELATIVES A L'ÉLÉMENT DIATHÉSIQUE

La diathèse tuberculeuse existe, c'est un fait incontestable ;
l'esprit de système a pu seul conduire à le nier[1]. Les phthisiques sont en possession d'une disposition générale le plus sou-

1. Les distinctions établies dans ces derniers temps entre la phthisie
classique ordinaire et la pneumonie phthisiogène, ulcérative, caséeuse,
n'ont d'importance en thérapeutique que si l'on admet que la première se
rattache à une diathèse et que la seconde n'a pas de racine diathésique.
Il n'y a dans les caractères anatomo-pathologiques différentiels du dépôt
tuberculeux et de l'infarctus caséiforme rien de fondamental. Tout cancer
ne relève-t-il pas d'une même et unique diathèse? et combien sont variées
les formes anatomiques par lesquelles elle se révèle localement! Toute
l'importance doctrinale et pratique de cette longue discussion sur *la*

vent héréditaire, mais quelquefois acquise, qui est antérieure aux lésions pulmonaires, qui règle leur mode d'évolution une fois qu'elles se sont produites, et qui peut leur survivre lorsque, dans des circonstances rares, elles sont arrivées à la cicatrisation. Cette diathèse peut rester à l'état virtuel pendant toute l'existence d'un individu, traverser son organisme sans y germer, et, transmise à sa descendance, éclore à un moment donné et se révéler chez elle par ses manifestations morbides habituelles. De même aussi, elle accuse chez le même sujet des alternances bizarres d'activité et de virtualité ; le passage de l'une à l'autre est souvent déterminé par une cause provocatrice apparente, hygiénique ou morbide, qui en est comme le prétexte ; souvent aussi rien ne l'explique. Sorte de parasite pathologique, cette diathèse a sa vie à elle, ses périodes d'accroissement et de diminution, d'activité et d'inertie, qui se rapportent surtout aux âges que traverse l'organisme sur lequel elle exerce sa domination. La puberté et l'âge de stabilité organique, c'est-à-dire de trente à trente-cinq ans, sont, comme nous l'avons vu [1], les époques de la vie où elle accuse la puissance destructive la plus grande. Les conditions du sol organique, dans lequel cette graine est enfouie, décident surtout de sa germination, et on peut affirmer que nombre d'hommes gardent cette diathèse en puissance chez lesquels elle n'éclôt pas, parce que leur constitution, leur tempérament, leurs dispositions organiques ne s'y prêtent pas ; ce sont, en quelque sorte, des phthisiques sans phthisie. Aussi, que ces conditions changent, que la santé s'altère, que la nutrition subisse une atteinte profonde et durable, que des privations prolongées, des passions dépressives abaissent le rhythme de la résistance vitale, qu'un ensemble de circonstances hygiéniques défavorables :

phthisie et *les phthisies* se résume dans ce point, qui est, il est vrai, fondamental. La phthisie caséeuse est-elle une *lésion* ou une *affection* au sens que l'École de Montpellier attribue à ce mot? Si elle est une diathèse, celle-ci est-elle de même nature que celle de la tuberculose ou en est-elle distincte? Les auteurs qui ont le plus vivement soutenu la distinction des deux maladies ne se sont pas toujours expliqués sur ce point fondamental avec toute la netteté désirable (Voy. Jaccoud, *Leçons de clinique médicale*, faites à l'hôpital Lariboisière. Paris, 1873.)

1. Voyez page 29.

humidité, privation de lumière, mauvaise alimentation, fasse naître le lymphatisme ou la dégénérescence scrofuleuse, la diathèse passe de la puissance à l'action, et la phthisie apparaît.

Les causes ordinairement attribuées à la phthisie pulmonaire n'agissent nullement sur la diathèse ; elles la favorisent en faisant disparaître des conditions de la santé au milieu desquelles elle ne pouvait se manifester. Et de là vient que c'est surtout aux époques de la vie et dans les circonstances physiologiques dans lesquelles la santé est indécise, mobile, au moment de la puberté, pendant les convalescences, etc., que la diathèse tuberculeuse accuse une activité plus grande. Comment se produisent ces sommeils de la diathèse qui constituent pour les phthisiques des répits plus ou moins longs ? On ne saurait le dire, quant à présent ; mais, s'il est permis de penser que l'observation à venir pourra soulever ce voile, on peut présumer qu'elle n'y arrivera que par une seule voie, en observant avec attention les modifications physiologiques ou morbides qui préparent ou accompagnent ces poussées successives d'activité diathésique, et en les comparant à la forme de santé individuelle qui correspond aux périodes d'inertie. L'étiologie a été laborieusement mais vainement interrogée sur ce point, et nous pensons qu'il est inutile de lui demander plus longtemps un secret qu'elle n'a pas.

Quand la diathèse tuberculeuse a fait naître des lésions pulmonaires, elle peut rentrer dans le repos, et ces lésions évoluent en vertu de leur existence propre, sous l'influence de la réaction vitale des tissus où elles siègent et des afflux congestifs qu'elles provoquent. Elles appellent alors toute l'attention des médecins, et les indications diathésiques qui occupaient d'abord le premier plan redescendent au second ; mais, une fois que les lésions anatomiques sont bornées, il faut songer de nouveau à la diathèse, dont les manifestations tendent incessamment à reparaître. De sorte que l'on peut dire, sans faire de la thérapeutique paradoxale, qu'il convient surtout de s'occuper de la diathèse quand elle ne paraît pas. On répare autant qu'on le peut les désordres qu'elles a produits, et, cela fait, on s'efforce de se prémunir contre des agressions nouvelles. Les indications anti-diathésiques dans la phthisie sont donc du domaine pur de la prophylaxie. Elles surgissent avant la production des lésions locales chez les sujets enclins héréditairement à la phthisie ; pendant les périodes spontanées ou provoquées de répit des accidents, et enfin après la disparition de ceux-ci et pour en prévenir le retour.

Quelle est la nature de cette diathèse ? A-t-elle son autonomie propre ou dérive-t-elle de transformations pathologiques diverses ? Les médicaments qu'on emploie contre elle agissent-ils par une neutralisation directe, *antidotique*, ou bien lui enlèvent-ils en modifiant l'organisme les conditions sans lesquelles elle ne peut se manifester ? Autant de questions qui sont insolubles maintenant, mais qu'on ne saurait considérer comme devant l'être toujours.

Les sulfureux, l'iode, le phosphore, le chlorure de sodium et les préparations arsenicales sont les agents antidiathésiques dont nous avons à étudier successivement l'emploi. Quelques-uns d'entre eux, si ce n'est tous, n'ont pas une action unique : en même temps qu'ils agissent sur la diathèse, ils s'adressent aussi avec plus ou moins d'efficacité à d'autres éléments morbides ; mais ce sont là des effets secondaires qui ont été déjà signalés ou que nous signalerons plus tard et que nous devons abstraire pour le moment.

Art. Iᵉʳ. — Soufre et médication thermo-sulfureuse.

Le soufre jouit dans le traitement des affections chroniques de la poitrine d'une réputation séculaire et que l'observation contemporaine n'a pas infirmée.

Darcet, de Lamure (de Montpellier), Barety, Laforest, Sims, Rivière, Ritscher, etc., ont consacré par leurs recherches l'utilité du soufre dans le traitement de la phthisie. Darcet, en remarquant que ses effets sont particulièrement remarquables dans la phthisie *humide*, a signalé, sans s'en douter, l'élément morbide sur lequel ce médicament agit de préférence, à savoir l'expectoration. Mais cette action n'est pas la seule ; il a de plus l'avantage de combattre la scrofule, qui est souvent le fonds

constitutionnel de la phthisie, et peut être la diathèse tuberculeuse elle-même.

Le soufre peut s'employer de deux façons : à l'état de soufre
ou de préparations sulfurées ; à l'état d'eaux minérales sulfureuses.

§ 1er. — *Soufre et préparations sulfurées.*

Le soufre lavé, et débarrassé par ce fait de l'acide sulfureux
qu'il contient, est la forme sous laquelle il est le plus usité.
On le donne enveloppé dans du pain azyme ou incorporé à du
miel à la dose de 2 à 4 grammes par jour. Solubilisé dans le
tube digestif, le soufre est éliminé principalement par la peau
et la muqueuse respiratoire et il agit là sur l'intimité du tissu
pulmonaire. Ce mode d'emploi du soufre est le plus simple et
le plus économique. Il n'est contre-indiqué (quand par ailleurs
son indication est posée) que quand il y a de la diarrhée ou
bien quand il existe un état de dyspepsie flatulente. Les
tablettes de soufre du Codex, qui contiennent chacune 10 centigrammes de soufre, sont d'un emploi très commode chez les
enfants. Les *pilules balsamiques de Morton*, qui contiennent le
septième de leur poids de *baume de soufre anisé* (mélange d'une
partie de soufre mou et de 4 portions d'essence d'anis), constituent une bonne préparation dont on peut distraire sans inconvénient la poudre de cloportes, reliquat fort inutile d'une pharmacopée impure.

Hamon a proposé de substituer au soufre ordinaire le soufre
mou, qui du reste était employé jadis et qui est beaucoup plus
actif à dose égale. Il le donne à la dose de 6 à 10 pilules de
20 centigrammes chacune.

Le soufre précipité ou magistère de soufre, obtenu en traitant par l'acide chlorhydrique un mélange de fleur de soufre et
chaux vive délayé dans l'eau, est beaucoup plus actif que la
fleur de soufre lavé et doit se donner à moitié dose.

Busch a beaucoup préconisé le *sulfure calcaire* (monosulfure
de calcium) dans la phthisie. Il le préparait en traitant par la
chaleur un mélange de 1 partie de chaux calcaire, 1 partie de

soufre pulvérisé et 30 parties d'eau. Cette substance s'administrait en poudre dans du pain azyme ou incorporée dans des pilules [1].

J'emploie très habituellement le soufre et pendant une série de plusieurs mois. L'estomac des malades s'y habitue très bien. Je considère ce moyen comme une initiation utile à l'action des préparations solubles et en particulier des eaux minérales sulfureuses transportées.

Les *poudres sulfureuses* de Marcellin Pouillet [2] constituent un moyen économique de remplacer, autant qu'elles peuvent l'être, les eaux sulfureuses naturelles et la médecine des phthisiques pauvres doit se l'approprir.

§ 2. — *Eaux minérales sulfureuses les plus employées.*

Si le soufre et les sulfureux sont utiles dans la phthisie pulmonaire, que ne devons-nous pas attendre, à plus forte raison, sous ce rapport, des eaux sulfureuses naturelles, qui offrent ce médicament à l'absorption sous une forme plus douce, plus assimilable et malgré cela plus active ? D'ailleurs, ce n'est pas là la seule utilité des eaux thermales sulfureuses ; elles aguerrissent la peau contre l'impressionnabilité au froid et préviennent, par suite, ces bronchites incessantes qui ne créent pas les tubercules, nous ne saurions trop le répéter, mais qui sont, par rapport à eux, ce que serait une bougie allumée promenée au milieu de sacs de poudre ; de plus, par leur action stimulante et tonique à la fois, ces eaux relèvent tout le système et produisent cette sensation de mieux-être et de force accrue que Bordeu désignait par l'expression vive et imagée de *remontement général* [3] ; c'est probablement enfin par l'intermédiaire de cette dernière action que l'organisme est mis dans des conditions qui suspendent ou affaiblissent la puissance de la diathèse tuberculeuse.

1. Baumes, *Traité de la phthisie pulmonaire*, Paris, 1805, 2ᵉ édition, t. II, p. 310.
2. Voyez le rapport de Robinet (*Bulletin de l'Académie de medecine*, 1860, t. XXV, p. 377).
3. Bordeu, *Œuvres complètes*, édition Richerand. Paris, 1818, t. II. *Recherches sur les maladies chroniques*, p. 917.

Pidoux, dans les vues ingénieuses et neuves, mais certainement contestables, qu'il a émises, le 18 janvier 1864, devant la Société d'hydrologie médicale de Paris, a cherché à faire prévaloir cette double idée : 1° que la diathèse tuberculeuse n'existe pas et que la phthisie, « maladie qui finit et non pas maladie qui commence, » n'est que la manifestation de ce qu'il appelle les *trois maladies chroniques capitales,* à savoir : la scrofule, l'arthritisme et la syphilis, ou de cette maladie chronique mixte qu'il range sous la désignation d'*herpétisme ;* 2° que la phthisie ne guérit ou ne s'amende que par un mécanisme d'équivalence pathologique, c'est-à-dire quand on rappelle les maladies chroniques capitales ou mixtes qui l'ont produite.

Or, suivant Pidoux, c'est là le résultat qu'atteindraient les eaux thermales sulfureuses. C'est en rappelant l'asthme (rattaché par lui à l'herpétisme), en ranimant certaines manifestations syphilitiques (syphilides, blennorrhagie), que les Eaux-Bonnes, par exemple, produiraient leurs effets palliatifs ou curatifs. La dyspepsie, l'éréthisme circulatoire, la chlorose, la cachexie saturnine, la cachexie palustre, seraient, suivant les idées de Pidoux, des équivalents pathologiques qui modèrent la marche de la phthisie pulmonaire et qu'il y a avantage dès lors à entretenir. Les Eaux-Bonnes n'agiraient que comme moyens excitateurs de l'herpétisme, de l'arthritisme, de la scrofule, de la syphilis, etc. Les opinions toutes personnelles de Pidoux ont été vivement attaquées par Sales-Girons, Buron et Durand-Fardel ; la parenté de la phthisie avec la syphilis, l'arthritisme, l'herpétisme a été contestée par eux, et ils ont rattaché le bénéfice incontesté des eaux sulfureuses à leur action d'ensemble sur la nutrition et aussi à leur action isolée sur quelques-uns des éléments morbides de cette maladie si complexe [1].

I. *Sources sulfureuses les plus employées.* — Les sources sulfureuses que fréquentent habituellement les phthisiques sont

---

1. Pidoux, *Discussion sur le traitement de la phthisie pulmonaire par les eaux sulfureuses* (*Ann. de la Société d'hydrologie méd. de Paris*, t. X, p. 74, 116, 147, 229, 235, 260, 455). — Voyez aussi *Etudes générales et pratiques sur la phthisie*, 2e édition. Paris, 1864, *passim*.

froides ou thermales ; cette distinction est d'autant plus importante que le calorique exalte les propriétés actives de ces eaux minérales, de sorte qu'à sulfuration égale, on constate une différence notable de stimulation entre celles qui sont à la température ordinaire et celles qui sont chaudes.

1° *Sources froides*. — Les principales sources sulfureuses froides sont, en France : Enghien et Pierrefonds.

a. Enghien (Seine-et-Oise). — Altitude de 48 mètres. Situé sur les bords du lac de même nom. Saisons médicales du 1er juin au 1er octobre. La source Cotte ou du Roi est la plus employée. Eau sulfatée, calcaire faible, carbonique moyenne, sulfureuse faible et athermale (Rotureau). Par litre, 31 centigrammes de sulfure de calcium; de l'acide carbonique et de l'acide sulfhydrique libres. Température de 13oc. Limpidité, odeur hépatique. Saveur faible. Bains alimentés par l'eau réunie de toutes les sources. Action douce des eaux d'Enghien; poussée peu sensible; saturation minérale rare. Utiles dans la phthisie à forme torpide, quand il n'y a ni fièvre ni tendance aux hémoptysies. Nécessité de commencer par de petites doses, une cuillerée à bouche, par exemple, et d'élever très lentement cette quantité. Précautions à prendre contre le froid du matin et du soir, entretenu, même l'été, par le voisinage du lac. Les eaux d'Enghien, ne contenant pas de matières organiques, se transportent facilement et sont d'une bonne conservation.

b. Pierrefonds (Oise). — Altitude de 84 mètres. Situé sur la lisière de la forêt de Compiègne. Saisons médicales du 1er juin au 30 septembre ; les mois de juillet et d'août valent mieux, à cause de la fraîcheur des matinées et des soirées. Source athermale sulfureuse, calcaire faible, carbonique faible (Rotureau). Température de + 12°,4 C. Eau limpide, de saveur et d'odeur hépatiques, mais nullement désagréable. Salles de bains et de douches. Salle de respiration parfaitement installée, dans laquelle de l'eau minérale est poudroyée à une température de + 24°. Peu d'effets d'excitation. Augmentation de l'appétit, constipation, hypersécrétion des bronches d'abord, puis diminution des crachats. Débuter par de faibles doses, un quart de verre, par exemple; mélanger au début l'eau minérale avec du lait d'ânesse ou de chèvre. Se précautionner contre les variations de température. Comme à Enghien, il existe à Pierrefonds une source ferrugineuse.

2° *Sources thermales.* — Parmi les eaux thermales sulfureuses, nous citerons :

a. Saint-Honoré (Nièvre). — Altitude de 272 mètres. Saison médicale du 15 mai au 15 septembre. Durée de la cure, de vingt-cinq à trente jours. Sources mésothermales, amétallites, sulfureuses faibles, carboniques moyennes (Rotureau). Température moyenne de 26°. Eaux limpides à odeur hépatique très prononcée, mais fugace, renfermant une matière organique filante représentant la barégine des eaux thermo-sulfureuses des Pyrénées. Eaux très abondantes pour bains. Salle d'inhalation dans laquelle le gaz sulfhydrique, chassé mécaniquement de l'eau, se répand à une température de 24 à 27°. La source de *la Marquise* se digère mieux et est mieux supportée que celle de *l'Acacia.* Collin attribue aux eaux de Saint-Honoré une influence favorable comme moyen prophylactique de la phthisie chez les sujets prédisposés, et il pense que dans le premier et le second degré de cette affection on peut en obtenir de bons résultats, surtout en combinant les inhalations avec les douches chaudes révulsives, sur les extrémités inférieures [1].

b. Allevard (Isère). — Altitude 475 mètres. Saison médicale du 1er juin au 30 septembre (limite extrême). Durée de la cure, de vingt à vingt-cinq jours. Température de la source 24°. Eau proto-thermale, amétallite, sulfureuse faible, carbonique faible (Rotureau); louche à sa sortie, elle devient peu à peu limpide. Indépendamment des gaz acides sulfhydrique et carbonique, l'eau d'Allevard renferme 33 centigrammes de chlorure de sodium par litre. Salle d'inhalation à odeur sulfhydrique très prononcée et à une température de 20° environ. Bains de petit-lait. L'eau d'Allevard se donne en boisson, au début, à la dose d'un quart de verre le matin à jeun;

1. Collin, *Du traitement des affections pulmonaires par les inhalations sulfureuses de Saint-Honoré (Annales de la Société d'hydrologie méd. de Paris,* 1863-64, t. X, p. 293).

on l'élève graduellement jusqu'à deux ou trois verres par jour.

c. *Bonnes* (Basses-Pyrénées). — Altitude de 726 mètres. Situé dans la vallée d'Ossau. Climat excessif, chaleurs fortes le jour, fraîcheur piquante le matin et le soir. Saison médicale du 1er juin au 30 septembre. Durée de la cure, de vingt à vingt-cinq jours. La source Vieille est la plus importante ; température de 31° ; onctuosité au toucher, odeur franchement sulf-hydrique. Echelle de thermalité comprise entre 31°,4 (Vieille) et 12°,8 (source froide ou du Bois). Echelle de sulfuration descendante : source d'Ortech, source Vieille, Nouvelle-Source, et sur une même ligne, source du Rocher et source Froide. Eaux sulfurées, amétallites, azotées (Rotureau).

d. *Amélie-les-Bains* (Pyrénées-Orientales). — Altitude de 235 mètres. Situation dans une vallée abritée au midi, à l'ouest et au nord, ouverte au nord-ouest et au nord-est. Température moyenne annuelle, 16°,28 ; hibernale, 7°,96 ; vernale, 14°,9 ; estivale, 23°,2 ; automnale, 15°,9. Moyenne annuelle de jours de pluie, 71 jours : hibernale, 11 ; vernale, 32 ; estivale, 16 ; automnale, 12. Vents nuisibles, nord-ouest, nord-est et est [1]. Saison médicale la plus favorable pendant l'automne et l'hiver. Sources hypo ou hyperthermales, amétallites, sulfuro-sodiques, azotées (Rotureau). Thermalisation variable de 64 à 30°. Sulfuration variable de 0,016 à 0,008. Quantités de barégine différentes suivant les sources. Eaux limpides, incolores, perdant très promptement leur caractère hépatique au contact de l'air. Eaux abondantes. Salles d'inhalation à une température moyenne de 18 à 20°. Climat variable, exigeant des précautions.

e. *Le Vernet* (Pyrénées-Orientales). — Altitude de 620 mètres. Station d'hiver. Sources hyperthermales ou méso-thermales, amétallites, sulfurées sodiques, azotées. Température des sources de 57 à 18°. Sulfuration variable de 0,052 à 0,012. La source Elisa est une des moins sulfureuses, mais une des plus riches en glairine. La source des anciens thermes (éta-

1. De Valcourt, *op. cit.*, p. 78.

blissement des Commandants) est la plus active. Vaporarium dont la température monte à 40°. Salle de respiration à 28°.

f. Cauterets (Hautes-Pyrénées). — Altitude de 992 mètres. Saison médicale du 30 juin au 1er octobre. Situation dans une vallée ouverte au nord et au sud. Variations considérables de température le matin et le soir. Sources hyper ou hypothermales, amétallites, sulfuro-sodiques, azotées. Thermalisation variable de 24 à 60°. Sulfuration variable de 0,0099 (Petit-Saint-Sauveur) à 0,0304 (source des Œufs). La source de la Raillère est la plus importante pour les phthisiques. Située à 2 kilomètres de Cauterets, on y arrive par une route montueuse; température de 38°; réaction alcaline; saveur peu désagréable; elle contient par litre 0,019 de sulfure de sodium; elle est très gazeuse. Assez abondante pour le traitement balnéaire. Les malades, avant de prendre la Raillère, débutent ordinairement par la source Mahourat, qui a une température de 50° et une sulfuration de 0,015; elle convient surtout quand les fonctions digestives s'exécutent d'une manière imparfaite. Il n'y a pas encore de salles de respiration à Cauterets.

Telles sont les principales sources sulfuro-calciques ou sodiques auxquelles on envoie d'habitude les tuberculeux en France; quatre éléments contribuent surtout à déterminer leur valeur thérapeutique dans cette affection : 1° leur altitude; 2° leur thermalisation; 3° leur sulfuration; 4° leur graduation possible par des sources variées, permettant de passer sans transition brusque de la plus active à la plus faible; 5° les ressources plus ou moins grandes de balnéation, de respiration, de douches, etc., offrant des conditions d'un traitement complet. Nous résumerons ces éléments divers dans le tableau suivant, qui indique en même temps la situation, l'altitude, l'échelle de thermalité, la nature du principe sulfureux minéralisateur, l'échelle de sulfuration et les modes d'emploi des eaux dont disposent ces stations :

EAUX.	SITUATION.	ALTITUDE.	ÉCHELLE DE THERMA-LITÉ.	NATURE DE SULFURATION.	ÉCHELLE DE SULFURATION	RESSOURCES HYDRO-THERMALES.
Enghien.	Seine-et-Oise.	48ᵐ	eau froide	sulfuro-calcique	de 0,015 à 0,046	Boissons, bains, source ferrugineuse.
Pierrefonds.	Oise.	84	eau froide	sulfuro-calcique	une seule source	Boissons, bains, salles de resp., source ferrugineuse.
Saint-Honoré.	Nièvre.	272	de 16 à 30°	sulfuro-sodique	sulf. assez unif.	Boissons, bains, salles d'inhalation.
Allevard.	Isère.	475	tiède, 24°	sulfuro-calcique	uniforme	Boissons, bains, salles d'inhalation chaude et froide, bains de petit-lait.
Bonnes.	B.-Pyrén.	726	de 31 à 12°	sulf.-s.	de 0,021 à 0,018	Boissons.
Amélie-les-B.	Pyr.-Or.	235	de 30 à 64°	sulfuro-sodique	de 0,016 à 0,008	Boissons, bains, salles d'inhalation.
Le Vernet.	Pyrénées-Orientales	620	de 57 à 18°	sulfuro-sodique	de 0,053 à 0,012	Boissons, bains, vaporarium, salles de resp.
Cauterets.	H.-Pyr.	992	de 60 à 24°	sulf.-s.	de 0,009 à 0,03	Boissons, bains.

3° *Sources thermales sulfo-choruro-sodiques.* — Entre les eaux sulfureuses proprement dites et les eaux chloruro-sodiques se placent, comme anneaux intermédiaires, certaines eaux thermales qui renferment ces deux principes minéralisateurs, et qu'on pourrait appeler, pour cette raison, *eaux thermales sulfo-chloruro-sodiques.* Ces eaux me paraissent appelées à jouer un très grand rôle dans le traitement des phthisies qui reposent sur un fond de lymphatisme ou de scrofule.

Nous ne parlerons que des eaux d'Uriage et de Gréoulx, qui sont en quelque sorte les types de ces eaux intermédiaires.

a. Uriage (Isère). — Altitude de 475 mètres. Saison médicale, du 15 mai au 15 septembre. Durée de la cure, de vingt à vingt-cinq jours. Eau hypothermale chlorurée forte, sulfureuse faible (Rotureau). Température de 22° C. ; 7 grammes de chlorure de sodium par litre, et 10 centimètres cubes d'acide sulfhydrique. Salle de respiration de gaz et d'eau pulvérisée à une température de 25°, et avec gradins superposés.

b. Gréoulx (Basses-Alpes). — Eau sulfo-calcique chlorurée ; 1 gr. 50 de chlorure de sodium par litre. Température de 20 à 38°. Eaux très importantes, encore peu connues. Elles mériteraient d'autant plus d'être étudiées, au point de vue de la phthisie, que le climat de Gréoulx est agréable l'automne, et que ce point a été indiqué comme une station intermédiaire favorable pour les phthisiques qui émigrent annuellement du nord vers les stations hivernales du midi de la France.

En résumé, les eaux sulfureuses françaises, qui sont habituellement utilisées pour le traitement de la phthisie, se divisent en deux groupes : 1° *eaux sulfureuses simples*, subdivisées en sulfuro-sodiques (Bonnes, Amélie-les-Bains, Le Vernet, Cauterets) et en sulfuro-calciques (Enghien, Pierrefonds, Allevard, Saint-Honoré) ; 2° *eaux sulfuro-chlorurées*, également partagées en deux séries : eau sulfo-chlorurée sodique (Uriage), eau sulfo-chlorurée calcique (Gréoulx) ; ces dernières sont sensiblement bromo-iodurées.

II. *Modes d'emploi des eaux sulfureuses.* — La médication hydro-sulfureuse emploie les modes suivants : 1° boissons ; 2° bains ; 3° douches ; 4° inhalation et humage ; 5° respiration d'eau poudroyée. Entrons dans quelques particularités sur ces divers modes d'emploi dans leurs rapports avec le traitement de la phthisie.

1° *Boissons.* — L'extrême altérabilité des eaux sulfureuses implique la nécessité de les consommer immédiatement, et il y a même lieu de regretter que, dans quelques sources, l'eau ne soit bue par le consommateur qu'à une distance du griffon, qui a déjà permis à cette altération de se produire. Elle consiste dans le dégagement du gaz sulfhydrique, dans l'oxydation successive du sulfure de sodium ou de calcium qui le transforme en sulfite, hyposulfite et sulfate, et enfin dans la décomposition de l'hydrogène sulfuré par l'oxygène de l'air et le dépôt de soufre divisé, altération qui constitue le phénomène du *blanchiment*, observé surtout à Luchon. Le degré de stabilité des eaux sulfureuses varie, du reste, suivant leur nature, et on sait que l'eau de Labassère jouit, sous ce rapport, d'un véritable privilège qui fait d'elle l'eau sulfureuse la plus propre à être transportée.

Les phthisiques ont quelquefois une extrême impressionnabilité à la médication hydro-sulfureuse ; on peut la pressentir à la coloration du visage, à la facilité avec laquelle s'émeut la circulation, mais souvent aussi elle ne se révèle que par l'usage de ces eaux. Il est donc de règle de prudence de mitiger les eaux très-fortes en les mélangeant avec du lait, du sirop de gomme, de guimauve ou de tolu. C'est ce qu'on fait aux Eaux-Bonnes, où la Vieille-Source jouit d'une activité telle que beaucoup de sujets ne la supporteraient pas d'emblée si elle était employée pure. Les sources de la Raillère et surtout du Mahourat, à Cauterets, n'imposent pas la même obligation. C'est ce qui fait que, toutes choses égales d'ailleurs, une station hydro-sulfureuse a d'autant plus de valeur qu'elle offre, dans ses différentes sources, une échelle de sulfuration plus étendue et à transitions mieux ménagées.

La quantité d'eau qui doit être prise au début du traitement varie nécessairement suivant l'activité de la source; elle est généralement de quelques cuillerées à bouche, et on arrive très progressivement à une dose de un à trois verres. Du reste, même quand on n'envisage qu'une seule source, toute réglementation de dose est impossible ; chaque phthisique réagit à sa manière suivant son idiosyncrasie, la forme de son affection et son degré. Cette fixation des doses est donc œuvre de médecin, et elle n'a d'autre base rationnelle que les effets produits [1].

Si l'eau est bien supportée, elle ne produit que des effets physiologiques favorables, tels qu'augmentation de l'appétit, stimulation des forces, etc. ; dans le cas contraire, elle détermine des troubles digestifs variés, de l'inappétence, de l'anorexie. Ces accidents du début, qui impliquent la nécessité de mitiger les eaux, d'en diminuer les doses ou de recourir à une source moins active, sont distincts de ceux de la saturation, dans les-

1. On sait que Bordeu prescrivait les Eaux-Bonnes à des doses énormes, qui atteignaient quelquefois un ou deux litres par jour. Il faut des sujets peu irritables et des estomacs singulièrement tolérants pour s'accommoder de quantités semblables, qui, du reste, ne sont jamais prescrites aujourd'hui.

quels aux troubles dyspeptiques que nous venons d'indiquer se
joignent des phénomènes nouveaux de stimulation, d'insomnie, d'agitation, et ceux d'une poussée vers la peau. Durand-
Fardel pense que les eaux dites *dégénérées*[1], c'est-à-dire dans
lesquelles le sulfure alcalin a été transformé par l'oxydation,
sont plus facilement tolérées, et que les eaux sulfuro-calciques
le sont mieux que les sulfuro-sodiques. Ces nuances ne doivent
pas être méconnues dans le cas d'impressionnabilité extrême.

2° *Bains*. — Quoique l'usage des bains n'ait pas la même importance dans le traitement de la phthisie que dans celui d'autres affections, des maladies de la peau par exemple, il n'en est
pas moins vrai que la partie balnéaire du traitement ne doit pas
être négligée. Les Eaux-Bonnes sont, sous ce rapport, dans des
conditions d'infériorité par rapport aux autres stations thermales sulfureuses, Cauterets, Amélie-les-Bains, Allevard, par
exemple, où le débit des sources est très considérable. Si les
bains ne sont pas plus habituellement employés à Bonnes,
ce n'est pas qu'ils soient inutiles, mais bien par suite de la
pénurie d'eau.

La seule médication balnéo-thermale est susceptible de produire à la longue tous les effets de saturation sulfureuse que
détermine l'eau en boisson ; c'est là un indice assuré d'utilité
médicamenteuse ; chez les sujets qui supportent mal ces eaux
ou qui les digèrent avec peine, les bains constituent donc une
ressource importante. On peut dire seulement que si les différentes sources d'un même établissement thermo-sulfureux
produisent des effets quelquefois très divers chez le même individu, il y aurait subtilité à attribuer cette diversité d'action aux
mêmes sources utilisées en bains ; aussi, dans quelques stations thermales, les bains sont-ils alimentés par un réservoir
dans lequel différentes sources viennent se mêler.

Les bains partiels ne sont généralement pas employés dans
le traitement hydro-thermal de la phthisie ; toutefois, on a

_____

1. Cette expression a été créée par Anglada, dont le beau *Traité sur
les eaux minérales des Pyrénées* (Paris, 1833, 2 vol.) est un modèle de
sagacité et de précision qui n'a pas été dépassé.

recours quelquefois aux demi-bains, et on a installé, il y a quelques années, aux Eaux-Bonnes, deux salles dans lesquelles les malades prennent des pédiluves à l'eau sulfureuse. Cette pratique n'a, à notre avis, d'autre avantage que de produire vers les extrémités une révulsion utile, et puis aussi d'exciter la circulation et de prévenir cet état de refroidissement habituel des pieds qui est si commun chez les phthisiques. Les douches, il faut le dire toutefois, atteindraient ce double résultat avec encore plus de certitude.

3° *Douches*. — Les douches sulfureuses ne jouent qu'un rôle insignifiant dans le traitement thermo-sulfureux de la phthisie ; la nécessité de découvrir les malades, l'impossibilité de les préserver contre le refroidissement, sont des inconvénients qui n'ont pas pour contre-poids des avantages probables. Il faut faire une exception pour les douches très chaudes sur les extrémités inférieures ; elles peuvent, en effet, prévenir ou combattre efficacement les tendances congestives vers la poitrine que l'excitation thermo-sulfureuse est de nature à favoriser.

4° *Inhalation et humage*. — L'*inhalation*, qu'il faut distinguer avec soin de la *respiration*, consiste dans le séjour au sein d'une atmosphère confinée où se répandent les vapeurs sulfhydriques ; Saint-Honoré, Allevard, Amélie-les-Bains et Le Vernet sont les seules stations qui présentent jusqu'ici des *vaporarium* bien disposés.

A Saint-Honoré-les-Bains, la salle d'inhalation a près de 5 mètres de hauteur, 11 de largeur et 7 de profondeur ; de chaque côté se trouvent deux puits, du milieu desquels s'élèvent des appareils qui, sous l'influence d'une pression assez forte, divisent l'eau et en séparent mécaniquement l'hydrogène sulfuré, lequel remplit l'atmosphère de la salle. La température de celle-ci était autrefois de 25 à 30°, grave inconvénient que Collin a fait disparaître en éloignant l'eau très chaude de la source des *Romains*. Aujourd'hui, cette température n'est plus que de 18 à 20°c, et la quantité de vapeur d'eau qui se répand dans l'air avec l'hydrogène sulfuré est peu considérable. Ce

médecin, qui a si bien et si complètement étudié les effets des
inhalations sulfureuses, les décrit ainsi : « En entrant dans les
salles (Saint-Honoré-les-Bains), on sent une forte odeur d'hydrogène sulfuré, et qui est parfaitement supportée par la plupart des malades ; on ne tarde pas à ressentir un certain bien-
être, caractérisé par une respiration plus calme, plus facile,
et une diminution dans le nombre et la force des pulsations
artérielles. Une douce moiteur se répand sur tout le corps ;
c'est ce que j'appellerai la première période de l'inhalation.
Après un certain temps, qui varie suivant les sujets et qui est,
en général, de 15 à 30 minutes, les mouvements respiratoires
tendent à revenir à leur type normal, et les battements du
pouls reprennent petit à petit, en nombre et en intensité, ce
qu'ils avaient perdu d'abord. J'appelle ce temps de l'inhalation
la deuxième période ou période de retour. La troisième période
ou d'excitation suit de très près la seconde ; elle est caractérisée au début par de la pesanteur de tête, qui, faible d'abord,
augmente au point d'amener une véritable céphalalgie, que j'ai
vue accompagnée de vertiges. Une légère excitation, caractérisée par la sécheresse et des picotements à la gorge, ne
tarde pas à provoquer quelques accès de toux sèche et fatigante, qui bientôt, chez certains sujets sanguins, serait suivie
d'hémoptysie s'ils continuaient l'expérience. Les pulsations
augmentent d'intensité et de nombre ; la face se congestionne,
et il est nécessaire d'avoir recours à des révulsifs sur les extrémités inférieures pour rétablir un équilibre qu'on n'obtient pas
toujours facilement ; la céphalalgie surtout persiste quelquefois
toute la journée... Certains malades ne peuvent pas supporter
la salle d'inhalation sulfureuse plus de quelques minutes ; j'en
ai vu d'autres y passer plusieurs heures et, qui plus est, ne
respirer librement qu'au milieu de cette atmosphère [1]. » Collin
pense que les seules inhalations sulfureuses sont susceptibles
d'amener la saturation ; mais, comme ses malades prennent en
même temps de l'eau à l'intérieur, il ne se croit pas autorisé à
trancher cette question. L'activité absorbante de la muqueuse

1. Collin, mémoire cité, p. 310.

aspiratoire, et les effets physiologiques que produit une séance isolée d'inhalation, permettent toutefois de supposer qu'il doit en être ainsi.

A Amélie-les-Bains, la salle d'inhalation, installée comme celles d'Aix en Savoie et du Mont-Dore, le cède, sous le rapport de la commodité, à celle du Vernet, suivant l'appréciation de Rotureau [1]. Toutefois, nous estimons *à priori* que la température, quelquefois très élevée, de la salle du vaporarium de cette dernière station (elle atteint jusqu'à 40°), et le procédé trop primitif par lequel on mitige cette température, quand elle est trop forte, ne constituent ni le dernier terme du bien-être, ni celui du progrès. Patissier condamne avec raison les inhalations froides, telles qu'il les a vu pratiquer à Allevard et à Marlioz. Elles maintiennent en effet les malades dans une atmosphère humide et fraîche qui ne peut que leur être préjudiciable.

Le *humage* est un procédé d'inhalation directe, que Lambron a inauguré à Bagnères-de-Luchon et qui se pratique également à Cauterets.

Le malade applique sa bouche à une petite distance d'un tuyau d'aspiration dans lequel arrivent les vapeurs sulfhydriques. Suivant cet hydrologue distingué, cette pratique a, sur le séjour dans les salles d'inhalation, des avantages nombreux ; elle soustrait le malade à l'action de l'humidité, elle lui présente les vapeurs sulfhydriques dans leur pureté native, et l'exonère de la nécessité d'un séjour plus ou moins prolongé dans une atmosphère confinée.

Nous ne savons si ce procédé est suivi dans d'autres établissements thermo-sulfureux, mais il nous paraît constituer un moyen très doux et très commode de médicamentation topique. Patissier a adressé au humage le reproche de provoquer la toux, mais il ne semble pas que cet inconvénient soit réel.

Depuis que l'ingénieuse idée de poudroyer les eaux médicamenteuses a été mise en avant par Sales-Girons, ce procédé a été appliqué à un certain nombre d'eaux sulfureuses.

. 1. Rotureau, *Des principales eaux minérales de l'Europe*, Paris, 1859, p. 688.

La salle de respiration de l'établissement de Pierrefonds, établie en 1857, réalise, sous ce rapport, toutes les conditions de commodité et de bien-être. Elle contient trois appareils poudroyeurs qui reçoivent de l'eau sulfureuse portée à 23 ou 24°c, et cette eau, chassée par le jeu impulsif d'une pompe foulante, s'échappe quand on ouvre le robinet, se brise contre de petits disques de zinc, et se répand sous forme de nuage dans l'atmosphère. Les malades se garantissent par des chaussures et des vêtements cirés contre l'impression de l'humidité et du froid.

Eh bien, nous avouerons que ces précautions mêmes nous tiennent en défiance contre cette pratique. On dit bien que le coryza d'initiation disparaît vite et que les bronchites sont rares ; nous appréhendons néanmoins une pareille atmosphère pour les phthisiques, si impressionnables au refroidissement. L'inhalation nous paraît bien préférable, et, à défaut de celle-ci, nous aimerions mieux l'inspiration d'eaux poudroyées par les instruments portatifs de Sales-Girons [1], le *néphogène* de Mathieu ou par le pulvérisateur de Lüer, pratique qui est aux salles de respiration ce que le humage est aux salles d'inhalation.

Nous avons eu fréquemment recours à la pulvérisation soit pour modifier l'état du larynx dans les cas de laryngite chronique, soit pour combattre certaines toux spasmodiques dont nous parlerons plus tard, soit enfin pour porter des liquides hémostatiques dans les bronches lorsque nous avions à lutter contre des hémoptysies opiniâtres, et nous considérons ce moyen comme devant entrer dans la thérapeutique régulière de la phthisie. Ce n'est qu'une ressource accessoire, sans aucun doute, mais une ressource utile et dont il convient de ne pas se priver.

Ce mode particulier d'atmiâtrie ayant, dès son apparition, élevé des prétentions ambitieuses que l'expérience ne pouvait justifier, il en résulte, par une exagération en sens inverse,

1. Voyez Rapport de O. Henry (*Bulletin de l'Acad. de médecine*, 9 septembre 1856, t. XXI, p. 1081) et Rapport de Bouillaud (*Bulletin de l'Acad. de méd.*, 2 janvier 1861, t. XXVI, p. 204).

qu'on lui a dénié toute utilité. Les principaux reproches qui
ont été adressés à l'inhalation des eaux poudroyées ont été :
1° de soumettre les malades à l'action d'une humidité froide
qui, par son action directe sur les bronches ou par l'imprégnation des vêtements, les expose à contracter des bronchites ;
2° de ne pas faire pénétrer les liquides pulvérisés au delà de
l'arrière-gorge, et de n'exercer par suite qu'une action thérapeutique équivoque ; 3° d'affaiblir par l'évaporation les propriétés actives des eaux sulfureuses naturelles, de les désul-
furer, et, par suite, de ne pas atteindre le but qu'on se propose.
Il convient d'examiner la valeur de ces différents griefs.

L'inconvénient de faire courir aux phthisiques les risques de
contracter des bronchites est plus apparent que réel ; on peut
d'ailleurs l'éviter aisément en employant des appareils qui dirigent en quelque sorte vers la bouche le jet de l'eau poudroyée
(le néphogène de Mathieu a plus particulièrement cet avantage),
en recouvrant la tête et le haut du corps d'une enveloppe im-
perméable, enfin en chauffant à l'aide d'une lampe à alcool la
poussière aqueuse au moment de son émersion quand la nature
du liquide est telle que cette élévation de température ne puisse
le décomposer. D'ailleurs l'expérience ne m'a pas appris que
cette crainte eût un fondement sérieux.

Dès les débuts de la méthode dite *respiratoire*, on contesta
la réalité de la pénétration de l'eau pulvérisée jusqu'aux bronches. Pietra-Santa [1], René Briau [2], Fournié, de l'Aude [3],
Delore [4] nièrent cette pénétration, dont Demarquay [5], Moura-

1. Pietra-Santa, *Les Eaux-Bonnes (Basses-Pyrénées)*, *La pulvérisation,
état de la question*, Paris, 1861, et *Les Eaux-Bonnes*, 1 vol. in-12, 1862,
p. 127.
2. R. Briau, *Effets de la respiration de l'eau minérale pulvérisée* (*Gazette
hebd. de méd.*, 5 et 11 avril 1861).
3. Fournié (de l'Aude), *De la pénétration des corps pulvérulents gazeux,
volatils, solides et liquides dans les voies respiratoires au point de vue de
l'hygiène et de la thérapeutique* (*Comptes rendus de l'Académie des sciences*,
1861; *Bull. de l'Acad. de méd.*, 1er octobre 1861, et Paris, 1862, in-8°,
76 pages).
4. Delore, *De la pulvérisation des liquides et de l'inhalation pulmonaire
au point de vue thérapeutique* (*Gazette médicale de Lyon*, 1er et 15 septembre 1861).
5. Demarquay, *De la pénétration des liquides pulvérisés dans les voies
respiratoires* (*Bullet. de l'Acad. de méd.*, 24 septembre 1861).

Bourouillon, Sales-Girons [1], Poggiale [2] affirmèrent, au contraire, la réalité. Une opinion éclectique, et qui a pour elle une grande vraisemblance, admet que l'eau pulvérisée très finement se comporte à la manière des gaz aériformes et pénètre avec le courant inspiratoire; que celle, au contraire, qui n'a pas une ténuité suffisante, s'arrête, en les mouillant, sur la muqueuse pharyngienne et sur l'orifice supérieur du pharynx. C'est celle qu'a fait valoir Sales-Girons, par l'organe de Gavarret, dans la présentation qu'il a faite en 1861 à l'Académie de médecine d'un nouveau pulvérisateur des liquides [3].

L'altération des eaux sulfureuses pendant leur pulvérisation est un reproche grave, s'il est fondé. Il a été formulé principalement par Poggiale et par Pietra-Santa [4]. Le premier évalue à 60 pour 100 la perte en acide sulfhydrique qu'éprouve l'eau d'Enghien quand elle est pulvérisée; une solution artificielle d'hydrogène sulfuré dans l'eau s'affaiblit aussi notablement par la pulvérisation; enfin, suivant son appréciation, les eaux sulfurées sodiques ne subissent qu'une altération médiocre, et celle-ci varierait suivant la nature de l'appareil employé; elle serait plus forte avec le néphogène de Mathieu qu'avec le pulvérisateur de Sales-Girons.

Quant au refroidissement, il est réel, et il a son explication physique dans la vaporisation elle-même. Par les appareils portatifs, on y remédie très imparfaitement en chauffant l'eau au moment où elle se divise (les eaux sulfureuses ne subissent pas impunément ce traitement), et par les salles de respiration en maintenant leur atmosphère à l'état de saturation aqueuse, ainsi que l'a indiqué Tampier [5], et en élevant sa température au-dessus de celle de l'eau minérale que l'on poudroie. Nous

1. Sales-Girons, *Théorie physiologique de la pénétration des poussières dans les voies respiratoires* (*Bullet. de l'Acad. de méd.*, 10 décembre 1861). — *Nouveau pulvérisateur des liquides* (*Bulletin de l'Acad. de médecine*, 7 février 1865, t. XXX, p. 367).
2. Poggiale, *De la pulvérisation des eaux minérales et médicamenteuses* (*Bulletin de l'Acad. de médecine*, janvier 1862, t. XXVII, p. 267, 799, 815).
3. Gavarret, *Bulletin de l'Académie de médecine*, t. XXV, p. 589.
4. Pietra-Santa, *Note sur la pulvérisation aux Eaux-Bonnes* (*Bull. de l'Acad. de méd.*, 2 avril 1861 et 8 octobre 1861).
5. Tampier, *Moyen de remédier au refroidissement de l'eau pulvérisée* (*Bull. de l'Acad. de méd.*, 15 octobre 1861).

l'avons dit, c'est là une condition qui nous paraît fâcheuse pour les tuberculeux, et sans adopter, dans tout ce qu'elle a d'exclusif, l'opinion des médecins qui proscrivent dès à présent les salles de respiration et voudraient voir ce procédé disparaître de la thérapeutique hydrothermale des maladies de poitrine, nous estimons que l'information est encore incomplète et qu'il faut procéder à de nouvelles recherches. L'inhalation, qui n'est pas passible des mêmes reproches, mérite la préférence jusqu'à plus ample informé. Quant à l'usage des appareils portatifs, nous le considérons comme indiqué dans les cas spécifiés plus haut; mais il ne faut pas s'exagérer la portée de ce moyen : il peut atténuer utilement certains symptômes de la phthisie, mais on ne saurait raisonnablement rien lui demander au delà.

§ 3. — *Indications et contre-indications.*

C'est précisément parce que les eaux thermales sulfureuses exercent sur toute l'économie une action stimulante très énergique que ces eaux ont des indications et des contre-indications précises. Ces indications et ces contre-indications se rapportent : 1° à la forme de la phthisie ; 2° à son degré ; 3° à la disposition plus ou moins grande aux congestions ou aux hémoptysies ; 4° à l'absence ou à la présence d'un état d'éréthisme circulatoire.

1° Il est des phthisies qui s'accommodent mieux que les autres de la médication thermo-sulfureuse. La phthisie des lymphatiques et des scrofuleux est dans ce cas [1] ; elle correspond, en effet, à cette forme que les Allemands désignent sous le nom de *torpide*, et il y a moins à craindre de ne pas arriver chez eux à une stimulation suffisante que de la dépasser. Patissier signale toutefois, comme susceptibles d'être employées dans ce cas, quelques eaux sulfureuses qui, par leur minéralisation peu considérable et leur température médiocre, ne sont

1. A. Dumoulin, *Des conditions pathogéniques de la phthisie au point de vue de son traitement par les eaux minérales*. Paris, 1865. L'auteur admet que la phthisie scrofuleuse est la seule curable, et il vante contre cette forme l'efficacité de la médication chloruro-sodique.

que peu ou point stimulantes. Telles sont la source *Baudot*
aux Eaux-Chaudes, qui n'a que + 27º et qui, distante de
4 kilomètres seulement des Eaux-Bonnes, devrait, suivant cet
hydrologue, être toujours employée comme préparation aux
Eaux-Bonnes ; la source *Hontalade*, à Saint-Sauveur, les sources
de Saint-Honoré, celle de Pierrefonds, celle de Weilbach
(Nassau), qui est froide, à 13º ; celle de Labassère, etc.

2º En ce qui concerne le degré de la phthisie, on peut dire
qu'il faut moins le déterminer par les signes physiques que
révèlent l'auscultation et la percussion que par ceux qui sont
fournis par les conditions générales de la santé, par l'état de
la nutrition. Pidoux a dit avec raison qu'on est quelquefois
moins malade avec une phthisie au troisième degré qu'avec une
phthisie qui n'a pas dépassé le premier, et cela est parfaitement
exact ; la gravité d'une phthisie est en effet moins accusée par
l'étendue des lésions qu'elle a produites que par ses allures stationnaires ou désorganisatrices [1]. On ne saurait donc admettre
que la constatation d'une caverne exclue l'idée des eaux, si,
par ailleurs, l'état général n'est pas mauvais et si la nutrition
n'a pas trop souffert [2].

1. Cet auteur est revenu plusieurs fois avec complaisance sur cette
idée qui me paraît parfaitement juste. « J'ai dit, répétait-il tout dernièrement, que j'aime mieux traiter une phthisie primitivement locale, bien
circonscrite, au troisième degré, chez un individu vigoureux — et ces
cas ne sont pas très rares — qu'une phthisie locale au premier degré —
tubercules crus — chez deux sujets nés de parents phthisiques, si surtout ces sujets sont faibles, irritables et sans résistance vitale. » Pidoux,
*Les Eaux-Bonnes comparées dans le traitement de la phthisie primitive-
ment locale et de la phthisie primitivement générale*, 1879, p. 23.
2. Ce point de pratique a été très diversement jugé : le docteur Andrieux
considère les Eaux-Bonnes comme indiquées surtout dans le premier
degré de la phthisie ; de Puisaye doute de leur utilité à cette époque et
craint qu'elles ne produisent un mouvement fluxionnaire autour des
tubercules ; Darralde croyait qu'elles pouvaient être prescrites à toutes
les périodes, en tenant compte surtout des conditions de l'état général
(*Discussion sur le traitement de la phthisie : Ann. de la Société d'hydrologie*, t. IV, p. 436). Une brochure récente de M. Pidoux, dont la compétence parfaite en ce qui concerne l'application des Eaux-Bonnes à la
phthisie ne saurait être contestée, nous apporte, au moment où nous
écrivons ces lignes, le dernier mot de la pensée actuelle de ce phthisiologue sur la valeur de ces eaux dans cette maladie. Il admet que la
phthisie dite caséeuse, primitivement locale, qui succède à des bronchites
graves, à des pneumonies catarrhales ou lobulaires, phthisie « moins
constitutionnelle, moins primitivement générale que la phthisie hérédi-

3° Quant à l'état de la circulation, il y a là une question grave et qui n'est pas complètement résolue. Durand-Fardel estime que les sujets chez lesquels la fièvre s'allume aisément doivent s'abstenir des eaux sulfureuses. Buron pense au contraire que l'état fébrile n'est pas une contre-indication absolue. « S'il devait en être ainsi, dit-il à ce sujet, on pourrait admettre bien peu de phthisiques au bénéfice du traitement hydrosulfureux. Une pratique de quinze années a fait naître dans mon esprit une conviction tout opposée. Il faut distinguer entre la colliquation et la fièvre qui revient à intervalles presque irréguliers chez les malades dont les tubercules se ramollissent. » Buron a cité, à l'appui de cette assertion, le cas d'une malade en plein ramollissement, c'est-à-dire dévorée par la fièvre, ayant du gargouillement sous une des clavicules et dont la phthisie s'arrêta pendant plusieurs années sous l'influence des

taire classique, » s'accommode mieux des Eaux-Bonnes. Quant à la dernière de ces formes de la phthisie, il trace ainsi les contre-indications de cette station : 1° mauvais état des voies digestives ; 2° fièvre continue ou à faible rémission matinale ; 3° température organique dépassant habituellement 39°c ; 4° expectoration non aérée de crachats sales, grisâtres, mélangés de détritus pulmonaires ; 5° coexistence d'une phthisie laryngée arrivée à la période ulcéreuse ; 6° tendance hémoptoïque. En ce qui concerne ce dernier point, M. Pidoux n'est pas nettement affirmatif ; sans nier l'action hémorrhagipare des Eaux-Bonnes sur les tuberculeux, sans contester même que cette action soit plus active pour ces eaux que pour les autres eaux sulfureuses (la question d'altitude n'y est-elle pas pour quelque chose ?), il se sert de ce fait pour démontrer l'action élective, profonde de ces eaux sur l'appareil respiratoire (ce qui n'est pas un argument), et aussi la bénignité de ces *hémoptysies thermales*. Nous avouerons que ces atténuations n'ont en rien modifié notre opinion sur l'inopportunité des eaux thermales sulfureuses, et surtout de celles placées à des altitudes considérables, dans le cas où il y a des hémoptysies ou une tendance hémoptoïque. L'opinion de M. Pidoux, qu'il y a aux Eaux-Bonnes moins d'hémoptysies que dans les stations thermales sulfureuses placées à un niveau inférieur, ne sera sans doute pas acceptée sans preuves, une faible pression étant considérée par tout le monde comme une cause prédisposante des hémoptysies, une action analogue étant attribuée généralement aux eaux sulfureuses, et M. Pidoux avouant lui-même que les Eaux-Bonnes sont plus *hémorrhagiques* que les autres eaux sulfureuses. L'habileté avec laquelle il distingue les cas opportuns à l'emploi de ces eaux et il les gradue suivant chaque cas particulier, peut sans doute diminuer la fréquence de quelques-unes de ces contre-indications ; mais j'estime que la pratique générale doit prudemment les maintenir. (Voy. Pidoux, *Les Eaux-Bonnes comparées dans le traitement de la phthisie primitivement locale et de la phthisie primitivement générale ; parallèle avec les eaux minérales arséniquées.* Quimper, 1879.)

eaux de Cauterets. Ce fait est intéressant sans doute, mais il ne force pas notre conviction, et nous pensons que la médication thermo-sulfureuse est dangereuse dans des cas pareils, et qu'il faut toujours attendre une de ces périodes d'apyrexie, comme il en survient entre les poussées de ramollissement tuberculeux, pour invoquer les bénéfices de cette médication. Est-il bien opportun d'ailleurs, et pour un résultat équivoque, de faire courir aux malades les hasards d'un voyage fatigant, d'une rupture d'habitudes et d'un changement de climat, alors qu'ils présentent ces accidents aigus qui demandent avant tout des précautions et des ménagements ?

Faut-il donc considérer l'état fébrile comme une contre-indication absolue à l'emploi des eaux sulfureuses ? Cette grave et embarrassante question a été l'objet d'un mémoire fort intéressant lu en 1869 à la *Société d'hydrologie de Paris* par Gigot-Suard, à l'occasion d'un travail de Leudet qui concluait à l'innocuité et à l'utilité des Eaux-Bonnes dans certaines phases de l'état fébrile chez les tuberculeux. Considérant avec raison la fièvre comme l'expression générale du travail inflammatoire local qui se passe autour des tubercules et qui les fait évoluer, il interdit formellement dans ce cas l'emploi des eaux sulfureuses. Il insiste du reste avec raison sur la distinction à établir, à ce point de vue, entre l'éréthisme cardio-vasculaire constant chez les tuberculeux et s'accusant par des palpitations et un accroissement de la fréquence du pouls à chaque mouvement et la fièvre proprement dite accusée par son seul signe caractéristique : l'élévation de la température. L'orgasme cardio-vasculaire ne contre-indique pas les sulfureux, mais oblige à les manier avec prudence ; la fièvre au contraire, quand elle est accentuée, doit formellement éloigner de leur emploi. Tel est l'état actuel de cette question thérapeutique, et il ne pourrait être modifié que par des observations nouvelles ou des arguments autres que ceux qui ont été produits pour justifier l'administration des eaux minérales sulfureuses aux phthisiques fébricitants [1].

---

1. Gigot-Suard, *De la fièvre des phthisiques dans ses rapports avec la médication hydrosulfureuse*. Mémoire lu à la Société d'hydrologie médicale de Paris, dans la séance du 5 avril 1869.

4o La disposition aux congestions et aux hémoptysies est une contre-indication formelle. Ici, deux conditions fâcheuses interviennent en effet : la stimulation produite par le traitement lui-même et l'influence de l'altitude ; toutes les deux conspirent à rappeler les hémoptysies. Darralde a insisté avec soin sur cette contre-indication, mais il semblait la rapporter exclusivement à l'action des Eaux-Bonnes ; l'altitude élevée de cette station est un élément dont il faut aussi tenir compte. On doit donc, quand cette prédispostion existe et que la contre-indication n'est pas formelle, choisir des eaux d'une sulfuration peu énergique, entre celles-ci, les sources les moins actives, et éviter surtout les altitudes considérables. Les eaux froides ou d'une thermalité moyenne sont aussi préférables aux eaux très chaudes. Cauterets, Bonnes, Le Vernet et Allevard, dont les altitudes varient de 992 mètres à 475 mètres, doivent être évitées pour ce fait, et Saint-Honoré et Amélie-les-Bains méritent la préférence.

Telle est la médication thermo-sulfureuse dans ses rapports avec le traitement de la phthisie pulmonaire, médication manifestement utile et dans laquelle nous avons une confiance extrême. Aurions-nous donc rencontré là le spécifique de la phthisie? Pas le moins du monde; mais nous n'avons pas eu de mécompte, puisque nous savions ne pas l'y trouver. Le traitement hydrosulfureux ne *guérit* pas la phthisie dans le sens absolu du mot ; mais il peut mettre l'économie dans des conditions telles, que les productions tuberculeuses ne s'accroissent pas, et que les périodes spontanées du sommeil de la diathèse se prolongent ; il modifie ou fait même disparaître une expectoration qui impose à l'économie une spoliation fâcheuse ; enfin il n'est pas improbable que ce traitement, surtout quand on le complète par les inhalations, puisse favoriser la cicatrisation des cavernes peu étendues en tarissant la sécrétion purulente que fournit la membrane pyogénique qui les tapisse. Nous considérons donc les eaux thermales sulfureuses comme complétant la tâche de la médication rasorienne, quand celle-ci a éteint la fièvre et ramené la phthisie à ces allures de chronicité qui indiquent seules l'utilité des sulfureux.

Nous avons certainement trop de respect pour ces médicaments si complexes et si singulièrement délicats que nous
offrent les sources minérales, pour admettre qu'ils puissent
être suppléés complètement par les sulfureux ordinaires, et
même par les eaux sulfureuses naturelles, lorsqu'elles sont
transportées. De même qu'un corps organique est livré aux
opérations d'une chimie inappréciable, mais agissante, aussitôt
que la vie l'a abandonné, de même une eau minérale ne reste
pas longtemps ce qu'elle était à la source ; cela est vrai surtout
des eaux sulfureuses dont la constitution est peut-être encore
plus délicate que celle des autres ; d'ailleurs, écartât-on la question de composition, il resterait toujours celle de thermalité, et
nous croyons, avec Mme de Sévigné, que cette chaleur n'est
pas de la même nature que celle « de ces vilains fagots
froids de Paris » [1]. En éloignant donc les avantages hygiéniques du déplacement, du changement d'air, des distractions,
on ne saurait admettre que l'eau sulfureuse transportée ait la
même action que celle bue *vivante* à la source. Néanmoins cette
ressource doit être utilisée dans certains cas, et les Eaux-Bonnes
et celles de Labassère [2] peuvent rendre des services en boisson
ou poudroyées par les appareils indiqués plus haut.

Art. II. — Chlorure de sodium et médication chloruro-sodique.

Nous parlerons, à propos de la diète lactée, de l'emploi du
chlorure de sodium chez les phthisiques, et nous rattacherons
son utilité à la propriété remarquable dont jouit ce condiment,
d'exciter l'appétit et de contribuer à l'engraissement. On sait
que A. Latour a cherché à faire prévaloir l'utilité du sel marin
dans le traitement de la phthisie, et que, exagérant une idée qui
a un fondement réel, il a voulu expliquer l'action de certaines
eaux sulfureuses, les Eaux-Bonnes entre autres, par les quantités (évidemment très-insignifiantes) de chlorure de sodium

1. Mme de Sévigné, *Lettres*, édit. Grouvelle, Paris, 1820, t. V, p. 99.
2. On sait que l'eau de Labassère, qui jaillit à deux heures de Bagnère-
de-Bigorre, y est journellement transportée, et qu'on l'y conserve après
l'avoir échauffée au bain-marie dans les sources thermales mêmes, et
mélangée à du lait.

qu'elles renferment. Durand-Fardel considère la médication chloruro-sodique comme très puissante pour prévenir le développement de la phthisie chez les individus qui y sont prédisposés par le lymphatisme ou la scrofule ; mais il pense que ce moyen doit être proscrit une fois que la phthisie est confirmée. N'y a-t-il pas là un peu d'exagération, et croit-on que les eaux chloruro-sodiques, moins excitantes en réalité que les eaux sulfureuses, doivent êtres redoutées plus que celles-ci, une fois que la phthisie est déclarée? Il y a évidemment une lacune sur ce point de la médication thermo-minérale dans la phthisie [1].

Les eaux chloruro-sodiques ont été divisées par Durand-Fardel en trois groupes : 1° eaux chloruro-sodiques faibles, au-dessous de 1 gr. 50 de sel marin ; 2° eaux moyennes, entre 1 gr. 55 et 3 grammes ; 3° eaux fortes, au-dessus de 3 grammes. Chacune de ces divisions comprend des eaux chloruro-sodiques simples, chloruro-sodiques sulfureuses et chloruro-sodiques bicarbonatées. Nous avons groupé ces eaux (p. 48) dans un tableau synoptique.

Les eaux chloruro-sodiques simples, telles que celles de Selters, de Luxeuil, de Bourbon-Lancy, ne sont guère employées dans le traitement de la phthisie.

Les eaux chloruro-sodiques sulfureuses, celles d'Uriage, de Gréoulx, d'Aix-la-Chapelle par exemple, présentent associés deux principes médicamenteux qui doivent leur conférer une utilité réelle contre la phthisie, et il est bien à désirer que les médecins qui pratiquent auprès de ces sources les soumettent, à ce point de vue, à un examen attentif.

Les eaux chloruro-sodiques bicarbonatées, principalement celles de l'Auvergne, ont été mieux étudiées. On peut ranger dans ce groupe le Mont-Dore, Royat, et Ems. Ces eaux sont thermales : la source Bertrand du Mont-Dore a une température de 45° ; celle d'Eugénie à Royat, 35° ; celle d'Ems, 46°. Elles contiennent toutes du bicarbonate de soude en quantité variable de 0,39 à 1,09, du chlorure de sodium (de 1,01 à 0,13), des traces d'iode et d'arséniate de soude.

1. Rotureau, *Annales de la Société d'hydrologie médicale de Paris*, t. III. Séance du 2 mars 1857.

Allard, qui a publié un excellent travail sur l'emploi de ces eaux dans la phthisie, partageant les idées de Pidoux, admet que c'est la phthisie accompagnée d'antécédents ou de manifestations goutteuses ou rhumatismales, qui s'accommode le mieux de ces stations.

Nous reparlerons du Mont-Dore à propos de la médication arsenicale ; mais nous devons dire ici quelques mots d'Ems et de Royat, qui doivent leurs propriétés thérapeutiques, si bien adaptées à certaines formes de la phthisie, à l'association dans leurs eaux du bicarbonate de soude et du chlorure de sodium.

1° *Ems.* — Cet établissement est situé dans le duché de Nassau, par une altitude de 95 mètres ; la thermalité de ses sources varie de 29° à 47°. La source de Kesselbrunnen contient par litre 1 gramme 9 centigrammes de bicarbonate de soude, 1 gramme 1 centigramme de chlorure de sodium et 67 centilitres de gaz acide carbonique ; le résidu salin d'un litre est de 3 grammes 51 centigrammes. Ces eaux jouissent en Allemagne d'une grande réputation dans le traitement des affections catarrhales et de la phthisie pulmonaire. Becquerel a apporté un témoignage en faveur de leur utilité dans le traitement de cette dernière maladie, et Doring et Vogler ont admis que non seulement elles agissent sur les tissus avoisinant les tubercules, mais encore sur ceux-ci, qui subissent sous leur influence une sorte de retrait, de ratatinement et deviennent dès lors indifférents au tissu pulmonaire. Cela est purement hypothétique sans doute, comme Rotureau l'a fait ressortir avec raison ; mais ce médecin a nié d'une manière trop absolue l'utilité des eaux d'Ems, qui paraissent susceptibles de rendre des services réels dans le traitement de la phthisie pulmonaire. Je crois que si l'on voulait, à toute force, théoriser leur action, il faudrait voir dans ces eaux un moyen de résolution des engorgements d'origine inflammatoire qui siègent dans les poumons des phthisiques [1].

1. Je ne sais pourquoi les eaux d'Ems, qui ne peuvent guère être d'un grand profit pour les phthisiques de notre pays, à raison de leur éloignement relatif et de la répulsion légitime que nous inspire cette station par suite des événements de la dernière guerre, ne sont pas employées sous forme d'eaux artificielles. La dissolution du chlorure de sodium et

2° *Royat*. — Cette station thermale du Puy-de-Dôme est située à 1 kilomètre de Clermont-Ferrand, par 450 mètres d'altitude. Ses eaux, très abondantes, ont une température qui varie de 29° (source César) à 35°,5 (source Eugénie). Elles contiennent de l'acide carbonique libre, des bicarbonates alcalins, du fer et des traces d'arsenic. Près de trois fois plus minéralisées que les sources du Mont-Dore, elles sont plus salées et moins arsenicales que celles-ci. Elles appartiennent au groupe des eaux salines. Leur composition les rapproche sensiblement des eaux d'Ems, et le nom d'*Ems français* appliqué à Royat consacre très justement cette ressemblance. La saison y dure du 1er mai au 30 septembre, et la durée de la cure est de quinze à vingt jours. Cette station dispose de salles d'inhalation et de piscines à eau courante. Allard, qui a publié un ouvrage sur le traitement de la phthisie pulmonaire par les eaux de Royat [1], pensait que cette station convient particulièrement aux phthisies dites arthritiques. L'analogie permet de croire que ces eaux, indépendamment de leur action de reconstitution nutritive, provoquent la résolution des engorgements pérituberculeux.

En résumé, les eaux chloruro-sodiques ne semblent pas encore avoir été sérieusement étudiées dans leurs rapports avec le traitement de la phthisie. L'augmentation de l'appétit et consécutivement la reprise de la nutrition, une action spéciale contre le lymphatisme, une influence résolutive sur les engorgements pulmonaires pérituberculeux, peut-être enfin un rôle actif dans l'artérialisation du sang, sont autant de présomptions d'utilité qui recommandent cette catégorie d'eaux, principalement les chloruro-sodiques sulfurées et les chloruro-sodiques bicarbonatées, à l'attention sérieuse des hydrologues.

---

du bicarbonate de soude, dans les proportions indiquées plus haut, dans un litre d'eau gazeuse, constituerait chimiquement ces eaux artificielles et dans des conditions très peu onéreuses. Je ne crois pas, ai-je besoin de le répéter, que les eaux artificielles représentent toutes les propriétés des eaux naturelles dont elles sont le pastiche ; mais un voyage d'Ems est un luxe que peu de phthisiques peuvent se permettre : « *Non licet omnibus adire Corinthum* » et, dans ces cas, l'eau d'Ems artificielle aurait sa valeur relative.

1. C. Allard, *Du traitement de la phthisie pulmonaire par les eaux de l'Auvergne*. Paris, 1863.

Art. III. — Iode et médication hydro-minérale iodo-bromurée.

L'emploi des préparations d'iode contre la phthisie a eu pour point de départ cette pensée que la diathèse tuberculeuse est une production à peu près constante de la scrofule, si elle ne se confond pas avec elle. Des arguments d'une grande valeur ont été opposés à cette manière de voir, et, si l'on ne nie pas que la diathèse scrofuleuse puisse se transformer par l'hérédité et aboutir au tubercule, on ne peut pas contester davantage que très souvent la phthisie se développe chez des individus indemnes personnellement de toute tare scrofuleuse. Mais il est une forme particulière de phthisie décrite par Morton, constatée par tous les observateurs, et qui s'accompagne de l'habitus ordinaire de la scrofule. On ne saurait la considérer comme aussi grave que d'autres formes ; plus souvent qu'elles, en effet, elle affecte une marche remarquable vers la chronicité et prend les allures de la phthisie torpide. C'est celle-là seulement qui indique l'usage des préparations d'iode, en tant que médicaments antidiathésiques.

On sait l'abus que l'on a fait et que l'on fait encore de ce beau médicament, auquel on attache bien gratuitement dans la phthisie des idées de spécificité thérapeutique, et qui est employé un peu à tort et à travers dans toutes les formes et à toutes les périodes de cette affection. A notre avis, les indications de l'iode se rencontrent surtout à deux époques extrêmes de l'évolution de la phthisie pulmonaire :

1º Au début, alors qu'on peut espérer, en modifiant l'état lymphatique ou strumeux, arrêter l'affection dès son origine.

2º A une époque avancée, quand, la marche de la maladie étant enrayée et la fièvre décidément tombée, on a à remplir ce double but : de modifier l'état général dans un sens défavorable à l'éclosion de nouveaux tubercules, et de diminuer ou de faire disparaître les altérations de tissu et l'engorgement qui persistent dans les portions du poumon avoisinant les tubercules.

Cette action résolutive de l'iode et surtout de l'iodure de potassium n'a peut-être pas attiré jusqu'ici l'attention autant qu'elle méritait de le faire.

Nous n'avons pas l'intention d'entrer dans la longue énumération des formes sous lesquelles l'iode a été administré dans la phthisie pulmonaire [1], et nous indiquerons seulement l'association de l'iode aux huiles de poisson comme une des plus avantageuses. On administre, en effet, en même temps, deux médicaments dont l'opportunité est souvent parallèle, et l'absorption de l'iode, présenté à l'économie sous la forme dite *alimentaire*, paraît plus assurée et plus facile. Les eaux bromo-iodurées, en particulier celles de Saxon (Suisse), qui contiennent, indépendamment des bromures, 11 centigrammes d'iodures de calcium et de magnésium, celles de Wildegg, beaucoup moins actives, sous ce rapport, mais renfermant des proportions très fortes de chlorure de sodium; enfin les eaux de Challes (Savoie), sont des stations hydrominérales qui conviennent au traitement de la scrofule et qui rendraient probablement des services dans la forme torpide de la phthisie scrofuleuse. Je dis probablement, car cette question de thérapeutique a été trop peu étudiée pour être passible actuellement d'une solution précise.

Nous reviendrons bientôt, du reste, sur cette question de l'iode à propos des atmosphères artificielles médicamenteuses.

1. Le docteur Bouyer a eu la pensée d'incorporer certains médicaments actifs (iode, iodure de potassium, fer, arsenic, mercure) au lait, de façon à les rendre plus inoffensifs et plus facilement assimilables. En ce qui concerne l'iode, il a préparé un lait iodique, un sirop de lait iodique, une poudre de lait iodique et un chocolat de lait iodique. Chaque cuillerée à soupe de sirop de lait iodique ou de poudre de lait représente 4 centigr. du médicament; chaque tablette de chocolat, 3 centigr. La dose est d'une demi-cuillerée à soupe pour les adultes, d'une cuillerée à café pour les enfants, deux fois par jour. On dissout le sirop dans une tasse d'eau bouillante. Richelot (*Union médicale*, 9 mai 1865) prodigue les plus grands éloges à ces préparations. Nous y adhérons volontiers, pourvu qu'on n'y voie qu'une forme avantageuse d'administration de l'iode et non pas un spécifique. L'association de l'iodoforme à l'huile de foie de morue dans les proportions de 2 centigr. et demi par 10 gr. ou par cuillerée à bouche a le double avantage de désodorer l'huile et d'agir comme médicament iodique.

Art. IV. — Phosphore.

L'importance que joue le phosphore dans la constitution des liquides et des tissus de l'organisme, l'abondance avec laquelle ce principe est éliminé de l'économie sous forme d'acide phosphorique dans diverses maladies, surtout dans celles qui atteignent profondément la nutrition, sont autant de raisons qui ont conduit à penser qu'il y aurait avantage à restituer cette substance à l'économie. C'est cette indication qui a fait recommander le phosphore dans la phthisie pulmonaire, et la présence de ce principe dans l'huile de morue a été invoquée comme l'une des causes de l'incontestable efficacité de ce médicament. Sans admettre qu'une part aussi large puisse y être faite à l'iode et au phosphore, nous estimons cependant que les idées professées par divers auteurs, surtout par les Allemands, sur l'importance du phosphore au point de vue de la formation normale des tissus, appellent un sérieux examen.

Pour l'introduction des principes phosphorés dans l'économie, on peut se servir ou bien de matériaux alimentaires, dans lesquels prédomine cette substance, ou bien du phosphore lui-même et de ses divers composés.

La nourriture substantielle prescrite habituellement aux phthisiques et fondée sur l'usage principal des viandes succulentes, des matières grasses, etc., introduit dans leur organisme des quantités notables de phosphore. L'hygiène trouve donc dans la *diète fibrineuse*, convenablement instituée, un moyen d'obvier à cette pénurie du phosphore. Mège-Mouriès a préconisé une fécule qui rend des services réels chez les enfants, et dans laquelle entre une notable proportion de phosphate de chaux. Les œufs sont aussi des aliments très phosphorés. Gobley a constaté, en effet, que le jaune contenait sur 100 p. 2,22 de matières phosphorées sous la forme d'acide phosphoglycérique et de phosphate de chaux et de magnésie ; c'est donc à ce titre, mais surtout à titre d'aliments gras, que les œufs peuvent entrer utilement dans l'alimentation des phthisiques. Les aliments de mer, poissons, mollusques, qui contiennent de fortes proportions de matières phosphorées, sont dans le même cas. Les vertus si vantées des huîtres tiennent en partie sans doute à cette particularité de composition.

Baud a recommandé, dans toutes les maladies chroniques avec épuisement et débilité, notamment dans la phthisie, une substance dite *phospholéine*, qui offre à l'absorption des quantités sensibles de phosphore en combinaison avec les corps gras de la substance nerveuse des animaux. Pour préparer la phospholéine, on prend une partie de moelle de bœuf très fraîche qu'on lave avec de l'eau alcoolisée, qu'on broie ensuite et qu'on étend d'eau aiguisée d'alcool. On filtre ; on ajoute le quart du poids de sucre blanc, et on évapore dans le vide ou au bain-marie, mais à une température qui ne doit jamais dépasser 30°. L'extrait sirupeux, ainsi obtenu, est desséché, puis réduit en poudre. La phospholéine contient du sucre, des corps gras, de l'albumine, du soufre et du phosphore. La dose est de 10 grammes de poudre, renfermant 1 gr. 25 de matière phosphorée. Sans admettre avec Baud, qui peut en cela être légitimement soupçonné d'enthousiasme, que la médecine ait dans la *phospholéine* le moyen de produire une *transfusion nerveuse*, il est incontestable néanmoins que cette substance réunit aux propriétés nutritives des corps gras les avantages de l'administration du phosphore sous une forme douce et inoffensive. Aller plus loin, c'est certainement se leurrer d'une illusion. N. Guéneau de Mussy, qui a expérimenté ce médicament dans le traitement de la phthisie pulmonaire, ne paraît pas très édifié sur ses vertus curatives ; mais l'auteur n'accepterait probablement pas (et il aurait raison) la substitution proposée par N. G. de Mussy de l'usage alimentaire de cervelles fraîches à la poudre de phospholéine[1]. Garot a extrait de la moelle allongée des animaux de boucherie une graisse phosphorée qui, mélangée au sucre, donne une poudre analogue à la *phospholéine*. Ces *aliments médicamenteux* peuvent avoir leur utilité, mais on ne saurait leur demander davantage.

Le phosphore est d'une administration difficile et quelque-

1. Guéneau de Mussy, *Leçons cliniques sur les causes et le traitement de la phthisie pulmonaire*, Paris, 1860, p. 87.

fois dangereuse. Bien que la substitution du phosphore rouge amorphe au phosphore blanc ait réalisé, sous ce rapport, un double progrès, cependant ce médicament ne sera jamais manié qu'avec une certaine hésitation, et on lui substituera plus volontiers les composés dans lesquels il entre sous une forme inoffensive [1]. Tels sont les hypophosphites alcalins.

Un médecin américain, le docteur Francis Churchill, a préconisé leur emploi dans le traitement de la phthisie pulmonaire et, comme de raison, il n'a pas manqué de leur attribuer une action spécifique [2]. L'appauvrissement de l'économie en principes phosphorés est le fait théorique sur lequel il basait cette médication. Elle fit un très grand bruit, occupa la presse et les Sociétés savantes, et devint bientôt l'objet d'expérimentations cliniques très sérieuses. Or cette épreuve décisive ne lui fut pas favorable. Trousseau fut obligé de confesser l'insignifiance des résultats qu'il avait obtenus. Vigla arriva à cette conclusion que l'hypophosphite de chaux non seulement ne touchait pas au fond de la maladie, mais encore qu'il n'avait pas prise sur ces éléments morbides secondaires, toux, expectoration, insomnie, etc., que tant de médicaments, inhabiles par ailleurs à guérir la phthisie, modifient cependant d'une manière favorable [3]. Seul, Dechambre, tout en niant la spécificité curative des hypophosphites alcalins, a cru leur reconnaître une utilité relative, comme moyen de relever la nutrition et de calmer certains symptômes pénibles. Sur 10 cas où ce médecin éminent a eu recours aux hypophosphites, une seule fois l'état local s'était amendé au bout de quatre mois et demi; une fois

1. On peut donner le phosphore par petites doses de 1 milligramme qu'on élève très progressivement sans jamais dépasser 10 milligrammes, dose à laquelle il faut arriver avec précaution. Les doses du phosphore (c'est un rapprochement mnémonique qui a son utilité) sont celles de l'acide arsénieux. Le phosphore est donné en capsules, soit d'huile phosphorée, soit d'éther ou de chloroforme phosphorés, forme sous laquelle il est facilement dosé. On en suspend l'usage au bout de quelques jours, alors même qu'il n'y a pas de troubles digestifs, pour le reprendre plus tard, afin de prévenir la stéatose hépatique à laquelle les phthisiques sont d'ailleurs enclins.

2. Francis Churchill, *De la cause immédiate et du traitement spécifique de la phthisie pulmonaire et des maladies tuberculeuses*. Paris, 1858.

3. Vigla, *Journal de chimie et de pharmacie*, février 1858.

il était resté stationnaire au bout de quatre mois ; huit fois il s'était aggravé au bout de quatre mois, trois mois, deux mois, cinq mois, quatre mois, trois mois et demi. Quant à l'état général, cinq fois l'amélioration a été évidente ; une fois il ne s'est opéré aucun changement appréciable ; quatre fois il y a eu aggravation[1]. En somme, on voit que le bilan de ce moyen thérapeutique n'a rien de bien favorable. Si l'on voulait y recourir comme moyen de restitution du phosphore, on pourrait employer l'hypophosphite de soude à la dose de 50 centigr. à 2 grammes continuée pendant plusieurs mois ; mais ce que nous venons de dire montre qu'on aurait grand tort, à notre avis, de faire un fond sérieux sur ce médicament.

Art. V. — Arsenic et eaux arsenicales.

Une étude attentive des effets physiologiques et thérapeutiques produits par les arsenicaux a donné, dans ces dernières années, la certitude que ces agents, qui, à doses élevées, portent une atteinte si profonde et si rapide à la vie, pris en petite quantité, au contraire, relèvent l'appétit, stimulent la nutrition et augmentent l'énergie vitale. Et de là vient que l'arsenic est employé actuellement avec de remarquables avantages dans les affections marquées au coin d'une asthénie profonde ou d'une détérioration nutritive avancée. Isnard[2] a fait ressortir tout le parti que l'on peut tirer de ce médicament héroïque dans les diverses cachexies. Il a constaté, comme l'avait déjà observé Bouchut, que l'arsenic est extrêmement utile dans les diverses formes de la scrofule et dans le lymphatisme. Si l'on se reporte à ce que nous avons dit de l'influence de ces deux états constitutionnels sur la production de la phthisie, on se fera une idée de l'importance du rôle que les arsenicaux peu-

1. Dechambre, *Gazette hebd. de méd.*, 1858. La méthode de Francis Churchill n'a pas été jugée moins sévèrement en Angleterre que chez nous. A l'hôpital Brompton, le docteur Quain a constaté que, sur vingt-deux phthisiques soumis à l'usage des hypophosphites, seize n'en ont éprouvé aucune amélioration ; il y a eu du mieux chez six autres, mais ce mieux n'a été durable que pour un seul (*Bulletin de thérap.*, 1860, t. LVIII, p. 555).

2. Isnard, *De l'arsenic dans la pathologie du système nerveux*. Paris, 1865.

vent jouer dans le traitement de cette dernière affection. « La médication arsenicale, dit Isnard, donne des résultats véritablement extraordinaires par leur rapidité et leur constance dans la période ultime de la phthisie pulmonaire avec fièvre hectique, consomption, tubercules ramollis ou suppurés et cavernes. D'abord les redoublements fébriles sont affaiblis, abrégés, suspendus : cet effet est immédiat ; il a lieu dès les premiers jours du traitement. La fièvre diminue et cesse à son tour. Les sueurs nocturnes, l'éréthisme général et l'insomnie suivent la même progression décroissante. La peau, de sèche et brûlante qu'elle était, ne tarde pas à devenir fraîche et naturelle, malgré une certaine fréquence du pouls, d'ailleurs particulière à la convalescence des maladies graves. Ces résultats attestent à un haut degré, dans la fièvre hectique, la supériorité de l'arsenic sur le sulfate de quinine, dont l'action inconstante et fugace exige souvent des doses élevées, se trouve bientôt arrêtée par les limites de la tolérance et ne s'étend pas, du reste, au delà des paroxysmes fébriles, sur les autres symptômes de la maladie. A mesure que la fièvre cède, l'appétit, les fonctions digestives, la nutrition se réveillent avec une surprenante énergie ; les vomissements, la diarrhée ou la constipation disparaissent ; la fraîcheur, la coloration des tissus, les forces, l'embonpoint renaissent ; toute la physionomie se transforme. Ces effets commencent à se produire dès la fin de la première semaine et se prononcent chaque jour davantage. Bientôt la reconstitution générale de l'organisme rejaillit sur les lésions locales et amène les plus remarquables résultats : la toux, l'oppression et l'expectoration se modèrent ; les crachats, en se réduisant, perdent de plus en plus le caractère purulent pour devenir simplement muqueux ; tout enfin révèle le travail de réparation qui s'effectue dans les bronches et les cavernes pulmonaires [1]. »

Cette action reconstituante de l'arsenic, qui a été, du reste, constatée dans la phthisie par des observateurs d'une grande autorité, en particulier par Trousseau [2], est extrêmement re-

1. Isnard, *op. cit.*, p. 222.
2. Trousseau, *Clinique médicale de l'Hôtel-Dieu*, 5ᵉ édit. Paris, 1877.

marquable, et, en admettant même que les résultats qu'on en
obtient soient essentiellement précaires (quel moyen peut prévaloir contre une phthisie arrivée à la période de colliquation?),
il n'en ressort pas moins des trois observations de cachexie
tuberculeuse rapportées par Isnard, que l'arsenic donne, à
cette période ultime de l'affection, ce que nul autre médicament
ne pourrait donner, en ce sens qu'il relève énergiquement la
nutrition et arrête, pour un temps, la marche des accidents
colliquatifs. Isnard va plus loin, et il se demande si l'arsenic,
employé avec persistance et alors que des lésions pulmonaires
irrémédiables ne se sont pas encore produites, n'est pas susceptible d'enrayer définitivement la phthisie dans un bon
nombre de cas. Le médicament n'agirait, suivant lui, ni contre
la diathèse, ni contre le produit tuberculeux lui-même, mais il
relèverait la nutrition, stimulerait l'énergie vitale et mettrait
ainsi l'économie dans des conditions opposées à celles qui font
naître ou qui aggravent la tuberculisation pulmonaire.

Les trois observations qu'il invoque à l'appui de cette manière de voir offrent un intérêt réel.

La première est relative à une phthisie héréditaire, avec
tubercules ramollis dans les deux poumons, consomption, fièvre
hectique. De l'acide arsénieux est donné pendant trois mois :
la phthisie s'arrête, et, deux ans après, le malade pouvait être
considéré comme guéri. Cette observation, il faut le remarquer, concerne un sujet de quarante-cinq ans, et elle a, par
cela même, moins de valeur, parce que les phthisies qui se
manifestent à cet âge accusent souvent une tendance spontanée
à la guérison.

La seconde observation a plus d'importance, parce qu'il s'agit
d'une jeune femme issue d'une mère morte de phthisie et
tombée dans la colliquation tuberculeuse après un premier
accouchement et une tentative infructueuse d'allaitement, conditions dans lesquelles, on le sait, la phthisie ne s'arrête guère.
Un an après, elle avait recouvré toutes les apparences de la
santé. Si cette période est courte pour admettre une guérison
absolue, le résultat obtenu par l'arsenic n'en est pas moins
très frappant.

Le troisième fait relaté par Isnard est celui d'un jeune homme
de vingt et un ans, atteint de cavernes unilatérales et chez
lequel ces lésions, compliquées de pleuropneumonie intercurrente et d'épanchement pleurétique, avaient produit un véritable marasme. Ici, la guérison a été moins complète; mais le
fait thérapeutique de l'extrême utilité de l'arsénic pour arrêter
la marche de la phthisie, ou tout au moins pour la ralentir, ne
ressort pas moins de cette observation[1].

Il y a très certainement là un moyen énergique et puissant,
et qui appelle de nouvelles recherches.

L'arsenic a, en thérapeutique, une réputation équivoque et
que la toxicologie lui a faite. Si l'esprit humain se laisse conduire par des mots, il se laisse aussi conduire par des impressions, et celle-ci pèsera longtemps sur l'avenir thérapeutique
de ce médicament précieux, qui, à tout prendre, est moins dangereux que certains alcaloïdes végétaux : strychnine, digitaline, etc., que nous manions tous les jours. L'atténuation des
doses initiales, leur fractionnement, permet d'adapter ce médicament à toutes les organisations, quelque impressionnables
qu'elles soient, et l'on peut dire avec Isnard que, n'en déplaise
à sa réputation, c'est un des médicaments *les plus commodes et
les plus innocents*. Les enfants, et c'est là un fait remarquable,
semblent même le mieux tolérer que les adultes. Chez les uns
et les autres, cette tolérance peut s'obtenir d'emblée, et, une
fois établie, elle persiste pendant deux, trois mois, peut-être
même indéfiniment.

Dans le traitement de la phthisie pulmonaire, la médication
arsenicale peut être instituée à l'aide de l'arsenic lui-même, ou
des eaux minérales qui renferment ce principe.

§ 1. — *Arsenic.*

Isnard recommande de préférence l'acide arsénieux en solution aqueuse. Voici sa formule :

Acide arsénieux..................... 20 centigr.
Eau .... 1 litre [2].

---

1. Isnard, *op. cit.*, observ. LXXXIV, LXXXV et LXXXVI, p. 235.
2. Isnard, *op. cit.*, p. 245.

On fait bouillir dans un ballon en verre, pendant trente minutes environ, 100 grammes d'eau avec cette quantité d'arsenic. La dissolution opérée, on ajoute le reste du liquide et on agite vivement, de manière à obtenir un mélange complet. Chaque 50 grammes de cette solution répondent à trois cuillerées à bouche et contiennent 1 centigramme d'acide arsénieux.

On peut aussi faire préparer des pilules d'un milligramme d'acide arsénieux et en donner progressivement de deux à dix par jour.

L'arsénite de potasse, sous forme de liqueur de Fowler [1], l'arséniate de soude sous forme de solution de Pearson [2] ou de toute autre solution [3] sont aussi des formes sous lesquelles on administre souvent l'arsenic dans la phthisie.

§ 2. — *Eaux minérales arsenicales.*

Les eaux minérales qui contiennent de l'arsenic sont très nombreuses., mais il faut distinguer celles qui en contiennent des doses *chimiques*, qui ne portent pas leur action au delà de l'*appareil de Marsh*, de celles qui en renferment des doses *thérapeutiques* susceptibles de réactionner l'*appareil vivant*. Les premières ne se comptent pas, et leur nombre ira toujours croissant au fur et à mesure que l'analyse hydrologique fera des progrès. L'arsenic n'est-il pas l'accompagnement constant de certains principes minéralisateurs des eaux, du fer en particulier ? Les

1. La *liqueur de Fowler*, ou solution d'arsénite de potasse, préparée avec l'acide arsénieux, le carbonate de potasse et l'eau additionnée d'alcoolat de mélisse composé contient 1 centième d'acide arsénieux. 1 gramme de cette solution représente donc 1 centigramme. On donne de 5 à 15 gouttes de liqueur de Fowler.

2. La *solution de Pearson* du Codex se prépare avec 1 gramme d'arséniate de soude cristallisé pour 600 grammes d'eau distillée. On la donne par doses de 3 grammes représentant chacune 5 milligrammes de sel arsenical. La solution de Pearson est 6 fois moins active que la liqueur de Fowler.

3. Je me sers habituellement de la formule suivante, qui est d'un usage commode :

℞ Arséniate de soude	5 centigrammes.
Eau distillée	300 grammes.

Elle contient 2 milligrammes 1/2 d'arséniate de soude par cuillerée à bouche. Doses quotidiennes, 1 à 3 cuillerées à bouche.

eaux d'Hamman-mez-Koutin, près de Constantine, celles de La Bourboule, en présentent des quantités massives, et la présence de l'arsenic dans celles du Mont-Dore a été invoquée comme l'explication de l'efficacité dont jouissent ces eaux dans certaines formes de la phthisie [1].

1° La station du *Mont-Dore*, située dans le Puy-de-Dôme, par 1046 mètres d'altitude, a pendant les deux mois où elle est fréquentée (juillet et août) une moyenne de température diurne de 19°c avec des matinées et des soirées fraîches. Cette circonstance thermologique oblige à des précautions assidues pour les vêtements et les promenades. Le Mont-Dore a cinq sources principales : la source César (43°,7), la source du Pavillon (42°,6), la source de la Madeleine (44°,9), la source Ramond (44°,5), la source Rigny (42°,7). Ces sources contiennent en moyenne 26 centigrammes de bicarbonates alcalins, 35 centigrammes de chlorure de sodium, un peu plus de 9 dix-milligrammes d'arséniate de soude et de petites quantités de fer. La notion de l'utilité des eaux du Mont-Dore dans le groupe complexe des maladies chroniques de la poitrine est acquise à la clinique ; il est positif que la dyspepsie et l'expectoration en reçoivent une influence utile dans beaucoup de cas, que les fonctions digestives sont doucement surexcitées, et que la nutrition en éprouve un bénéfice réel ; mais on ne saurait considérer l'étude thérapeutique de ces eaux comme achevée en ce qui concerne la phthisie. Quelles sont les catégories de phthisiques qui se trouvent bien des eaux du Mont-Dore ? Quelles sont celles qui y répugnent ? Dans quelles formes et à quel degré ces eaux ont-elles surtout leur opportunité ? Voilà ce que nous ne savons pas suffisamment. La disposition hémoptoïque est considérée généralement comme une contre-indication ; mais je croirais volontiers que si la température des eaux du Mont-Dore y est pour quelque chose, il faut aussi ne pas oublier l'influence de l'altitude élevée sous laquelle vivent les malades. Ces eaux sont employées à l'intérieur, en inhalation et quelquefois aussi sous forme de bains. Les 61 cas de phthisies traitées par les eaux du

1. Mascarel, *Nouvelles recherches sur l'action curative des eaux du Mont-Dore dans la phthisie pulmonaire*. Paris, 1865.

Mont-Dore, réunis par Mascarel dans un travail intéressant, ne peuvent manquer d'appeler la sérieuse attention des cliniciens sur les avantages de cette station pour les malades. Mascarel estime que l'absence de fièvre et une période peu avancée de la maladie sont des conditions favorables, mais que la troisième période n'est nullement une contre-indication à leur emploi. Durand-Fardel les croit indiquées dans les formes qui répugnent à la stimulation des Eaux-Bonnes [1].

2° *La Bourboule*, située aussi dans le Puy-de-Dôme, à 846 mètres d'altitude, a des eaux qui sont également bicarbonatées, comme celles du Mont-Dore ; mais leur spécialisation hydrominérale consiste dans l'adjonction d'un peu plus de 3 grammes de chlorure de sodium et de quantités très notables d'arséniate de soude (126 dix-milligrammes pour la source de Grand-Bain, 146 dix-milligrammes pour la source du Bagnassao et 71 milligrammes pour la source de la Rotonde). Leur température varie de 35 à 48° C. On s'y rend, comme au Mont-Dore, en juillet et en août.

Les propriétés très actives de ces eaux ont été longtemps méconnues ; mais la restauration de la médication arsenicale ne pouvait manquer d'appeler sur elles l'attention des médecins. Elles sont aujourd'hui de celles qui montent à l'horizon hydrologique, et il viendra sans doute un moment où ce mouvement devra être enrayé.

Il va de soi que, là où l'arsenic est indiqué, les eaux arsenicales, en y allant avec la modération que commandent leur activité et leur température, doivent trouver leur opportunité ; aussi je crois que, dans cette médication, les eaux de La Bourboule, prises à distance ou transportées, ont à jouer un rôle très utile.

Leur vogue dans le traitement de la phthisie date de 1872, et elle a été due en partie à une leçon faite sur ce sujet, à l'Hôtel-Dieu, par Noël Guéneau de Mussy. Il considérait ces eaux comme particulièrement utiles dans les phthisies d'origine arthritique et attribuait leurs bons effets à l'action reconstituante énergique qu'elles empruntent à leur qualité d'eaux à la

---

1. Durand-Fardel, *Les indications des eaux minérales dans le traitement de la phthisie pulmonaire*, in *Bullet. de thérap.*, 1874, t. LXXXVI, p. 24.

fois chloruro-sodiques et arsenicales. Il conseille aux malades
deux demi-verres par jour avant les repas, la dose maximum
étant de 2 verres. Ce traitement dure de 20 à 35 jours ; on le
répète une ou deux fois par an suivant les effets obtenus [1]. Aux
médecins qui pratiquent à La Bourboule de nous dire si la
contre-indication absolue posée par Rotureau de l'emploi de
ces eaux dans la phthisie pulmonaire, « quelle que soit sa
période [2], » est un *à priori* ou repose sur l'observation clinique.

CHAPITRE IV

INDICATIONS RELATIVES A LA NUTRITION

S'il est important d'arrêter, aussitôt qu'on le peut, le travail
inflammatoire dont les poumons des phthisiques sont si habituellement le siège, de prévenir ou de détourner les fluxions
congestives qui se font vers la poitrine et de combattre l'élément
diathésique, il ne l'est pas moins, une fois qu'on a déféré à ces
indications, de tout faire pour relever la nutrition et pour compenser les pertes que l'organisme a subies.

La nécessité de cette sorte d'entraînement a frappé de tout
temps les observateurs, et quelques-uns d'entre eux, exagérant
une idée pratique vraie, ont fait de l'alimentation à outrance la
base d'une méthode thérapeutique de la phthisie. C'est ainsi
que May en Angleterre, à la fin du siècle dernier, et Salvadori
en Italie, ont préconisé l'emploi d'un régime tonique et fortifiant comme la médication la plus rationnelle à opposer aux
progrès de cette affection.

Les idées de May ont été reprises et développées par Steuart
d'Erskine, qui recommande le beefsteack et le porter comme
les deux meilleurs médicaments à administrer aux phthisiques.

1. N. Guéneau de Mussy, *De l'emploi de l'eau de La Bourboule dans certaines formes de phthisie pulmonaire*, in *Bullet. de thérap.*, 1867, t. LXXII,
p. 145.

2. Rotureau, *Dict. encycl. des sc. méd.*, 1868, 2ᵉ série, t. I, p. 15.

Sans vouloir accepter ces idées browniennes dans ce qu'elles ont d'absolu, nous pensons néanmoins qu'il faut nourrir les phthisiques; mais nous pensons aussi qu'il faut y aller avec ménagements et se défier de ces excentricités diététiques qui, depuis quelques années, nous viennent de temps en temps d'outre-Manche ou des bords du Rhin. D'ailleurs, sur ce point comme sur tous les autres, il ne faut pas de règle absolue ; le degré de l'affection, sa forme, la constitution du sujet, sont autant d'éléments qui doivent entrer en ligne de compte dans la prescription d'un régime tonique ou fortifiant.

Il est essentiellement basé sur l'emploi des analeptiques, c'est-à-dire des aliments qui, sous un petit volume, contiennent une grande somme de matériaux assimilables et qui sont, par suite, doués d'une puissance restauratrice énergique. Leur utilité est subordonnée à deux conditions essentielles : il faut que le malade accuse pour eux un certain degré d'appétence, et que leur estomac les tolère facilement. Ces analeptiques peuvent être empruntés à la classe des aliments gras, des aliments fibrineux ou des aliments féculents et sucrés.

Art. I. — Analeptiques gras.

Les analeptiques gras jouent dans la diététique de la phthisie pulmonaire un rôle dont l'importance est accusée par la tendance à l'amaigrissement qui est caractéristique de cette affection. Cette maigreur s'accuse même quelquefois dès le début, à une époque où les malades n'ont pas encore subi de déperditions humorales, et on a pu même se demander si l'amaigrissement, au lieu d'être toujours un effet de la phthisie, n'en était pas quelquefois la cause. La maigreur des convalescents, celle des personnes épuisées par de longues privations ou minées par des passions tristes, celle des adolescents dont la croissance est trop rapide, semblent (la diathèse étant supposée) des causes provocatrices du développement de la phthisie. Sans qu'on puisse s'expliquer cette relation, il suffit qu'on la constate pour montrer le prix qu'il faut attacher à ramener les phthisiques, autant qu'on le peut, à un embonpoint relatif et à profiter, pour les nourrir d'une façon substantielle, de toutes les périodes pendant lesquelles la fièvre disparaît ou du moins tombe sensiblement.

La persistance du mouvement fébrile, l'alanguissement de l'appétit par la séquestration et le défaut d'exercice, les pertes humorales diverses, qu'éprouvent les malades par l'expectoration, les sueurs, quelquefois aussi la diarrhée, portent, avonsnous dit, chez les tuberculeux une atteinte habituellement très grave à la nutrition, et l'on est obligé d'employer des artifices variés pour y remédier. Tous les moyens médicamenteux ou hygiéniques qui contribuent à relever l'appétit tendent à ce but ; mais on y arrive directement par une alimentation riche et substantielle, susceptible de fournir à la nutrition les éléments qui lui font défaut. Entre ces aliments, les corps gras jouent un rôle éminemment utile, en ce sens qu'ils ralentissent le mouvement de destruction organique et retardent, par suite, le moment où le marasme atteindrait des proportions inquiétantes. Beaucoup de médecins ajoutent à ce rôle des aliments gras une influence antidiathésique et pensent qu'ils agissent moins comme analeptiques que comme médicaments iodo-phosphorés ; il est possible, en effet, qu'ils aient, sous ce rapport, une certaine action médicamenteuse ; mais ce qu'on peut affirmer, c'est qu'elle est singulièrement primée comme importance par leurs propriétés réparatrices, et que c'est à celles-là surtout qu'il faut rapporter une bonne partie de leur efficacité.

Bouchardat s'est attaché à faire ressortir la relation qui existe entre la production de la phthisie et l'insuffisance ou la mauvaise utilisation des corps gras alimentaires, et il a établi en fait que « la continuité dans la perte des *aliments de la calorification* (quand elle atteint des proportions considérables) conduit à la tuberculisation pulmonaire ». La fréquence de la phthisie chez les diabétiques lui paraît passible de cette interprétation. La glycosurie dispose à la phthisie, parce qu'elle entraîne la déperdition de quantités énormes de sucre qui peuvent s'élever quelquefois jusqu'à un kilogramme par jour. La calorification exigeant pour se maintenir des proportions d'autant plus considérables d'aliments respiratoires que la tem-

pérature extérieure est plus basse, on peut s'expliquer ainsi
pourquoi les animaux de nos ménageries ou de nos volières,
transportés des colonies en France, y succombent si habituellement à la phthisie ; si les perroquets et les perruches font
exception à cette loi, ils doivent ce privilège à leur alimentation,
composée surtout de chènevis, qui renferme plus de 50 pour
100 d'huile. De même aussi, et pour chercher un exemple
dans l'espèce humaine, les nègres transportés en Europe y
succombent à la phthisie dans une proportion effrayante et
qu'expliqueraient, suivant Bouchardat, l'insuffisance des aliments de la calorification et leur mauvaise utilisation [1]. Ces
vues ingénieuses de notre savant collègue peuvent être contes-
tées dans ce qu'elles ont d'absolu, et le problème étiologique de
la phthisie est certainement plus complexe qu'il ne le pense ;
mais il n'en est pas moins vrai que la pénurie d'aliments gras
ou adipogènes, et l'influence d'une température extérieure
froide et humide, sont des conditions dans lesquelles les individus simplement prédisposés deviennent très souvent phthisiques. C'est dire tout le prix qu'il faut attacher à l'introduction
dans le régime des malades de quantités suffisantes de vin, de
fécules et surtout de corps gras.

Les analeptiques gras, qui sont employés dans le traitement
de la phthisie, sont assez nombreux : les huiles de poisson, le
beurre, la crème de lait, sont les seuls dont nous nous occuperons. Les huiles grasses végétales ont, indépendamment de leur
indigestibilité, une efficacité contestable [2] ; l'huile de pieds de
bœuf et le lard sont dans le même cas ; il en est autrement du
lait employé comme régime exclusif, comme diète particulière,
il agit principalement par les matières grasses qu'il contient
et qu'il présente à l'économie sous une forme facilement digestible et assimilable. C'est un analeptique gras très utile, mais
ce n'est pas autre chose.

1. Bouchardat, *De l'étiologie et de la prophylaxie de la tuberculisation
pulmonaire (Supplément à l'Annuaire de thérapeutique pour* 1861, p. 1).
   2. Duncan et Nunn ont conseillé l'huile d'amandes douces comme
succédanée de l'huile de morue, et, l'essayant dans 250 cas, ils ont cru lui
reconnaître les mêmes propriétés qu'à celle-ci (*Medic. Gazett*, 1850).
Nous ne croyons en rien à la légitimité de cette substitution.

§ 1. — *Huiles de poisson.*

Les huiles de poisson, employées empiriquement dans certaines localités, et depuis un temps immémorial, contre des affections diverses (maladies vermineuses, rachitisme, rhumatisme, etc.), ne sont guère entrées que depuis trente ans dans la thérapeutique de la phthisie, et elles y ont joué jusqu'à ces dernières années un rôle prépondérant, on pourrait dire abusif, qu'il s'agit maintenant de restreindre dans des limites raisonnables. Cet abus, contre lequel les meilleurs esprits réagissent aujourd'hui, dérive de cette pensée que l'huile de poisson agit dans la phthisie par une propriété occulte, spécifique, que c'est un médicament qui s'adresse au fond même de cette affection; il n'en est rien : ce n'est qu'un agent déférant à des indications spéciales, limitées et n'ayant qu'un rôle très utile, mais parfaitement accessoire, dans cette thérapeutique complexe des indications, la seule qu'il soit de la dignité de l'art et de l'intérêt du malade d'instituer contre la phthisie. Les huiles de poisson relèvent quelquefois, d'une manière merveilleuse, la nutrition et les forces des tuberculeux; elles leur donnent une fraîcheur et un embonpoint relatif, mais elles ne les guérissent pas. Le plus sûr moyen de discréditer un agent thérapeutique, c'est d'en exagérer la portée. C'est ce qu'on a fait pour l'huile de morue; il importe, dans l'intérêt même de cet agent si utile, dont la valeur ne tarderait pas à être méconnue si l'on ne réagissait contre cet engouement, il importe, dis-je, de tracer nettement ses indications et ses contre-indications.

Les huiles de poisson conviennent-elles à tous les phthisiques, à toutes les formes de la phthisie, à tous les degrés de la phthisie? Telles sont les trois questions qui se présentent tout d'abord à l'examen.

Les huiles animales, comme tous les médicaments, sont justiciables de l'influence des idiosyncrasies, et je ne parle ici ni des idiosyncrasies du goût qui opposent à son administration une répugnance parfois invincible, ni des idiosyncrasies digestives qui empêchent qu'elles soient tolérées, mais bien des conditions individuelles qui s'opposent au développement des effets curatifs de ces agents. Il arrive tous les jours, en effet, de voir des malades prendre 30 ou 40 grammes d'huile de morue par jour, la tolérer parfaitement, conserver l'in'égrité de leur appétit, et chez lesquels cependant aucun des signes de la phthisie ne rétrocède, tandis que d'autres malades, placés dans des conditions identiques et arrivés au même degré de l'évolution tuberculeuse, retireront de cette médication un bénéfice réel. Ce sont là de ces faits qu'il faut se contenter de constater, mais qui ne sont susceptibles d'aucune explication. Il est évident que dans ces cas il faut, après une épreuve suffisamment démonstrative, suspendre l'huile de morue et s'en tenir à une expectation purement hygiénique.

Quelques auteurs ont opposé l'une à l'autre deux formes très distinctes de la phthisie : l'une, *torpide*, dont l'évolution est lente, silencieuse, s'accomplit au milieu d'un cortège de troubles sympathiques ou nuls ou médiocres, qui ne s'accompagne que de peu ou point de fièvre ; l'autre, *éréthistique*, dans laquelle la marche est rapide, aiguë, fébrile, et dont la succession des périodes est singulièrement pressée. Certainement, entre ces deux formes types, à contrastes accusés, il en est d'intermédiaires qui sont constituées par une alternance remarquable des phases de *torpidité* (qu'on me passe le mot) et de celles d'*éréthisme*, mais il n'en est pas moins vrai qu'elles indiquent deux modalités très habituelles de la phthisie. Eh bien, l'on peut établir d'une manière générale que l'état fébrile contre-indique l'usage des huiles de poisson, en d'autres termes, que c'est seulement dans la forme ou dans les périodes apyrétiques de la maladie que ces agents déploient toute leur efficacité. Quand la fièvre s'allume, ce médicament reste inutile, et peut même provoquer des troubles digestifs qui sont une entrave à une bonne alimentation. Notre observation nous avait conduit à cette conviction, et nous avions adopté comme règle de ne jamais prescrire l'huile de foie de morue aux tuberculeux fébricitants, lorsque nous avons trouvé, dans un remarquable mémoire de Duclos, cette interdiction formulée d'une manière catégorique. « J'insiste, dit-il, tout spécialement sur ce point, et je suis très convaincu que c'est là que l'on doit chercher l'inefficacité du remède dans les cas où il a échoué. Autant on peut compter sur l'effet de l'huile en l'absence de fièvre, autant il serait imprudent de le faire quand déjà la fièvre s'est manifestée [1]. » Nous croyons cette assertion parfaitement justifiée par l'expérience clinique, et nous ne comprenons guère qu'un médecin anglais, le docteur Williams, qui s'est cependant occupé avec beaucoup de sagacité de cette question de thérapeutique, ait émis cette assertion que les effets de l'huile de morue étaient d'autant plus frappants qu'on l'employait à une période plus avancée de la maladie, et qu'il ait attribué à cet agent la propriété de modérer les symptômes de colliquation et de faire tomber la fièvre. L'induction et l'expérience concordent pour faire rejeter cette manière de voir.

Comme corollaire de ce que nous venons de dire, nous ajouterons que l'huile de foie de morue trouve surtout son utilité dans la première période de la phthisie (période généralement apyrétique), qu'elle est également indiquée pendant les phases d'apyrexie qui séparent les unes des autres les diverses poussées de ramollissement, et que son emploi n'est justifiable, dans la troisième période, que quand les lésions pulmonaires ne sont pas très étendues et surtout en l'absence de symptômes graves de colliquation.

On voit qu'il y a une sorte d'opposition réciproque entre les moments d'opportunité du tartre stibié à doses rasoriennes, et ceux des huiles de morue, le premier médicament n'étant utile que quand il existe de la fièvre, le second, au contraire, perdant toute efficacité dans ces cas. On peut tracer d'une manière générale le domaine respectif des deux médications en disant que l'huile de morue convient surtout pendant la première période de la phthisie et pendant les phases apyrétiques de la seconde, tandis que le traitement rasorien est indiqué quand la phthisie passe du premier au second degré et au moment où apparaissent les différentes poussées de fièvre de ramollissement.

1. Duclos, *De l'emploi de l'huile de foie de morue aux diverses périodes de la phthisie pulmonaire* (*Bullet. de thérap.*, t. XXXVIII, p. 395).

Lorsqu'en 1837 les recherches de Kopp, de Hanau, de Hans-
mann, de Hopfer, de Gmelin, etc., démontrèrent que l'iode
entrait pour des quantités très sensibles dans la constitution
de l'huile de morue [1], ce métalloïde précieux jouissait d'une
telle faveur thérapeutique, qu'on n'hésita pas à lui rapporter
les résultats favorables obtenus par les huiles de poisson. Si
cette idée n'était pas sortie du domaine de la théorie, on eût pu
se contenter d'en discuter placidement la légitimité ; mais il
n'en fut pas ainsi, et on afficha bientôt la prétention de remplacer ces médicaments naturels, dont le groupement cons-
titutif n'est encore qu'imparfaitement connu, par des corps gras
additionnés d'iode, et même par des iodiques divers : l'iodure
de fer ou l'iodure d'amidon, par exemple. La thérapeutique
doit protester contre ces pastiches grossiers qui trompent la
crédulité des malades d'autant plus facilement qu'ils les exonè-
rent de l'obligation de prendre des médicaments d'un goût désagréable. Qu'on profite de la solubilité de l'iode, de l'iodoforme, etc., dans les huiles de poisson pour développer dans
celles-ci certaines propriétés thérapeutiques, rien de plus légitime assurément ; mais on ne saurait, sans préjudice, leur substituer des médicaments qui n'ont avec eux qu'une fausse analogie.

Les huiles de poisson agissent surtout comme analeptiques,
comme corps gras, mais ce n'est pas à dire pour cela qu'il soit
indifférent de leur substituer d'autres matières grasses [2] ; quand
il s'agit de médicaments aussi complexes, l'analogie est un

1. Voyez *Note sur la présence de l'iode dans l'huile de foie de morue*
(*Journal de pharmacie*, t. XXIII, p. 501).
2. On a successivement essayé, comme substitutifs de l'huile de foie
de morue : l'huile de pieds de bœuf, les huiles d'olive, d'amandes douces, etc. ; Bouchardat préfère l'huile de chènevis (*Cannabis sativa*),
exprimée à froid, à raison de sa saveur agréable et de son peu de coloration. Je ne saurais admettre l'équivalence de ces huiles avec l'huile
de foie de morue au double point de vue de la digestibilité et de la
réparation nutritive. L'huile de foie de morue, principalement l'huile
brune en dépit de son odeur et de sa saveur désagréables (ou peut-être
à cause de ces inconvénients), est plus digestible, moins lourde à l'estomac, moins compromettante pour l'appétit. D'ailleurs elle contient des
principes biliaires qui viennent en aide à ceux qu'elle trouvera dans le
duodénum et qui lui assurent un émulsionnement et une digestion plus
faciles.

guide dangereux, et il faut se confier uniquement à l'expérience clinique. Or elle a appris que les huiles de morue, de raie, de squale [1], de sardine, relèvent avec une énergie quelquefois merveilleuse les forces et la nutrition des phthisiques; elle n'a rien démontré de semblable jusqu'ici pour les huiles qu'on leur a substituées; il faut donc, jusqu'à nouvel informé, s'en tenir aux premières. Headlam Greenhow, qui a étudié très scientifiquement cette question du mode d'action de l'huile de foie de morue dans la phthisie, semble incliner à penser qu'elle agit surtout comme moyen de récorporation, et il fait remarquer que l'accroissement de poids des malades est une présomption ou plutôt un signe d'utilité du médicament. Il a soigneusement pesé des phthisiques soumis à l'usage de l'huile de foie de morue à diverses époques de leur traitement, et a constaté que l'un d'eux avait acquis 2 livres (anglaises) en cinq mois environ ; un second, 16 livres 1/2 en deux mois ; un troisième, 22 livres en six mois; un quatrième, 15 livres en cinq mois et demi; un cinquième, 15 livres en deux mois; un sixième, 1 livre 1/2 en quinze jours [2]. Pour insuffisants qu'ils soient, ces résultats semblent indiquer au moins que ces agents sont des analeptiques puissants. Le même observateur a fait cette remarque, extrêmement curieuse, si elle se confirme, que l'augmentation de poids a cessé chez ses malades lorsque, par l'usage de l'huile de morue, ils ont atteint leur poids normal, et que la continuation du médicament n'a pu leur faire dépasser cette limite.

L'acquisition de poids, la conservation de l'appétit, l'inté-

1. Collas, *Note sur l'emploi médical et chirurgical de l'huile de foie de requin.*
2. Des expériences faites en Angleterre par le docteur Pollock ont démontré avec quelle rapidité l'huile de foie de morue produit l'engraissement des animaux de boucherie. Des veaux, des porcs, des moutons, dont la nourriture était additionnée d'huile, ont pris un embonpoint extrêmement rapide; seulement ce résultat n'était plus obtenu quand on dépassait une certaine dose du corps gras. La diminution de l'appétit, et par suite la réduction de la nourriture, expliquent ce fait, que la thérapeutique doit enregistrer. Il faut tenir compte aussi de l'action de l'huile de foie de morue sur la reconstitution des globules sanguins. Cutler et Bradford ont constaté récemment, à l'aide du compte-globules, que le nombre des hématies ou érythrocytes augmente sensiblement chez les sujets qui sont soumis à l'usage de l'huile de foie de morue.

grité des fonctions digestives et la restauration corporelle, sont les criteriums qui indiquent l'opportunité d'insister sur cette médication. L'intolérance gustative ou digestive et l'absence de résultats curatifs tracent les limites de la persistance dans son emploi.

Le choix de l'huile de poisson semblerait à peu près indifférent s'il fallait s'en rapporter aux résultats de l'analyse chimique, qui ne note que des différences pondérales insignifiantes entre les principes essentiels des différentes huiles. C'est ainsi que les huiles de morue, de raie, de squale, offrent sous le rapport des principes gras, de l'iode, des matériaux phosphorés, une analogie de composition qui semblerait rendre le choix tout à fait arbitraire ; mais l'expérience clinique, qui a prononcé pour l'huile de morue, est restée incomplète pour les autres, et, jusqu'à nouvel ordre, il convient de s'en tenir à la première.

La question de la sorte commerciale d'huile de morue ne présente pas un moindre intérêt. On sait que l'on trouve dans le commerce de la droguerie cinq variétés d'huiles, distinguées par les épithètes de *vierge, ambrée, blonde, brune* et *noire*. Quelques médecins considèrent l'activité thérapeutique de ces huiles comme proportionnée à l'intensité de leur coloration ; d'autres, au contraire, préfèrent les huiles ambrée et blonde aux autres, parce qu'elles concilient l'avantage d'une activité thérapeutique suffisante avec celui d'inspirer moins de répugnance. Les analyses comparatives de Girardin et Delattre, en démontrant que l'huile ambrée contient, à poids égal, des proportions plus fortes d'iode, de phosphore et de soufre, sembleraient attribuer la prééminence à celle-ci. Pour nous, la question se réduit à une comparaison de tolérance gustative et de digestibilité (quand par ailleurs on est sûr de la provenance et du mode de préparation), et nous administrons d'emblée l'huile brune si les malades n'y répugnent pas trop. Les variétés moins colorées ne nous servent que comme moyen de ménager l'initiation ou de tourner une répugnance trop vive. Il est bien entendu que la question du prix de revient est aussi un élément de détermination dont il faut tenir un compte sérieux dans la médecine des pauvres.

L'importance du rôle que joue l'huile de foie de morue dans le traitement de la phthisie et la répugnance légitime qu'inspirent le goût et l'odeur de cette drogue ont dû inspirer des artifices très variés pour en faciliter l'administration. On peut dire aujourd'hui que, grâce à l'imagination inventive des praticiens, les cas de répugnance insurmontables sont devenus purement exceptionnels; le courage des malades et la persistance des médecins en viennent presque constamment à bout. Il s'agit ici de faire accepter un médicament qu'on ne peut guère, dans des cas déterminés, remplacer par aucun autre, et le médecin ne saurait, pour arriver à ce résultat, avoir trop de ressources à sa disposition. Il faut bien reconnaître que si l'huile de morue est habituellement mal supportée, si elle détermine souvent des accidents d'indigestibilité qui obligent à suspendre momentanément son emploi ou même à y renoncer d'une manière complète, il faut plus souvent encore accuser son mode défectueux d'administration qu'une répugnance idiosyncrasique. Plusieurs moyens se présentent pour tourner ce dégoût. L'enrobage de l'huile liquide constitue le meilleur, quand il est combiné de façon à permettre l'ingestion d'une quantité suffisante d'huile. Les capsules gélatineuses ont l'inconvénient de coûter assez cher et de présenter l'huile sous un volume qui répugne aux malades et fatigue leur estomac. Nous préférons de beaucoup l'enveloppement dans du pain azyme, procédé auquel nous recourons très habituellement depuis qu'il nous a été indiqué jadis par le docteur Maisonneuve, médecin en chef de la Marine, et qui atteint parfaitement le but. Une rondelle de pain azyme de 0 m. 08 de diamètre est imprégnée d'eau, puis appliquée sur une cuiller à bouche sur laquelle elle se moule. On verse dans le creux environ une cuillerée à dessert d'huile, les bords sont relevés, et on remplit la cuiller avec de l'eau simple ou aromatisé avec un peu d'essence de menthe. Le paquet qui surnage est dégluti d'un seul coup et sans que les malades perçoivent ni la saveur ni l'odeur de l'huile. Ce procédé d'enrobage, que nous avons étendu à l'huile de ricin, est plus économique que celui de la capsulation, et il permet de prendre en trois fois de 20 à 25 grammes d'huile de morue par jour.

Certaines substances jouissent de la propriété de masquer ou de faire disparaître complètement la saveur ou plutôt l'odeur de l'huile de morue. Les essences d'anis ou d'amandes amères sont dans ce cas. Beauclair et Viguier ont recommandé la formule suivante :

Huile de foie de morue.................	20	grammes.
Sucre porphyrisé......................	25	—
Carbonate de potasse.................	1	—
Essence de menthe....................	6	gouttes.
Essence d'amandes amères.............	2	—

On triture le carbonate de potassse avec l'huile, on ajoute le sucre et les essences. L'huile se saponifie, et l'essence de menthe et celle d'amandes amères en masquent l'odeur. Ce procédé mixte, qui combine la solidification de l'huile avec sa désinfection, a l'inconvénient de ne pas être usuel et d'exiger une manipulation dispendieuse. L'essence de menthe ou mieux l'essence d'anis mélangées à l'huile remplissent, au contraire, très bien le but [1]. Il y a quelques années, j'ai constaté que l'huile de morue additionnée d'iodoforme et d'essence d'anis perd une grande partie de son odeur rebutante, et j'ai recours à cette préparation quand l'indication se présente d'associer l'iode à l'huile de morue. J'emploie alors cette formule :

Huile de foie de morue blonde........	100	grammes.
Iodoforme	25	centigr.
Huile essentielle d'anis...............	10	gouttes.

L'odeur fragrante de l'iodoforme et de l'anis masque assez complètement celle de l'huile de morue ; de plus, l'iodoforme

1. Grimaut a proposé, en 1860, d'employer la nitro-benzine à la désinfection de l'huile de foie de morue. Sept ou huit gouttes de nitro-benzine rectifiée et lavée à la magnésie suffiraient pour désinfecter 100 grammes d'huile blanche en lui donnant un goût sucré et une odeur d'amandes amères. (*Bulletin de thérap.*, 1860, t. LVIII, p. 219.) L'usage de l'essence d'amandes amères et des préparations cyaniques pour désinfecter l'huile de morue a été indiqué par Sauvan (d'Agen) et J. Jeannel. Un des procédés consiste à agiter fortement dans un flacon un volume d'huile avec un ou deux volumes d'eau distillée de laurier-cerise ; on laisse reposer et on décante. Jeannel dit que les malades ont pu prendre jusqu'à 100 grammes par jour d'une huile ainsi préparée sans en ressentir le moindre inconvénient. On a aussi employé dans le même but l'*eucalyptol* ou *essence d'eucalyptus globulus* (1 gramme pour 100 grammes).

étant, de tous les composés iodiques, celui qui, à poids égal, renferme le plus d'iode, on peut, en administrant trois cuillerées à bouche ou 30 grammes de ce mélange, introduire dans l'économie 5 centigrammes d'iodoforme, c'est-à-dire plus de 3 centigrammes d'iode métallique. Les malades auxquels j'ai administré comparativement l'huile de morue ordinaire et celle additionnée d'iodoforme et d'essence d'anis ont été unanimes pour considérer cette dernière comme infiniment préférable par le goût et l'odeur [1].

L'addition de sel fin, dont on saupoudre l'huile au moment de l'ingérer, fait disparaître en partie sa saveur fade et nauséeuse, et si l'on prend la précaution d'obturer les narines pour empêcher l'odoration du médicament, au moment où il est dégluti, il est accepté sans trop de répugnance. Le sel a d'ailleurs l'avantage de faciliter la digestion de l'huile de morue, qui, comme tous les corps gras, a besoin d'être relevée par un condiment [2]. Trousseau prescrit quelquefois l'huile dans une tasse de café noir ou de lait bien chaud ; il recommande de plus aux adultes de se laver la bouche avec une cuillerée d'eau-de-vie immédiatement avant et après l'ingestion de l'huile. L'eau de menthe, les pastilles de menthe anglaise, la glace, la mastication d'écorce d'orange (Frédéricq), l'eau-de-vie, rendent momentanément insensibles les papilles gustatives et facilitent l'administration de l'huile. Ferrand a indiqué un procédé qui paraît réduire au minimum les sensations désagréables d'odeur et de saveur qui provoque l'ingestion de l'huile. Il consiste à se laver exactement la bouche avec une gorgée d'eau sucrée, à mouiller l'intérieur d'un verre, à y verser une petite quantité d'eau et à ajouter l'huile ; on avale d'un seul coup et on boit

1. On sait que le café jouit de propriétés désidérantes très-remarquables. On a songé récemment à les utiliser pour enlever à l'huile de morue son odeur. 20 grammes de café torréfié et moulu et 10 grammes de noir animal sont laissés deux ou trois jours au contact de 400 grammes d'huile de morue qu'on a préalablement chauffée à 56° au bain-marie dans un matras bouché pendant une demi-heure. Après filtration cette huile n'aurait d'autre goût que celui du café.

2. Je ne prescris plus d'huile de foie de morue sans addition de sel, à titre de moyen eupeptique. Un bouillon gras est indigeste sans ce condiment. Il en est de même, à plus forte raison, de l'huile de foie de morue.

une gorgée d'un liquide aromatique contenu dans un autre verre.

Dans les cas où les malades ne peuvent se résigner à affronter la saveur de l'huile de morue, on a eu la pensée de solidifier celle-ci et de l'administrer enrobée dans du pain azyme. Or la solidification de ce médicament peut s'opérer : 1° à l'aide d'un intermède féculent; 2° par saponification; 3° par gélatinisation.

Un médecin italien, Benedetti, a imaginé de solidifier l'huile de morue à l'aide de l'arrow-root, et il l'administre sous forme de bols. Le malade doit prendre de 16 à 20 de ces bols deux fois par jour; le volume du médicament nous inspire peu de confiance dans l'efficacité de ce procédé [1]. On a aussi conseillé de mélanger l'huile à du gluten en poudre et d'en faire des bols qu'on avale enrobés dans du pain azyme.

Nous avons indiqué plus haut la formule de Beauclair et Viguier pour la saponification de l'huile. Deschamp a préconisé également un savon à la soude caustique et à l'aide duquel on prépare des pilules de 20 centigrammes que l'on administre au nombre de 20 à 60 par jour. Cette formule est passible du même reproche que les autres.

Mouchon a imaginé plusieurs modes de gélatinisation de l'huile de morue; la gélatine, le blanc de baleine ou la gelée de *fucus crispus* sont les intermèdes qu'il emploie. L'une de ses formules est la suivante :

Huile de foie de morue...........	60 grammes.
Blanc de baleine..................	10 —
Sirop simple......................	Q. S.
Rhum de la Jamaïque..............	25 grammes.

1. Le *pain à l'huile de foie de morue* imaginé dans ces derniers temps a l'avantage d'associer l'huile à un aliment et d'en rendre la digestion plus aisée, mais il faut des palais d'Eskimaux pour triompher de la répugnance qu'inspire généralement une association de ce genre, d'autant plus que la lente mastication du pain laisse à la saveur et à l'odeur de l'huile tout le temps d'agir et prolonge l'épreuve au maximum. Et d'ailleurs, la quantité ainsi ingérée est minime et l'on ne songe pas assez à ce que devient l'appétit qu'il faut, avec tant de soin, conserver chez les phthisiques. Quant à la *salade à l'huile de foie de morue* conseillée par Deschamps (d'Avallon), c'est encore un procédé peu appétissant et dont peu de malades s'accommoderaient. M. Guichard a conseillé d'émietter des sardines dans de l'huile de foie de morue. Les saveurs des deux aliments se confondent, paraît-il, et les enfants, peu gourmets, on le sait, acceptent très bien cette association.

On bat ensemble à chaud l'huile additionnée de spermaceti, le sirop et le rhum, et l'on coule dans un flacon à large goulot [1].

Nous avons dû entrer dans de longs détails sur ces modes variés d'administration de l'huile de morue, parce que le médecin qui ne les connaîtrait pas tous serait disposé à céder trop tôt aux répugnances des malades et se priverait ainsi d'une ressource extrêmement précieuse. Il importe de le remarquer, du reste, chez les gens très nerveux, chez les femmes surtout, l'intolérance pour ce médicament est moins le fait d'une sensation olfactive ou gustative désagréable que d'une impressionnabilité réflective contre laquelle la persistance et le courage peuvent seuls prévaloir.

Ce n'est pas tout que d'amener les malades à consentir à prendre l'huile de morue avec une persistance convenable, il faut encore en assurer la digestion. Une précaution qui me paraît d'une très grande importance pour arriver à ce résultat consiste à ne jamais administrer cet aliment qu'à un moment très rapproché des repas, soit avant, soit immédiatement après. L'estomac le plus vigoureux ne saurait digérer un corps gras quand il est ingéré seul ; de l'anorexie, du pyrosis, quelquefois des crampes gastralgiques, sont le résultat de cette vicieuse administration, qui compromet l'appétit et rend impossible une alimentation réparatrice [2]. Prend-on, au contraire, l'huile en même temps que les aliments, elle se digère facilement, et le bénéfice de la médication ne tarde pas à se prononcer. On ne saurait trop insister en même temps sur l'utilité d'un exercice

1. O. Reveil, *Formulaire des médicaments nouveaux et des médications nouvelles*, 2e édit., Paris, 1865, p. 76.
2. Jeannel a proposé, comme Beauclair et Viguier, pour faciliter la digestion de l'huile de morue, d'en former un *nutriment gras* en l'alcalinisant à l'aide du carbonate de soude pulvérisé. Voici sa formule : ·

Huile de foie de morue.................	10	grammes.
Eau distillée...........................	20	—
Eau de menthe.........................	5	—
Carbonate de soude pulvérisé............	10	centigrammes.

Cette association nous paraît plus rationnelle, plus en rapport avec ce que nous savons de la physiologie des fonctions digestives que celle des acides. Cependant en Angleterre on emploie avec succès l'eau aiguisée de quelques gouttes d'acide nitrique comme véhicule de l'huile de foie de morue.

actif, de la promenade, de la gymnastique, du changement
d'air, comme adjuvants de l'emploi de l'huile. Elle ne se digère
réellement que dans ces conditions, et il faut attendre, autant
que possible, pour la prescrire, que les malades puissent faire
un exercice soutenu et habiter la campagne [1].

Les périodes ou les phases apyrétiques de la phthisie sont
celles qui indiquent l'utilité de l'huile de morue; mais dans
quelle mesure et pendant combien de temps ce médicament
doit-il être employé? Tels sont les deux points qu'il reste à
préciser.

On peut dire d'une manière générale qu'on abuse de l'huile
de foie de morue dans le traitement de la phthisie, et qu'on
donne trop souvent ce médicament à des doses qui en compro-
mettent l'utilité, parce qu'elles amènent l'intolérance. Si l'on
s'habitue à l'odeur et à la saveur de cette drogue d'autant plus
qu'on en a pris plus longtemps, on arrive, par contre, très vite
à une sorte de saturation qui oblige à en suspendre l'emploi.
Cette saturation est accusée : d'une part, par de la dyspepsie,
de l'inappétence, et, d'autre part, par l'état stationnaire ou

1. On sait que la digestion, ou plutôt la division extrême des corps
gras, est une des fonctions du pancréas démontrée par Éberlé, en 1834.
L. Corvisart a reconnu que le suc pancréatique a aussi pour fonction
d'opérer la digestion des matières albuminoïdes, et que l'activité fonc-
tionnelle de cet organe se lie d'une manière étroite à celle de la digestion gastrique, d'où la conclusion pratique qu'il importe de donner
l'huile de morue aux repas et non dans leur intervalle. (Voyez L. Corvisart, *Collection de mémoires sur une fonction méconnue du pancréas, la
digestion des aliments azotés*. Paris, 1857-1863.)
Bouchardat, de son côté, dit employer avec succès et depuis vingt
ans une pâte faite avec des corps gras et des pancréas crus de pigeon;
cet artifice rendrait très faciles la digestion et l'absorption des matières
grasses.
On a fait grand bruit il y a quelques années en Angleterre des propriétés très réparatrices d'émulsions de corps gras préparées à l'aide du
suc pancréatique.
C'est surtout le docteur Horace Dobell qui a préconisé ce moyen.
Après une série de travaux publiés dans le journal *The Lancet*, il a eu la
pensée de faire un appel au témoignage public des médecins qui ont
expérimenté cette formule. Trente-deux de ses confrères ont répondu
au *schédule* ou questionnaire rédigé et répandu à cet effet, et dans un
sens très généralement favorable. Il a eu recours lui-même à ce moyen
dans les hôpitaux, dans plusieurs milliers de cas. Il attribue à cette
émulsion l'avantage de faciliter la digestion des matières grasses et des
fécules et de stimuler l'estomac. Elle fournit à la fois des éléments pour
la combustion respiratoire et pour l'histogénie; enfin elle maintient le

rétrograde du mouvement de réparation nutritive qui avait
signalé le début de la médication. Sans vouloir préciser les
doses moyennes du médicament dans les limites desquelles on
doit se renfermer, on peut dire qu'elles varient de une à trois
cuillerées à bouche par jour, c'est-à-dire de 10 à 30 grammes.
On voit certains phthisiques ingérer des quantités doubles
d'huile de foie de morue sans bénéfice pour leur nutrition, mais
non sans préjudice pour l'intégrité de leur estomac. Il y a plus :
quelques auteurs, le docteur Benson en particulier, ont cru
pouvoir attribuer à l'usage prolongé de ce médicament une certaine tendance à un état congestionnel et même inflammatoire
des poumons, non seulement dans les zones occupées par les
tubercules, mais même dans des points éloignés. Sans admettre
que cette assertion soit complètement justifiée, on doit remarquer qu'il ne s'agit point ici d'une médication énergique, pre-
turbatrice, de laquelle on attend une action rapide, mais bien
d'une médication lente, graduelle, à effets durables. En administrant l'huile de morue ou des médicaments congénères, on
institue une véritable *diète grasse*, qui sera d'autant mieux

poids du corps ou le relève quand il a subi un déchet. Il a constaté
que l'*émulsion pancréatique* était supportée dans des cas où l'huile de
foie de morue était inapplicable ; mais, autant que faire se peut, il combine l'emploi de ces deux moyens. Il pense que, dans la période d'imminence, cette substance peut avoir une efficacité définitive. Sur 45 individus ayant des tubercules crus, il aurait constaté 44 fois un amendement
des symptômes généraux ; chez 33, les signes physiques se seraient améliorés ; 13 fois ils étaient restés stationnaires ; ils s'étaient aggravés dans
un cas. Chez 69 individus à la période de ramollissement, 59 fois il y
aurait eu progrès au point de vue des signes physiques. Enfin, sur
78 cas à la période d'excavation, 55 fois il y a eu reprise de la nutrition,
et 35 fois amélioration accusée par la percussion et par l'oreille. Il conviendrait d'essayer chez nous ce moyen, qui n'a contre lui que sa cherté.
Walshe a constaté que, dans les cas où l'huile de foie de morue était
mal acceptée ou difficilement digérée, l'émulsion pancréatique de Dobell
passait très bien (*Diseases of the lungs*, fourth edition, 1871, p. 487). Ce
n'est donc pas un moyen insignifiant et qu'il faille condamner *à priori*.
Remarquons que les corps gras émulsionnés par le suc pancréatique
sont des graisses solides.
    H. Dobell emploie cette émulsion pancréatique à la dose de 1 à 4 cuil-
lerées à café, de une à deux heures après le principal repas et pendant
des périodes successives d'au moins deux mois. Le véhicule est du lait
ou de l'eau ; il ajoute quelquefois une petite quantité d'eau-de-vie ou de
rhum (voir mon *Traité de thérapeutique appliquée*, Paris, 1878, t. I,
p. 635).

tolérée qu'elle sera conduite avec plus de lenteur et de ménagements.

La durée des périodes d'administration de l'huile de morue ne saurait non plus, sans graves inconvénients, être prolongée outre mesure. Ce serait un abus véritable que de la prescrire pendant des années entières, comme on le fait quelquefois. Le malade se trouvât-il dans ces conditions d'état apyrétique signalées plus haut, comme indiquant l'opportunité du médicament, il serait encore utile d'en suspendre de temps en temps l'usage. Les périodes pendant lesquelles l'appétit est moins bon, celles surtout où les malades, pour une cause quelconque, ne peuvent prendre beaucoup d'exercice [1], doivent être choisies de préférence pour ces suspensions de traitement. Il est de remarque que l'huile de morue, toutes choses égales d'ailleurs, est mieux supportée l'hiver que l'été, probablement parce que dans cette dernière saison l'appétit est moins vif, et le praticien doit tenir compte de cette particularité. L'usage de la balance, accusant la moindre fluctuation dans l'embonpoint des malades, pourrait aussi servir de guide pour déterminer l'opportunité d'interrompre ou de continuer cette médication, et il est à désirer que ce moyen si simple, d'ailleurs, devienne d'une application plus générale qu'il ne l'est aujourd'hui.

Walshe a formulé dans une série de propositions inspirées par la sagacité propre à cet éminent clinicien les résultats des essais qu'il a institués à Brompton-Hospital et à University College Hospital relativement à l'emploi de l'huile de foie de morue dans la phthisie. Je les trouve tellement conformes à mes propres

1. « Ce n'est pas tout, dit Bouchardat, que de faire absorber les corps gras dans l'appareil digestif; il est aussi important d'en activer et d'en surveiller la dépense. Le premier et le plus sûr moyen pour atteindre ce but est un exercice énergique de chaque jour. Je recommande la marche accélérée autant que faire se peut, le jardinage, le labourage, l'opération de scier le bois, les jeux de billard, de paume, de balle, la natation, etc. » (Loc. cit.) — A notre avis, et c'est là aussi sans doute l'opinion de notre collègue, ces exercices violents ne conviennent que dans la période de prédisposition tuberculeuse. Mais on peut, aux périodes plus avancées, les remplacer par des exercices plus doux ou même par l'exercice passif de la voiture. Quant à moi, j'ai pour pratique d'interrompre l'huile de foie de morue toutes les fois que le temps est mou et humide, et que le malade ne peut sortir. On ne digère ni on n'utilise l'huile de foie de morue dans sa chambre.

impressions cliniques, que je crois devoir les reproduire ici :

« 1° L'huile de foie de morue produit une amélioration plus réelle et plus prompte dans les symptômes généraux et locaux que n'importe quel autre agent.

« 2° Son pouvoir pour guérir la phthisie est en quelque sorte indéterminé. J'entends, par *guérir la phthisie*, provoquer, en même temps qu'un arrêt de la maladie, des changements dans l'organisme tels que le dépôt de tubercules devient plus difficile ; l'huile de morue conduit mieux que d'autres médicaments à ce résultat.

« 3° La moyenne de la persistance des bons effets de l'huile est indéterminée.

« 4° Elle produit relativement des effets plus marqués au troisième degré qu'au second ou au premier [1].

« 5° Elle augmente rapidement le poids du corps et dans une proportion qui dépasse celle de l'huile ingérée ; elle répare les dommages de la nutrition et rend les aliments plus assimilables.

« 6° Il arrive quelquefois que l'embonpoint n'augmente pas sous son influence ; dans la grande majorité des cas, lorsqu'elle n'engraisse pas, elle ne produit guère par ailleurs d'effets favorables.

« 7° Elle n'agit pas sur la dyspepsie d'une manière aussi marquée que sur les autres symptômes.

« 8° Les effets imputables à l'huile de foie de morue dans les cas les plus favorables sont : l'accroissement du poids, la suppression des sueurs colliquatives, l'augmentation de l'appétit, la diminution de la toux et des crachats, la cessation des vomissements pendant les quintes, une disparition graduelle des signes physiques indiquant l'évolution des tubercules.

« 9° Dans quelques cas, l'huile de foie de morue ne peut être tolérée, soit parce qu'elle fatigue l'estomac, diminue l'appétit

---

1. Taufflieb a avancé que l'huile de foie de morue n'a pas de prise sur la phthisie avancée (*Gaz. méd. de Paris*, novembre 1839). Je crois l'opinion de ce praticien trop absolue. Le degré de la phthisie n'est jamais pour moi, quand l'état des voies digestives en permet l'usage, une contre-indication à l'emploi de l'huile de foie de morue ; mais je crois, contrairement à l'opinion de Walshe et à celle de Williams, que l'huile de foie de morue est d'autant plus utile que la maladie est moins avancée et que le sujet a plus de ressources organiques.

sans nourrir par elle-même, produit des nausées, soit enfin parce qu'elle donne de la diarrhée.

« 10° Les inflammations du poumon, de la plèvre et des bron-ches, aussi bien que l'hémoptysie, sont des empêchements tem-poraires à son administration ; j'ai souvent toutefois donné de l'huile deux jours après la cessation de l'hémoptysie, et je n'ai pas vu celle-ci reparaître.

« 11° La diarrhée qui dépend de l'indigestibilité de l'huile la contre-indique seule ; celle qui tient à des ulcérations du gros intestin ne s'aggrave pas sous son influence.

« 12° Le bénéfice de l'huile de foie de morue diminue, toutes choses égales d'ailleurs, avec l'âge des sujets.

« 13° Les effets avantageux de l'huile de foie de morue sont plus frappants quand une petite partie d'un poumon est prise, même à un degré avancé, que quand une grande surface est envahie, à un moindre degré ;

« 14° Quand il existe une pleurésie ou une pneumonie chro-niques étendues, l'huile ne produit souvent aucun effet sur les symptômes de la phthisie ;

« 15° Elle réussit souvent mal quand le foie est gros et pro-bablement atteint de transformation graisseuse.

« 16° Elle peut augmenter l'embonpoint sans avoir aucune in-fluence sur les symptômes locaux.

« 17° Le poids du corps peut s'accroître, la toux et l'expecto-ration diminuer, les sueurs nocturnes se supprimer, les forces se conserver sous l'influence de l'huile, et en même temps la phthisie peut continuer à marcher. J'ai vu des ramollissements peu étendus aboutir, en deux mois, à une assez grande caverne chez des individus qui offraient ce contraste, preuve manifeste de la puissance restauratrice de l'huile de foie de morue.

« 18° Quelques malades éprouvent un peu d'élévation de la température de la peau après leur huile ; mais je ne saurais dire si à cette sensation correspond quelque chose d'objectif [1]. »

Les docteurs Ch. J.-B. et Ch. Th. Williams ont publié, il y a tantôt dix ans, un travail clinique très considérable sur le trai-

1. Walshe, *Traité clinique des maladies de la poitrine*, 3e édition, trad. Fonssagrives, Paris, MDCCCLXX, p. 597.

tement de la phthisie pulmonaire chronique par l'huile de foie
de morue, et qui est le résumé de plus de 500 cas observés
dans leur pratique privée. Ils font remarquer que, jusqu'à l'introduction de l'huile de morue dans la thérapeutique de la
phthisie, les résultats observés étaient singulièrement précaires [1]. La comparaison des succès obtenus, avec ou sans ce
moyen, dans une période de quarante ans, permet au Dr Williams d'affirmer que la durée moyenne de la vie de ses phthisiques a quadruplé depuis qu'il les soumet à l'huile de morue.
On peut ne pas porter à cette hauteur les services de ce beau
médicament et reconnaître cependant que sans lui la thérapeutique de la phthisie serait singulièrement désarmée.

§ 2. — *Glycérine.*

La glycérine a été considérée comme un succédané de l'huile
de foie de morue et employée à ce titre dans les maladies con-
somptives, en particulier dans le diabète sucré, la phthisie.
Walshe dit avoir constaté une augmentation de poids sous l'influence de la glycérine, et il croit qu'elle n'agit qu'en relevant la nutrition [2]. Crawcourt, de la Nouvelle-Orléans, et
Lander-Lindsay, d'Edimbourg, en ont retiré quelque avantage,
mais Davasse, qui a essayé ce médicament dans la phthisie, n'en
a rien obtenu [3]. Je n'en parle ici que pour mémoire, la glycé-

---

1. Ch. J.-B. and Ch. Th. Williams, *On the nature and treatment of
pulmonary Consumption as examplified in private practice*, in *The Lancet,*
1868. Sur 234 malades, ces cliniciens n'ont trouvé que 9 cas d'intolérance, soit 1 cas sur 26 ; 206 fois, il y a eu de l'amélioration ; 19 fois
l'huile a été sans résultats. Ils ont reconnu, comme Walshe, que les effets
de ce médicament sont plus marqués dans la troisième période (*London,
Journal of medicene*, 1849). Ne serait-ce pas que les résultats frappent
plus l'esprit dans cette période que dans les autres? Duclos, en avançant
que la 3e période n'éprouve aucune amélioration de ce médicament, ne
me paraît pas cependant avoir été dans l'exactitude clinique (*Bullet. de
thérap.*, 1850, t. XXXVIII, p. 391 et 489).

2. Walshe, *op. cit.*, p. 601.

3. Demarquay, *De la glycérine, de ses applications à la chirurgie et à la
médecine*, Paris, 1867, p. 232. Il ne faut employer à l'intérieur que la
glycérine très pure. La glycérine anglaise, notamment celle provenant
de la saponification de l'huile de palme par la vapeur d'eau surchauffée,
doit être préférée aux autres; on en donne 1 à 2 cuillerées par jour
dans un liquide approprié.

rine n'étant pas, comme tout le monde le sait, un corps gras, mais bien un alcool. Mais je m'occupe ici de clinique et non pas de chimie et la glycérine agit en diététique d'une manière analogue à celle des aliments gras.

§ 3. — Lait.

La diète lactée a été considérée pendant longtemps comme un des moyens les plus efficaces contre la phthisie; mais au lieu de n'y voir autre chose qu'une alimentation analeptique grasse, de tolérance et de digestion faciles, agissant en même temps comme tempérante, c'est-à-dire n'excitant ni le pouls ni la chaleur, on l'a transformée en une sorte de spécifique de cette cruelle affection. La place que nous accordons ici au lait à côté des huiles animales montre que, pour nous, ce n'est qu'un aliment susceptible, à raison de son assimilation facile et de sa richesse en principes gras, de réparer les pertes incessantes que fait l'économie et de retarder les progrès du marasme. Aller au delà, ce n'est pas seulement se bercer d'illusions décevantes, mais encore renoncer, sur la foi d'espérances qui ne se réaliseront pas, à l'emploi de moyens plus actifs et plus utiles. Cette manière d'envisager l'utilité du lait dans le traitement de la phthisie est en désaccord, sans doute, avec des traditions médicales anciennes, et elle heurte les idées populaires qui en conservent le reflet, mais nous la croyons fondée sur une exacte appréciation des faits.

La médecine antique connaissait et utilisait fréquemment cette ressource. Hippocrate conseillait, en effet, le lait aux poitrinaires; mais une fièvre vive lui paraissait une contre-indication formelle. C'est dire assez qu'il considérait cette affection, dans ce cas, comme justifiant l'application des règles diététiques qu'il avait formulées à propos des maladies aiguës en général [1]. Arétée de Cappadoce [2], Cœlius Aurelianus, Alexandre de Tral-

1. Hippocrate, *Œuvres compl.*, édit. Littré, t. IV, p. 559, aph. 65, 5ᵉ section.
2. « Si quis multum lactis potat nullo alio eget alimento in morbo, enim bonum medicamen est lac. » (*Principes artis medicæ. Aretæi, De Curat. diut. morbor.*, lib. I, cap. vui, p. 90.) C'est un peu exagéré, le

les [1], Hoffmann, Cullen [2], Gui-Patin [3], Ettmuller [4], etc., recouraient à la diète lactée et disaient s'en trouver à merveille. Le
lait d'ânesse était surtout en honneur dans leur pratique. Hoffmann, en particulier, s'est montré partisan de la diète lactée,
et il invoque en sa faveur le témoignage un peu suspect d'enthousiasme du passionné Gui-Patin, « qui cite des gens ayant
vécu plus de quatre-vingts et quatre-vingt-dix ans pour avoir fait
un usage habituel du lait d'ânesse. » Il mélangeait très souvent
ce lait avec des eaux minérales, surtout celles de Selters, auxquelles il attribuait l'avantage de tenir le ventre libre.

Baumes, qui écrivait à une époque où l'esprit moderne
d'examen médical se dégageait, mais accusait cependant encore
la forte et despotique empreinte de la tradition, a consacré [5]
d'assez longs développements au traitement de la phthisie par
le régime lacté; il indique avec des détails minutieux la manière dont il doit être conduit, et fait remarquer, avec Haller,
que quelques personnes ne digèrent le lait que quand on en
entremêle l'administration avec des tasses d'orangeade, et que,
quand il pèse, il faut le couper avec une décoction de quinquina
ou de quassia amara; s'il produisait de la diarrhée, il y ajoutait une décoction d'écorce de grenade et de cachou; dans le
cas de pyrosis, il l'additionnait de magnésie pure ou de poudre
d'yeux d'écrevisses; produisait-il de la flatulence, de l'eau
d'anis ou de l'eau de fleurs d'oranger combattaient cette complication. Cependant, il faut bien le dire, malgré ce luxe de

lait est une note dans la gamme thérapeutique si complexe qu'on est
obligé de parcourir pour traiter la phthisie; ce n'est rien de plus.
1. *Principes artis medicæ*. Alex. Tralliani, *De Febre hectica*, lib. XII,
cap. IV, p. 328.
2. Cullen, *Éléments de médecine pratique*, trad. Bosquillon. Paris,
MDCCLXXXV, t. II, p. 910.
3. Gui-Patin, *Lettres*, édit. Reveillé-Parise. Paris, 1846.
4. Ettmuller loue beaucoup le lait à raison de ses éminentes propriétés
nutritives accusées par ce fait que c'est l'aliment exclusif de la première
enfance: «*nam quantum hoc nutriat, videri potest in infantibus qui potenter
nutriuntur solo tamen lacte.* » Il associait le sucre rosat au lait pour
empêcher celui-ci de se coaguler, le donnait trois fois par jour, prescrivait l'exercice, trouvait le lait de femme supérieur et conseillait de le
puiser directement au sein; il usait tantôt du lait de vache, tantôt du
lait de jument (Ettmulleri *Opera omnia*, De nutrit. part. læsâ, vol. II, p. 242).
5. Baumes, *Traité de la phthisie pulmonaire connue vulgairement sous
le nom de maladie de poitrine*. Paris, an XIII (1805).

recommandations, Baumes ne peut s'empêcher de laisser percer par moments un certain scepticisme à l'endroit des propriétés *curatives* du lait, et il réagit un peu contre l'enthousiasme avec lequel ses vertus ont été exaltées. « J'ai, dit-il, dans cet *aliment médicamenteux* la plus grande confiance, mais je ne suis pas aveuglé par ses vertus au point de vouloir qu'on le considère comme l'ancre sacrée des phthisiques, comme un spécifique qui dispense de tout autre moyen[1]. » On ne saurait dire mieux aujourd'hui ; et nous aussi, nous renfermons dans ces limites raisonnables la confiance que nous inspire le régime lacté dans le traitement de la phthisie [2].

Toutes les espèces de lait, quand, par ailleurs, il est de bonne qualité, peuvent être choisies pour les phthisiques; mais le plus usuel, le lait de vache, est rarement employé dans ce cas, peut-être à cause de la généralisation de son emploi économique et de la peine qu'a notre esprit à reconnaître un modificateur médicamenteux dans une substance essentiellement alimentaire et que nous avons partout sous la main. Le lait de chèvre, le lait d'ânesse, le lait de jument et plus rarement le lait de femme, sont ceux dont l'usage est traditionnel dans le traitement de la phthisie. Ces différentes sortes de lait ont une composition chimique et une richesse nutritive très sensiblement diverses, comme on peut en juger par le tableau suivant, dont les éléments ont été empruntés à différents auteurs : Becquerel et Vernois[3], Doyère[4], Lehmann[5], etc.

1. Baumes, *op. cit.*, t. II. p. 109.
2. On trouve disséminés dans les auteurs anciens des faits de guérison de consomption (se rapportent-ils tous à de vraies phthisies?) qui sont dus à la diète lactée. C'est ainsi que le vol. VI des *Curieux de la Nature* (Obs. 135, p. 452) renferme l'histoire d'un jeune homme de vingt ans, arrivé au troisième degré de la phthisie, avec émaciation, sueurs profuses, colliquation et qui dut à ce moyen ce double résultat qu'il devint, dit l'auteur de cette observation, Benoît Guillmann, ευχυμος et ευσαρκος, dépuré et bien en chair. Forestus, Platerus, Capvivacci, etc., ont cité des faits analogues.
3. Becquerel et Vernois, *Analyse du lait des principaux types de vaches, chèvres, brebis, bufflesses, présentées au concours universel de* 1856 (*Ann. d'hygiène pub.*, 1857, t. VIII, p. 271).
4. Doyère, *Étude du lait au point de vue physiologique et économique* (*Mém. de l'Inst. agronomique*, 1852, p. 252).
5. Lehmann, *Précis de chimie physiologique animale*. Paris, 1855.

ANALYSE DE DIFFÉRENTES ESPÈCES DE LAIT[1].

	BEURRE	CASÉINE	ALBU-MINE	SUCRE	SELS	EAU	MATIÈRES SOLIDES
Vache	3,20	3,00	1,20	4,30	0,70	88,6	12,40
Chèvre.	4,40	3,50	1,35	3,10	0,33	88,3	12,70
Brebis.	7,50	4,00	1,70	4,30	0,90	82,2	18,80
Jument	0,55	0,78	1,40	5,50	0,40	91,2	8,63
Anesse.	1,50	0,60	1,55	6,40	0,32	89,2	10,37
Femme	3,2	3,3	dosée avec la caséine.	4,7	2,00	86,8	13,2

On voit que le lait de vache, celui de chèvre et de brebis constituent un groupe très homogène, caractérisé par la prédominance du beurre, celle du caséum et celle des matériaux solides. Le choix à faire entre ces espèces de lait pour le régime lacté des phthisiques est surtout une question d'approvisionnement facile. A ce titre, le lait de vache devrait être usité de préférence.

Le lait de jument, le lait d'ânesse, et exceptionnellement le lait de femme, sont toutefois, et de tradition, des laits médicamenteux, et la confiance en leur utilité est une sorte de dogme populaire que les médecins respectent plus souvent qu'ils ne le partagent. Ces trois sortes de lait forment, au point de vue de l'analogie de composition, un groupe aussi naturel que l'est celui constitué par le lait de chèvre, le lait de vache et le lait de brebis; ceux-ci sont des *laits gras*, ceux-là sont surtout des *laits sucrés*. Ils sont caractérisés par la petite quantité de leur beurre et l'abondance de leur lactose ou sucre de lait.

Le *lait de jument* a une densité de 1034 (Brisson). Il est très peu riche en beurre (5,5 pour 1000, suivant Doyère); mais il est, après le lait de femme, celui qui contient le plus de sucre

1. On ne doit pas oublier que, comme tous les liquides organiques, le lait est d'une composition éminemment variable, non seulement de race à race, mais d'individu à individu, et, chez le même individu, suivant l'époque du part, la période de la traite, la nourriture, la quantité des boissons, les modalités infinies de l'état physiologique morbide, etc. Et de là le désaccord naturel des diverses analyses du même lait. Si toutefois on compare celles du lait de vache qui méritent le plus de crédit, on constate que les proportions du beurre par litre varient seulement de 30 grammes (Haidlen) à 43 grammes (Poggiale).

(55 grammes par litre). Nous avons vu que c'est à sa richesse en lactose que le lait de cavale doit de pouvoir être employé par les Tartares en guise de boisson fermentée, et de servir à la préparation du *koumiss*.

Le *lait d'ânesse* est d'un blanc bleuâtre, très liquide, sucré, ressemblant par la composition au lait de femme. Il contient une très petite quantité d'un beurre mou, rancissant vite[1]; mais il se distingue de tous les autres par la forte proportion de sucre qu'il contient (6,40, celle du lait de vache étant 4,30), et il se rapproche beaucoup, sous ce rapport comme sous tous les autres, du lait de femme; sa densité est de 1030 à 1035. Il est généralement acide; le lait d'ânesse renferme peu de caséine, mais des quantités notables d'albumine, ce qui lui donne la propriété de mousser fortement au moment de la traite. Il contient moins de principes solides que le lait de chèvre; aussi est-il médiocrement nourrissant. Le lait d'ânesse est d'un usage encore très répandu dans le traitement de la phthisie; et il n'est guère de grande ville et surtout de station d'hiver ou d'établissements thermaux, adaptés au traitement des affections chroniques de la poitrine, où on n'entretienne des troupeaux d'ânesses dont le lait est destiné à l'usage médicinal[2].

Le lait de femme a une densité analogue à celle du lait d'ânesse (1030 à 1034 environ). Il ne contient guère que 3 de matières grasses et 4 de sucre de lait. Il renferme 13,2 de matières solides sur 100 et l'emporte donc notablement à ce point de vue sur le lait d'ânesse; il contient peu de caséine, mais des quantités considérables d'albumine, ainsi que Doyère l'a démontré le premier[3], et il dépasse, sous le rapport des propor-

1. Besnou, dans une analyse de lait d'ânesse qu'il a bien voulu faire sur ma demande, n'a trouvé que 83 de beurre, mais 7,32 de sucre sur 100. Doyère a indiqué 1,50 comme moyenne centésimale de la richesse butyreuse du lait d'ânesse. Suivant Brisson, sa densité supérieure à celle du lait de vache, serait de 1035,5. Petit-Radel considérait le lait d'ânesse comme plus nutritif que les autres parce qu'il contient plus de sucre, le beurre suivant lui n'ayant aucune qualité nutritive (?).

2. Les médecins arabes et en particulier Rhazès ont recommandé le lait de chamelle dans la consomption pulmonaire.

3. Doyère et Poggiale, *Sur la présence dans le lait à l'état normal d'un principe albuminoïde déviant à gauche la lumière polarisée* (*Comptes rendus de l'Acad. des sciences*, t. XXXVI, p. 430).

tions des sels, la richesse de tous les autres. Le lait de femme,
il est à peine besoin de le dire, est celui qui présente le plus de
variété dans les éléments qui le constituent; particularité dont
on se rend aisément compte par la mobilité des conditions
physiologiques, par l'influence d'une nourriture très variée,
celle des passions[1], etc.

Le Midi a conservé surtout la tradition des vertus éminentes
attribuées un peu gratuitement au lait d'ânesse par les médecins
du XVIIe siècle. Que ce lait exerce sur la muqueuse de l'arrière-
gorge, si habituellement irritée chez les phthisiques et souvent privée de son épithélium, une action topique, émolliente,
et diminue la toux si tenace qui dérive de cette cause, je ne
saurais le nier; mais ce liquide émollient peut être remplacé
dans cet office par beaucoup d'autres. Qu'on prescrive le lait
d'ânesse aux gens riches, je n'y vois aucun inconvénient; mais
qu'on impose, comme je l'ai vu souvent, à des gens pauvres, le
sacrifice onéreux de l'achat de ce lait, là commencent le préjudice
et la routine. Gui-Patin, pour donner une idée de l'incurabilité
d'un phthisique, alléguait qu'il avait « fait deux voyages à
Montpellier et pris le lait d'ânesse ». Le pronostic ne saurait
aujourd'hui puiser un élément sérieux dans cette dernière particularité.

Que faut-il penser des propriétés de sédation nerveuse et
par suite de l'action hypnotique attribuée par beaucoup de
médecins au lait d'ânesse? Est-ce un fait de sa nature thérapeutique tiré de l'apathie, de la patience, du calme nerveux de
cette femelle laitière; est-ce un fait d'observation clinique? Je
ne saurais le dire; mais annoncer à des gens dont le système
nerveux est surexcité qu'ils vont certainement dormir, c'est
leur ouvrir des chances de sommeil, et, à ce titre, je ne vois
pas que cette croyance innocente doive être ébranlée[2].

---

1. Vernois et Becquerel, *Du lait chez la femme dans l'état de santé et
de maladie (Ann d'hygiène*, 1852, t. L).

2. Voici les règles que Petit-Radel assignait au traitement par le lait
d'ânesse. On l'instituait au printemps et en automne; l'ânesse était
maintenue au pâturage, et on lui donnait à l'écurie des fourrages verts,
des tiges presque mûres de froment et d'orge, on l'étrillait avec soin,
on lui donnait une bonne litière. Le malade prenait une demi-livre à

L'usage du *lait de femme* dans le traitement de la phthisie est fort ancien. Arétée de Cappadoce l'indique comme favorable aux cachectiques : *Hi namque alimento, ut nuper in lucem editi pueri, egent.* Il ne veut qu'on recoure au lait d'ânesse qu'à défaut de cette ressource[1]. Hérodicus le préférait, comme étant plus *familier* et d'une nature plus rapprochée de la nôtre ; Prodicus, Arétée n'ont pas moins exalté les vertus du lait de femme ; Baumes, qui invoque leur témoignage, rapporte, d'après Fournier, qu'un Anglais arrivé au dernier degré de la pulmonie, après avoir essayé d'une foule de remèdes et « fait inutilement un voyage à Montpellier », prit successivement deux nourrices et arriva en quatre mois et demi à une guérison complète[2]. Il cite également le fait d'un phthisique qui recouvra la santé grâce au lait de sa femme, laquelle venait de perdre son enfant[3]. On doit reconnaître que ces faits manquent de cette

une livre de ce lait par jour, à jeun ou en se couchant; la traite se faisait dans un verre à goulot étroit et plongé dans l'eau tiède, quelquefois sucré; il dormait après avoir pris son lait et mangeait trois heures après (*op. cit.*, p. 39). Nous avons simplifié tout cela : des ânesses de n'importe quel âge, d'un lait plus ou moins vieux, nourries n'importe comment, connaissant souvent plus le bâton que l'étrille, ébouriffées, étiques, venant, de dix à onze heures du soir, faire retentir mélancoliquement leur sonnette à la porte des malades, s'y arrêtent comme le chameau noir dont parle Le Coran, et l'on veut admettre ce lait de hasard à contrôler les résultats allégués par ceux qui faisaient mieux et autrement! Ce n'est ni juste ni logique. Je ne crois pas le lait d'ânesse extraordinairement salutifère, mais encore faut-il le donner méthodiquement.

1. *Principes artis medicæ*, t. X. — Cœlius Aurelianus, *Morb. chronic.*, liv. III, cap. III, p. 308.

2. Voyez Guillaume Buchan, *Méd. domestique*, trad. Duplanil, Paris, 1763, 3e édit., t. II, p. 123, et Petit-Radel, Paris, 1786, p. 168. — Voyez aussi dans Morgagni le fait si complet et si instructif d'Etienne Cheli, de la république de Lucques, qui se soumit à l'usage du lait de femme et lui dut une guérison qui persista pendant quatorze années. — Galien avait une grande confiance dans ce moyen. Il en parle dans les termes suivants : « Ac mihi sane nihil ad hæc omnia lacte videtur præstantius, præcipue si quis ore apprehensa mamma muliebri lactet. » (*Epitome Galeni operum in quatuor partes digesta*, editio A. Lacuna. Lugduni, MDCXLIII, *De marasmo*, lib. unus, p. 392.) Dans un autre passage, Galien, invoquant le témoignage d'Hérodote et d'Euriphon, qui recommandaient l'allaitement *direct* des phthisiques, explique ainsi les avantages du lait de femme: « Lac muliebre tanquam naturæ ejusdem, nobisque familiarissimum. » Galeni *Opera*, de Euchemia et cacochymia.

3. Émale et après lui Baumes (*op. cit.*, t. II, p. 74) ont invoqué contre l'emploi de l'allaitement direct par le lait de femme la crainte évidem-

rigueur scientifique qu'on est en droit d'exiger d'essais de cette
nature. Des idées un peu mystiques sur l'influence de la simi-
litude des espèces, sur la possibilité d'une sorte de transfusion
vitale du sein aux lèvres qui s'y attachent, et par-dessus tout
un grain de sentiment et de poésie, ont contribué à faire la fortune de ce moyen thérapeutique. Eût-il d'ailleurs une utilité
bien démontrée, que l'impossibilité de recueillir une quantité de
lait suffisante pour en composer un régime exclusif, le dégoût
qu'il provoquerait et le ridicule qui s'attache à l'idée d'un allaitement direct, empêcheraient certainement d'en invoquer les
bénéfices. Une prescription de cette nature ne manquerait pas
d'évoquer le souvenir drolatique de la mère de Gargantua, et
qui ne sait que chez nous l'*utile* n'a guère beau jeu là où le
plaisant se montre [1]?

Les médecins des siècles passés, qui ont exalté à l'envi les
vertus curatives de la diète lactée chez les phthisiques, s'entouraient de précautions minutieuses qui ne nous semblent
puériles aujourd'hui que parce que nous avons un peu perdu
le sens pratique qui leur en faisait apprécier la valeur. On peut
méditer avec fruit sur ce point les passages dans lesquels
Cœlius Aurelianus [2] et Alexandre de Tralles [3] entre autres ont
onguement insisté sur le choix de la femelle laitière, sur son
hygiène, sur son alimentation. Ce dernier exigeait qu'on nourrît
ces animaux avec de l'orge, du myrte, des lentisques, etc., et
il fait remarquer que du lait, obtenu dans ces conditions, se

ment chimérique de voir la nourrice contracter la phthisie par le fait
du contact des lèvres du malade avec le mamelon.

1. Rabelais, *Œvvres*, édit. Desoër. Paris, MDCCXX. *Gargantua*, livre I,
chap. vi, p. 17. Petit-Radel cite, d'après Borelli, le fait d'une femme qui
fournissait une si grande quantité de lait que, nourrissant deux enfants,
elle était encore en mesure de fournir à un apothicaire assez de lait
pour qu'il pût en retirer du beurre qu'il vendait comme une arcane à
l'usage des phthisiques. Ridley racontait avec une simplicité intrépide
et naïve, mais légèrement frottée d'exagération, que sa femme nourrissait
deux enfants, plusieurs petits chiens et qu'elle perdait néanmoins en
vingt-quatre heures assez de lait pour qu'on en pût faire une livre
et demie de beurre (!). Petit-Radel récuse la possibilité de cette lac-
tation rabelaisienne, et personne ne jugera qu'il a eu tort. Ce sont des
faits de galactorrhée incomplètement observés qui ont mis en circulation
ces histoires. (Petit-Radel. *op. cit.*, p. 409).
2. Cœlius Aurelianus, *Morb. chronic.*, lib. III, cap. iii.
3. A. de Tralles, *de Arte medica*, lib. XII, cap. vi, *de Febre hectica*.

digèrera beaucoup mieux et n'aura aucune tendance à augmenter la diarrhée colliquative qui entraîne si rapidement les phthisiques. Hoffmann nourrissait également les ânesses laitières avec des herbes médicinales variées; le lierre terrestre, la scabieuse, la pulmonaire, la véronique, la germandrée, étaient celles auxquelles il recourait de préférence. Que de soins minutieux, que de précautions! Et qu'on ne dise pas que tout cela était superflu. Il ne sera permis de l'affirmer que quand on aura fait des expériences contradictoires dans des conditions absolument identiques. Ces minuties sont au moins un enseignement. Plût à Dieu que nous eussions aujourd'hui la patience de ces détails, nous qui composons gravement la diète lactée de nos malades avec un lait dont nous ne connaissons souvent ni la nature, ni les qualités, ni la provenance, lait qui n'est peut-être pas fourni deux jours de suite par le même animal, qui est recueilli aujourd'hui aussitôt après le part, et demain six mois après! Il serait imprudent d'affirmer que les précautions dont s'entouraient nos devanciers nous conduiraient aux résultats énoncés par eux; mais nous n'avons pas logiquement le droit de les contester à priori, et si, comme nous le croyons, la diète lactée n'est qu'un mode de la médication analeptique, elle devait se montrer singulièrement plus efficace entre leurs mains qu'entre les nôtres[1].

On ne doit attacher qu'une importance secondaire au choix de l'espèce laitière. Le meilleur lait est celui que les malades tolèrent le mieux et pour lequel ils ont le plus d'appétence. Nos idées sur le mode d'action de cet aliment nous porteraient

---

1. Fonssagrives, *Hygiène alimentaire des malades, des convalescents et des valétudinaires*, 2ᵉ édition, Paris, 1866, p. 615. — Petit-Radel a formulé ainsi le traitement par le lait d'ânesse : « La cure doit être faite au printemps et en automne. L'ânesse est mise au pâturage ; on la nourrit de fourrages frais, de tiges presque mûres de froment et d'orge; on l'étrille soigneusement et on la munit d'une bonne litière. Le lait est trait dans un verre à goulot étroit plongé dans de l'eau tiède. On en prend un demi-litre une fois par jour à jeun ou en se couchant, et on se livre ensuite au sommeil. Le premier repas ne se fait que trois heures après. » (*Essai sur le lait considéré médicinalement sous ses différents aspects*, Paris, 1786, p. 99.) — Les conseils inspirés par la pratique des maîtres que nous venons de citer ne constituent pas, comme on est trop disposé à le croire, des minuties inutiles.

même à préférer (cette condition de tolérance obtenue) le lait
de chèvre, à raison des proportions considérables de beurre
qu'il contient. La sapidité du lait d'ânesse et de jument est une
condition de digestibilité facile; elle tient aux quantités élevées
de sucre que renferment ces deux laits. Nous insisterons tout
à l'heure sur l'utilité de relever le lait, comme du reste tous
les aliments gras, par des condiments ou des aromates qui
stimulent doucement l'estomac et augmentent ses aptitudes
fonctionnelles.

Quel que soit le lait employé, il est un certain nombre de
précautions dont il faut entourer son usage : toutes les fois
que cela est possible, le lait devra être pris au moment de la
traite; il est alors, en effet, dans toute son intégrité, dans toute
sa vie; ses éléments constitutifs ont entre eux le groupement
qui leur est le plus naturel, et enfin il a, à quelques degrés
près, la température du sang dans lequel il va être importé.
Serait-ce enfin émettre une idée trop mystique que de penser
que la chaleur organique dont ce lait est imprégné est d'une
nature autre que celle de nos foyers et peut lui communiquer
des propriétés spéciales? Sydenham le pensait, et il n'avait
peut-être pas tort. De plus, le lait puisé directement aux mamelles de la femelle laitière est dégluti avec une lenteur qui
permet son mélange intime avec la salive, et il trouve là une
condition de digestion facile. Par malheur, ce mode d'administration du lait n'est guère applicable qu'aux enfants, et si
des adultes ont quelquefois demandé avec succès à des mamelles féminines la transfusion d'une vigueur qui leur man-
quait, ce sont des faits exceptionnels, et ce moyen peut, dans
tous les cas, être suppléé par du lait récemment trait, maintenu à sa température organique, et rendu plus léger par la
spumosité qu'il a prise au moment de la traite.

Le lait, comme tous les aliments gras, est lourd et indigeste
quand il n'a pas une saveur relevée. Il est donc important de
l'aromatiser et de le rendre plus sapide. Le sucre et le sel sont
les deux condiments auxquels on a recours. Le sucre est, à vrai
dire, le plus naturel, puisqu'il ne fait que renforcer la saveur
propre à cet aliment, mais il a l'inconvénient d'émousser l'ap-

pétit, et, lorsque le malade n'y répugne pas, le sel est de beaucoup préférable. Ce condiment peut y être introduit directement ou indirectement par la voie détournée d'une absorption confiée aux organes digestifs de la femelle laitière. C'est la méthode à laquelle A. Latour a donné la préférence en instituant les règles de son traitement lacto-chloruré, qui consiste, comme chacun sait, dans l'administration au malade de lait de chèvre provenant d'un animal soumis à l'ingestion de doses journalières considérables de sel marin. Ce traitement, dont les règles méthodiques et minutieuses rappellent la manière des maîtres de l'antiquité, agit-il par le chlorure de sodium, ou plutôt ce condiment borne-t-il son action à maintenir l'appétit et à faire supporter aux phthisiques des quantités plus considérables de lait, c'est-à-dire de matières grasses ? C'est l'interprétation que nous adopterions plus volontiers [1]. Le régime chloruro-lacté a pris, grâce au talent bien connu de son préconisateur et aux résultats avantageux qui en ont été obtenus par d'autres médecins, une telle importance pratique, que nous devons en esquisser au moins les particularités les plus saillantes.

On se procure une chèvre jeune, d'une bonne santé, blanche de robe, afin que le lait ait moins l'odeur hircique, à poil luisant, bonne laitière et placée, par ailleurs, dans de bonnes conditions d'aération, d'habitat et d'exercice. Sa nourriture est composée d'un tiers d'herbes vertes ou de racines sèches et de deux tiers de son ou de croûtes de pain additionnées de 12 à 15 grammes de sel marin, quantité portée progressivement au maximum de 30 grammes. Cette alimentation, à laquelle peu de chèvres répugnent, est très compatible avec l'entretien de l'animal dans un état parfait de santé. Le malade ne prend qu'une très petite quantité de lait à la fois, mais à de courts intervalles. Il porte sur lui constamment une petite bouteille pleine de ce liquide et en aspire fréquemment des gorgées. Ce traitement dure au moins trois mois, quelquefois un an et même

1. Les recherches de Boussingault, Dailly, Plouviez ont démontré l'influence du sel marin sur l'engraissement des bestiaux, influence que, du reste, les Romains connaissaient et utilisaient (*Comptes rendus de l'Académie des sciences*, 23 novembre 1846).

plus. Il convient particulièrement dans la première période de la phthisie, peut être tenté encore dans la seconde, mais échoue comme toutes les autres dans la troisième.

La nourriture des malades exige aussi des recommandations spéciales. Des viandes de bœuf ou de mouton rôties ou grillées doivent en être la base. « Voici, dit A. Latour, comment j'ai coutume de formuler le régime alimentaire des malades : 1° plusieurs petits repas par jour, au lieu d'un ou deux copieux ; 2° le matin, au lit ou dès le lever, une bouillie alternativement faite avec de la farine de maïs ou de la farine d'avoine bien cuite dans du bon lait de vache, additionné d'un peu de sel, sucrée et aromatisée avec un morceau de zeste d'orange ou de citron ; 3° à dix heures, une côtelette de mouton grillée, un fruit bien mûr de la saison ; 4° à quatre heures, potage gras, bœuf rôti ou grillé assaisonné de cresson, légumes et fruits de la saison ; 5° à neuf heures, potage gras (semoule, sagou, tapioca) ; 6° la boisson, aux repas, se compose de vin vieux de Bordeaux mêlé d'infusion de quinquina (quinquina jaune en poudre, 30 grammes ; faites macérer à froid pendant deux heures ; filtrez) [1]. »

Ce régime, institué d'une manière progressive, doit être employé avec persévérance ; il faut le seconder, d'ailleurs, par toutes les conditions d'une bonne hygiène, par un gouvernement habile des exercices physiques et intellectuels, le choix d'un bon climat, etc.

Il serait difficile de dire quel est l'avenir réservé à cette méthode thérapeutique, mais elle se présente avec des garanties de sagacité et de loyauté qui la recommandent à la sérieuse attention des praticiens. Nous l'avons employée, une fois, sur une jeune fille de seize ans, arrivée à la troisième période de la phthisie (c'est-à-dire dans des conditions où, de l'aveu même de l'auteur, ce moyen ne réussit pas), et cependant il a été bien toléré et a agi d'une manière on ne peut plus favorable sur la nutrition. Il ne s'agit pas tant, nous le répéterons à chaque page de ce livre, de guérir la phthisie confirmée, résultat

---

1. Latour, *Note sur le traitement de la phthisie pulmonaire* (*Union méd.*, 26 août, 2, 9, 16, 23, 30 septembre, 14 et 15 octobre 1856).

exceptionnel si ce n'est impossible, que de faire durer les phthisiques, d'enlever quelque chose aux éléments variés dont se compose cette synthèse morbide, et le régime chloruro-lacté, en relevant la nutrition, en excitant l'appétit, me paraît susceptible de déférer à une indication importante, celle de ralentir le déchet nutritif et les progrès de l'amaigrissement. Peut-être, en combinant cette méthode avec l'emploi de la médication rasorienne pendant les poussées fébriles de la phthisie, arrive-rait-on à de beaux résultats.

§ 4. — *Beurre.*

Le beurre, comme toutes les matières grasses, est constitué par des corps gras à base de glycérine en combinaison avec des acides nombreux, les uns fixes (stéarique, oléique, margarique), d'autres volatils (caprique, butyrique, caproïque, etc.). Il contient de 8 à 24 pour 100 d'eau (Coulier) et de la caséine coagulée.

Quelques praticiens, pensant que l'huile de morue agit surtout par sa qualité de corps gras, ont eu l'idée de prescrire le beurre aux phthisiques dans les cas où l'administration de l'huile provoque une répugnance invincible. Baglivi employait des bols de beurre frais sucré qu'il faisait prendre le soir pour calmer les toux opiniâtres [1]. Il suivait, du reste, en cela, la pratique de Galien, qui donnait, comme expectorant, un mélange de beurre, de miel et d'amandes amères. Trousseau a publié la formule suivante d'un beurre chloro-bromo-iduré :

Beurre frais................	125 grammes.
Iodure de potassium........	5 centigr.
Bromure de potassium.....	20 —
Chlorure de sodium........	2 grammes.

Ce beurre médicamenteux est étendu sur des tartines minces et consommé dans le courant de la journée. Si, comme il est

1. G. Baglivi, *Op. omnia.* Parisiis, MDCCLXXXVIII, t. I, *Praxeos medicæ*, lib. I, p. 157. Je noterai, à titre de pur intérêt historique, qu'Ettmuller conseillait le beurre de lait de femme sur l'autorité de Borrelli (cent. 3, ob. 82), pour lequel ce beurre était : « *arcanum summum in phthisi.* » Etmulleri *Op. omnia,* vol. II, p. 242.

permis de le penser, le lait agit surtout à titre d'analeptique
gras, la formule précitée répond à environ 2 litres de lait de
chèvre [1]. Seulement il ne faut pas oublier que le beurre est d'une
digestion moins facile que le lait, et que beaucoup d'estomacs
s'accommoderaient mal de cette quantité quotidienne de beurre.
En tout cas, on doit remarquer que certaines habitudes natio-
nales favorisent l'usage de ce corps gras, et qu'une condition
indispensable pour qu'il soit digéré, c'est qu'on en relève la
fadeur par un condiment. Le beurre sans sel provoquerait
promptement une satiété insurmontable.

§ 5. — Crème de lait.

La crème du lait n'est autre chose que de la caséine et du
beurre renfermé encore dans ses vésicules, et mélangés d'une
certaine quantité de sérum. Le barattage isole le beurre, et le
caséum divisé constitue, avec les débris des vésicules et le sérum, ce liquide lactescent auquel on donne le nom de lait-
beurre.

En 1861, me trouvant dans l'impossibilité de faire accepter
l'huile de foie de morue à un malade, je songeais aux moyens de
tourner cette répugnance, lorsqu'une personne très intelligente
et familiarisée avec les habitudes de la vie britannique me
parla de l'usage fréquent qui se fait en Angleterre de la crème
fraîche du lait comme succédané de l'huile de morue.

Un très grand nombre de phthisiques sont, à ce qu'il paraît,
soumis à ce régime et y trouvent les éléments d'une réparation
très efficace. Thornbay, dans le Devonshire, qui, par la douceur
de son climat, est le Nice de l'Angleterre, devient le rendez-
vous des poitrinaires, qui vont en même temps y chercher les
influences bénignes du soleil et savourer les crèmes de ses va-
cheries succulentes. La crème se donne à la dose de 2 à 6 cuillerées à bouche, pure ou mélangée à d'assez fortes doses de
rhum quand elle se digère difficilement.

Je m'empressai d'utiliser cette ressource, et les résultats que

---

1. Chaque litre de bon lait de vache renferme environ 40 grammes de
beurre.

j'en obtins furent si satisfaisants que je crus devoir les publier [1]. Un fait entre autres me frappa beaucoup. J'avais été appelé en consultation auprès d'une petite fille de huit ans, dont les deux poumons étaient en plein travail de ramollissement ; une caverne considérable existait à droite ; l'amaigrissement touchait au marasme ; les fonctions digestives s'exécutaient mal ; il y avait manque absolu d'appétit ; la fièvre était permanente ; il existait des sueurs colliquatives. Je prescrivis quatre cuillerées de crème par jour, et je laissai ma malade, convaincu qu'elle vivrait à peine quelques semaines. Qu'on juge de mon étonnement lorsque, quatre mois après, je la vis entrer dans mon cabinet dans un état relativement satisfaisant : l'amaigrissement avait à peu près disparu, et l'état des poumons s'était singulièrement amélioré. Loin de moi la pensée de faire à cet aliment tout l'honneur de cette résurrection, mais il est certain que la crème avait donné ici tout ce que l'on peut attendre de l'huile de morue dans les cas où elle réussit le mieux.

La crème est un aliment gras, et, comme tel, elle ne se digère bien qu'à la condition d'avoir une saveur aromatique et relevée. L'association du rhum et de la crème est une formule britannique que nous signalons sans la patronner. La cannelle, la vanille, le sucre, sont certainement préférables. Peut-être la crème serait-elle un passeport agréable pour le sel marin, dont on a si souvent signalé l'utilité dans la phthisie.

Nous ne prétendons pas (quoiqu'on nous l'ait fait dire à tort) placer la crème sur la même ligne que l'huile de morue ; mais nous croyons que, dans les cas où ce dernier médicament est mal toléré ou mal accepté par les malades, la crème peut rendre des services utiles. Les enfants, en particulier, s'en accommodent très bien.

Nous donnons d'habitude cette crème étendue dans du café noir, et nous poussons les doses jusqu'à une limite qui n'est tracée que par la satiété ou l'intolérance de l'estomac. Quelques malades en prennent jusqu'à huit cuillerées à bouche, ou

---

1. Fonssagrives, *Bulletin de thérap.*, 1861, t. LXI, p. 145. Voyez aussi *Hygiène alimentaire des malades, des convalescents et des valétudinaires*, 2e édition, 1866, p. 186.

environ 200 grammes par jour, sans que leur appétit en souffre. Sans s'exagérer la portée de ce moyen, on peut le considérer comme une ressource précieuse dans un certain nombre de cas, et comme un complément utile de l'huile de foie de morue. J'y ai recours journellement et avec grand avantage. C'est pour moi un élément indispensable du régime gras.

§ 6. — *Cacao, chocolat, maïs.*

Si nous accordons une place ici au chocolat, ce n'est pas que nous lui reconnaissions les propriétés éminentes que certains auteurs lui ont attribuées dans le traitement de la phthisie, mais bien parce que cet aliment, qui est agréable au goût et qui est devenu d'un usage très fréquent, constitue un moyen facile d'introduction dans l'économie de quantités notables de matières grasses. Il peut donc être considéré comme un auxiliaire utile de la médication analeptique, et susceptible de remplacer, dans une certaine mesure, les huiles de poisson, le beurre, la crème de lait, etc.

La fève du cacao contient des proportions de beurre qui varient entre 56 pour 100 (cacao Maragnon) et 45 pour 100 (cacao des Iles). Elle renferme, en outre, de 17 à 20 pour 100 d'albumine, 2 de théobromine (alcaloïde très analogue, si ce n'est identique, avec la caféine), 6 d'une gomme acide et d'une matière très amère, 13 de cellulose et de ligneux, 4 de substances minérales, et 11 environ d'eau (Boussingault). Le chocolat, à poids égal, contient moins d'azote que la viande, mais cinq fois plus de carbone. Ses propriétés analeptiques, au point de vue de la restitution de la graisse, sont donc on ne peut plus réelles, et cet aliment convient très bien aux phthisiques quand il est bien digéré par eux; par malheur, il n'en est guère qui ait été ou qui soit encore plus tourmenté par la sophistication, et l'on ne saurait trop se tenir en garde contre ses embûches [1].

1. Le mélange de fécule de pomme de terre, de *maranta arundinacea*, de farines de blé ou d'orge, de poudres de coques et de détritus, l'addition de corps gras divers (graisses animales, tourteaux de lin, huiles d'œillette, d'amandes, d'arachides), la substitution du storax et du ben-

Le nombre des espèces de chocolat répandues dans le commerce est excessivement considérable ; l'introduction d'aromates divers, d'amandes grillées, la présence ou l'absence du sucre distinguent les principales. Le chocolat simple, ou *chocolat alimentaire*, n'est pas toujours d'une digestion facile, ainsi que Rostan en a fait la remarque ; il doit cet inconvénient à l'absence d'un arome qui stimule l'estomac. Celui qui est parfumé à la vanille est plus goûté et se digère encore mieux que celui aromatisé à la cannelle. La vanille doit y entrer dans la proportion de 2 grammes pour 500 grammes de chocolat [1]. Une remarque essentielle à faire, c'est que le chocolat au lait se digère assez difficilement, tandis que le chocolat simplement cuit à l'eau est, au contraire, excessivement léger. L'association d'une infusion de thé noir ou de café au chocolat un peu épais donne à ce dernier aliment un arome d'une extrême finesse et lui sert de condiment.

Les chocolats dits *analeptiques* sont nombreux ; si tous ne tiennent pas les promesses éblouissantes des industriels qui les patronnent, comme les chocolats au lait d'ânesse, au guarana, au lichen d'Islande, il est certain, néanmoins, qu'en ajoutant 15 grammes de salep à 500 grammes de pâte de chocolat, on le rend un peu plus nourrissant sans nuire en rien à sa digestion facile, et on lui communique, sans inconvénient aucun,

join à la vanille, l'emploi de l'ocre rouge comme matière colorante, etc., sont des échantillons de cet art malsain, qui a choisi cette denrée pour but ordinaire de ses spéculations. Ces fraudes sont d'autant plus coupables, qu'il s'agit ici d'un aliment dont les convalescents et les malades font un usage habituel. A notre avis, il serait bon que les pharmaciens, pouvant s'approvisionner à des sources plus sûres et s'édifier d'ailleurs sur ses qualités, tinssent du chocolat à la disposition de leurs clients. Un vœu analogue a été exprimé par Grant (*Essai sur les fièvres*, t.   , p. 330), pour les vins les plus utiles aux malades, et nous nous y sommes associé, *Hygiène aliment.*, 1869, p. 62. — *Entretiens familiers sur l'hygiène*, 1870, 5e édit., p. 322, et *Dict. encyclop.*, 1re série, 1874, t. XVI, art. CHOCOLAT.

1. Le chocolat vanillé de première qualité, fait de pur caraque et de vanille de choix, ne peut guère être livré par le fabricant consciencieux au-dessous de 7 ou 8 fr. le kilogr. Qu'on juge par cela de la qualité des chocolats à la vanille qui sont débités partout à des prix très inférieurs à celui-là. Le musc et l'ambre étaient employés jadis comme aromates du chocolat. On sait que Brillat-Savarin vantait outre mesure le chocolat à l'ambre gris, qu'il désignait sous le nom de *chocolat des affligés*. L'hygiène thérapeutique n'a que faire de ces recherches de la sensualité.

cette propriété d'épaissir par la cuisson à laquelle beaucoup de personnes attachent du prix.

Scardone, Cullen, Bosquillon ont recommandé cet aliment aux phthisiques. Le dernier de ces auteurs a insisté, avec un soin minutieux, sur la préparation du chocolat, en faisant remarquer que beaucoup de prétendues révoltes idiosyncrasiques de l'estomac tiennent uniquement à la mauvaise confection de cet aliment. Il insiste, comme nous l'avons fait tout à l'heure, et d'après Scardone, sur la nécessité, pour que le chocolat se digère bien, qu'il soit aromatisé à la vanille [1]. Baumes a indiqué, comme convenant particulièrement aux phthisiques, la formule suivante d'un chocolat au salep :

Amandes de cacao.......................... 4 onces.
Salep...................................... 6   —

Réduisez en poudre très fine et faites bouillir à petit feu doux dans 8 onces d'eau pendant une demi-heure ; passez, ajoutez 4 onces de sucre et de fécule de riz pour donner au mélange la consistance d'une pâte, et faites des tablettes d'une demi-once.

Pour s'en servir, on fait dissoudre une tablette dans une demi-tasse d'eau bouillante ; on peut y ajouter du lait [2].

Signalons enfin, pour en faire justice, l'exagération avec laquelle ont été vantées les propriétés analeptiques de deux aliments dont la fécule de glands doux est la base, mais qui contiennent une certaine quantité de cacao pulvérisé. Nous voulons parler du *racahout* et du *palamoud* [3]. Si les vertus *adipogènes* attribuées à ces aliments et exploitées, disent leurs préconisateurs, au profit des plaisirs du sérail, étaient démontrées, nul doute qu'ils ne dussent entrer dans l'alimentation des phthisiques, qu'il y a tant d'intérêt à empêcher de maigrir ; mais elles sont aussi douteuses que le prix de ces drogues est élevé, et le

1. Cullen, *Élém. de méd. pratique*, édit. Bosquillon, t. II, p. 84, note *a*.
2. Baumes, *Traité de la phthisie pulmonaire*, Paris, 1805, t. II, p. 114. Bouchardat recommande d'additionner de beurre de cacao des graines de cacao mondées, torréfiées et broyées, et d'y ajouter le tiers de son poids de sucre. On a ainsi un chocolat qui contient moitié de matière grasse et qui est très utile aux phthisiques.
3. Voyez Payen, *Précis théorique et pratique des substances alimentaires*. Paris, 1865, p. 398.

médecin doit au moins prémunir contre elles la bourse de ses clients. Le racahout peut cependant avoir son utilité comme aliment du matin.

J'attache plus d'importance à l'emploi du maïs (*Zea mays*), qui est intermédiaire en quelque sorte entre les aliments féculents et les aliments gras. Cette fécule contient en effet 8 pour 100 de matière grasse, et elle peut jouer dans le régime gras des phthisiques un rôle très utile [1]. C'est, de toutes les fécules, celle qui contient le plus de matière grasse : elle en contient 10 fois plus que le riz, 4 fois plus que le blé, 3 fois plus que les lentilles, les haricots, 1 fois et demie plus que l'avoine, qui cependant en renferme 5,50 0/0.

Art. II. — Analeptiques fibrineux.

Les analeptiques fibrineux sont constitués par la chair musculaire des animaux et par les produits culinaires qu'on en retire.

Les viandes noires de bœuf, de mouton, les viandes blanches de poulet, de veau, sont celles qui font la base habituelle du régime des phthisiques. Le professeur Fuster [2] a expérimenté l'emploi combiné de la viande et de l'alcool comme traitement de la phthisie. Il se servait de viande crue de bœuf ou de mouton ingérée à la dose de 100 à 300 grammes par jour, sous forme de bols saupoudrés de sucre ; les malades faisaient simultanément usage d'une boisson préparée avec de l'eau froide sucrée, dans laquelle on suspendait 100 grammes de pulpe de viande pour 500 grammes d'eau. Enfin ce traitement diététique était complété par une potion contenant 100 grammes d'alcool à 20° Baumé pour 300 grammes de véhicule, et qui s'administrait par cuillerée à bouche. L'expérience clinique nous fait

1. On peut employer la *polenta* ou bouillie de maïs au lait ou au beurre, ce qui ajoute encore à ses propriétés engraissantes.
2. Fuster, *Comptes rendus de l'Acad. des sciences* (Séance du 12 juin 1865). Le but que se proposait Fuster en donnant de l'alcool était autant de stimuler l'économie que d'empêcher la génération du tænia et des trichines. Cette méthode a eu le sort de toutes celles qui élèvent la prétention de guérir la phthisie ; elle a accusé son impuissance et il n'en restera que la notion de l'utilité des analeptiques dans cette maladie.

complètement défaut pour juger cette médication exclusive ; mais si nous croyons volontiers que ce régime, à la condition qu'il soit bien supporté (comme tolérance gustative et stomacale), peut relever utilement la nutrition et les forces, nous nous refusons à penser qu'on puisse lui demander autre chose. Si l'on constate que ce moyen remplit mieux qu'un autre cette indication si importante de nourrir les malades, c'est-à-dire de réparer les dommages qu'a éprouvés leur nutrition, il aura conquis une place, limitée sans doute, mais utile dans la thérapeutique si complexe de la phthisie.

La viande de bœuf, convenablement choisie, étant la plus nutritive, est celle qui convient le mieux aux phthisiques, et les autres, sauf celle de mouton, ne doivent intervenir que comme moyen de diversifier le régime et de prévenir la satiété. Elle présente en effet, à un haut degré, toutes les qualités désirables de sapidité et de digestion facile, et l'on ne saurait souscrire au discrédit dont Hippocrate, au milieu d'appréciations si saines et si judicieuses sur la valeur relative des viandes, a frappé celle-ci. Il l'accuse d'être *pesante* [1], d'être *forte, resserrante*, de difficile digestion [2] ; il dit que *tout estomac n'est pas capable de la digérer* [3]. J'ai cherché ailleurs à expliquer ce jugement, en faisant remarquer qu'Hippocrate le portait à propos de la diététique alimentaire des maladies aiguës [4]. Ce n'est pas le cas ici, et cet aliment, quand il est bien digéré, répond au besoin de réparation nutritive que les poitrinaires ressentent instinctivement. Si, de même, on ne peut adopter l'opinion d'Hippocrate, qui considérait la viande de mouton comme la mieux adaptée aux besoins des malades [5], on doit cependant reconnaître que, quand les aptitudes digestives de l'estomac ne sont pas trop affaiblies, cette viande, à la condition de ne pas être trop grasse, est aussi très savoureuse et très nutritive.

Les chairs des gallinacés domestiques : poules, pigeons ; la

1. Hippocrate, *Œuvres complètes*, trad. Littré, *Des affect.*, t. VI, p. 263.
2. Hippocrate, *ibid.*, *Du régime*, lib. II, 46 ; t. VI, p. 545.
3. Hippocrate, *ibid.*, *Appendice au régime dans les maladies aiguës*, t. II, p. 491 et 493.
4. Fonssagrives, *op. cit.*, Paris, 1860, p. 98.
5. Hippocrate, *ibid.*, *Des affections*, t. VI, p. 263.

perdrix, la caille, la grive, etc., peuvent aussi être utilisées pour varier le régime. Pereira a signalé la viande de tortue comme un aliment sain et savoureux qui convient particulièrement dans la consomption, à titre d'analeptique [1]. Nous verrons bientôt que les bouillons dits *gélatineux*, préparés avec des viandes de tortue, de grenouilles, d'escargots, ont joui pendant longtemps, dans le monde des médecins, d'une réputation d'*antiphthisiques* que le vulgaire leur conserve encore fidèlement.

La chair de poisson, qui contient moins de fibrine et plus d'albumine que la viande proprement dite, est moins nourrissante qu'elle ; mais, quand elle est bien choisie, elle est d'une désagrégation plus facile, et elle exige par conséquent un moindre travail de l'estomac pour être digérée. Les poissons jouent donc un rôle utile dans l'alimentation du phthisique en diversifiant son régime, grâce à la grande variété d'aspect et de goût qu'ils présentent, grâce aussi aux nombreuses préparations culinaires auxquelles ils se prêtent ; de plus, cet aliment convient à merveille quand les malades viennent de traverser une période un peu critique, pour leur ménager la transition d'un régime ténu à une alimentation réparatrice. Les poissons plats, la sole (*Pleuronectes solea*), la limande (*Platessa limanda*), la barbue (*Pleuronectes rhombus*), le turbot (*Pleuronectes maximus*), le carrelet (*Pleuronectes platessa*), le merlan (*Gadus merlangus*), d'autres poissons, tels que la vive (*Trachinus draco*), le rouget (*Mullus barbatus*), la perche (*Perca fluviatilis*), et tous les poissons de roche (*pisces saxatiles*), comme l'a remarqué Hippocrate [2], constituent des aliments d'une digestion très facile. Il en est autrement des poissons de rivière et d'étang, signalés comme suspects par le Père de la médecine : le saumon (*Salmo salar*), l'anguille (*Anguilla muræna*), la carpe (*Cyprinus carpio*), la tanche (*Cyprinus tinca*), par exemple, et qui doivent être prudemment proscrits de la table des malades.

Parmi les mollusques comestibles, deux d'entre eux, les huîtres (*Ostrea edulis*) et les escargots (*Helix pomatia*), ont été longtemps considérés comme susceptibles non-seulement de

---

1. **Pereira**, *Treatise on food and diet*, London, 1843, p. 272.
2. **Hippocrate**, *Œuvres complètes, Des affect.*, t. VI, p. 265.

relever la nutrition des tuberculeux, mais même d'enrayer la marche de leur affection.

A une certaine époque, on a singulièrement exalté les vertus thérapeutiques de l'*huître ;* on en a fait un analeptique éminent, un aphrodisiaque éprouvé, un remède très utile contre la consomption pulmonaire. Buchan dit avoir vu des pulmoniques, dont l'état était très avancé, retirer de bons effets de l'usage de cet aliment [1]. Tulpius a intitulé un de ses chapitres : « *Marcor ostreis sanatus.* » Il cite le fait d'une femme, arrivée à un degré avancé de marasme, qui s'éprit d'un goût soudain pour les huîtres et vit sa santé se rétablir à la suite d'un usage prolongé de cet aliment [2]. Les huîtres ont joui pendant longtemps de la réputation d'être un moyen béchique excellent, et ont été utilisées à ce titre dans les affections catarrhales. Leur qualité principale est d'être facilement digestibles, grâce à la mollesse de leur tissu, à leur sapidité et à la proportion considérable de sel marin qu'elles renferment ; aussi, comme Mérat l'a remarqué avec raison [3], voit-on souvent des malades qui ne gardent aucun aliment tirer un bon parti de celui-ci. N'agiraient-elles pas enfin utilement, dans la phthisie, en faisant pénétrer dans l'économie une quantité notable de sel marin et d'iode ? L'eau qu'elles contiennent a été recommandée à titre de moyen digestif dans les cas de dyspepsie essentielle ou de paresse des digestions se rattachant à une affection chronique de l'estomac [4]. Je fais entrer, autant que je le puis, cet excellent aliment dans le régime des phthisiques, et j'en constate les bons effets comme apéritif et comme analeptique.

Quant à l'escargot, les vertus qui lui ont été attribuées à titre d'*antiphthisique,* doivent être considérées comme entièrement apocryphes. Les miracles relatés à ce propos par Bartholoni, Lindenius, etc., ne se constatent plus aujourd'hui, et l'insignifiance de ce moyen comme *médicament* n'a même pas

1. Buchan, *Méd. domestique,* Paris, MDCCLXXXV, t. II, p. 228.
2. Nicol. Tulpii *Obs. medic.,* editio sexta. Lugd. Batav., 1359, lib. II, cap. viii, p. 110.
3. Mérat, *Dictionn. des sciences méd.,* art. Huître, t. XXI, p. 609.
4. On a signalé aussi l'efficacité des huîtres crues dans le traitement de la lienterie des adultes.

pour compensation sa digestibilité comme *aliment.* La chair du
limaçon est en effet dure, coriace, même quand on la mange
crue; quant à l'écume visqueuse qu'excrète ce mollusque, et
qui donne à certains bouillons leur onctuosité, on ne saurait,
quoi qu'on en ait dit, y voir une substance de la moindre valeur
thérapeutique. La spéculation ne pouvait manquer d'exploiter
la faveur que le vulgaire accorde encore à ce singulier moyen,
et elle a imaginé d'augmenter sa vogue en l'habillant d'un nom
frotté de latin. L'*hélicine* s'est donc remise à continuer les
résurrections que l'escargot avait interrompues depuis longtemps; mais ce médicament (si tant est qu'il en soit un) reste
chez nous dans le domaine extra-médical.

Il n'en est pas de même à l'étranger, où des praticiens sérieux et convaincus ont cru à son efficacité; nous citerons entre
autres Salvolini en Piémont, et Joachim Pascal en Espagne.
La médication que préconise ce dernier est tellement complexe
(régime lacté, iodœ, vésicatoires), que la part à attribuer aux
escargots dans le résultat thérapeutique est certainement bien
douteuse. Voici, en quelques mots, sa méthode, formulée avec
une bonne foi et une conviction incontestables : « Le malade,
dit-il, prend pour toute nourriture et pour toute boisson la
moitié d'un verre de lait, de deux heures en deux heures,
lequel contient 2 gouttes d'eau iodée (eau 15 gr., iode
10 centigr.). A midi, il mange un escargot cru et va ainsi jusqu'à en manger trente en une seule fois. Qui n'a pas expérimenté l'usage des escargots ne peut croire aux effets salutaires
qu'ils produisent dans les cas graves. L'estomac digère si bien
les limaçons que j'ai vu des phthisiques chez lesquels la diarrhée colliquative cessait comme par enchantement par l'usage
de cet aliment thérapeutique; j'ai vu des symptômes généraux
dont la gravité semblait incompatible non seulement avec la
guérison, mais encore avec un amendement provisoire, se suspendre sous l'influence d'une dose quotidienne de douze escargots. L'administration de ce moyen avantageux trouve malheureusement un obstacle sérieux dans la répugnance de la plupart
des malades; j'en ai vu cependant plus d'un prendre avec sa
fourchette et manger avec autant de confiance que de plaisir

une trentaine d'escargots saupoudrés de sucre [1]. » A ceux qui accusent cette répugnance légitime, on peut successivement offrir le bouillon d'escargots, l'hélicine, la pâte *céleste* d'escargots, la *pâte d'escargots au lait d'ânesse* [2], etc. A notre avis, c'est là un moyen de la dernière heure et qui, malgré son extrême insignifiance, offre une utilité toute morale, quand le malade le désire et le demande [3].

Les viandes que nous venons de passer en revue peuvent être employées en nature, grillées ou rôties ; mais souvent aussi on extrait leurs principes actifs par une décoction suffisamment prolongée, et on prépare ainsi des bouillons qui, ramenés à une concentration suffisante, peuvent être transformés en consommés, jus, coulis, extraits, préparations qui jouissent d'une puissance analeptique très grande. Parmi les bouillons, le thé de bœuf des Anglais *(beef-tea)* et le bouillon fortifiant de Liebig, dont nous avons donné ailleurs les formules, sont des préparations extemporanées très sapides et très nourrissantes, et que l'on peut introduire dans le formulaire diététique des poitrinaires.

La confiance que l'on avait jadis dans les propriétés nutritives de la gélatine [4] avait porté à préférer les bouillons gélatineux préparés avec des viandes blanches, aux bouillons

1. Voyez *Bulletin de thérap.*, t. LI, p. 559.
2. Baumes indique la formule d'un sirop de limaçons qui est encore très employé dans certaines parties de la France : on met sur une platine de fer-blanc percée de trous plusieurs limaçons qu'on saupoudre souvent de sucre ; le mucilage dissout le sucre, et le sirop tombe dans un vase préparé pour le recevoir. (*De la phthisie pulm.*, an III, vol. II, p. 221.)
3. La pharmacopée du Hanovre donne sous le titre de *lait d'ânesse artificiel (lac asininum artificiale)* la formule suivante, qui constitue une décoction pectorale dont le mérite principal gît dans l'aspect et le goût agréables :

Limaçons de vigne............................	No 6.
Corne de cerf râpée..........................	12 grammes.
Orge perlé...	12 —
Eau distillée.................................	750 —

On fait bouillir jusqu'à réduction de moitié, et on édulcore avec 30 grammes de sirop de capillaire.

4. Voir le rapport de Bérard, *Sur les qualités nutritives de la gélatine* (*Bulletin de l'Acad. de médecine*, Paris, 1850, t. XV, p. 367).

bien autrement fortifiants qui ont le bœuf pour base. Les gelées
de viandes jouissaient également d'une réputation analeptique
un peu usurpée ; la gelée de corne de cerf, les blanc-manger,
étaient dans le même cas, et l'on y recourait fréquemment dans
la consomption ; ils peuvent certainement offrir des ressources
pour varier l'alimentation ; mais ils n'ont pas de valeur réparatrice spéciale, comme on le croyait.

Les gelées végétales ont été également considérées comme
des analeptiques éprouvés, et quelques-unes d'entre elles ont
même été prônées comme des spécifiques de la phthisie. La
gelée de mie de pain, celle de corne de cerf, la gelée de salep,
la gelée de sagou, sont des aliments sains et agréables, mais
des analeptiques très douteux. Une des gelées végétales les
plus usitées dans le traitement de la phthisie est la gelée de
lichen d'Islande *(Cetraria islandica)*.

Introduite dans la matière médicale vers la fin du dix-septième siècle, cette plante a été pendant très longtemps l'objet
d'une vogue véritable, qu'elle dut aux travaux de Linné, Scopoli,
Kramer, Regnault, Proust, etc. La thérapeutique contemporaine a fait justice de toutes les exagérations dont ses propriétés nutritives et médicamenteuses ont été l'objet ; mais ce
médicament est tellement entré dans les habitudes de la médecine domestique, qu'il faut bien un peu compter avec lui pour
ne pas heurter inutilement un préjugé d'ailleurs inoffensif et
afin de se ménager une ressource morale de plus. Les propriétés nutritives du lichen d'Islande sont singulièrement dé-
chues aujourd'hui, et il peut être considéré moins comme un
analeptique que comme un apéritif. Il doit cette action au
cétrarin, principe amer qui se retrouve dans sa décoction, qui
a été isolé par Herberger, pharmacien à Kaiserslautern, et préconisé comme succédané de la quinine par Mueller [1]. C'est
probablement à titre d'amer que le lichen peut être utile dans
la consomption pulmonaire, en soutenant l'appétit des malades, et il n'est pas impossible non plus que ses propriétés

1. Le cétrarin entre dans les proportions de 3 0/0 dans la composition
du lichen ; il y est associé à 3,6 0/0 de sucre et à 7 d'un amidon particulier, la *lichénine*.

mucilagineuses ne soient de nature à diminuer la toux, qui
prend si souvent un caractère convulsif chez les phthisiques,
par suite de l'irritation que le passage des crachats détermine
sur la muqueuse du larynx et de l'arrière-gorge. Est-ce à cela
que se bornent les effets thérapeutiques du lichen d'Islande, et
faut-il reléguer au rang des fables les succès merveilleux que
certains auteurs prétendent en avoir retirés dans le traitement
de la phthisie? Ne reposent-ils pas sur des erreurs de diagnostic? On est disposé à le croire, quand on analyse les douze
observations de Kramer, qui se décomposent ainsi : 3 de toux,
2 d'hémoptysie, 2 de phthisie simple, 5 de phthisie avec ulcère
au poumon [1]. Les cas dans lesquels Kramer n'a obtenu que du
soulagement ne se rapportent-ils pas tous à la dernière catégorie, et les autres ont-ils trait à la phthisie? Il est permis d'en
douter. Au reste, le point de départ de la fortune thérapeutique du lichen d'Islande peut en faire suspecter la légitimité,
puisqu'elle repose sur la pratique même des Islandais, et que
la phthisie ou n'existe pas, ou est incroyablement rare dans
leur île. Ebeling, en disant que le lichen d'Islande convient
dans toute espèce de toux et d'amaigrissement, a parfaitement
déterminé le cercle des attributions thérapeutiques du lichen,
qui est un stimulant de l'appétit et un béchique, mais qui n'est
rien de plus. Encore un spécifique qu'il faut, avec tant d'autres,
laisser tomber dans un oubli mérité, tout en conservant pour
ce qu'il vaut et ce qu'il peut un médicament qui a une utilité
réelle, mais très restreinte dans le traitement de la phthisie.

Clertan (de Dijon) a signalé l'action curative de la décoction
amère de lichen dans certains cas de toux incessante avec titil-
lation trachéale et rejet de mucosités visqueuses. Cette forme
de toux se rencontre souvent dans la phthisie, et c'est là une
application qui peut être utilisée [2].

Kramer employait le lichen en décoction dans l'eau ou dans
le lait. On l'a quelquefois administré sous forme de poudre,
d'extrait; mais c'est surtout à l'état de gelée amère que son

---

1. Baumes, *op. cit.*, t. II, p. 174. — Kramer, *Dissert. inaug. medic. de
lichene islandico.* Erlangen, 1780.
2. Clertan, *Journal des conn. méd. prat.*, août 1852.

usage est très répandu. Un des meilleurs modes de préparation de cette gelée consiste à faire bouillir 60 grammes de lichen dans 500 grammes d'eau jusqu'à réduction de moitié ; on ajoute 125 grammes de sucre, et on concentre par la cuisson jusqu'à l'état géloïde. On lave préalablement le lichen à l'eau chaude, si l'on veut lui ôter son amertume, mais c'est une mauvaise pratique, puisque les propriétés du lichen peuvent, en grande partie, être rapportées au principe amer [1].

Art. III. — Analeptiques féculents.

Les *analeptiques féculents* forment et ont formé, surtout jadis, une bonne partie de l'alimentation des phthisiques. L'*arrow-root*, le *sagou*, le *tapioka*, mais surtout le *salep*, sont les fécules exotiques auxquelles on a recours le plus habituellement pour l'alimentation des phthisiques. Bosquillon considérait le sagou comme la plus nourrissante de toutes [2] ; le salep était toutefois plus employé par les médecins du dix-septième et du dix-huitième siècle, qui lui attribuaient des vertus analeptiques un peu imaginaires. Cette fécule, très usitée en Orient, où on lui accorde la propriété de donner de l'embonpoint, est habituellement falsifiée par un mélange de salep indigène et de salep de Perse, ou remplacée frauduleusement par un mélange de fécule de pomme de terre, de gomme adragante et de gomme arabique en poudre. Le salep peut être cuit dans du bouillon ou dans du lait ; on peut aussi le mélanger avec du chocolat ; il constitue alors un aliment qui, s'il ne réalise pas toutes les vertus analeptiques qui lui ont été attribuées, est, cependant, tout à la fois léger, nourrissant et agréable.

Les théories physiologiques modernes sur l'engraissement jettent un certain jour sur le rôle utile que les féculents jouent dans l'alimentation des phthisiques. Deux opinions ont été produites à ce propos : l'une considère l'engraissement comme un

---

1. Un pharmacien de Bordeaux a imaginé un chocolat au lichen. Cette formule, qui a été brevetée, a pour base l'extrait de lichen sec et la gelée de lichen privée de son amertume. On ne saurait considérer cette innovation comme très utile.

2. Cullen, *Œuvres compl.*, t. II, note *a*, p. 83.

simple emmagasinement des matières grasses apportées par la
nourriture ; l'autre, comme le résultat combiné de cet emmagasinement et de la transformation d'aliments *adipogènes* [1]
(fécules, sucres) en tissu adipeux. Cette dernière théorie est la
seule qui soit en rapport avec les faits observés. Elle rend
compte de l'utilité des féculents, matériaux hydrocarburés qui
remplacent ceux détruits par la combustion pulmonaire et in-
terstitielle, ou bien qui contribuent pour leur part à cette combustion et permettent à l'économie de ménager la graisse déjà
formée et mise en réserve.

Art. IV. — Sucres.

Ce qui précède nous conduit à dire un mot des propriétés
analeptiques des sucres. Leur alibilité est extrême, et l'absence
de résidu excrémentitiel en est la preuve, d'où l'opinion vulgaire que le sucre constipe et son classement dans le groupe
hétérogène des aliments dits *échauffants:* comme la gomme, le
jaune d'œuf, etc., il ne constipe que parce qu'il est entièrement utilisé. Chossat, soumettant divers animaux à l'usage exclusif du sucre, a vu la mort survenir chez eux entre le quatrième et le seizième jour ; les poumons avaient pris, sous
l'influence de la diète sucrée, un accroissement des 0,43 de
leur poids initial. Quand, pendant la durée de ce régime, il
survenait des vomissements ou des déjections de nature bilieuse,
on constatait que la graisse diminuait ; en l'absence de ces
accidents, il y avait, au contraire, tendance à la surcharge graisseuse. Il n'y a rien d'étonnant, en effet, à ce que la diarrhée
s'oppose à l'engraissement que le sucre aurait produit sans elle.
Il faut donc considérer cette substance comme de nature à augmenter l'embonpoint. L'action du vesou sur les nègres des
Antilles en est une preuve. Quant aux faits de longévité attribués à l'emploi d'une diète fondée sur l'usage abondant du
sucre, et à l'exemple du duc de Bedford, qui est si souvent invoqué à ce propos, il faut les accepter sous bénéfice d'inven-

---

1. Bischoff, *De la nutrition chez l'homme et chez les animaux* (*Archives
générales de médecine*, octobre 1860).

taire. La condition *sine quâ non* de l'utilité du sucre pour les phthisiques est, bien entendu, qu'il soit toléré par leur estomac et qu'il ne provoque pas cette inappétence qui compromettrait gravement l'alimentation. On peut dire, en résumé, que le sucre est un aliment utile aux tuberculeux [1].

C'est à l'introduction abondante de ce principe dans l'économie que nous rapporterions volontiers les faits si nombreux de guérison de la phthisie, attribués par les auteurs à la sorte de diète végétale fondée sur l'usage abondant des fruits secs ou frais ou des racines qui abondent en sucre. Le *suc de carotte,* liquide ou réduit à l'état d'extrait, a été d'un usage très général dans le Nord contre la toux et la phthisie ; le *sirop de carottes de Delacroix* a joui aussi d'une certaine vogue sous ce rapport. Les *dattes* ne doivent probablement leurs propriétés nutritives qu'à la grande quantité de sucre qu'elles contiennent. Les *cures de raisin,* comme nous l'avons déjà dit, n'agissent peut-être aussi qu'en présentant à l'assimilation des quantités considérables de sucre. On peut se demander enfin si les sirops de limaçons, de calebasse, etc., qui ont été successivement vantés contre la phthisie, n'ont pas dû leur réputation aux propriétés analeptiques du sucre.

En 1854, un médecin anglais, le docteur Turnbull, se basant sur les données récentes acquises à la chimie physiologique de la respiration, et sur ce fait que le lait d'ânesse, si préconisé dans la phthisie, doit probablement ses propriétés aux quantités notables de sucre de lait qu'il renferme, a eu l'idée de faire entrer la lactose pour une part considérable dans l'alimentation des phthisiques, et il assure avoir obtenu de cette pratique des avantages réels ; elle est rationnelle sans doute ; mais elle a besoin, avant tout, de la confirmation de l'expérience clinique.

Champouillon [2] a cherché, il est vrai, à faire prévaloir cette opinion que le sucre est nuisible aux phthisiques, en ce sens que cet aliment de la *calorification* augmente la chaleur orga-

---

1. J'y mets comme restriction qu'il n'émousse pas l'appétit, et qu'il soit bien supporté par l'estomac. Il ne faut pas oublier en effet que beaucoup de tuberculeux sont gastralgiques ou dyspeptiques, et que la formule « plus de sel que de sucre » leur est applicable.

2. Champouillon, *Comptes rendus de l'Acad. des sciences,* déc. 1863.

nique, la fièvre hectique, les sueurs, la toux, etc. La combustion de la glycose et le calorique qui en résulte seraient les causes de cette aggravation, et, à ce sujet, Champouillon s'est livré au calcul suivant : 100 grammes de sucre brûlé par la respiration dégagent autant de chaleur que 42 grammes 10 de carbone, et, comme 1 gramme de charbon élève de 8° la température de 1 kilogramme d'eau, il s'ensuit que (le poids moyen d'un individu étant de 75 kilogrammes) 100 grammes de sucre devront élever la température de l'organisme de 4°,5. Cette supputation est ingénieuse, mais elle n'est pas de nature à nous convaincre et à modifier notre conclusion que le sucre ne serait nuisible que si l'abus qu'on en fait produisait des troubles dyspeptiques.

Tels sont les éléments du régime analeptique, véritable *entraînement* qui a pour but la récupération du tissu adipeux et qui doit s'inspirer des principes qui gouvernent la méthode zootechnique de l'engraissement. Appliquée aux phthisiques, elle constitue tout un art, et elle doit être conduite en quelque sorte la balance à la main. Bien surveiller le fonctionnement digestif ; stimuler l'appétit dès qu'il paraît languir ; recourir de préférence aux aliments réparateurs et particulièrement aux aliments gras ou adipogènes ; avancer peu à peu, mais sûrement, dans cette voie de réparation ; faire concorder tous les éléments d'une hygiène rationnelle avec l'institution d'un régime approprié : tels sont les éléments de ce que Cœlius Aurelianus appelait le *cycle analeptique.* Quelles conditions de conservation ne réalise pas un malade intelligent, qui comprend la portée de l'entraînement auquel il se soumet et qui a à sa disposition de la liberté et des ressources, ces deux pivots du traitement efficace des maladies chroniques !

LIVRE DEUXIÈME

INDICATIONS SECONDAIRES OU ACCESSOIRES

Les indications *secondaires* ou *accessoires* dans le traitement de la phthisie ne s'adressent qu'à des symptômes ; beaucoup moins importantes que celles que nous venons d'étudier, elles n'en offrent pas moins pour cela un intérêt pratique réel, à la condition qu'on ne se fasse pas d'illusions sur leur valeur et qu'on n'oublie pas qu'en y déférant on touche peu ou point au fond de la maladie, et qu'on fait surtout de la médecine palliative. Tout l'art des indications consiste à les hiérarchiser et à ne leur accorder que l'importance respective qui leur appartient. « Dans une machine où tout se tient, où tout se lie, a dit Bichat, si une pièce est dérangée, toutes les autres se dérangent aussi. Nous ririons du machiniste qui ne s'attacherait qu'à raccommoder une de ces pièces et qui négligerait de réparer le dérangement local d'où naissent tous ceux que présente la machine. Ne rions pas du médecin qui ne combat qu'un symptôme isolé, sans attaquer la maladie, dont il ne connaît souvent pas le principe, quoiqu'il sache que ce principe existe, mais rions de lui s'il attache à ce traitement une importance qui est nulle, comparée à celle du mal [1]. » Nous allons nous efforcer d'être ce médecin dont on ne rit pas.

CHAPITRE PREMIER

INDICATIONS RELATIVES A L'ÉLÉMENT FÉBRILE.

Nous serons bref sur ce point, et cela se conçoit : la fièvre, pour nous, n'est, dans la marche de la phthisie, qu'un sym-

---

1. Bichat, *Anatomie générale*, 1812, t. III, p. 389.

ptôme secondaire, entièrement subordonné aux lésions du poumon qu'elle suit invariablement dans leurs péripéties successives d'aggravation, de mieux, de temps d'arrêt ; c'est une fièvre symptomatique de cette lésion intérieure, et non pas une *fièvre essentielle* avec *déterminations morbides* vers les poumons. Ce qui le prouve surabondamment, c'est que la première période de cette maladie, celle dans laquelle se dépose la matière tuberculeuse, est précisément apyrétique. Tant que la fièvre ne s'allume pas, on peut en conclure que les tubercules s'accroissent peut-être en nombre, mais qu'ils restent inertes ; ils n'exercent aucune action sur le tissu pulmonaire périphérique ; ce sont des corps étrangers qui sont supportés jusqu'à ce que cette tolérance, qui ne s'explique pas plus pour ceux-ci que pour ceux venus du dehors, vienne subitement à fléchir. Combattre la fièvre sans s'adresser à la cause qui l'entretient, cause de nature inflammatoire, c'est s'adresser à une indication de second ordre, et par conséquent instituer une médecine précaire et inefficace.

J'ai indiqué longuement la série des moyens à opposer à l'inflammation pérituberculeuse : ce sont ceux qui exercent une action indirecte sur l'élément fébrile ; je dirai même que ce sont les seuls sur lesquels on puisse compter. La fièvre est, à mon avis, le reflet fidèle de l'état de la poitrine ; quand elle s'allume et que nul autre trouble morbide accidentel (c'est-à-dire étranger à la phthisie) n'est susceptible d'en rendre compte, on doit en conclure que le ramollissement commence ; tant qu'elle dure, son intensité mesure l'étendue de la portion du poumon qui est envahie par ce travail inflammatoire ; quand on la voit décroître, on est assuré que la lésion du poumon tend à se borner ; enfin les périodes apyrétiques, souvent très longues, qui séparent ces apparitions de la fièvre correspondent à ces phases d'inertie tuberculeuse que la nature amène seule quelquefois, et qu'il est possible à l'art (nous le croyons fermement) de réaliser souvent par l'emploi judicieux des antiphlogistiques directs et de la méthode rasorienne.

Lorsque ces moyens demeurent inefficaces, ou ne peuvent être employés à raison de l'état du malade et du degré auquel

est parvenue son affection, s'ensuit-il qu'il faille rester inactif?
Non sans doute, car on peut, sans toucher à la cause organique qui l'entretient, modérer cette fièvre en employant les
préparations quiniques ou arsenicales.

C'est par cette influence heureuse de la quinine sur l'un des
éléments secondaires de la phthisie, l'élément fébrile, que l'on
peut s'expliquer la vogue immense dont le quinquina a joui,
au siècle dernier, dans le traitement de cette maladie. Parce
qu'il diminuait les paroxysmes de l'hectique tuberculeuse,
parce qu'il relevait l'appétit et les forces et améliorait ainsi
manifestement l'état des malades, son action favorable ne tarda
pas à faire naître des espérances que le temps n'a pas justifiées. Pringle, Jœger, Home, Bordeu, mais surtout Quarin,
n'ont pas tari d'éloges sur le compte de cet antipériodique, et
quelques-uns d'entre eux n'ont pas hésité, comme de raison, à
en faire un spécifique de la phthisie. Il faut en rabattre aujour-
d'hui de ce programme thérapeutique trop ambitieux ; le quinquina est utile à titre d'amer et comme apéritif ; il est utile
surtout à titre d'*antiiexacerbant*, c'est-à-dire de médicament
propre à diminuer l'intensité des paroxysmes fébriles ou même
à les enrayer momentanément. Là s'arrête son efficacité, bornée sans doute, mais incontestable.

De nos jours, on a considéré bien à tort les alcaloïdes des
médicaments énergiques comme ces *quintessences* que les al-
chimistes recherchaient avec tant d'ardeur, et on s'est mis à
les employer à l'exclusion des plantes qui les fournissent.
C'est une grave erreur, de laquelle nombre de bons esprits
reviennent aujourd'hui, mais qu'on ne saurait trop ébranler.
La quinine n'est pas du quinquina à une puissance plus élevée ;
la quinine est un médicament ; le quinquina est un autre médicament ; et ils ont l'un et l'autre leurs indications rappro-
chées, sans doute, mais non identiques.

Il est aujourd'hui peu de praticiens qui n'aient oublié l'usage
du quinquina dans la phthisie et qui ne le remplacent par le
tannate ou le sulfate de quinine [1]. L'emploi du premier de ces

1. Cette substitution n'est nullement légitime dans tous les cas, et,
comme moyen d'exciter l'appétit et de tonifier l'organisme, le quinquina

deux médicaments s'est surtout généralisé, et cela se conçoit :
il est moins sapide que le sulfate de quinine ; son action topique sur l'estomac est plus douce, et il remplit en même temps
ces trois indications que la phthisie réunit si souvent : de combattre les paroxysmes fébriles, la diarrhée et les sueurs. Il
doit donc rester, pour son rôle, dans la thérapeutique de cette
affection. Le sulfate de quinine doit, à notre avis, être essayé
en dernier lieu et quand le quinquina en nature et le tannate
de quinine ont échoué.

Amédée Latour, qui, revenant à la pratique des médecins du
dix-huitième siècle, accorde une certaine efficacité aux préparations de quinquina et les administre conjointement avec le
lait salé, préfère une macération qui se prend avec du vin. La
décoction légèrement acidulée et la *résine de quinquina*, si répandue dans la médecine de Montpellier, rempliraient également le but. J'indiquerai plus loin, à ce propos, une formule
de potion vineuse au quinquina et au sirop d'écorces d'oranges
amères dont le goût est agréable, et qui agit à la fois comme
moyen apéritif et comme antipériodique.

Les préparations arsenicales ont été recommandées, dans le
catarrhe pulmonaire chronique et même dans la phthisie ; leur
efficacité relative dépend de ce qu'elles s'adressent utilement
aux deux éléments précités : anorexie et redoublement fébriles.
Des pilules contenant chacune 1 milligramme d'acide arsénieux
constituent une formule commode ; on en prend de une à cinq,
six ou huit par jour [1].

Ce n'est pas un des traits les moins curieux de l'histoire de
la quinine, ce médicament encore si peu connu, malgré tant de
travaux, que de le voir réussir assez souvent à modérer les
exacerbations vespérales de la fièvre de ramollissement tuberculeux, comme il modère les paroxysmes de la fièvre hectique
purulente. Qu'en conclure ? si ce n'est qu'il combat le pério-
disme, quelle que soit la nature originelle de celui-ci ; qu'il

est bien supérieur à la quinine. Une macération amère de quinquina
rouge mélangée au bordeaux est la boisson habituelle de mes malades.

1. Consulter l'intéressant ouvrage de Isnard, *De l'emploi de l'arsenic*,
Paris, 1865.

procède d'une infection palustre, d'une lésion viscérale ou
même d'une simple habitude pathologique. Ce médicament
n'est donc point seulement un antipaludéen, et l'envisager uniquement à ce point de vue, c'est ne voir qu'une de ses applications utiles. Peu de médicaments sont considérés comme aussi
bien connus que la quinine; à notre avis, il en est peu qui soient
plus susceptibles de défrayer le travail des expérimentateurs
qui le remettront à l'étude. Son action contre la fièvre de ramollissement tuberculeux est inexpliquée; mais elle est incontestable, et ce résultat pratique doit être mis à profit journellement. Si, en effet, la fièvre n'est qu'un symptôme secondaire,
il n'en est pas moins important de l'amoindrir; en effet, elle
impose à l'économie par l'abondance des sueurs, par l'activité
morbide de la circulation, par l'entrave apportée à une alimentation copieuse, des déperditions extrêmement fâcheuses et
qu'il faut réduire autant que possible et aussi vite que possible[1].

CHAPITRE II

INDICATIONS RELATIVES A LA TOUX ET A LA DYSPNÉE

Article Ier. — Toux.

Les phthisiques présentent deux sortes de toux bien différentes quant à leur nature et aux indications thérapeutiques
qui en découlent : l'une que j'appellerai la toux *expectorante*
ou *utile*, l'autre la toux *spasmodique* ou *inutile*. La première a
son office, puisqu'elle aboutit à l'expulsion de crachats dont la
stagnation dans les bronches augmenterait la dyspnée; il est

1. La méthode des injections de quinine intéresse à un haut degré la
thérapeutique de la phthisie. L'estomac des phthisiques est si souvent en
mauvais état, que cette ressource peut devenir très utile. — Voyez Pihan-
Dufeillay, *De l'administration du sulfate de quinine en injections sous-
cutanées (Bulletin gén. de thérap.*, 1865, t. LXVIII, p. 433). Je rappellerai
à ce sujet que la solution la plus convenable pour ces injections est
formée de : sulfate de quinine, 1 gr.; acide tartrique, 55 centigr.; eau
distillée, 4 grammes. On injecte de 1 à 4 grammes de cette solution
(voir mon *Traité de thérap. appliquée*, Paris, 1878, t. II, p. 133).

même nécessaire quelquefois de la provoquer; la seconde impose au phthisique, et sans compensation, une fatigue superflue; elle l'ébranle, congestionne ses poumons, le prive de sommeil et l'inonde de sueurs profuses.

Il n'est pas difficile de distinguer ces deux toux l'une de l'autre à leurs caractères : l'une est sonore, profonde, humide, formée d'une alternance d'inspirations et d'expirations longues et énergiques; l'autre est petite, sèche, incomplète, comme convulsive, et l'expiration qu'elle entrecoupe est le seul temps de la respiration qui soit appréciable. Pendant sa durée, la face rougit, les veines du front se gonflent et les yeux deviennent larmoyants. La première se manifeste principalement au réveil, alors que la sensibilité des bronches engourdie par le sommeil reparaît et leur permet de sentir le contact des crachats; la seconde se produit sous l'influence d'un mouvement, de l'ingestion des aliments, du moindre courant d'air froid mettant en jeu la sensibilité réflexe de la peau; elle a très souvent son point de départ dans une altération secondaire de la trachée ou du larynx, quelquefois dans un mauvais état des fonctions digestives, et elle constitue alors cette forme particulière de toux que les phthisiographes ont désignée sous le nom de toux *stomacale* ou *gastrique*, et qui naît évidemment d'une irritation réfléchie des filets gastriques du nerf vague sur ses filets pulmonaires. Enfin, comme dernier contraste, en diminuant les sécrétions bronchiques, on diminue la toux catarrhale (cela se conçoit), et on arrête, au contraire, la toux spasmodique en provoquant une hypersécrétion des follicules mucipares de la muqueuse laryngo-bronchique.

Nous verrons bientôt par quels moyens on parvient à tarir ou du moins à diminuer l'abondance de l'expectoration chez les phthisiques. Les balsamiques pris à l'intérieur ou employés en fumigations et les sulfureux constituent la catégorie de moyens auxquels on s'adresse pour remplir cette indication.

La toux quinteuse et fatigante[1] dont nous parlions tout à l'heure peut reconnaître pour causes : 1° un état anormal de

---

1. C'est cette forme de toux que Graves désigne sous le nom de *tussis firma* (*Leçons de clinique médicale*, trad. Jaccoud, 2e édit., 1863).

sécheresse de la muqueuse ; 2° une trop grande viscosité du mucus, qui s'étale comme une membrane à la surface des bronches et n'est que difficilement avulsible par la toux ; 3° une sensibilité frigorifique trop grande de la peau ; 4° une impressionnabilité des muscles de Reisseissen entretenue par le voisinage des tubercules ; 5° il serait enfin possible, ainsi qu'on l'a constaté récemment dans certains cas de toux opiniâtre, que la présence de bactéries à la surface de la muqueuse des bronches contribuât à donner quelquefois à la toux des phthisiques le caractère laborieux et convulsif que nous signalons[1]. Or ces conditions pathogéniques diverses impliquent des moyens thérapeutiques différents.

Les sécrétions mucipares de la muqueuse aérienne pèchent plus souvent par leur surabondance ou par la difficulté de leur excrétion que par leur rareté ; néanmoins ce qui se passe au début des bronchites, avant la période sécrétoire, montre combien la turgescence et la sécheresse de cette muqueuse sollicitent d'efforts expulsifs aussi énergiques qu'inutiles. Les congestions passagères, faisant affluer le sang dans le réseau vasculaire des bronches, provoquent aussi cette toux, et par le même mécanisme, si cette vascularisation anormale n'est pas utilisée immédiatement par une hypersécrétion de mucus. Beaucoup de toux à caractère convulsif tiennent probablement à cet état de la muqueuse aérienne, lequel provoque une sensation d'ardeur et de prurit tout à fait caractéristiques.

L'emploi de révulsifs aux extrémités, l'abondance des boissons aqueuses, l'usage d'eaux poudroyées tièdes ou la respiration de vapeurs émollientes, l'humectation de l'air de la chambre par de l'eau vaporisée, constituent les moyens à employer. J. Hughes Bennet blâme, dans ce cas, l'usage des mixtures nauséeuses dans lesquelles entrent la scille ou l'ipéca ; il les considère comme de nature à compromettre les digestions et à diminuer l'appétit[2]. Ce reproche est fondé ; mais il est une

1. Voyez la note de Pouchet, *Comptes rendus de l'Académie des sciences*, novembre 1864.
2. J. H. Bennet, *Du traitement de la phthisie pulmonaire* (*Bulletin de thérapeutique*, 1860, t. LX, p. 438).

substance qui n'a pas, au même degré du moins, cette action-nauséeuse et qui rend des services dans ce cas : c'est le *po-lygala*. Une tasse d'infusion de cette racine prise le soir remplit convenablement le but que l'on recherche [1].

Quelquefois la toux n'est pas entretenue par la rareté du-mucus, mais bien par sa viscosité anormale, due, sans doute, à l'augmentation des quantités de *mucine* qu'il renferme.

Les anciens désignaient sous le nom de *béchiques* (de βήξ. toux) des médicaments qui sont indiqués par le symptôme *toux*. Des substances mucilagineuses et émollientes, des stimu-lants, des vomitifs, des narcotiques, etc., constituaient ce groupe discordant. Les expectorants en faisaient partie sous le nom d'*incisifs*. Si l'on voulait conserver cette expression, il faudrait l'appliquer uniquement aux moyens de fluidifier le mucus et d'en faciliter l'expectoration ; or ces moyens consis-tent dans l'emploi des boissons abondantes, surtout des bois-sons alcalines, de la scille, de l'ipéca, des antimoniaux solu-bles ou insolubles et de certaines gommes fétides, surtout de la gomme ammoniaque. Geoffroy avait recommandé, dans ce cas, le sirop de choux rouges; mais les propriétés expecto-rantes de ce moyen sont oubliées aujourd'hui, si ce n'est dans la médecine domestique, qui continue encore à en faire usage. Le reproche que nous avons adressé tout à l'heure, et avec H. Bennet, aux expectorants nauséeux, empêchera d'y revenir, au moins d'une manière habituelle. Le polygala, employé sous-forme de pilules suivant la méthode de Bretonneau [2], n'est

---

1. Le *polygala de Virginie* s'emploie sous forme de *poudre* (50 centigr. à 2 grammes); de *tisane* (10 grammes pour un litre) ; de *sirop* à la dose de 30 à 60 grammes comme édulcorant de potions expectorantes de diverses formules.
2. Voici cette formule :

> Polygala........................ 4 grammes.
> Savon médicinal................. 8 —
>   Faites 36 pilules. — Une d'heure en heure.

Chaque pilule contient 10 centigr. de polygala et 20 centigr. de savon amygdalin.
Le *sirop de polygala*, qui contient, par chaque 30 grammes, les prin-cipes actifs de 1 gramme de poudre, peut aussi être employé utilement pour édulcorer les potions dites incisives ou expectorantes.

pas passible du même reproche. Même considération pour la *gomme ammoniaque*, qui se prescrit à des doses de 50 centi-grammes à 2 et 4 grammes par jour, soit seule, soit associée à du savon amygdalin.

La cause de la toux laborieuse, qui tourmente si habituellement les phthisiques, gît souvent dans l'impressionnabilité de la peau au froid ; la maigreur, l'usage habituel de la flanelle, l'existence si fréquente de sueurs copieuses, sont autant de causes qui font naître cette sensibilité frigorifique ou qui l'entretiennent ; aussi le plus léger abaissement de température agit bien moins, comme on le croit, par une action directe sur les bronches que par une action réflexe de la peau sur celles-ci. Les bains sulfureux, dont l'efficacité a été constatée par Beau [1] dans l'asthme, n'agissent précisément dans cette affection qu'en émoussant la sensibilité de la peau, en l'aguerrissant contre les changements de température et en prévenant ainsi ces *enchifrènements pulmonaires* auxquels les asthmatiques sont si sujets. Les phthisiques peuvent aussi en obtenir un avantage réel, et nous croyons que l'utilité pour eux de la médication sulfothermale résulte en partie de cette action. Aussi pensons-nous que la partie balnéaire de ce traitement en est un élément indispensable quand, par ailleurs, il n'y a pas de contre-indication particulière. Rappelons, enfin, ce que nous avons dit du refroidissement des pieds comme cause de congestion de la poitrine chez les tuberculeux, et de la nécessité de combattre, par des moyens appropriés, cette vicieuse répartition de la chaleur organique. L'hydrothérapie, moins contre-indiquée chez les phthisiques qu'on ne le croit généralement, a, entre autres avantages, celui de combattre cette impressionnabilité frigorifique.

La toux spasmodique, *vaine*, c'est-à-dire sans résultat, se montre souvent à une époque rapprochée du début de la phthisie, alors qu'il n'y a ni pus ni matière tuberculeuse ramollie à expulser ; elle paraît dépendre d'une sorte d'irritation transmise par les tubercules crus aux tuyaux bronchiques avoisinants. Il

1. Beau et Courtin, *Des bains sulfureux dans l'asthme* (*Gazette médicale de Paris*, décembre 1837).

y a là quelque chose d'analogue aux efforts musculaires que fait l'estomac dans le cas de tumeur cancéreuse, efforts inutiles et dont la nausée ou le vomissement sont la conséquence. Ici, la cause est inamovible, et les stupéfiants sont les seuls médicaments utiles.

On peut recourir aux cyaniques [1], au lactucarium, aux opiacés ou aux solaniques [2].

Un looch blanc additionné de 4 à 5 grammes d'*eau distillée de laurier-cerise*, ou 5 à 10 centigrammes d'*extrait alcoolique de lactucarium*, atteignent souvent le but.

Les *opiacés* ont l'inconvénient d'augmenter les sueurs et de diminuer l'appétit ; toutefois, si la toux résiste et empêche le sommeil, il faut passer sur ces inconvénients et les employer à petites doses.

Les *solanées*, jusquiame ou belladone, sont surtout utiles contre la toux de cette nature. Störk employait la jusquiame et avait reconnu qu'elle calmait souvent la toux des phthisiques mieux et plus vite que l'opium. Marteau a publié une observation dans laquelle un demi-grain de belladone fit disparaître une toux opiniâtre. J'ai eu l'occasion de constater cette efficacité dans le même cas. Une dose de 1 à 3 centigrammes d'extrait alcoolique de belladone calme la toux et devient ainsi un hypnotique indirect. Si certains médicaments ont été considérés, et bien à tort, comme des spécifiques de la phthisie, cela tient simplement à ce que, faisant disparaître un symptôme pénible ou dominant, ils produisent un mieux-être qu'on prend pour un prélude de guérison. Cette remarque s'applique plus particulièrement aux médicaments qui agissent sur le système nerveux, surtout aux stupéfiants. C'est sur cette confusion que repose la réputation dont certains de ces prétendus spécifiques de la phthisie ont joui à diverses époques. Tels les

1. L'*eau de laurier-cerise*, à la dose de 4 à 8 grammes ; les amandes amères, dans un looch, à la dose de 4 à 6 grammes ; l'*acide cyanhydrique médicinal* du Codex (au 10e), à la dose de 2 à 5 gouttes, dans un looch.
2. L'*extrait de belladone*, aux doses de 2 à 10 centigr. ; l'*extrait de datura*, aux doses de 1 à 5 centigr. ; les *pilules de Méglin*, qui contiennent chacune 5 centigr. d'extrait de jusquiame, etc., sont des formules utiles dans ce cas. En remontant et descendant la gamme de ces sédatifs, il est rare qu'on n'arrive pas à modifier la toux.

composés cyaniques, telles les semences de *phellandrium*, etc. En ce qui concerne ce dernier médicament, sans nous montrer ni aussi confiant que Sandras [1], ni aussi sceptique que Valleix [2], nous dirons que des doses journalières de 1 à 2 grammes de semences de phellandre peuvent modifier la toux et devenir un moyen précaire sans doute, mais utile.

Les sédatifs employés par voie atmiatrique sont d'un fréquent et utile emploi dans ces toux nerveuses qui tourmentent si souvent les phthisiques ; c'est ainsi que les cigarettes de datura, celles d'Espic, les cigarettes de haschich rendent de grands services pour combattre ce symptôme si tenace et si douloureux. Le bromure de potassium est aussi un moyen d'une réelle utilité [3].

Tels sont les moyens qui réussissent le mieux contre la toux convulsive de la phthisie. Quand on a affaire à la toux dite *gastrique*, c'est-à-dire à celle dont le point de départ paraît être l'estomac et dont les quintes sont rappelées par l'ingestion des aliments, l'emploi des moyens propres à combattre la gastralgie acide, quand elle existe, l'usage de deux ou trois gouttes noires avant le repas du soir, et, dans les cas rebelles, l'application d'un vésicatoire volant au creux épigastrique, constituent la série des moyens indiqués.

Si la toux est d'origine laryngienne ou trachéale, si elle se rattache à des lésions ulcéreuses de la muqueuse de ces conduits aériens, l'usage persistant des inhalations d'eau poudroyée à l'aide de l'appareil de Sales-Girons ou du néphogène de Mathieu et l'emploi des exutoires volants ou à demeure sur la partie antérieure du cou sont d'une utilité réelle, sans préjudice,

---

1. Sandras, *Nouvelles observations sur l'emploi des semences du* phellandrium aquaticum *dans le traitement de la phthisie pulmonaire* (*Bulletin de thérap.*, t. XXXVIII, p. 241). — Michea, *Bulletin de thérap.*, déc. 1847.

2. Valleix, *Note sur le traitement de la phthisie pulmonaire par les semences du* phellandrium (*Bulletin de thérap.*, février 1850, t. XXXVIII, p. 106 et 153, et *Guide du médecin praticien*, 5e édit., Paris, 1866, t. II).

3. Gubler a préconisé le *bromure de potassium* contre la toux convulsive des phthisiques. Il prescrit une cuillerée à bouche matin et soir d'une potion contenant 10 grammes de bromure de potassium pour 150 grammes d'eau, ou 1 gramme par cuillerée. Nous signalerons plus loin l'action hypnotique du même sel (*Bulletin de thérap.*, juillet 1864, et *Commentaires thérapeutiques du Codex*, 2e édition, Paris, 1874).

bien entendu, des sédatifs indiqués plus haut, qui diminuent la toux et ramènent directement ou indirectement le sommeil.

La toux n'est due très souvent qu'à l'irritation de l'arrière-gorge, produite par la toux elle-même, et plus souvent par le passage incessant de crachats qui irritent la muqueuse pharyngienne et celle qui tapisse l'orifice supérieur du larynx. C'est contre cette toux particulière, caractérisée par une sensation de prurit gutturo-laryngien, que la médecine des tisanes, des béchiques, des sirops et des pâtes pectorales, est surtout invoquée. Leur énumération seule remplirait un formulaire, et la spéculation s'est donné en cette matière un libre champ. Que de pharmaciens ont mis modestement la main sur ce spécifique de la phthisie! que d'industriels ont rempli les journaux de vaines et fastueuses promesses à cet endroit! Il est du devoir du médecin, comme il est de la dignité de l'art, de prévenir les malades contre ces exagérations intéressées. Certainement les boissons et les pâtes mucilagineuses peuvent exercer sur une muqueuse irritée une action topique très utile; mais on ne saurait leur demander rien de plus. Si, comme nous l'avons dit, le sucre est un aliment utile aux phthisiques, il ne l'est qu'à la condition de ne pas compromettre l'appétit, et ce résultat fâcheux est souvent la conséquence de l'abus des préparations dites pectorales. Les pâtes ont, avec la gomme, cet avantage sur les boissons mucilagineuses que la salive s'en imprègne et exerce en passant sur l'arrière-gorge une action topique. Là se résume bien humblement le rôle des pectoraux, depuis la pâte de Regnauld, qui est devenue une puissance, jusqu'à la pâte d'escargot au lait d'ânesse, qui est restée une illusion, jusqu'à ces sirops onéreux qui masquent quelquefois leur insignifiance en s'appropriant secrètement les propriétés sédatives de l'opium.

Mais la toux n'a pas toujours ce caractère inutile et fatigant; le plus souvent, elle a pour but de rejeter le produit complexe de la sécrétion muco-purulente des bronches ou du liquide des cavernes, mélange de pus, de mucus, de matière tuberculeuse diffluente et de tissu pulmonaire. Il faut alors non plus chercher à la calmer, mais bien plutôt à l'exciter. La position influe beaucoup sur la facilité de l'expectoration, et les malades, avertis par l'instinct, prennent d'eux-mêmes celle qui est la plus favorable à l'expulsion des crachats. Cette attitude est déterminée surtout par les rapports de la bronche principale qui s'abouche dans une caverne avec le niveau du liquide. Max Simon a vu un malade qui ne pouvait expectorer que couché sur un des côtés ; j'ai fait souvent aussi cette remarque ; l'attitude assise et penchée en avant est celle qui favorise le plus habituellement l'expectoration et qui laisse le plus de liberté aux puissances expiratrices. A une époque très avancée de la phthisie, les crachats sortent quelquefois difficilement, et il faut cinq ou six quintes de toux pour les faire arriver au larynx ; parvenus là, ils séjournent sur les cordes vocales ou dans les ventricules, et le malade, à bout de forces, est quelquefois menacé d'une asphyxie brusque. Il faut, dans ce cas, réveiller l'énergie musculaire en imprimant des mouvements brusques au tronc et solliciter l'action réflexe en appliquant sur la peau un corps froid, ou en projetant un peu d'eau sur la figure. Dans ces cas extrêmes, l'emploi de la noix vomique à petites doses serait-il utile pour exciter les muscles et assurer l'expectoration ? L'analogie permet de le penser, et ce moyen a au moins pour lui son extrême innocuité quand il est employé à petites doses.

On le voit, pour ce symptôme comme pour tous les éléments morbides de la phthisie, il n'y a pas de thérapeutique rationnelle et efficace sans ces distinctions cliniques sur lesquelles la science des indications repose tout entière.

Art. II. — Dyspnée.

Il ne faudrait pas croire que la dyspnée des phthisiques, dérivant d'une lésion organique, est, par ce fait, inamovible, et qu'il n'y a rien à faire pour atténuer ce symptôme si pénible ; ici encore, il faut secouer cette espèce d'inertie fataliste que la préoccupation de la lésion locale fait peser sur la thérapeutique. Une analyse attentive des causes de la dyspnée des phthisiques conduit d'ailleurs à cette conclusion : qu'il est quelques-unes de ses conditions étiologiques qui relèvent directement du dynamisme et qu'il est possible dès lors de combattre avec succès.

Les phthisiques doivent leur oppression à l'une ou l'autre des causes suivantes, isolées ou quelquefois combinées entre elles :

1° A l'infiltration du poumon par la matière tuberculeuse et à la réduction par ce fait même du champ sur lequel s'opère l'hématose normale [1] ;

2° A la congestion temporaire ou permanente que ces produits morbides appellent dans le tissu du poumon ;

3° A l'oblitération plasmatique ou à l'induration des vésicules pulmonaires pérituberculeuses ;

4° A l'emphysème qui existe si habituellement chez les phthisiques, surtout chez ceux qui sont tourmentés par la toux; emphysème qui ne constitue pas pour eux le bénéfice d'une *respiration collatérale supplémentaire*, comme on l'a dit ingénieusement, mais à tort, et qui au contraire est une cause nouvelle d'oppression ;

5° A l'abondance de l'expectoration, surtout quand les puissances expiratrices affaiblies n'ont qu'une prise incomplète sur les crachats ;

6° A la rupture de l'équilibre qui existe entre la quantité de sang lancée au poumon par le cœur droit, et la quantité de tissu perméable qu'il traverse. Cette oppression, qui s'accompagne de palpitations, d'essoufflement au moindre pas et d'une accélération très vive du pouls sous la même influence, est plutôt *cardiaque* que *pulmonaire*, et elle se reconnaît aisément.

7° Enfin, si la dyspnée des phthisiques peut se rattacher en

---

1. La dyspnée, dans ce cas, a son meilleur remède dans l'ouverture d'une fenêtre. Il y a peu de jours, j'ai pu constater chez un jeune homme entraîné par une phthisie à marche rapide la sensation instantanée de bien-être respiratoire produite par l'accès de l'air extérieur dans la chambre. La phthisie est produite ou tout au moins aggravée par le confinement, et nous séquestrons trop nos malades. Bennett a insisté avec beaucoup de raison sur la nécessité de secouer en cela le joug d'une routine très préjudiciable aux phthisiques (J. Henry Bennett, *Recherches sur le traitement de la phthisie pulmonaire* Paris, 1871, p. 39).

partie à ces causes mécaniques; souvent aussi elle est principalement nerveuse, et c'est en cela surtout que la thérapeutique n'est pas dénuée de toute efficacité pour l'amoindrir. C'est là d'ailleurs ce que nous constatons pour les angoisses orthopnéiques des maladies du cœur ; elles relèvent, il est vrai, d'une cause mécanique, mais un élément nerveux s'y surajoute; cet élément est amovible, et de là vient qu'il est certains moyens qui amènent dans ces cas désolants un soulagement, momentané sans doute, mais très notable.

_ L'inspiration de vapeurs sédatives, surtout des vapeurs de ces substances réputées à tort *antispasmodiques* et qui ne sont par le fait que des stupéfiants volatils : éthers, cyaniques, huiles essentielles; l'inhalation du gaz hypoazotique engendré dans la combustion du carton nitré, les cigarettes d'Espic, celles de haschich constituent des moyens propres à diminuer la dyspnée, surtout quand on les combine avec la prescription d'un repos à peu près absolu.

L'administration de la belladone à l'intérieur est également indiquée toutes les fois que l'on soupçonne l'existence d'un élément nerveux surajouté dans les causes nombreuses qui font naître ou entretiennent l'oppression chez les phthisiques.

Il est à peine besoin de faire remarquer que le traitement rationnel de ce symptôme, en dehors de ce cas, se règle sur la nature de la cause à laquelle il est logiquement permis de le rapporter, et que, suivant l'occurrence, les révulsifs, l'emploi de la digitale, les applications de sangsues aux malléoles, les bains d'air comprimé, etc., constituent une médication qui ne paraît discordante que parce que les causes de la dyspnée, chez les phthisiques, sont diverses et exigent des traitements variables suivant leur nature.

Je signalerai enfin deux palliatifs de la dyspnée qui rendent aux malheureux phthisiques les plus grands services et adoucissent pour eux les souffrances d'une fin de carrière que la poésie s'obstine à considérer comme douce, mais que la clinique voit tous les jours si douloureuse et si tourmentée : je veux parler des *injections de morphine* et des *inhalations d'oxygène :*

1° Les médecins anglais ont recours avec grand avantage aux *injections hypodermiques de morphine* dans la période ultime et si pleine d'angoisses des maladies organiques du cœur et des gros vaisseaux. Clifford Allbutt, en particulier, les conseille dans le cas de régurgitation mitrale. « Je ne me rappelle pas, dit-il à ce propos, un cas où la morphine ait, dans ces circonstances, produit le moindre inconvénient. Sous son influence, la face devient moins turgide et prend une expression plus calme, la circulation se régularise, les poumons se décongestionnent, et la dyspnée cardiaque accuse une amélioration réelle [1]. » Le bénéfice que les maladies du cœur peuvent retirer de ce moyen d'*euthanasie* dont j'ai constaté l'efficacité dans un cas récent, les phthisiques peuvent aussi se l'approprier. Un médecin très distingué de Cette, M. le Dr Adolphe Dumas, m'a entretenu des résultats très remarquables qu'il obtenait de ces injections dans les dyspnées, quelle qu'en soit la nature, et de leur efficacité pour arrêter les accès d'asthme à leur début, et il publie dans ce moment un mémoire sur ce point de thérapeutique [2]. La crainte théorique d'augmenter la dyspnée par la somnolence n'est en rien fondée. [3].

2° Les *inhalations d'oxygène*, fort heureusement restaurées de nos jours dans les habitudes médicales, peuvent rendre de grands services aux phthisiques que tourmente la dyspnée. « L'oxygène, ai-je dit à ce propos, n'est pas le *médicament* de la dyspnée, fait purement symptomatique et qui traduit des maladies si diverses de siège, de nature et de gravité, mais il en est le palliatif très utile et dont, à mon avis, on ne saurait plus se passer. Et son action se comprend : la dyspnée n'est autre chose que l'*appétit* douloureux et maladif de respirer; et de même que, quand les aptitudes digestives ne sont pas en rap-

1. Clifford Albutt, *on the hypodermic use of morphia in diseases of heart and great vessels*, in *The Pratitioner*, t. III, p. 342.
2. Ad. Dumas, *Des injections de morphine, spécialement dans l'asthme et dans la dyspnée,* in *Bullet. de thérap.*, t. XCVI, 1879, p. 489.
3. Les injections se font avec une solution contenant 1 centigramme de chlorhydrate de morphine par gramme d'eau distillée. Chaque injection emploie 1 gramme de liquide. 1 centigramme suffit au début, mais l'assuétude oblige bientôt à élever les doses.

port avec le besoin de restauration nutritive, on emploie des aliments substantiels sous un petit volume (*alimenta valentis materiæ*, comme disaient les anciens), des sortes de quintessences alimentaires, de même aussi est-il logique de présenter, à une poitrine dont le champ respiratoire est réduit, la quintessence même de l'air, c'est-à-dire l'oxygène. Ce qu'il y a de positif, c'est que la respiration de quelques litres de ce gaz calme remarquablement l'oppression, qu'elle soit de cause pulmonaire ou cardiaque. C'est un moyen en permanence dans mon service, et les malades en proie aux souffrances de l'orthopnée en attestent l'utilité avec une vivacité et une spontanéité d'expression qui sont les meilleurs des témoignages [1]. »

CHAPITRE III

INDICATIONS RELATIVES A L'HÉMOPTYSIE.

L'hémoptysie est très commune chez les tuberculeux. Dans un travail fort intéressant publié il y a quelques années [2], par Ch.-J.-B. Williams et Ch.-Th. Williams, et basé sur 500 cas de phthisie observés par eux, ils ont constaté l'hémoptysie 55,6

1. Fonssagrives, *Traité de thérap. appliquée*, 1878, t. I, p. 421. L'oxygène destiné à être inhalé doit être préparé à l'aide d'une partie de peroxyde de manganèse, préalablement calciné, et d'une partie de chlorate de potasse. Ce mélange soumis dans une cornue à l'action de la chaleur, donne 27 l. 18 d'oxygène par 100 grammes de chlorate de potasse. On le recueille dans des poches en caoutchouc et l'on se sert, comme inhalateur, d'un flacon laveur à double tubulure, l'une communiquant avec le récipient, l'autre destinée à être placée dans la bouche. Cet appareil imaginé par Limousin est aussi simple que possible. Quand le ballon s'est en partie dégonflé et quand la pression du gaz qu'il contient n'est plus suffisante pour produire un écoulement rapide, on y supplée en comprimant le ballon à l'extérieur. Le malade inspire par la bouche et expire par le nez; il est prudent de comprimer légèrement le tuyau de l'inhalateur pendant l'expiration de façon à empêcher l'air expiré d'entrer dans le flacon laveur. L'oxygène se mélange, à chaque inspiration, avec l'air qui entre par les narines. On peut faire inhaler aux malades de 20 à 30 litres d'oxygène par jour. L'absorption de l'oxygène étant plus active à jeun, comme l'a démontré Cl. Bernard, il vaut mieux, quand rien ne s'y oppose, que ces inhalations soient faites le matin.
2. Ch. J.-B. Williams et Ch. Th. Williams, *The Lancet*.

fois sur 100. Cette proportion concorde avec celle qu'a indiquée le Dr Cotton, d'après 100 observations (53,6 0/0) et avec celle que le Dr Pollock a déduite de 1,200 cas (58,41 0/0). En France, sur un ensemble de 2,700 cas, l'hémoptysie se serait montrée, à des moments différents et avec une abondance très diverse, dans la proportion moyenne de 58,8 0/0. C'est dire l'intérêt qui s'attache au traitement de cet accident, qui peut, par son abondance, hâter la fin des malades, et qui d'ailleurs est quelquefois mortel par lui-même, comme j'en ai observé et publié un exemple.

Les hémoptysies des poitrinaires peuvent, au point de vue des indications, se rattacher à deux catégories :

1° Hémorrhagies mécaniques ou chirurgicales dépendant de la destruction du tissu pulmonaire et de l'ulcération de vaisseaux d'un certain ordre qui n'ont pas eu le temps de s'oblitérer ;

2° Hémoptysies congestives qui ont été précédées d'une fluxion active et qui en constituent, en quelque sorte, la terminaison.

Les premières sont accidentelles, traumatiques ; elles n'ont aucune utilité, et il faut, autant que possible, les arrêter dès leur début. Les secondes sont favorables, en ce sens qu'elles détruisent la congestion qui les a provoquées et enlèvent ainsi au poumon un élément d'inflammation ou de dépôt de nouveaux tubercules. Il faut donc, comme nous l'avons vu à propos du rôle de la congestion [1], ne les combattre qu'autant qu'elles ont une abondance compromettante et que l'état général indique qu'elles prennent les proportions d'une hémorrhagie ; à ce degré, les indications thérapeutiques se tirent de l'urgence, et elles se confondent avec celles des hémoptysies du premier ordre.

Quel est le criterium qui servira à distinguer ces deux sortes de crachement de sang ? C'est l'existence d'un molimen congestionnel dont les malades soucieux de leur santé ont parfaitement la conscience, et qui se trahit, du reste, par des signes

1. Voyez page 97.

extérieurs appréciables à l'observation; ce molimen manque, au contraire, dans les hémoptysies mécaniques, et, au lieu de s'annoncer par avance, elles se produisent avec une soudaineté et une abondance très grandes.

On comprend toute la portée, au point de vue du diagnostic et du traitement, de la distinction que nous établissons ici. Dans le cas d'hémorrhagie par rupture, le repos absolu, le séjour dans une atmosphère fraîche, les boissons acidules, toute la série des hémostatiques (seigle ergoté, extrait de matico, tannin, ratanhia, perchlorure de fer), sont des moyens antihémorrhagiques à employer dès le début et avec une énergie proportionnée à l'intensité de la perte de sang. Dans le second cas, au contraire, il faut, nous l'avons dit, ne pas se hâter d'intervenir, de peur d'arrêter un écoulement de sang, qui est plutôt salutaire que nuisible, et attendre en observant soigneusement l'état général. Si tous les signes de la congestion cessent avec l'hémoptysie, il n'y a rien à faire qu'à prendre les précautions consécutives nécessaires; si, l'hémorrhagie arrêtée, les malades conservent encore des signes d'une fluxion active, il faut recourir aux révulsifs sur les extrémités inférieures, à des applications discrètes de sangsues aux malléoles; et ce n'est que dans le cas où l'hémoptysie atteint des proportions inquiétantes qu'il faut laisser de côté toute considération, ne voir là qu'une hémorrhagie grave directement menaçante, et intervenir activement comme s'il s'agissait de toute autre hémorrhagie.

J'ai rencontré quelquefois une autre sorte d'hémoptysie qui paraît résumer les deux conditions génératrices que je viens d'énumérer, à savoir : fluxion active et destruction rapide du tissu pulmonaire et de ses vaisseaux. C'est la forme de phthisie dite *hémoptoïque*. Elle se produit chez les sujets dont l'affection affecte une marche suraiguë; leurs poumons, en même temps qu'ils sont le siège d'une fluxion sanguine permanente, se détruisent avec une telle rapidité, que les vaisseaux s'ulcèrent avant d'être oblitérés par l'inflammation.

Le traitement de l'hémoptysie tuberculeuse comme celui de toutes les autres hémoptysies, ne peut donc être institué fructueusement qu'en lui donnant pour base la recherche des indications.

L'hémoptysie est-elle active, et le molimen qui l'a précédée, comme les symptômes qui l'accompagnent, annoncent-ils qu'elle résulte d'une fluxion, il faut ne pas se presser d'intervenir ; elle est son remède à elle-même, et l'écoulement du sang est une crise salutaire qui *dépense* utilement la fluxion et prévient les inconvénients ultérieurs d'une hyperhémie pulmonaire qui se prolonge. Il faut examiner attentivement l'état du pouls et la coloration du visage, instituer le *régime anti-hémorrhagique* (repos, silence absolu, air ambiant rafraîchi, aliments froids, boissons fraîches et acidules) et n'intervenir que si l'hémoptysie dépasse des proportions modérées. C'est alors que les dérivatifs employés sur la peau et l'intestin, les petites saignées du pied ou du bras, détournant la fluxion, mettent fin à l'hémoptysie. Il ne faut pas oublier, dans ces cas, que la fluxion peut prendre, en dehors même de toute influence de paludisme, des allures périodiques, et que le sulfate de quinine est indiqué aussitôt que cette forme de l'hémoptysie est constatée.

Mais il est nombre de cas dans lesquels les symptômes de la fluxion manquent et où il est permis de supposer que le sang s'est frayé une voie mécaniquement, par l'ouverture fortuite d'un vaisseau qui n'a pas eu le temps de s'oblitérer avant d'être envahi par le travail ulcératif des tissus dans lequel il est plongé ; il faut alors instituer un traitement hémostatique aussitôt que l'hémorrhagie devient un peu abondante et n'accuse pas de tendance à s'arrêter d'elle-même. La même conduite est indiquée dans les hémoptysies actives, du moment où, devenant hémorrhagiques, elles doivent être arrêtées sur l'heure.

Je distinguerai les médicaments de l'hémoptysie en :

1° Ceux qui, ralentissant la circulation, diminuent l'afflux impulsif du sang vers la poitrine ;

2° Ceux qui agissent soit sur le sang pour augmenter sa coagulabilité, soit sur les vaisseaux dont le calibre se rétrécit par suite de l'action tétanique que certaines substances exercent sur leur tunique contractile. Sans doute la séparation des uns et des autres n'est pas toujours facile dans l'état actuel de nos connaissances sur l'action des médicaments, et l'on peut admettre que quelques-uns agissent par ce double mécanisme ; mais ce cadre peut être maintenu.

La digitale et le plomb rentrent dans le groupe des hémostatiques, qui agissent en ralentissant la circulation.

Les médecins anglais, et en particulier Dickinson, ont fait ressortir l'utilité de la *digitale* dans le traitement des hémorrhagies. Il s'en servait surtout contre la métrorrhagie [1] ; mais des faits nombreux sont venus montrer, comme il était facile de le prévoir, que les autres hémorrhagies étaient aussi justiciables de l'emploi de ce moyen. Aran a constaté qu'une dose de 4 grammes de poudre de digitale avait arrêté une hémoptysie, mais en laissant à sa suite une dépression circulatoire qui dépassa un peu la mesure qu'on voulait lui assigner, ce qui ne saurait étonner, cette dose étant extrêmement forte. Il recommandait l'association de parties égales d'azotate de potasse et de digitale [2]. Bouchard insiste sur l'emploi de la digitale dans l'hémoptysie. Il conseille de la prescrire à la dose de 3 à 4 grammes de poudre, infusés dans 200 grammes d'eau édulcorés avec 40 grammes de sirop de limons. Il recommande de ne donner la digitale qu'aux phthisiques ayant de la fièvre, d'en bien surveiller l'action et de s'en abstenir quand on suppose qu'il existe une maladie des reins : néphrite chronique ou dégénérescence amyloïde. Je crois que la digitale constitue une très bonne ressource contre les hémoptysies quand avec les crachements de sang coexiste de la fièvre et que l'indication du traitement rasorien, dont j'ai posé plus haut les règles, est nettement établie. On fait ainsi d'une pierre deux coups.

Le *plomb* est un médicament dangereux à manier, surtout quand il est donné par la méthode des petites doses longtemps prolongées. On l'a employé contre les sueurs et la diarrhée chronique dans la phthisie, et on a même voulu faire de la

1. Dickinson, *Dublin Hospital gaz.*, december 1856, et *Arch. gén. de méd.*, janvier 1857.

. 2. Aran, *De la valeur des émissions sanguines dans l'hémoptysie et de l'emploi des hémostatiques, en particulier du nitre associé à la digitale dans le traitement de cette hémorrhagie*, in *Bullet. de thérap.*, 1855, t. XLIX, p. 193.

saturnisation un moyen spécifique en quelque sorte pour arrêter la marche de la phthisie. J'ai déjà indiqué cette application, et je ne veux envisager ici le plomb que comme moyen de combattre l'hémoptysie.

Un médecin très distingué de Marseille, Sirus-Pirondi, a vanté l'acétate de plomb contre cet accident, il y a une trentaine d'années environ, et il est revenu plus récemment sur cette question [1]. Animé d'un esprit très sage et très médical, il sait combien le plomb est dangereux quand il est donné pendant longtemps à doses réduites, et il fait de son *administration passagère* une condition de son emploi. Je crois, comme lui (mais sans en avoir la certitude, tant les effets de cet agent redoutable ressentent l'empire des idiosyncrasies), qu'une dose de 30 à 40 centigrammes donnée pendant deux jours est inhabile à produire du saturnisme. Renfermée dans cette limite, cette médication, dont l'auteur lui-même m'affirmait encore, il y a quelques jours, l'innocuité et l'utilité, peut certainement être essayée, mais à mon avis quand les autres ont échoué [2].

Faut-il rapporter, avec Copland [3], l'utilité, bien établie cliniquement, de la *térébenthine* contre les hémoptysies à la dépression circulatoire qui, suivant lui, est un de ses effets ? Quoi qu'il en soit, une potion contenant de 4 à 10 grammes d'essence de térébenthine émulsionnée par un jaune d'œuf et édulcorée par du sirop de tolu peut être prescrite avec des chances de succès dans les hémoptysies rebelles. Je dois rapprocher de ce moyen l'emploi de la potion antiblennorrhagique de Chopart, conseillée par Tessier et après lui par Milcent [4]. Elle réussit quelquefois là où les autres moyens ont échoué. La potion qu'ils préconisent est ainsi formulée :

Baume de copahu...........	30	grammes.
Sirop de tolu..............	30	—
Eau de menthe...........	30	—
Alcool....................	30	—
Alcool nitrique............	1	—

1. Sirus-Pirondi, *Union médic. de la province*, août et septembre 1868.
2. Voy. Fonssagrives, *Gaz. hebd. de méd.*, 2ᵉ série, t. V, 1868, p. 659.
3. J. Copland, *A Dictionary of practical medicine, abridged by the author*, London, 1866, p. 439.
4. Milcent, *Bullet. de thérap*, 1848, t. XXXIV, p. 281.

Milcent a insisté sur la nécessité, sous peine d'insuccès, d'employer de l'alcool nitrique ayant huit jours de préparation. Les quatre observations consignées par Milcent sont assez probantes : la première est relative à une hémoptysie de quatre jours définitivement arrêtée par la première cuillerée de potion ; dans la seconde, il s'agit d'une hémoptysie très abondante contre laquelle l'ergot de seigle et l'extrait de ratanhia avaient échoué : la potion de Chopart suspendit l'hémorrhagie ; la troisième observation a trait à une hémoptysie menaçante que la saignée avait diminuée sans l'interrompre ; dans la dernière, elle était modérément abondante et durait depuis deux jours : quelques cuillerées de potion en firent justice. La potion de Chopart se donne à des doses qui varient de une à quatre cuillerées par jour. Les faits cités par Milcent offrent de l'intérêt et appellent de nouvelles recherches.

Tous les hyposthénisants peuvent trouver leur application dans le traitement de l'hémoptysie ; les médicaments vomitifs sont dans ce cas. Trousseau a beaucoup insisté, après Baglivi, sur l'emploi de l'*ipéca* dans l'hémoptysie. Il donne ce médicament à doses élevées (4 grammes en 4 paquets administrés de dix minutes en dix minutes). « Cette médication, dit-il, manque bien rarement son effet ; cependant, la première fois que l'on use de ce remède dans le traitement de l'hémoptysie, la main tremble. Nous sommes habitués à prescrire aux malades la tranquillité la plus grande ; nous leur recommandons le silence le plus absolu ; nous leur demandons instamment de retenir le moindre effort de toux ; c'est tout au plus si nous leur permettrions de respirer, tant nous redoutons la congestion, même passive, du poumon, tant il nous semble périlleux de laisser faire le moindre effort : et voilà que nous donnons un médicament qui va produire des efforts de vomissements pendant lesquels le visage se gonfle, le sang s'arrête dans les veines qui apportent le sang aux oreillettes, et par conséquent remplit et distend les veines pulmonaires. Il semblerait que l'hémoptysie va reparaître avec une abondance bien plus grande : pourtant elle s'arrête, sinon toujours, au moins dans la presque universalité des cas : preuve nouvelle du peu de fond que nous devons faire sur les explications et les théories et de la valeur des faits empiriques, sans lesquels la thérapeutique ne ferait rien [1]. »

Le *tartre stibié* à doses rasoriennes a été également employé avec avantage par plusieurs médecins pour combattre l'hémoptysie; on a cité en particulier le cas d'une phthisique enceinte, chez laquelle l'emploi de 40 centigrammes de tartre stibié dans une potion arrêta une hémoptysie rebelle aux autres moyens; la grossesse suivit son cours régulier [2].

Les acides minéraux, le tannin, l'acide gallique, le perchlorure de fer semblent agir principalement sur le sang, dont ils coercent les éléments solides et qu'ils rendent moins apte à transsuder par les bouches hémorrhagiques. Je ne ferai que rappeler ici les doses et les modes d'administration de ces médicaments, qui appartiennent à la médication hémostatique générale et dont j'ai traité ailleurs [3].

Les *limonades minérales* les plus employées sont la limonade sulfurique et la limonade chlorhydrique, préparées avec 2 grammes d'acide sulfurique pur et d'une densité de 1,84, marquant 66° Baumé, ou 4 grammes d'acide chlorhydrique marquant 22° Baumé, pour 1000 grammes d'eau édulcorée avec 100 grammes d'un sirop de fruits. Il faut employer la limonade chlorhydrique, quand on donne concurremment du perchlorure de fer, pour éviter la décomposition de ce dernier médicament.

Le *tannin* se prescrit aux doses de 50 centigrammes à 2 grammes, l'*acide gallique* aux doses de 50 centigrammes à 1 gramme. Je ne ferai qu'indiquer les médicaments tannifères : monésia (2 à 8 grammes); cachou (aux mêmes doses); sang-dragon (1 à 8 grammes); bistorte (20 grammes pour un litre).

Le *perchlorure de fer* occupe dans le traitement de l'hémoptysie, comme dans celui des autres hémorrhagies, une place importante. La solution aqueuse marquant 30° est la plus employée. On en donne de 10 à 30 gouttes dans du lait, qui en masque assez bien la saveur styptique et atramentaire.

1. Trousseau, *Clinique méd. de l'Hôtel-Dieu de Paris*, 4ᵉ édition, 1873, t. I, p. 708.
2. *Journal de médecine de la Société des sciences médicales de Bruxelles pour* 1843, et *Bullet. de thérap.*, t. XXV, 300.
3. Voy. *Traité de thérapeutique appliquée*, t. I, p. 349 et suiv.

Les médicaments hémostatiques qui semblent agir surtout sur la contractilité des vaisseaux sont : l'ergot et l'ergotine, le matico, le suc d'ortie. L'*ergot* fraîchement concassé se donne aux doses de 50 centigrammes à 2 grammes ; l'*ergotine*, à celles de 50 centigrammes à 1 gramme ; le *matico*, en tisane (20 pour 1000) ou en extrait (2 à 4 grammes). J'associe souvent avec avantage l'ergotine et l'extrait de matico (1 gramme de chaque). L'*ortie brûlante (urtica urens)*, dont les propriétés hémostatiques (ou mieux ménostatiques) remarquables ont été signalées par Ginestet en 1844, aurait probablement la même action dans l'hémoptysie. J'indique cette ressource comme pouvant être utilisée au besoin.

Quand le danger presse, il faut invoquer l'emploi du froid *intus et extra*. On a vu, dans un cas, une hémoptysie considérable être arrêtée brusquement par une aspersion d'éther sur le devant de la poitrine ; l'appareil de Richardson atteindrait mieux le même résultat [1]. Pourrait-on se servir avec avantage de la respiration d'eau poudroyée glacée ? Ce moyen de porter directement le froid sur la surface hémorrhagique me paraît d'une réelle utilité. Borsieri a, comme on sait, conseillé les boissons glacées dans les hémoptysies menaçantes.

J'ai eu, dans un cas, recours à la respiration d'eau poudroyée, aiguisée de perchlorure de fer, et la crainte théorique que ce moyen me faisait concevoir d'une coagulation préjudiciable du sang dans les tuyaux bronchiques ne s'est pas réalisée.

CHAPITRE IV

INDICATIONS QUI SE RAPPORTENT AUX SÉCRÉTIONS EXAGÉRÉES

Il ne suffit pas d'augmenter la réparation organique par l'entretien de l'appétit, le rétablissement des fonctions digestives

---

1. Il est à peine nécessaire de faire remarquer que ce moyen ne peut être appliqué que loin de tout corps en ignition à raison de l'extrême inflammabilité des vapeurs d'éther. Un appareil nephogène serait également commode pour cette application.

et l'emploi des analeptiques; si, en même temps qu'il augmente
les apports nutritifs, le médecin ne cherchait pas à diminuer
ou à faire disparaître certaines déperditions humorales ou nerveuses, il s'imposerait une tâche ingrate qui rappelle celle des
Danaïdes, et il n'arriverait pas à maintenir la nutrition dans un
état favorable. Il y parviendra, au contraire, en réduisant le
travail physique et intellectuel au minimum, en rétablissant le
sommeil, en tarissant certaines sécrétions exagérées qui imposent à l'économie des dépenses humorales tout à fait inop-
portunes.

Les sueurs et l'expectoration appellent, à ce point de vue,
des moyens que nous allons examiner rapidement.

§ Ier. — *Sueurs*.

Entre toutes les sueurs symptomatiques, il n'en est certainement pas de plus constantes et de plus remarquables que celles
qui accompagnent la phthisie tuberculeuse. Il est difficile de se
faire une idée exacte du mécanisme de leur production. On serait tenté de croire que le champ de l'hématose, et par conséquent celui de l'exhalation aqueuse et gazeuse du poumon,
étant considérablement amoindri par suite de la destruction des
vésicules, la peau exagère son rôle normal de respiration supplémentaire ; mais cette interprétation toute physiologique perd
une grande partie de sa valeur quand on songe que la génération de tubercules, soit dans le mésentère, soit dans les méninges, amène également ces sueurs colliquatives, alors que les
poumons sont peu ou point intéressés. D'ailleurs il faudrait
conclure de cette théorie que, les sueurs des tuberculeux ayant
une destination physiologique, il y a intérêt à les ménager, alors
que l'observation de tous les jours apprend au contraire qu'elles
conspirent avec l'abondance des crachats et la diarrhée à débiliter les malades, par conséquent à précipiter leur fin, et qu'il
y a avantage, quand on peut y réussir, à les faire disparaître, ou
du moins à les rendre moins abondantes.

Les moyens tendant à obtenir ce résultat sont nombreux ;
c'est dire assez que chacun d'eux n'a qu'une efficacité relative.

Nous ne citerons ici que les plus usuels, ceux qui se recommandent par la fréquence de leur emploi et par les noms des auteurs qui les ont recommandés.

1° L'*agaric blanc* ou agaric du mélèze (*Boletus larices*), anciennement préconisé par de Haën pour combattre les sueurs nocturnes des phthisiques, doit aux essais d'Andral d'avoir repris dans le traitement de cet accident l'importance qu'on lui accordait autrefois. Max Simon, qui a suivi en 1834 les expériences instituées par Andral et qui en a publié les résultats [1], a recueilli quatre observations qui, à notre avis, ne laissent pas de doute sur l'extrême utilité de cet agent et en même temps sur son innocuité relativement aux fonctions digestives, fait qu'il importait d'établir à raison des propriétés drastiques attribuées jusqu'ici à l'agaric blanc. Ce médicament peut être donné par pilules de 10 centigrammes. On débute par deux pilules, et cette dose est successivement élevée jusqu'à huit ou dix par jour, distribuées de manière que le malade en prenne une de deux en deux heures. Andral a pu pousser les doses plus loin sans provoquer d'intolérance digestive; mais, en thèse générale, il convient de ne pas dépasser 1 gramme. Trousseau employait aussi l'agaric blanc et croyait à son utilité. Le professeur Peter, dans une série d'articles très intéressants et inspirés par le meilleur esprit thérapeutique, qu'il publie en ce moment [2], apporte aussi son témoignage en faveur de l'*antisudoral* de De Haën, il ne reconnaît à ce médicament que l'inconvénient d'user assez vite son action par l'assuétude. C'est un défaut sans doute, mais qui ne doit pas empêcher de profiter de l'action de ce médicament « *pendant qu'il guérit* ».

2° Le *tannin* et surtout le *tannate de quinine* sont des médicaments journellement employés contre la colliquation sudorale et qui sont évidemment utiles. Le premier, mis en honneur par Charvet, est donné à des doses qui varient de 20 à 50 centigrammes par jour sous forme pilulaire. Le second s'emploie à des doses plus élevées et variant de 50 centigrammes à

---

1. Max Simon, *Bulletin de thérap.*, t. VI, p. 334 et 381.
2. Peter, *Du traitement thérapeutique et hygiénique des tuberculeux*, in *Bullet. de thérap.*, t. XCVI.

2 grammes. Ce médicament constitue une acquisition des plus précieuses pour la thérapeutique complexe que nécessite la phthisie. Il défère en effet, nous l'avons dit, à la triple indication de combattre la diarrhée colliquative, d'enrayer les exacerbations vespérales de la fièvre, et enfin de diminuer l'abondance des sueurs. Delioux, qui a expérimenté sous ce rapport, et comparativement le tannin, le sulfate de quinine et le tannate de quinine, a accordé à ce dernier une préférence qui nous paraît tout à fait justifiée [1].

3° Nous signalerons aussi l'*oxyde de zinc*, recommandé par le docteur Jackson, à la dose de 30 à 50 centigrammes, pris le soir en se couchant, et la *poudre de Dower*, qui aurait fourni à Descamps de meilleurs résultats que les autres moyens. L'action sudorifique incontestable de ce médicament composé pourrait faire naître des doutes sur son efficacité antisudorale, mais il est utile à la fois comme antidiarrhéique et comme hypnotique, et comme, en définitive, entre l'administration d'un médicament et son résultat thérapeutique il y a une foule d'opérations organiques que nous ne pouvons pas soupçonner, il convient souvent d'en appeler au fait expérimental brut, et c'est ici le cas [2].

4° Est-il besoin d'ajouter que toute la classe des astringents minéraux ou végétaux, ratanhia, monésia, cachou, kino, limonades, peut être successivement utilisée en tenant compte de la susceptibilité extrême des voies digestives chez les phthisiques ? Nous excluons, toutefois, d'une manière formelle l'*acétate de plomb*, qu'une induction analogique, peu légitime assurément vient de remettre un instant en vogue, mais qui nous paraît aussi inefficace que dangereux. La *tisane de ratanhia*

---

1. Delioux, *Union médicale*, avril 1853. — Percival avait eu la singulière idée de recommander, contre les sueurs des phthisiques, l'usage d'une chemise trempée dans une forte décoction de quinquina et préalablement séchée. Il est inutile de faire ressortir l'insignifiance de ce moyen.

2. « Il serait difficile d'expliquer le fait, mais il n'en est pas moins vrai que vous arrêterez souvent les sueurs persistantes, surtout celles de la fièvre hectique, en faisant prendre le soir quelques grains de poudre de Dower. » (R. J. Graves, *Leçons de clinique médicale*; traduction Jaccoud, Paris, 1862, t. I, p. 619.)

(racine de ratanhia, 20 parties; eau, 1,000) est le moyen auquel nous nous sommes arrêté et que nous employons maintenant, à l'exclusion de tous les autres, et il nous arrivait journellement, dans notre service de l'hôpital maritime de Brest, de faire remarquer avec quelle rapidité cette sorte de diabète sudoral qui fatigue et affaiblit tant les malades diminue et disparaît au bout de quelques jours de l'usage de cette tisane [1].

5° Je dois accorder à l'*atropine* une mention spéciale comme moyen de combattre les sueurs des phthisiques. Inaugurée en 1872 par le médecin américain Wilson, et patronée chez nous par Vulpian, cette pratique s'est fait de nombreux adhérents en France, et il n'est pas douteux que le traitement des sueurs exagérées n'ait réalisé dans l'emploi de l'atropine un moyen d'une réelle valeur. Ce que nous savons de l'action physiologique de l'atropine, qui est antagoniste de celle de la morphine, permettrait de supposer que, le second de ces alcaloïdes provoquant les sueurs, le premier devait les réprimer. Au reste, l'atropine dessèche les muqueuses, diminue la salive, agit en un mot comme moyen hypocrinique et rien de plus naturel que les sueurs diminuent sous son influence. La dose à prescrire part d'un demi-milligramme.

6° Signalons enfin les *lotions alcooliques*, érigées par Marshall-Hall en une sorte de spécifique de la phthisie pulmonaire, mais qui peuvent avoir pour effet de modérer les sueurs, et les lotions vinaigrées froides, conseillées dans le même but par Peter. Sous l'influence de cette pratique, non-seulement les sueurs, mais encore la fièvre diminuent, et les forces se relèvent. Très convaincu de l'innocuité des procédés hydrothérapiques dans le traitement de la phthisie, je ne répugnerais en rien à recourir à ce moyen, qui n'est hasardeux qu'en apparence.

Il va sans dire que tous les médicaments que nous venons

---

1. Rodolfo Rodolfi, médecin de l'hôpital de Brescia, a préconisé contre les sueurs des phthisiques des paquets composés de 50 centigr. de bicarbonate de soude, de 15 centigr. de fleurs de soufre et de la même dose de sous-nitrate de bismuth. On donne un paquet toutes les deux heures (*Bulletin de thérap.*, 1865, t. LVIII, p. 381). — Robert Druit a aussi recommandé des lotions très chaudes faites sur les points où se manifestent les sueurs partielles.

d'énumérer n'auraient qu'une action insuffisante si on ne la favorisait par une bonne hygiène, en ce qui concerne la chambre du malade, ses vêtements, etc. Il faut que la chambre soit autant que possible spacieuse et bien aérée, d'une exposition en rapport avec la saison, de façon que la température ne s'y élève pas au-dessus de 14 à 16 degrés [1]; il faut éviter l'encombrement et surtout ce que Huxham appelait avec raison des *chambres d'hôpital* [2], c'est-à-dire des chambres dans lesquelles on réunit plusieurs malades. Morton, qui, de même que tous les grands praticiens, pliait son talent aux détails les plus vulgaires en apparence, sans croire pour cela le rabaisser, a décrit dans les termes suivants le mode de couchage qui convient le mieux aux phthisiques quand ils sont tourmentés par des sueurs abondantes : « *Stragula etiam lecti minorentur; nec non removeatur æger in aerem tenuem, apricum et perflatilem; somnum semper capiat in cubiculo amplo et quoties vires languere incipiunt, sudores statim linteis aridis moderate calefactis abstergantur atque æger in alteram lecti partem amoveatur* [3]. »

Un détail pratique qui paraît être du ressort des attributions des gardes-malades (en est-il un qui ne soit au contraire de la compétence obligée du médecin?) est relatif au changement de linge de corps quand les sueurs sont très abondantes. Cullen n'a pas dédaigné de s'en occuper [4], et on peut après lui courir les risques du reproche de minutie hygiénique. Les malades d'une certaine position qui ont des habitudes de bien-être et de

1. La limite de température de la chambre des malades a été diversement déterminée par les auteurs. Cullen et Bosquillon (*Œuvres complètes de Cullen*, t. I, p. 126) la fixaient à 13° R. dans les fièvres continues et la pneumonie. Nous croyons que cette température est suffisante et qu'il ne faut pas la dépasser.

2. Huxham, *Essai sur les pleurésies et les péripneumonies*, Paris, 1765, p. 277.

3. Morton, *op. cit.*, t. I, lib. II, cap. xi, p. 79. Une pratique très simple imaginée par B. Franklin et par laquelle se révèle l'esprit si pratique du philosophe américain peut rendre de grands services aux phthisiques. C'est celle de l'alternance des lits. Deux lits sont disposés dans leur chambre, ils passent la première partie de la nuit dans l'un, la seconde dans l'autre, et trouvent ainsi dans la fraîcheur des draps un moyen de diminuer les sueurs et de favoriser le sommeil. C'est une question de bien-être et de durée. Il n'y a pas de petites choses en hygiène thérapeutique.

4. Cullen, *Œuvres compl.*, t. I, p. 169. Il s'agissait ici de sueurs se rattachant à des fièvres, mais la question reste la même.

propreté sont extrêmement incommodés par l'humidité dans
laquelle ils séjournent et par l'odeur fade et désagréable de
l'*halitus* qui s'en dégage. Convient-il d'attendre que les sueurs
cessent pour renouveler leur linge? Cullen, au dire de Bosquillon, faisait changer les malades de linge au milieu même
des sueurs, en prenant, bien entendu, toutes les précautions
obligées. Je crois qu'on peut insister sur cette pratique, mais il
serait avantageux de remplacer la chemise de toile ou de coton
par une longue chemise de flanelle légère qui s'appliquerait
immédiatement sur la peau. En la renouvelant de temps en
temps, on préviendrait sûrement ces dangers de refroidissement qui sont moins réels qu'on ne le pense quand ces soins
sont donnés avec dextérité et intelligence. On doit enfin renouveler la recommandation de Morton, qui voulait que les malades dormissent surtout dans la première partie de la nuit,
afin d'éviter les sueurs profuses qui se manifestent pendant le
sommeil du matin : « *Somnum semper, quantum possibile est,
prima noctis parte œapessendum* [1]. » Le Dr Smith, se fondant sur
les rapports des sueurs avec le sommeil diurne et nocturne pendant lequel le pouls se ralentit, a pensé qu'en stimulant la circulation il diminuerait le flux sudoral, et il conseille aux malades de prendre des aliments pendant la nuit et d'y ajouter du
thé froid et du vin [2]. Walshe, qui indique cette pratique, ne se
prononce pas sur sa valeur [3].

Les lotions froides, vinaigrées ou alcooliques, bannies par la
routine du traitement de la phthisie pulmonaire, en vertu de
cette frayeur des répercussions qui a tué ou laissé mourir cent
fois plus de gens que les répercussions elles-mêmes, constituent, comme moyen de diminuer les sueurs, de modérer la chaleur fébrile, d'exciter l'appétit et de préparer le sommeil, une
pratique à laquelle nous sommes tout acquis. Aussi avons-nous
été très aise de voir le professeur Peter considérer ces lotions
non seulement comme inoffensives, mais comme très avan-

---

1. Morton, *op. cit.*, t. I, lib. II, cap. vii, p. 65.
2. *Med. chir. Transactions*, vol. XXXIX, p. 190.
3. Walshe, *Diseases of the Lungs*, third edit., trad. Fonssagrives,
Paris, 1870, p. 614.

tageuses. « Nous avons ici, disait-il récemment dans une de ses
leçons cliniques, une pauvre fille aussi phthisique qu'on puisse
l'être, quoiqu'elle ne soit tuberculeuse qu'au deuxième degré.
J'ai eu la pensée de faire quelque chose pour elle en lui ordon-
nant des lotions vinaigrées. Le matin du jour où fut faite la première lotion, elle avait une température de 38°,8 avec 105 pulsations; or, le soir, non seulement la température n'avait pas
subi son augmentation habituelle, mais même elle était tombée
à 38°,4 avec 80 pulsations. Puis elle n'eut pas de sueur la nuit
qui suivit, et elle éprouva un sentiment si agréable de bien-être
à la suite de ces lotions qu'elle en réclama elle-même la continuation. Ce sont là des sensations dont nous devons tenir grand
compte, car les malades ne font pas de théories [1]. » Hélas !
si, ils en font, et la grande difficulté, après celle de démontrer
aux médecins l'inanité des craintes que leur fait concevoir
l'application du froid sur la peau *chez des malades qui suent et
qui toussent,* sera de faire accepter cette pratique dans les
familles. Que le médecin la fasse au moins pénétrer là où elle
ne rencontre pas une résistance inconsidérée et routinière.

Je reviendrai sur cette grosse question de l'introduction des
procédés de l'hydrothérapie dans le traitement de la phthisie
pulmonaire, et je montrerai que notre propre pusillanimité
thérapeutique se retourne contre nous en inspirant ou fortifiant
celle des malades.

§ 2. — *Expectoration.*

S'il est important de faciliter l'expulsion des crachats [2], il ne
l'est pas moins de diminuer cette expectoration quand elle est

1. Peter, *loc. cit.*, p. 248.
2. Faire cracher les phthisiques est d'un intérêt que l'on conçoit : il
suffit en effet quelquefois d'un crachat volumineux arrêté dans un gros
tuyau bronchique pour produire une sorte de dyspnée asphyxique.
Quand les malades sont très affaiblis, les muscles lisses des bronches et
les muscles expirateurs sont devenus inertes, et il faut stimuler ces derniers par des frictions et des manipulations diverses. L'attitude exerce
une influence très réelle sur la sortie des crachats. Max Simon a cité
le fait d'un jeune phthisique, porteur d'une caverne sous la clavicule
gauche, qui ne pouvait expectorer que quand il était dans le décubitus

très abondante. Dans ce cas, à l'effet spoliatif qui appartient à cette déperdition humorale se joint la fatigue d'une toux expulsive incessante et l'insomnie qui en est la suite. Les crachats des phthisiques sont de deux sortes : les uns, filants, transparents, visqueux, sont d'une nature purement catarrhale et tiennent à l'inflammation de la muqueuse bronchique, inflammation due au voisinage de masses tuberculeuses qui se ramollissent, au passage sur la muqueuse de crachats qui proviennent d'une caverne ou à une bronchite intercurrente ; ces crachats sont difficilement amovibles, à cause de leur peu de consistance et de leur viscosité; leur rejet ne s'accomplit qu'à la suite d'une toux laborieuse; les autres sont constitués par du pus, de la matière tuberculeuse et parfois même de la substance pulmonaire quand le ramollissement marche très vite. Dans la période d'excavation, une sorte de membrane pyogénique tapisse les cavernes et sécrète par sa surface libre une quantité quelquefois considérable de pus, d'où une spoliation humorale d'autant plus sensible que le liquide qui la constitue est singulièrement rapproché de la composition du sang. L'emploi méthodique des sulfureux et des balsamiques défère à cette indication importante.

I. *Sulfureux.* — Un des effets les plus constants de l'administration du soufre est la diminution des blennorrhées chroniques des muqueuses, quel que soit leur siège. Or cet effet ne se produit nulle part d'une manière aussi remarquable que dans les flux muqueux ou muco-purulents qui constituent l'expectoration. Les recherches intéressantes de Cl. Bernard sur les voies d'élimination du soufre introduit dans l'économie ont jeté un certain jour sur son action dans ce cas, et ont permis de la théoriser. Le savant physiologiste a démontré [1] que par quel-

---

latéral droit. Les malades, avertis par l'expérience, prennent instinctivement l'attitude la plus favorable au rejet des crachats (*Bullet. de thérap.*, 1843, t. XXIV, p. 250).

1. Cl. Bernard, *Archives génér. de méd.*, 1857. — Demarquay, essayant des injections d'acide sulfhydrique dans le tissu cellulaire des lapins, a constaté que ce gaz, s'éliminant en grande partie par la muqueuse des bronches, y produit une inflammation très nette et très étendue, et il

que voie que s'introduise le soufre dans l'économie, qu'il soit donné sous forme soluble ou insoluble, il s'élimine en faible partie par la peau, et en presque totalité par la muqueuse pulmonaire sous forme de gaz hydrogène sulfuré; de telle sorte que le poumon baigne, si l'on peut s'exprimer ainsi, dans une atmosphère sulfureuse, et que les résultats curatifs peuvent être considérés comme découlant d'une médication topique. Cette théorie, qui est parfaitement satisfaisante, fait abstraction, sans les exclure, des effets de stimulation générale qui accompagnent une médication sulfureuse et qui, s'adressant au système tout entier, le fortifient et diminuent, nous l'avons dit, la puissance de la diathèse sous le coup de laquelle il est placé. Nous croyons que la réunion de la médication sulfureuse générale et de la médication sulfureuse topique est indiquée dans presque tous les cas, et nous nous placerons à ce point de vue pratique en traitant de son mode d'emploi et de ses effets curatifs.

La réputation du soufre dans le traitement de la phthisie est trop anciennement et trop généralement établie pour qu'elle ne repose pas sur quelque chose de réel; nous l'admettons pleinement, et ce médicament est du nombre de ceux sans lesquels le traitement méthodique de la phthisie deviendrait, à notre avis, impossible; mais si c'est un médicament fort utile, ce n'est pas le moins du monde un spécifique (devons-nous répéter que nous n'en admettons pas?). Il a ses indications et ses contre-indications; c'est dire qu'il peut faire beaucoup de bien ou beaucoup de mal, suivant qu'il est employé avec ou sans discernement. La médication thermo-sulfureuse qui domine aujourd'hui, on peut le dire, toute la thérapeutique de la phthisie, remplit bien l'indication que nous étudions ici, c'est-à-dire qu'elle peut diminuer notablement ou tarir l'expectoration, mais ses effets sont complexes; indépendamment de celui que nous signalons, elle aguerrit la peau contre les vicissitudes atmosphériques en la rendant moins impressionnable au froid; et surtout elle exerce sur l'économie tout entière un effet, stimulant dans le

s'explique par cette action substitutive les bons effets des sulfureux dans les affections chroniques de la poitrine (*Union médicale,* avril 1865, n° 46, et *Essai de pneumatologie médicale, Recherches sur les gaz,* Paris, 1866).

principe, tonique ensuite, qui enlève à la diathèse tuberculeuse
les conditions de terrain qui facilitent son évolution. Nous avons
traité de la médication hydro-minérale sulfureuse à propos des
médications qui se rapportent à la diathèse [1]. Nous ne signalons ici les sulfureux que comme moyen d'agir sur les sécrétions bronchiques.

A cette médication interne on peut joindre avec avantage
une médication topique, et recourir à l'inhalation d'eaux sulfureuses poudroyées à l'aide d'appareils pulvérisateurs spéciaux.
Le néphogène de Mathieu est celui que nous employons de
préférence et qui nous semble remplir très convenablement le
but qu'on se propose.

II. *Balsamiques.* — Ils constituent la seconde série des
moyens qui sont propres à diminuer l'expectoration, et cependant, par une confusion dont les classifications thérapeutiques
ne sont pas avares, ces substances continuent à être rangées
sous la rubrique d'*expectorants ;* elles ne s'adressent cependant
qu'à la sécrétion qu'elles modifient, et nullement à l'acte réflexe
qui en sollicite le rejet.

Les médicaments de ce groupe sont extrêmement nombreux.
Les préparations de benjoin, de tolu, de térébenthine, de copahu, de caoutchouc, la sève de pin maritime, le genièvre, le
goudron, le *medicinal naphta* des Anglais, sont des substances
entre lesquelles le choix est déterminé en partie par leur activité, en partie par la façon dont l'estomac les tolère.

Le *benjoin* est habituellement réservé pour l'usage externe ;
il en est de même des préparations de *tolu ;* on n'utilise guère
à l'intérieur que le *sirop de tolu,* qui est peu actif et qui sert
d'édulcorant aux potions balsamiques. Les *térébenthines,* le
baume de copahu, ont une saveur désagréable et une indigestibilité qui éloignent de leur emploi. Le *caoutchouc térébenthiné,*
ou solution de caoutchouc dans l'essence de térébentine, a été
recommandé par Haller (de Presbourg) et Hannon (de Bruxelles) dans le traitement de la phthisie ; mais nous ne croyons

1. Voy. p. 169.

pas plus à l'utilité qu'à la durée de cette nouveauté thérapeutique. Le *baume du Pérou* était jadis un des balsamiques les plus employés contre la phthisie. L'*électuaire de Werlhof*, que ce médecin prônait avec une ferveur d'autant plus légitime qu'il croyait lui devoir la vie de sa fille, avait pour formule :

Baume du Pérou, dissous dans un jaune d'œuf.	8ᵍʳ,70
Extrait aqueux de quinquina..................	23 ,40
Miel rosat...................................	120 ,00
Mêlez très exactement.	

On en donnait une cuillerée toutes les trois heures [1].

Le *baume de La Mecque* était aussi très employé jadis dans le traitement de la phthisie. Il en était de même de la *myrrhe*, qui était devenue à la fin du siècle dernier, entre les mains de Williams Saunders, médecin de *Guy's Hospital*, une sorte de panacée de la phthisie [2]. Aujourd'hui, le *goudron végétal* est un des balsamiques les plus usités. On se sert de l'eau de goudron filtrée, que l'on boit coupée avec du lait et édulcorée avec du sirop de bourgeons de sapin, ou bien du sirop de goudron préparé par le mélange de deux parties de sucre et d'une de sirop. La *sève du pin maritime* est une préparation balsamique qui est en vogue aujourd'hui et que les observations de Desmartis, Salès-Girons et Durand tendent à faire considérer comme utile dans la phthisie; cette sève est blanchâtre; sa saveur est térébenthinée, mais supportable. On l'emploie à la dose d'un ou deux verres par jour, que l'on peut porter progressivement à six verres. Ce médicament s'administre dans l'intervalle des repas. Nous croyons qu'il est destiné à rester dans le formulaire de la phthisie, non pas à titre de spécifique, mais comme médicament susceptible de modifier et de diminuer l'expectoration.

La *créosote*, présentée récemment comme une sorte de spé-

1. Voyez Baumes, *op. cit.*, t. II, p. 148.
2. La *teinture antiphthisique de Griffith*, qui a joui de tant de réputation en Angleterre, avait la myrrhe pour base. — Delioux a essayé l'*encens* ou oliban dans le traitement des hypercrinies muco-purulentes de la muqueuse aérienne; il estime que ce médicament, peu actif, il est vrai, se rapproche de l'action du baume de tolu et mériterait d'être tiré de l'oubli (*Bullet. de thérap.*, 1861, t. LX, p. 145).

cifique de la phthisie, c'est-à-dire de médicament suffisant à sa
curation, est un *médicament de symptôme* et rien de plus.
L'élément auquel elle s'adresse, à mon avis, est précisément la
spoliation humorale qu'entraîne une expectoration abondante.
Tous les balsamiques (et je donne, bien entendu, à ce mot une
signification thérapeutique qui s'écarte de son acception chimique) en sont là et n'ont que cette utilité bornée. Que Gimbert
et Bouchard aient vu des phthisiques améliorés par l'usage de
ce médicament, c'est ce dont on ne saurait douter. Mais lui
attribueront-ils dans deux ans une sphère d'action aussi
étendue que celle qu'ils lui accordent aujourd'hui de bonne
foi? Il est permis de ne pas le penser. Sans doute, et les faits
recueillis dans le service de Maurice Reynaud le démontrent,
des phthisiques entraînés par une expectoration abondante et
des sueurs profuses (lesquelles, on le sait, éteignent singulièrement l'appétit) ont dû à la créosote de moins cracher, de moins
transpirer, et par suite de mieux manger et de mieux dormir.
Ces résultats sont certes quelque chose, et la thérapeutique
doit se les approprier, sans pouvoir porter ses espérances au
delà [1].

Le *goudron*, qui a pris isolément de nos jours (à la quatrième
page des journaux) l'autocratie thérapeutique en matière des
maladies pulmonaires, agit comme les balsamiques, en diminuant et modifiant l'expectoration. Il ne faut rien lui demander
de plus [2].

De même que les préparations sulfureuses ont été employées
à l'intérieur et topiquement par voie de fumigations, de même

1. La *créosote pure de goudron de bois* doit être seule employée pour
l'usage interne. Gimbert et Bouchard conseillent un *vin de créosote* ainsi
formulé : Créosote de bois, 13 grammes 50 centigr. ; alcool de Montpellier, 250 grammes ; malaga pour faire un litre. Q. S. Chaque cuillerée à
soupe de ce vin contient 30 centigrammes de créosote. On en prend une
à deux par jour dans un verre d'eau, le matin à jeun et le soir. Ils recon-
naissent que certains malades ne tolèrent pas cette préparation et qu'il
est impossible de la faire accepter des enfants. Il n'en est pas de même
de l'huile de foie de morue créosotée (créosote, 1 à 2 grammes, huile de
foie de morue, 150 grammes), pour laquelle ils n'ont pas de répugnance.
2. L'*eau de goudron du Codex* contient environ un demi-centigramme
des principes actifs du goudron par cuillerée à bouche. On peut la prendre par demi-verrées, pure ou mélangée au vin.

aussi on a eu la pensée de porter directement les balsamiques au contact de la muqueuse aérienne, en constituant avec leurs vapeurs des atmosphères artificielles que respirent les malades. Le benjoin, la myrrhe, la résine élémi, le tolu, le storax, le goudron, la créosote peuvent être employés dans ce but. Tantôt on se contente de laisser évaporer ces substances odorantes; le plus souvent, on les brûle, et les malades sont soumis à l'action des fumées qui s'en dégagent. C'est ainsi qu'on prépare des cônes de tolu, de benjoin, de goudron, en mélangeant ces substances avec une poudre inerte, du nitre et de l'eau. Le bas prix du goudron végétal a porté à le préférer pour la formation d'atmosphères artificielles balsamiques. Le procédé le plus simple consiste à maintenir en ébullition dans la chambre du malade un mélange de goudron de Norvège et d'eau, ou plus simplement encore de laisser du goudron dans un vase ouvert; la chambre ne tarde pas à se remplir des effluves odorants de cette substance. Crichton à Berlin [1] et Cayol en France sont les thérapeutistes qui ont le plus vanté ces inhalations. Le premier a soumis à l'hôpital de Berlin un très grand nombre de phthisiques à l'action de cette atmosphère artificielle. Sur 54 phthisiques traités par cette méthode, 4 furent guéris, 6 éprouvèrent une amélioration notable, 16 ne ressentirent aucun changement, 12 devinrent plus malades et 16 moururent. Trousseau et Pidoux jugent ce traitement « plus satisfaisant qu'aucun de ceux faits à la phthisie jusqu'ici [2] ». C'est formuler un jugement bien indulgent ou donner une bien mince idée de ce que peut la thérapeutique contre cette affection. Il y a quelques années, Sales-Girons [3], ayant constaté que la vapeur du goudron répandue dans l'air empêchait la phosphorescence du phosphore (fait contesté d'abord, puis reconnu ensuite), a eu la pensée de soumettre les phthisiques à une *diète respiratoire* en forçant l'air qui entre dans leur poitrine à traverser un appareil appliqué sur la bouche et contenant du goudron.

---

1. Crichton, *Hufeland's Journal*, 1820.
2. Trousseau et Pidoux, *Traité de matière médic. et de thérap.*, 7e édit. Paris, 1862, t. II, p. 660.
3. Sales-Girons, *Traitement de la phthisie pulmonaire par l'inhalation des liquides pulvérisés et par les fumigations de goudron.* Paris, 1860.

Mais, comme on l'a dit, rien ne démontre que la phosphorescence soit un phénomène d'oxydation, rien ne démontre non plus que la diminution de l'oxygène inspiré puisse retarder les progrès de l'affection. Hélas! les malheureux phthisiques ne sont que trop soumis à une diète respiratoire par la diminution sans cesse croissante du champ de l'hématose, et il s'agirait bien plutôt de leur donner de l'oxygène que de leur en enlever.

Trousseau et Pidoux ont apprécié d'une manière fort judicieuse à notre avis le rôle thérapeutique qu'il faut attribuer aux balsamiques dans le traitement de la phthisie. Constatant avec raison les effets curatifs attribués par Morton [1] à ces agents, ils n'y voient que des moyens utiles pour modifier l'élément catarrhal qui existe toujours dans la phthisie pulmonaire [2]. Après avoir diminué ou tari la sécrétion purulente que fournit une caverne, les balsamiques peuvent-ils hâter sa cicatrisation? Cela est possible; les anciens le croyaient fermement, mais il serait téméraire de l'affirmer. L'état apyrétique, le peu d'excitabilité du malade, et l'absence de prédisposition aux hémoptysies sont les conditions d'opportunité des balsamiques; s'ils élèvent le pouls, s'ils augmentent la toux, s'ils *échauffent* le poumon, comme on le disait autrefois, ils font plus de mal que de bien, et il convient d'y renoncer. Au reste, dans les cas où l'indication des balsamiques n'est pas clairement posée, on se prémunit contre les inconvénients qu'ils peuvent avoir en procédant par une série graduée d'énergie dont les infusions de bourgeons de sapin, la décoction de baies de genièvre, l'hysope, le lierre terrestre, forment le point de départ; l'eau de goudron, le baume de la Mecque, le tolu, les anneaux intermédiaires; et dont les térébenthines, la créosote, le naphte (*naphta medicinal* des Anglais) constituent le sommet. En procédant ainsi, on tâte la susceptibilité des malades et on est toujours sûr de s'arrêter à temps.

Les sulfureux et les balsamiques constituent les agents médicamenteux qui sont de nature à modifier l'expectoration et

1. Richard Morton, *op. cit.*
2. Trousseau et Pidoux, *op. cit.*, p. 653.

à en diminuer l'abondance; mais il est des moyens tout extérieurs qui concourent au même résultat : nous voulons parler
de la contre-fluxion humorale produite par les exutoires permanents : vésicatoires suppurés, sétons, mais surtout cautères.
L'esprit d'examen est certainement une chose bonne et légitime; il est l'âme des sciences et la condition de leur progrès,
mais il ne faut pas, comme cela arrive trop souvent, qu'il abrite
l'*esprit de négation*. La médecine a sa *bande noire*, comme l'ar-
chéologie a la sienne, et ses traditions les plus anciennes, les plus
solidement assises, celles qui sont protégées par un assentiment
à peu près unanime, sont de préférence l'objet de ses attaques
passionnées. La discussion mémorable qui a surgi à l'Académie
de médecine, en 1855 [1], sur la révulsion et la dérivation, en a
donné la preuve. A l'assertion très hasardée de Malgaigne [2],
qu'il n'existait ni une doctrine de la révulsion, ni des règles
propres à en diriger l'emploi, que tout, en cette matière, était
empirisme et routine, Bouillaud [3] a répondu en affirmant que
la révulsion existe comme médication véritablement efficace,
encore que le mécanisme suivant lequel elle agit laisse bien
des points à éclaircir. Il n'est pas un praticien instruit qui n'ait
le sentiment intime de l'utilité des exutoires dans les maladies
viscérales chroniques, en particulier dans la phthisie. Seulement, on se partage sur l'époque d'opportunité de l'emploi des
fonticules et sur le mécanisme de leur action; ce dernier dis-
sentiment est le moins grave; la théorisation d'un fait est une
satisfaction que l'esprit doit légitimement rechercher, mais sa
constatation seule suffit à la pratique. Il s'agit ici, évidemment,
d'un de ces phénomènes de contre-fluxion humorale qu'une
maladie accidentelle a réalisés quelquefois sous les yeux du
médecin, et qu'il a cherché à reproduire artificiellement.

Quant à la période de la phthisie qui est la plus opportune
à l'emploi des exutoires, elle a été diversement déterminée :
les uns en ont fait un moyen du début et se sont ainsi proposé, non pas de ralentir, mais d'arrêter l'évolution tubercu-

1. *Bulletin de l'Académie de médecine*, 1855-56, t. XXI, *passim*.
2. Malgaigne, *ibid.*, t. XXI, p. 66.
3. Bouillaud, *ibid.*, t. XXI, p. 211.

leuse ; les autres y ont eu recours à toutes les périodes de la phthisie, même à cette époque avancée où il ne semble plus possible de rien tenter de sérieux et pour laquelle, cependant, Celse réservait la cautérisation actuelle, qu'il pratiquait largement. Que conclure de ces désaccords ? si ce n'est que le *fonticule* est une maladie provoquée qui s'accompagne de douleur, de congestion, d'inflammation, de suppuration, et que ces éléments thérapeutiques variés peuvent agir simultanément ou séparément sur les éléments morbides, non moins variés, que déroule l'évolution de la phthisie pulmonaire.

Nous croyons que les cautères volants, disséminés, les vésicatoires entretenus en suppuration pendant quelque temps, peuvent agir comme moyens de contre-fluxion sanguine dans le premier degré de la phthisie, mais que les exutoires fixes et à suppuration permanente conviennent surtout dans la période de ramollissement, quand le tissu du poumon suppure lui-même.

Les exutoires permanents les plus employés dans le cours de la phthisie sont les cautères et le séton.

Le cautère peut être appliqué avec le feu, comme le recommandaient Hippocrate et Celse ; mais, le plus habituellement, on se sert des caustiques potentiels, notamment de la poudre de Vienne. La potasse a l'avantage de fournir une eschare plus molle et plus prompte à se détacher ; mais son action est plus lente, et, de plus, elle est exposée à fuser et à donner une excavation moins régulière. Les points d'application de ces cautères sont déterminés par le siège de la lésion, mais habituellement on choisit le creux sous-claviculaire pour lieu d'élection. L'eschare détachée, on place dans la cavité un ou deux pois d'iris, ou bien une boule de cire. Il importe que ces cautères soient renouvelés de temps en temps, au bout d'un mois ou deux ; leur action s'affaiblit en effet quand ils sont trop anciens.

Debreyne, et après lui Rouault (de Rennes), sont revenus, en 1858, sur cette question de l'utilité des cautères dans les maladies chroniques de la poitrine, et le premier de ces deux praticiens a tracé les règles suivantes sur le mode d'emploi de

ce moyen : « On établit deux cautères avec le caustique de
Vienne sur les parties antérieures et latérales de la poitrine, à
trois pouces environ au-dessous de chaque clavicule, et deux
pouces en dehors du sternum. Pour cela, on délaye une quantité
suffisante de poudre de Vienne dans un peu d'alcool, de manière à former une pâte molle et assez consistante; on en fa-
çonne, à l'aide d'une spatule, deux disques ou deux rondelles
de la grandeur environ d'une pièce de cinquante centimes
chacun, et d'une épaisseur double, et on les dépose sur les
points de la poitrine qui viennent d'être indiqués. L'action du
caustique est très rapide, et lorsque la poudre avec laquelle il
a été préparé est récente et de bonne qualité, huit à dix minutes suffisent généralement pour la formation de l'eschare.
On est, du reste, averti que la peau est détruite dans toute son
épaisseur, lorsqu'on voit apparaître un cercle noirâtre autour
de la pâte, et lorsque le malade annonce que la douleur occa-
sionnée par la présence du caustique est devenue notablement
moindre. Il est temps alors d'enlever la pâte qui se trouve remplacée par une eschare grisâtre, circulaire et parfaitement circonscrite; on la recouvre d'un emplâtre de diachylum gommé,
qui a pour effet de ramollir et de hâter sa chute. Au bout de
six semaines, on applique, s'il y a lieu, deux nouveaux cautères
au-dessous des premiers. Debreyne estime que les cautères
sont utiles à tous les degrés de la phthisie, et que même dans
la période ultime ils prolongent manifestement la vie des malades. Il recommande, toutefois, de les appliquer de bonne
heure, pour prévenir la formation de lésions pulmonaires irrémédiables [1].

Bricheteau a aussi fortement insisté sur l'utilité des cautères,
qu'il associait à l'usage du tartre stibié, suivant la méthode
indiquée plus haut [2].

Le séton est moins employé que le cautère. Pringle y recourait souvent et avec avantage. De la Berge a relaté [3] cinq faits

1. Debreyne, *Union médicale*, novembre 1858.
2. Bricheteau, *Emploi du tartre stibié et des cautères dans le traitement
de la phthisie pulmonaire* (Gaz. des hôpit., 1855).
3. De la Berge, *Journal des connaissances médico-chirurgicales*.

empruntés à la clinique de Rostan et dans lesquels le séton a modifié favorablement l'état des malades. Dans la discussion académique dont nous parlions tout à l'heure, Bouley est intervenu pour démontrer le parti puissant que la médecine vétérinaire tire de cet exutoire, et a évalué à 48 grammes environ la quantité de pus qui s'écoule chaque jour par la mèche d'un seul séton appliqué au cheval [1]. Y a-t-il lieu de s'étonner, dès lors, que cette suppuration artificielle contre-balance utilement la suppuration morbide que fournissent les parois d'une caverne ? Nous employons avec grand avantage les sétons linéaires multiples sur la région laryngienne dans les cas de lésion inflammatoire ou ulcéreuse de la muqueuse de cet organe.

Les vésicatoires ont dans le traitement de la phthisie une très grande utilité.

Ces révulsifs, au dire de Venel [2], constituaient la base de la méthode thérapeutique de Petit, qui en couvrait la poitrine de ses malades et en obtenait d'excellents résultats.

Outre que c'est le meilleur moyen d'enlever ces points de pleurésie sèche et de névrite intercostale qui sont si fréquents et si douloureux, ils exercent, des organes profonds vers les parois, une action dérivative des plus énergiques ; mais il convient de ne pas amener les vésicatoires à suppuration, de les panser comme des brûlures avec du coton, et de les renouveler souvent en les promenant sur les diverses régions de la poitrine, surtout en arrière. La prédominance habituelle des lésions dans les fosses sus et sous-épineuses au niveau desquelles l'auscultation réveille les signes les plus nets et les plus expressifs, devrait faire de ces régions les lieux d'élections pour les vésicatoires, que la routine s'obstine à réserver pour les régions antérieures seulement.

Les emplâtres de thapsia et les badigeonnages de teinture d'iode sont aussi des moyens de produire des irritations vives, mais passagères, dont l'utilité est consacrée par une expérience usuelle.

1. Bouley, *Bulletin de l'Acad. de méd.* Paris, 1855-56, t. XXI, p. 146.
2. Venel, *Précis de mat. médic.*, Paris, MDCCLXXXVII, édit. Carret, t. II, p. 54.

En résumé, on peut dire que l'emploi des révulsifs et des fonticules dans la période de suppuration de la phthisie est d'une utilité incontestable, et nous nous approprierons, à ce sujet, ces paroles si sages de Marotte : « Pendant les premières années de ma pratique médicale, j'ai cru ces faits inexacts et observés à travers le prisme des théories humorales ; mais l'expérience m'a bientôt appris que dans cette circonstance, comme dans beaucoup d'autres, il y avait dans les maîtres de l'art deux choses qu'il fallait distinguer avec soin : les explications théoriques qui peuvent être fausses ou incomplètes, et les faits marqués au cachet de l'observation qui constituent les richesses de la tradition [1]. » On ne saurait parler plus judicieusement, et cette distinction est de nature à faire réfléchir les esprits dont la superbe fait si volontiers litière de tout ce qui a été écrit avant eux, et qui ne croient pas avoir d'aînés.

CHAPITRE V

INDICATIONS SE RAPPORTANT AUX TROUBLES DIGESTIFS

L'anorexie, la diarrhée et les vomissements sont des troubles digestifs contre lesquels on a très souvent à lutter dans le traitement des diverses périodes de la phthisie et qui appellent des considérations spéciales.

---

1. Marotte, *Un mot sur les exutoires* (*Bulletin de thérap.*, 1855, t. XLIX, p. 453). Desportes a publié en 1843 un bon travail sur l'utilité des petits sétons multiples et fréquemment remplacés, constitués par le passage à travers les tissus, au moyen d'une aiguille de deux ou plusieurs fils. Ces sétons sont séparés les uns des autres par un intervalle de 3 centimètres (*Journal des conn. médico-chirurgicales*, 1843, p. 113). C'est une excellente pratique et qui peut rendre les services les plus signalés dans les complications laryngiennes de la phthisie (laryngite chronique simple, laryngite ulcéreuse). Des sétons filiformes, placés au niveau de l'espace thyro-hyoïdien, agissent ainsi sur un point très rapproché des lésions de la muqueuse. Desportes dit avoir vu des enrouements chroniques de chanteurs céder à ce moyen, qui ne laisse après lui que peu ou point de traces.

§ 1. — *Anorexie*.

L'anorexie est très commune chez les tuberculeux. Elle naît souvent sous l'influence de la diathèse elle-même avant les lésions pulmonaires et constitue un signe prémonitoire sur l'importance duquel Trousseau a appelé justement l'attention des cliniciens. Nous insisterons plus loin sur les moyens divers que l'on peut mettre en œuvre pour relever l'appétit des phthisiques dans les périodes apyrétiques ou stationnaires.

L'anorexie est un danger redoutable pour les phthisiques, qui périclitent rapidement, on le conçoit, quand ils sont pris entre une réparation insuffisante et des déperditions multiples. L'art de les faire *digérer* est donc d'une importance extrême, et qui ne connaît pas les ressources du traitement diététique et médicamenteux de la dyspepsie est impuissant à défendre les phthisiques contre les dangers d'une inanition qui est d'autant plus redoutable qu'ils sont plus affaiblis. Il y a très habituellement chez eux, en même temps que de l'anorexie, de l'apepsie, et leur suc gastrique semble manquer soit de l'un, soit des deux éléments de son activité dissolvante : les acides et la pepsine. Et de là le rôle considérable que jouent chez eux ces deux agents des digestions artificielles.

L'emploi des acides dans l'*apepsie* est chez nous une importation de la thérapeutique anglaise dont l'utilité n'est pas contestable. Introduite chez nous par Carron, cette médication a été surtout mise en honneur par Trousseau, qui en a assuré la vogue. L'éminent clinicien de l'Hôtel-Dieu employait de préférence l'acide chlorhydrique dans les dyspepsies liées à des affections chroniques de l'abdomen et de la poitrine. La dyspepsie des phthisiques lui paraissait spécialement l'indiquer. Il l'employait aussitôt après le repas à la dose de 2 à 4 gouttes dans un verre d'eau sucrée. La dose est suffisante dès que l'eau a pris l'acidité d'une limonade ordinaire [1]. Il cite quatre observations qui ne laissent aucun doute sur l'utilité de ce moyen ; et constatant, d'une autre part, que les alcalins à petites doses

---

1. Trousseau, *Clinique médicale*, 4e édition, 1873, t. III, p. 61.

introduits dans l'estomac provoquent, par une sorte de réaction
signalée par Cl. Bernard, une acidification du suc gastrique, il
a émis la pensée que de petites quantités de bicarbonate de
soude produisaient *indirectement* le résultat auquel on arrive
directement par l'emploi des acides, c'est-à-dire la restitution
au suc gastrique de cette acidité, qui est nécessaire à l'action
dissolvante de la gastérase. Il est évident que des doses élevées
d'alcalins arriveraient à saturer la sécrétion acide et à neutraliser le suc gastrique. J'ai, il y a déjà bien des années, expliqué
l'action *digestive* attribuée au sucre (et qui est réelle *pour un
certain nombre de dyspeptiques*) par cette acidification du suc
gastrique sous son influence, et indiqué la façon dont se com-
portent les digestions sous l'action de ce condiment comme un
moyen de distinguer la *dyspepsie alcalescente* de la *dyspepsie
acide*. La première s'en accommode ; la seconde y répugne.

Trousseau, qui aimait volontiers réagir contre les théoriciens
par un empirisme de bon aloi, l'*empirisme clinique*, refuge
légitime des esprits droits qu'exaspère l'abus si fréquent, de
nos jours, des *à priori* thérapeutiques, Trousseau, dis-je, trai-
tait ses dyspeptiques soit par les alcalins, soit par les acides,
et quelquefois même il combinait ces deux moyens, réputés
antagonistes, au grand profit de ses malades et au grand scandale des iatro-chimistes. L'un des plus distingués de ses élèves
et celui qui a été le dépositaire fidèle des idées du maître, Peter,
a conservé cette pratique, et il a beaucoup vanté, contre la
dyspepsie des phthisiques, l'emploi au commencement des
repas de 50 centigrammes de craie préparée et à la fin des
repas de 4 à 6 gouttes d'acide chlorhydrique dans 4 à 6 cuillerées à café d'eau sucrée. Les 8 observations consignées dans
le travail qu'il publie en ce moment [1] montrent l'utilité de
cette pratique, qu'il ne théorise pas, mais qui me paraît susceptible d'une explication rationnelle : le carbonate de chaux et
l'acide chlorhydrique se rencontrant dans la masse chymeuse,
il y a dégagement d'acide carbonique naissant, et ce gaz joint
son action eupeptique à celle des acides eux-mêmes.

1. Peter, *loc. cit.*, p. 346.

A côté des acides, il faut placer les agents des digestions artificielles, pepsine et diastase sous leurs diverses formes, qui sont des auxiliaires si utiles de la diététique des tuberculeux. Je me réserve d'en parler plus loin en décrivant les moyens qui sont propres à faire digérer les phthisiques et à assurer l'utilisation complète des aliments qu'on leur permet.

§ 2. — *Diarrhée.*

La diarrhée est un symptôme moins constant de la colliquation tuberculeuse qu'on ne l'enseigne d'ordinaire dans les traités classiques. J'ai dit *constant* et non *fréquent*, et je ne m'explique pas la vivacité avec laquelle Béhier, de regrettable mémoire, s'est inscrit en faux contre cette proposition clinique que j'avais formulée dans la première édition de ce livre. Si la diarrhée est la règle, celle-ci comporte de nombreuses exceptions. Je me rappelle avoir fait sous ce rapport, à un jour donné, la statistique des phthisies avancées placées dans mon service d'hôpital, et j'ai pu faire remarquer à mes auditeurs l'absence presque générale de ce symptôme si grave. Un très grand nombre de phthisiques meurent, sans doute, avec de la diarrhée colliquative, mais il n'est pas rare non plus de voir chez eux le fonctionnement intestinal conserver jusqu'à la fin toute son intégrité. Il n'en est pas moins vrai que, quand la diarrhée existe, elle constitue une cause d'affaiblissement qu'il importe grandement de faire disparaître. « C'est avec ce symptôme, dit Baumes, que la vie se termine dans la pulmonie, et, quoiqu'on ait beaucoup de remèdes sous la main, il est rare qu'on parvienne à le supprimer [1]. » Cette impuissance de la thérapeutique n'est souvent que trop réelle, et c'est pour cela que nous devons indiquer aux praticiens une série assez nombreuse de moyens propres à combattre ce symptôme pour qu'ils puissent au besoin les remplacer les uns par les autres quand ils échouent ou quand l'assuétude a émoussé leur action.

La diarrhée des phthisiques dépend souvent d'ulcérations

1. Baumes, *op. cit.*, t. II, p. 256.

intestinales; mais souvent aussi elle n'est, principalement à son
début, qu'une hypercrinie, susceptible par conséquent de guérir,
ou du moins de s'arrêter momentanément. Il est bon d'admettre
toujours cette hypothèse favorable, pour ne pas se laiser aller
sur la pente d'une thérapeutique découragée et inactive.

Les astringents, les opiacés, le sous-nitrate de bismuth, le
nitrate d'argent, les lavements vineux et la viande crue sont
les moyens que l'on oppose d'habitude, avec un succès relatif,
à la diarrhée des tuberculeux.

I. L'emploi des *astringents* ne saurait être efficace qu'à deux
conditions : 1° qu'il y ait peu ou point de fièvre, ou du moins
que celle-ci, quand elle existe, paraisse se rattacher plutôt aux
lésions du poumon qu'à celles de l'intestin; 2° que les évacuations ne s'éloignent pas, par leur nature, des selles diarrhéiques
ordinaires, c'est-à-dire qu'elles ne soient ni glaireuses, ni décolorées, ni sanguinolentes, ni lientériques. Ces réserves faites,
voici les particularités de cette médication appliquée à l'accident qui nous occupe.

Les astringents minéraux, tels que l'alun, le sulfate de fer,
le persesquinitrate de fer, l'acétate de plomb, sont rarement
indiqués.

L'*eau de chaux* peut rendre, au contraire, d'assez grands
services. Les Anglais font un très grand usage de ce médicament sous le nom de *lime-water* ou de *liquor calcis*, et l'administrent toujours mélangée à du lait. Sous cette forme, elle peut
se donner à la dose de 100 à 200 grammes par jour (l'eau de
chaux contient, environ, 5 centigr. de chaux par 30 grammes
d'eau). Un praticien de Bordeaux, Boisseuil, a publié des observations qui montrent que l'eau de chaux, prise à hautes doses,
jouit d'une efficacité réelle dans ces diarrhées opiniâtres. Ce
médicament agit sans doute en partie par la neutralisation de
l'acidité que présentent les liquides intestinaux dans les cas
d'entérite, mais on ne saurait non plus lui contester une action
topique de nature astrictive. Le *saccharate de chaux* peut très
bien remplacer l'eau de chaux; on le donne à des doses qui
varient de 5 à 10 grammes; mais comme il a une saveur forte-

ment alcaline, on a l'habitude de le dissoudre dans un demi-litre ou dans un litre de lait.

Les astringents végétaux indigènes ou exotiques sont d'un usage plus habituel et plus utile que les médicaments que nous venons d'examiner. Le nombre de ces astringents est excessivement considérable; nous ne nous occuperons que des principaux d'entre eux, c'est-à-dire des médicaments à base de tannin : du cachou, de la monésia, de la ratanhia, de la bistorte, de la tormentille, de la renouée, du brou de noix et de la gomme kino.

Le *tannin* s'administre sous une forme de poudre, mélangé à une substance inerte, ou dans une potion contenant une dose de 1 gramme à 1 gr. 50 centigr. de cette substance et 30 grammes de sirop d'écorces d'oranges amères. ·

Le *café de glands d'Espagne* est un aliment tannoïdique auquel on ne saurait contester une propriété antidiarrhéique faible, il est vrai, mais très réelle.

Parmi les sels que fforme l'acide tannique, on doit signaler, comme spécialement utile au point de vue qui nous occupe, le *tannate de bismuth*. Cette combinaison saline, imaginée par Cap [1], constitue une très bonne acquisition pour la thérapeutique de la phthisie, comme l'attestent les expériences de Aran et Demarquay. Nous avons également employé ce médicament avec avantage. Il est insoluble, et sa saveur est à peu près nulle; on peut le donner en pilules, ou mieux, enrobé dans du pain azyme, à des doses variant de 50 centigr. à 2 grammes par jour.

Le *cachou* doit ses propriétés astringentes au tannin, qui entre pour moitié en poids dans la composition de la sorte du Bengale. On n'emploie généralement que l'extrait de cachou à la dose de 1 à 6 grammes par jour.

La *gomme kino* est un médicament analogue; elle s'administre sous forme de tisane préparée avec 2 grammes de kino pour 1,000 grammes d'eau édulcorée avec 60 grammes de sirop de coings.

La *monésia* (*Chrysophyllum glycyphyllum*) est un astringent

1. Cap, *Note sur le tannate de bismuth* (*Bulletin de l'Académie de médecine*, 1859, t. XXV, p. 125).

exotique qui s'est introduit dans la thérapeutique en 1839,
sous les auspices du savant et regrettable professeur Forget [1].
Une analyse due à Heydenrich a constaté que cet extrait contenait 52 pour 100 de tannin. La monésia se donne en sirop ou
en pilules à la dose de 1 à 2 grammes par jour. Quant à la
ratanhia, c'est un médicament d'une efficacité éprouvée dans
les diarrhées anciennes et qui se prescrit habituellement sous
forme de tisane :

> Racine de ratanhia........... 20 à 40 grammes.
> Eau........................ 1 kilogr.
> Sirop de coings............. 100 grammes.

On peut le donner aussi en extrait : 50 centigr. à 1 gramme
par jour; ou en lavement, contenant 5 grammes d'extrait et
4 grammes de teinture pour 250 grammes d'eau.

Notre flore indigène est riche en substances astringentes
propres à modérer la diarrhée des tuberculeux, et l'empirisme
leur fait de larges et fréquents emprunts. Indiquons pour les
besoins de la médecine des pauvres et des campagnes, qui est
souvent au dépourvu de médicaments, les substances suivantes,
qui peuvent rendre les mêmes services que les astringents exotiques : 1° la *bistorte* (*Polygonum bistorta*), qui s'emploie en
décoction à la dose 30 grammes pour un litre ; 2° la *tormentille*
(*Tormentilla erecta*), qui s'administre sous la même forme et aux
mêmes doses ; 3° le *brou de noix*, qui est dans le même cas [2]. Le
sirop de coings, la décoction de l'écorce du fruit de grenadier
et le riz sont encore des médicaments auxquels on attribue
d'éminentes vertus antidiarrhéiques et qui sont fréquemment
employés dans la médecine populaire. Voilà sans doute bien
des moyens concourant au même but, et nous semblons déroger
à la règle que nous nous sommes imposée de ne pas accumuler,
autour d'une indication thérapeutique, des médicaments trop
variés et trop nombreux ; mais ici richesse n'implique pas superfluité, et il faut, dans le traitement de la diarrhée opiniâtre des

---

1. Forget, *Principes de thérapeutique*. Paris, 1860.
2. On donne le *brou de noix* en tisane (30 grammes dans un litre
d'eau édulcorée avec 50 à 100 grammes de sirop de coings ou du ratanhia.)

phthisiques, avoir à sa disposition une foule de ressources, pour ne pas se trouver désarmé à un moment donné.

II. Quant aux *opiacés*, il ne convient d'y recourir que par la voie rectale, et à petites doses, pour prévenir l'action sudorifique qu'exercent ces médicaments, et aussi dans l'intérêt de la conservation de l'appétit. La diminution des sécrétions bronchiques sous l'influence de l'opium est aussi un fait clinique qu'il ne faut pas perdre de vue [1]. Toutefois, quand la diarrhée des tuberculeux s'accompagne de coliques vives et quand la fréquence des évacuations a amené du ténesme rectal, l'usage des lavements laudanisés combiné avec l'emploi de bains de siège tièdes procure un soulagement très sensible et très prompt. Au reste, si l'opium est rarement donné isolément dans le cas de diarrhée opiniâtre, il entre dans la composition de médicaments complexes dont on retire un très grand bénéfice ; je veux parler du *diascordium* et de la *thériaque*. Ce dernier médicament, qui n'admet pas dans sa préparation moins de soixante-dix substances appartenant à des médications diverses (toniques, amers, stimulants, sédatifs, astringents), est une drogue complexe que l'observation moderne a singulièrement déshéritée des propriétés merveilleuses qu'on lui attribuait ; mais elle n'en reste pas moins un médicament fort utile dans les diarrhées anciennes. Il importe de se rappeler que la thériaque renferme assez exactement 2 centigr. d'opium brut ou 1 centigr. d'extrait gommeux d'opium par gramme et de se régler sur cette donnée pour en fixer les doses. Assez souvent, au lieu d'employer l'électuaire, on se sert de la poudre de thériaque, que l'on administre seule ou associée à d'autres médicaments : sous-nitrate de bismuth, poudre d'yeux d'écrevisses, etc. Le *diascordium* est un électuaire d'une action très analogue, mais beaucoup plus simple dans sa composition. Il contient à peu de chose près la même quantité d'opium que la thériaque et se donne, comme celle-ci, à la dose de 2 à 6 grammes. La *poudre pour le diascordium* est plus souvent employée que l'électuaire lui-

1. « *Opium diaphoresin movet, alias vero serosas compescit.* » (Alex. de Tralles, *De usu opii noxio et saluberrimo.*)

même. C'est là un excellent médicament et qui remplit à la fois, comme moyen de combattre la diarrhée et comme somnifère, une double indication.

III. Le sous-nitrate de bismuth, la craie lavée et le phosphate de chaux sont également des substances très utiles dans ce cas.

Le *sous-nitrate de bismuth* a pris, dans ces vingt dernières années, une vogue qui en a déjà singulièrement élevé le prix. Le temps est loin de nous où cette substance, considérée comme très active, était donnée à petites doses. Monneret a démontré, en 1854, qu'elle pouvait être prescrite impunément aux doses de 30, 40 et même 60 grammes par jour, et que c'était même une condition de son efficacité dans le traitement des diarrhées chroniques [1]. Nous croyons qu'il y a là une exagération réelle et que 5 à 10 grammes suffisent dans la plupart des cas. Monneret a fait ressortir l'utilité de ce moyen dans la diarrhée colliquative des tuberculeux. Comment agit le sous-nitrate de bismuth dans ce cas ? Il est difficile de le dire, mais on ne saurait admettre, avec cet auteur, qu'il joue simplement, par rapport à la muqueuse intestinale, un rôle de protection en la recouvrant d'un enduit préservateur. Cette explication toute mécanique est manifestement insuffisante ; il paraît plus logique de supposer [2] que cette substance absorbe et condense le gaz acide sulfhydrique (la putridité des selles est, au dire de Monneret, une de ses indications les plus positives), et que, de plus, solidifiant les liquides intestinaux, elle atténue cette action irritante locale que les matières fluides exercent, suivant la remarque de Bichat [3], sur la sensibilité et consécutivement sur la motilité de l'intestin. Ce qui domine, au reste, toute hypothèse, c'est la réalité du fait clinique attestée par une expérience journalière.

1. Monneret, *De l'emploi du sous-nitrate de bismuth à hautes doses dans le traitement de plusieurs maladies* (*Bullet. de thérap.*, 1854, t. XLVII, p. 113, 209, 265 et 417).
2. Le *sous-nitrate de bismuth* se donne en poudre, à nu, dans des cachets ou dans du pain azyme. Tous les liquides épais (sirop de gomme, loochs, décoction blanche de Sydenham) peuvent le suspendre utilement. Je le donne souvent mélangé à de la crème de lait sucrée.
3. Bichat, *Anatomie génér.*, Paris, 1812, t. III, p. 394.

Un médicament qui se rapproche beaucoup du sous-nitrate de bismuth, c'est la *craie préparée* [1]. L'eau de chaux n'agit peut-être que parce qu'elle forme du carbonate de chaux avec les gaz qu'elle rencontre dans l'intestin.

En 1854, de La Rue, médecin à Bergerac, s'est efforcé de démontrer la supériorité de la *corne de cerf pulvérisée* [2] sur le phosphate de chaux ordinaire. Le premier de ces deux médicaments s'administre à la dose de 10 ou 20 grammes suspendu dans une potion gommeuse édulcorée avec 30 grammes de sirop de coings.

L'écorce du *simarouba* de Cayenne (*Quassia simaruba*) a été également préconisée contre la diarrhée colliquative. Cette substance s'emploie sous forme de macération à la dose de 30 gr. pour un litre d'eau. Son action apéritive devient utile dans les cas si fréquents où il y a en même temps diarrhée et anorexie. La *noix vomique* à petites doses et associée à l'opium, comme dans la méthode d'Hargstrom, peut aussi avoir son utilité.

Il faut signaler enfin l'*azotate d'argent* (de 1 à 5 centigrammes par jour, incorporé à du pain et sous forme de pilules) et l'emploi de la viande crue, comme des médications qui sont susceptibles de rendre des services réels contre cette complication de la phthisie.

IV. Les médications topiques externes ou internes peuvent venir en aide aux moyens qui précèdent, ou même les suppléer dans quelques cas. L'emploi de cataplasmes, l'usage d'une ceinture de laine ou d'une peau de lièvre, quelquefois même l'application de révulsifs abdominaux, notamment les badigeonnages de teinture d'iode, peuvent avoir leur utilité [3]; il en est de même

---

1. La *craie préparée*, ainsi appelée par opposition avec la craie naturelle, s'obtient par double décomposition au moyen du carbonate de soude et du chlorure de calcium. Elle se donne aux doses de 2 à 10 grammes.

2. La *mixture antidiarrhéique* de Mialhe se prépare avec 10 grammes de corne de cerf pulvérisée mélangée avec 20 grammes de poudre de gomme, suspendus dans 80 grammes de sirop de sucre et 40 grammes d'eau de fleur d'oranger.

3. Je disais dans mon *Traité de thérapeutique appliquée* (1878, t. I, p. 601), à propos de l'emploi des révulsifs dans les flux diarrhéiques anciens : « Ce sont surtout les topiques révulsifs qui sont ordonnés dans ce cas,

des lavements médicamenteux, qui constituent une médication
topique d'autant plus utile qu'elle ne compromet pas l'appétit
qu'il est si important de ménager. Ces lavements peuvent être
astringents (cachou, ratanhia, tannin), substitutifs (acétate de
plomb liquide, azotate d'argent, etc.); mais ils sont rarement
employés; le plus habituellement, on se borne aux lavements
laudanisés et aux lavements vineux, dont Aran a signalé l'efficacité pour diminuer la diarrhée des phthisiques et en même
temps pour soutenir leurs forces [1].

L'hygiène alimentaire doit, bien entendu, seconder l'action
des médicaments. Les sensations digestives des malades les conduisent bien vite à connaître les aliments qui sont le mieux supportés, et l'examen journalier des selles fait habituellement

et j'ai toujours été étonné, en comparant la rareté de leur emploi dans
les maladies du ventre à la banalité de leurs usages dans les affections
pulmonaires chroniques. Le ventre est cependant, à raison de la laxité
de ses téguments et de l'application immédiate de ses parois sur la
masse intestinale, dans des conditions beaucoup plus favorables pour
que ces moyens déploient toute leur efficacité. La nature des topiques
révulsifs à employer n'offre ici rien de particulier : des frictions avec un
liniment ammoniacal, des sinapismes promenés de zone en zone, de
larges vésicatoires volants ou des bandes de vésicatoires dessinant le
trajet des côlons, des frictions d'huile de croton ou de pommade émétisée, l'emploi du révulseur de Baunscheidt, des douches sulfureuses excitantes ou des douches de vapeur, sont autant de moyens auxquels on
peut recourir. S'agit-il d'une affection ancienne, les cautères disséminés
ou les sétons filiformes fournissent une révulsion suppurative très utile. J'ai
l'habitude, dans les dysenteries chroniques, de séparer par deux lignes,
l'une verticale, l'autre horizontale, la région de l'abdomen en quatre zones
sur chacune desquelles on pratique alternativement matin et soir un
badigeonnage au pinceau à l'aide de la teinture d'iode. Cette révulsion
est active et étendue; elle est d'une application aussi propre que facile,
et elle me parait avoir une efficacité réelle. » Le professeur Peter, dans
des leçons sur le traitement de la phthisie, qui sont actuellement en
cours de publication, dit de son côté : « J'ai recours à une médication
bien énergique et bien efficace, à laquelle on ne pense guère cependant
et qui consiste dans l'application, sur la peau de l'abdomen, de vésicatoires volants de 6 centimètres sur 5, le long du trajet du côlon ou à
l'entour de l'ombilic, au nombre successif de trois, quatre ou cinq,
appliqués chacun à quatre ou cinq jours et pendant une dizaine d'heures;
j'en ai obtenu de ces résultats que les gens du monde appellent merveilleux. » (Peter, *Du traitement hygiénique et thérapeutique des tuberculeux*, in *Bullet. de thérap.*, 1879, t. XCVI, p. 349.) J'enregistre avec grand
plaisir cette rencontre ou cette adhésion cliniques.

1. Aran, *De l'emploi des lavements de vin, en particulier dans le traitement de la dyspepsie, de la chlorose et de la phthisie pulmonaire*, in *Bullet.
de thérap.*, t. XLVIII, p. 10 et 54.

reconnaître des parcelles alimentaires indigérées et sert de guide pour le choix des mets qu'il faut permettre aux malades ; on doit remarquer enfin que, par cela seul qu'il y a eu de la diarrhée à une ou deux reprises, les malades contractent une susceptibilité intestinale qui s'accuse sous l'influence du plus petit écart de régime, du moindre refroidissement des pieds, et que la réapparition de la diarrhée ne peut être évitée que par une hygiène assidue.

§ 3. — *Vomissements.*

Les phthisiques vomissent avec une extrême facilité ; et, à une époque avancée de leur maladie, rien n'est plus commun que de voir des vomissements survenir peu après l'ingestion des aliments. Ces vomissements sont d'une nature particulière et se produisent sous l'influence de la toux, par les secousses mécaniques que le diaphragme imprime à l'estomac. Mais si ces vomissements dépendent de la toux et se produisent, caractère pathognomonique, *sans être précédés de nausées*, il faut considérer cette toux comme *gastrique* et provoquée par l'impression des aliments sur les filets gastriques du nerf vague ; leur production les rapproche singulièrement de ceux de la coqueluche. Ce qui prouve bien qu'ils procèdent d'une modification de la sensibilité de l'estomac, c'est que l'action modificatrice des boissons alcooliques ou de l'opium suffit quelquefois pour les arrêter.

Tripier a signalé le parti excellent que l'on peut tirer de l'eau-de-vie comme moyen d'arrêter les vomissements des phthisiques, et il a constaté que la précaution de prendre un petit verre de cognac ou de kirsch après le repas, surtout après celui du soir, qui provoque plus particulièrement les vomissements, les prévient d'une manière assez sûre [1]. Il me sera permis de rappeler à ce propos ce que j'ai dit de l'action de l'alcool ou des boissons alcooliques pour produire l'amyosthénie gastrique.

1. Tripier, *Comptes rendus Ac. des sciences*, 14 janvier 1864, et *Bullet. de thérap.*, 1864, t. LXVII, p. 27.

« Je ne saurais trop insister, ai-je dit dans un autre ouvrage [1], sur les bons effets que l'on obtient des boissons alcooliques pour combattre les vomissements opiniâtres ou incoercibles, quelle qu'en soit par ailleurs la cause. Cette action amyosthénique est très remarquable ; je la combine d'ordinaire avec celle de l'acide carbonique, qui agit dans le même sens, et j'ai recours, dans ces cas, soit au champagne, avec ou sans addition d'alcool, soit à l'eau de Seltz alcoolisée. » C'est là une ressource qu'il ne faut pas négliger ; le kirsch aurait peut-être, à raison de l'acide cyanhydrique qu'il contient, une utilité particulière dans cette forme de vomissements. Tripier croit que l'alcool agit surtout en diminuant la toux. Reste à déterminer les cas dans lesquels l'action de ce stimulant est contre-indiquée, ou bien à établir une comparaison entre l'inconvénient d'une stimulation inopportune et celui de secousses qui fatiguent le malade et rendent son alimentation insuffisante [2]. »

L'acide carbonique sous toutes ses formes (eau de Seltz, de Condillac, de Saint-Alban, de Saint-Galmier ; eau de Seltz artificielle ; potion anti-émétique de Rivière) peut aussi rendre des services dans le cas de vomissements opiniâtres.

Le colombo sous forme de poudre (1 ou 2 grammes par jour) ou de teinture alcoolique (4 à 8 grammes) est également une ressource utile dans ces cas. Je signalerai aussi l'essence de cajeput à la dose de 6 à 10 gouttes, les pilules anti-émétiques de Pitschaff, etc. [3]. Les gouttes noires (1 à 2 gouttes), le laudanum de Rousseau (4 à 6 gouttes), un mélange de sirop d'éther et de sirop diacode à parties égales, à la dose de 1 ou 2 cuillerées à café prise avant les repas, sont encore des moyens de combattre ce symptôme souvent très pénible.

1. Fonssagrives, *Traité de thérapeutique appliquée basé sur les indications*. Paris, 1878, t. II, p. 160.
2. Le professeur Peter se loue également beaucoup des services que lui rend l'alcool pour arrêter les vomissements des phthisiques (*Bullet. de thérap.*, t. XCVI, p. 346). Cette propriété anti-émétique de l'alcool est générale, à mon avis : je l'ai constatée dans le mal de mer, dans les vomissements dits incoercibles de la grossesse, dans ceux de l'hystérie, comme dans les vomissements des phthisiques.
3. Les *pilules anti-émétiques de Pitschaff* contiennent chacune 1/3 de goutte de créosote et 2 centigr. 1/2 de poudre de ciguë. On en donne 3 par jour.

Je rappellerai enfin la pratique conseillée par Woillez et qui consiste à badigeonner l'arrière-gorge avec une solution au 1/3 de bromure de potassium, pour prévenir la toux consécutive aux repas et les vomissements qu'elle amène.

CHAPITRE VI

INDICATIONS QUI SE RAPPORTENT A L'INSOMNIE ET A L'ÉRÉTHISME NERVEUX.

L'éréthisme cérébral, ou insomnie, naît et s'entretient dans toutes les conditions où le cerveau subit, par les passions, les maladies, l'activité intellectuelle exagérée, un entraînement préjudiciable aux intérêts de la santé. L'insomnie en est l'accompagnement ordinaire ; mais, d'effet qu'elle était dans le principe, elle devient cause à son tour, et elle entretient l'exaltation nerveuse sous l'influence de laquelle elle s'était produite. Il y a donc toujours un iintérêt réel à combattre ce symptôme importun qui peut, par sa persistance, causer à la nutrition un dommage quelquefois très grand ; à plus forte raison, cette nécessité apparaît-elle dans les maladies comme la phthisie, où d'autres causes de dépérissement conspirent avec celle-ci. Baumes a fait ressortir la fréquence et l'opiniâtreté de l'insomnie chez les phthisiques[1]. Elle peut dépendre en partie de cet éréthisme nerveux dont nous parlions tout à l'heure, mais elle est plus souvent causée par la fièvre, les sueurs, et principalement par la toux. Dans le premier cas, elle est essentielle et doit être combattue par les hypnotiques directs ; dans le second, il faut s'adresser à la cause qui l'entretient.

Nous ne sommes malheureusement pas riches en somnifères directs, c'est-à-dire en médicaments qui provoquent le sommeil par une action propre, élective ; l'opium, la morphine, la codéine, la narcéine, le lactucarium et le bromure de potassium sont, à vrai dire, les seuls agents qui aient pu jusqu'ici être légitimement rattachés à ce groupe[2].

1. Baumes, *op. cit.*
2. J'ai proposé de diviser les somnifères en : 1° *papavériques*, opium et

L'opium et le lactucarium produisent tous deux le sommeil ; mais, tandis que le sommeil par l'opium s'accompagne presque constamment de rêvasseries, que l'organisme paraît sous son influence plutôt énergiquement contenu que livré à un repos réparateur, celui qui est obtenu par le *lactucarium* est au contraire calme, profond, et le malade n'accuse pas au réveil cette pesanteur de tête, cette obtusion des sens et de l'intelligence, cette fatigue musculaire, cette inappétence, qui suivent habituellement l'ingestion de l'opium. C'est donc au lactucarium qu'il faut s'adresser de préférence à l'opium, et il s'administre sous forme d'extrait alcoolique à la dose de 5 à 10 centigrammes. L'*opium* sera préféré quand il n'y aura pas de sueurs nocturnes, pas d'inappétence, et quand il sera utile de diminuer l'abondance de l'expectoration ; dans les conditions opposées, le lactucarium est préférable.

La *codéine* est un médicament utile en ce sens qu'il présente l'action sédative de l'opium séparée de ses autres effets [1].

Quant à la *morphine*, son action sur les sueurs, et les troubles digestifs qu'entraîne son usage prolongé, sont des inconvénients réels ; toutefois c'est un moyen puissant de soulagement, et les injections hypodermiques de morphine jouent dans la période ultime de la phthisie, quand l'indication de soulager, de diminuer la dyspnée et de faire dormir est posée, un rôle palliatif, mais extrêmement secourable.

Debout, s'appuyant sur les expériences de Cl. Bernard et partant de cette idée judicieuse que la morphine ne représente pas simplement la quintessence de l'opium, et que les autres alcaloïdes contenus dans celui-ci doivent produire des effets spéciaux et utilisables en médecine, a eu la pensée d'essayer sur lui-même la *narcéine* et lui a reconnu une influence remarquable pour amener le sommeil, calmer la toux et modifier

ses alcaloïdes ; 2° *lactuciques* (laitue, lactacarium, lactucin) ; 3° *chloraliques* (chloroforme, hydrate de chloral, chloral sulfuré, croton-chloral) ; 4° *bromiques* (bromures alcalins). (*Traité de thérap. appliquée*, t. I, p. 211 et suiv.) Le traitement des phthisiques peut utilement et successivement puiser dans ces divers groupes.

1. La *codéine* se donne aux doses de 25 milligr. à 10 centigr. en pilules ou sous forme de *sirop de codéine* du Codex, contenant 4 centigr. de codéine par cuillerée à bouche et 1 centigr. par cuillerée à café.

l'expectoration[1]. Béhier a, sur sa demande, expérimenté cliniquement la *narcéine*, et voici les conclusions auxquelles il a été conduit : 1° la narcéine calme la toux et diminue l'expectoration chez les tuberculeux ; 2° en injections hypodermiques, elle diminue la douleur comme les autres préparations narcotiques et aux mêmes doses ; 3° elle est beaucoup plus facile à manier que la morphine ; elle ne cause d'ordinaire aucun trouble du côté de la tête ; elle ne détermine aucun malaise au réveil, aucune sensation pénible du côté du tube digestif, aucune tendance à la syncope, contrairement à ce que produisent la morphine et les sels de cette base, et le bien-être qu'elle laisse après elle est complet et accusé très nettement par les malades ; 4° chez les femmes, elle peut déterminer le vomissement au moment où le sommeil est interrompu ; 5° enfin, elle suspend notablement l'émission des urines, sans détruire ni modifier la sensation du besoin d'uriner[2]. La dose de narcéine varie entre 25 milligrammes et 10 centigrammes ; il faut n'arriver que progressivement à cette limite. Béhier a porté ce médicament jusqu'à 20 centigrammes, mais à la faveur d'une assuétude établie. La forme pilulaire est la plus commode. On peut faire faire des pilules de 2 centigrammes et en donner une toutes les deux ou trois heures, jusqu'à production d'un effet hypnotique. En somme, la *narcéine* est une acquisition utile dans le traitement de la phthisie, n'eût-elle qu'une action somnifère et n'exerçât-elle pas sur l'expectoration l'influence remarquable que Debout et Béhier lui ont reconnue[3].

1. Debout, *Bulletin de thérap.*, t. LVII, 30 août 1864. — Ce travail est le dernier qui soit sorti de la plume de Debout ; en le rédigeant, il luttait contre les atteintes du mal qui minait sourdement sa vie. Le monde médical rendra à ce savant laborieux cette justice, qu'il a singulièrement contribué au mouvement de la thérapeutique contemporaine, et qu'il a dignement compris et continué l'œuvre de Miquel. C'est un devoir pour nous de payer ce tribut de regrets à la mémoire du thérapeutiste exercé dont pendant plusieurs années nous avons partagé les travaux.

2. Béhier, *Bulletin de thérap.*, 1864, t. LVII, p. 151 et suiv. — La dysurie signalée par Béhier a été plusieurs fois constatée par nous sur des femmes à qui nous donnions du *lactucarium*. Elle paraît donc plutôt se rattacher au narcotisme en lui-même qu'à l'espèce d'hypnotique employé. La narcéine, au dire de Béhier et de Debout, produirait aussi quelquefois de la dysurie.

3. Les expériences de Cl. Bernard, confirmées par l'essai clinique,

L'action somnifère du *bromure de potassium* a été mise en évidence en Angleterre par Behrends, chez nous par Debout, admise par la plupart des cliniciens, et nous en constatons nous-même tous les jours la réalité. Ce dernier expérimentateur recommande de débuter par la dose initiale de 1 gramme et de ne jamais dépasser 4 grammes. Il a cité le fait d'un médecin qu'une dose d'un gramme met dans un état de torpeur somnolente qui persiste pendant vingt-quatre heures, mais il fait remarquer que c'est là une idiosyncrasie tout exceptionnelle. L'influence anaphrodisiaque attribuée au bromure de potassium (et nous la croyons réelle) ne saurait éloigner de son emploi; quant à la constipation, Debout ne l'a pas constatée; ce serait au reste plutôt un avantage qu'un inconvénient dans une affection où la diarrhée intervient si habituellement [1].

A une époque où l'action somnifère de la narcéine et du bromure de potassium n'avait pas encore été signalée, nous publiâmes [2] une note sur les effets hypnotiques du *chloroforme* administré à petites doses à l'intérieur. Aujourd'hui encore, nous ne saurions considérer cette application comme une superfluité thérapeutique, et nous devons en dire quelques mots. Cette propriété du chloroforme a été signalée pour la première fois par un médecin belge, le docteur Uytterhoven. Je l'expérimente depuis 1854, et ma mémoire ne me rappelle pas de cas où ce moyen m'ait fait complètement défaut. La formule de Uytterhoven consiste à administrer une dose de chloroforme qui varie de 5 à 10 gouttes dans une potion mucilagineuse; elle m'a paru devoir être remplacée avec avantage par une solution de chloroforme dans la glycérine. La solution proposée par Debout, et dans laquelle il y a une goutte de chloroforme

montrent que, dans la narcéine, les effets somnifères sont aussi dégagés que possible des effets toxiques et convulsivants. — La narcéine, je viens de le dire, se donne aux doses de 25 milligr. à 10 centigr. et même 20 centigr.

1. Debout, *Note sur les propriétés hypnotiques du bromure de potassium* (*Bulletin de thérap.*, 1864, t. LXVII, p. 97). Je considère l'action hypnotique du bromure de potassium comme développée surtout à petites doses. Je l'ai expérimentée bien souvent sur moi-même; une dose de 50 centigr. la développe presque sûrement.

2. Foussagrives, *Note sur les propriétés hypnotiques du chloroforme* (*Bulletin de thérap.*, t. LVI, p. 401).

par gramme de glycérine, est très commode. Une cuillerée à café de ce mélange contient 5 gouttes de chloroforme. On l'emploie en solution dans un verre d'eau froide.

Le *chloral*, ou mieux l'*hydrate de chloral*, est venu ajouter à la médication somnifère un moyen incontestablement utile. Hughes Bennet a préconisé particulièrement le chloral pour combattre l'insomnie des phthisiques. Dans 21 cas où il l'a employé, il n'a constaté de céphalalgie qu'une fois, et dans tous les cas, sauf un, la langue est restée nette, il n'y a eu ni épigastralgie, ni nausées, ni anorexie, ni constipation. Ici encore, comme pour le bromure de potassium, il ne faut pas forcer les doses. 1 gramme ou 1 gramme 50 centigr. suffisent généralement pour obtenir l'effet somnifère. Il sera prudent, pour les phthisiques qui ont en même temps une gastralgie, de recourir à un autre hypnotique [1].

Si nous nous sommes étendu aussi longuement sur les moyens de procurer du sommeil aux phthisiques, c'est parce que nous considérons cette indication comme d'une importance capitale, et puis aussi parce que les somnifères, comme tous les médicaments qui s'adressent aux fonctions nerveuses, sont justiciables des idiosyncrasies, et qu'il importe, pour atteindre le but, d'avoir à sa disposition une assez grande variété de moyens.

Je n'ai pas besoin de faire remarquer que donner des hypnotiques sans instituer le *régime somnifère*, qui peut les mettre en valeur, c'est instituer une médication précaire et qui manquera presque toujours son but. Je ne puis que renvoyer le lecteur aux détails dans lesquels je suis entré, à ce sujet, dans un autre ouvrage [2].

---

1. L'*hydrate de chloral* peut être donné en perles, en capsules, sous forme de sirop. J'ai conseillé la potion suivante :

℞ Hydrate de chloral................ 1 ou 2 grammes
  Sirop de lactucarium.............. 20 grammes
  Eau de laitue.................... 120   —

à prendre en quatre fois.

2. *Traité de thérap. appliquée*, t. I, p. 229.

CHAPITRE VII

INDICATIONS RELATIVES A LA CHLORO-ANÉMIE.

C'est une question très grave et très controversée que celle de l'opportunité des ferrugineux dans le traitement de la phthisie, et elle a une importance pratique d'autant plus grande que presque tous les tuberculeux, à une période un peu avancée de leur affection, offrent quelques-uns des traits de l'anémie, et que chez les femmes atteintes de cette cruelle maladie l'aménorrhée est une complication presque constante. Ces deux circonstances portent naturellement à recourir aux ferrugineux, et les praticiens de tous les temps ont en effet utilisé cette ressource thérapeutique. Nul n'y a eu plus souvent recours que Morton, qui consacre des développements étendus à l'usage des eaux minérales chalybées contre la phthisie, et cependant cet illustre médecin faisait jouer à l'inflammation un rôle considérable dans l'évolution de la phthisie tuberculeuse, et il maniait les antiphlogistiques dans cette affection avec une hardiesse qui n'a été condamnée, nous l'avons dit, que parce que cette méthode a été jugée sans acception des cas qui la nécessitent ou la contre-indiquent, distinctions que Morton établissait avec un sens clinique remarquable. Au reste, il reconnaissait des contre-indications formelles à l'emploi des ferrugineux : la fièvre [1], les signes de la colliquation, l'imminence des hémoptysies étaient de ce nombre, et il est certain que les partisans les plus convaincus de ces médicaments ne pourraient songer à les administrer dans des conditions pareilles. C'est parce qu'on a exagéré les idées et la pratique de Morton qu'une réaction violente se produit contre elles de nos jours. Trousseau [2],

---

1. Morton, *Phth.*, lib. II, cap. IX, p. 68. — « *Evitandæ sunt aquæ (chalybeæ) quæ certissime in hoc casu non tantum noxiæ, verum etiam lethales sunt.* »
2. Trousseau, *Clinique médicale de l'Hôtel-Dieu*, 4º édit., Paris, 1873, t. III, LXXXVIIIº leçon, *De la chlorose vraie et des fausses chloroses*, p. 533.

Blache et Millet se sont attachés à démontrer que les ferrugineux sont non seulement inutiles, mais dangereux dans le cours de la phthisie, surtout au début, dans cette fausse chlorose qui cache si souvent chez les jeunes femmes l'origine d'une tuberculisation pulmonaire. Pidoux ayant cru remarquer que les femmes phthisiques, en proie à des accidents vaporeux hystériformes habituels (et elles sont presque toujours anémiques), doivent à cette particularité une évolution très lente de leur affection pulmonaire, n'est pas plus que Trousseau partisan des préparations ferrugineuses. Le *nervosisme* serait, suivant cette vue pratique, du nombre de ces *équivalents pathologiques* qui retardent la marche de la phthisie et qui par conséquent doivent être respectés. J'ai observé moi-même cette sorte d'antagonisme, et j'en ai en ce moment un exemple remarquable sous les yeux ; mais est-il assez constant, ou plutôt assez fréquent, pour qu'on se décide sur cette donnée à priver les tuberculeux d'une médication à laquelle ils doivent, quand elle est prudemment établie et prudemment conduite, un état remarquable de restauration et de mieux-être ? Je ne le pense pas.

Étudions cette question pratique avec toute l'attention qu'elle mérite.

Les médecins qui considèrent les ferrugineux comme dangereux dans la phthisie se sont appuyés sur des faits cliniques qui leur ont montré que cette affection évoluait avec une rapidité extrême chez des sujets auxquels on avait donné du fer ; mais ces faits n'ont pas un caractère démonstratif ; rien ne dit en effet que cette marche suraiguë ne se fût pas montrée en dehors de cette médication. Nous citerons, pour démontrer tout ce que cette incrimination a de hasardé, les observations dues à Blache et à Millet :

OBSERVATION I. — Une jeune fille de dix-huit ans, parfumeuse, en apparence bien constituée, entre à l'hôpital Cochin, salle Saint-Jacques, n° 17, dans un état chlorotique très prononcé. Elle était pâle, ses lèvres étaient décolorées ainsi que le voile du palais et le pharynx; on entendait aux carotides un bruit de souffle continu avec redoublement. La malade accusait de la gastralgie. Depuis cinq mois, les règles s'étaient complètement supprimées. Elle toussait un peu depuis quelque temps, était essoufflée pendant la marche, mais en auscultant la poitrine on constatait une respiration pure et égale des deux côtés, pas de retentissement anormal de la voix, pas le moindre râle. On administre alors des préparations ferrugineuses; après un mois de traitement, l'état chlorotique persistait, mais en même temps la toux augmentait ainsi que l'oppression. Les deux poumons devenaient dans leur étendue le siège de nombreux craquements, puis on entendait du râle sous-crépitant extrêmement abondant, et, après un mois depuis le début de ces accidents, la malade succombait à une affection tuberculeuse très évidente.

A l'autopsie, on trouvait les deux poumons envahis dans toute leur étendue par une infiltration tuberculeuse. Dans leur centre, on rencontrait quelques masses tuberculeuses beaucoup plus volumineuses et déjà en partie ramollies [1].

OBSERVATION II. — A. D..., seize ans, couturière, d'une excellente constitution, n'ayant jamais été malade, parfaitement réglée depuis l'âge de douze ans, éprouva, dans le courant du mois de novembre 1860, de la faiblesse, du malaise, de la perte d'appétit; ses belles et fraîches couleurs se perdirent, les yeux se cerclèrent de violet, ses lèvres et ses gencives pâlirent, les règles se supprimèrent, et une petite toux sèche se manifesta. La mère, femme excellente, mais peu intelligente, attribua ce dérangement à *ce que le sang se portait* sur la poitrine. Elle fit prendre, de son chef, à sa fille de l'eau ferrée; les règles ne reparurent pas, la coloration sembla renaître; mais la toux augmenta. Présumant que cet état de choses était entretenu par le peu d'activité de sa préparation ferrugineuse, elle alla chez un pharmacien qui lui donna un flacon de dragées roses à l'iodure ferreux de Gille. La jeune A. D... prit les dragées sans en ressentir le moindre effet avantageux; la toux persista, l'appétit ne reparut pas, la pâleur seule sembla diminuer; de règles il ne fut pas question. Elle prit successivement trois flacons de cette préparation sans résultat. Le 3 mars 1861, nous la vîmes pour la première fois : elle avait eu, à la suite d'une quinte de toux, une hémoptysie grave. Il y avait une caverne dans le poumon droit au niveau de la fosse sous-épineuse. Des craquements nombreux existaient au sommet du poumon gauche; malgré l'huile de foie de morue, les préparations arsenicales, malgré un régime très succulent, cette jeune fille succomba le 17 mai de la même année.

OBSERVATION III. — Catherine B..., vingt-deux ans, domestique, d'une excellente santé habituelle. Dans la famille, il n'y a jamais

1. Blache, *Bulletin de thérap.*, 1846, t. XXXI, p. 443.

eu de phthisiques. Dans le courant du mois de février 1861, l'époque menstruelle manqua pour la première fois ; cette jeune fille s'en inquiéta peu ; ses maîtres s'aperçurent cependant qu'elle était plus pâle et un peu moins active que d'habitude. Au mois de mars, les règles ne parurent pas non plus, et comme sa pâleur augmentait, que cette jeune fille toussait, sa maîtresse la questionna et lui donna une boîte de pastilles au lactate de fer de Gélis et Conté. Cette médication ferrugineuse ramena un peu de coloration, un peu de vigueur, mais les règles ne se montrèrent pas ni en avril ni en mai ; la toux était très fatigante, le sommeil mauvais, l'appétit à peu près nul. Un moment arriva où elle fut obligée de s'aliter. On nous appela, et nous constatâmes une absence presque complète de respiration au sommet des deux poumons et du gargouillement au niveau de la fosse sous-épineuse gauche. Il y avait de la fièvre, des sueurs pendant la nuit. Cette fille avait pris deux boîtes et demie de dragées de lactate de fer : rien ne put entraver cette phthisie. Catherine s'en alla dans son pays, à quelques kilomètres de Tours, et mourut au mois d'avril de la même année [1].

Millet ne cite que ces deux faits, sur plus de 60 observations de *phthisies traitées par les ferrugineux et ayant eu toutes une terminaison mortelle*. S'il les a choisis, c'est parce qu'il les considère comme des faits-types réunissant la plus grande somme d'évidence. Nous avouerons qu'ils ne nous ont pas convaincu, pas plus que l'observation de Blache. Nous voyons là des phthisiques qui ont succombé *après* avoir fait usage du fer ; rien ne nous dit que leur affection a précipité ses phases *parce que* les ferrugineux ont été administrés. N'y a-t-il pas là un peu de ce paralogisme : *post hoc, ergo propter hoc*, qui s'introduit si facilement dans les problèmes thérapeutiques? De plus, quel est le médecin qui n'a pas vu des cas entièrement calqués sur les trois précédents et fournis par des femmes auxquelles le fer n'a pas été donné? L'aménorrhée et ce que Trousseau appelle la *pseudo-chlorose* de la phthisie commençante sont des signes de *phthisie commencée* ; ils pourront révéler

---

1. Millet, *Du danger des préparations ferrugineuses au début de la phthisie* (*Bulletin de thérap.*, 1862, t. LXII, p. 507). Collas de Courval cité le fait d'une phthisie rapide développée *à la suite* de l'usage des préparations ferrugineuses (*Bullet. de thérap.*, 1866, t. LXXI, p. 214). Il me paraît impossible d'affirmer que le fer a été pour quelque chose dans les accidents qui se sont produits et en particulier dans l'hémoptysie.

suffisamment l'affection alors que l'auscultation est muette, et la seule conclusion qu'on puisse tirer de ces faits, c'est que la médication ferrugineuse est impuissante à arrêter la marche de la phthisie, ce dont nous sommes aussi convaincu que les détracteurs du fer. Et puis enfin, jusqu'ici on ne s'est étayé que sur des faits observés chez des femmes. Si l'influence accélératrice exercée sur la phthisie par les ferrugineux était réelle, n'aurait-elle pas été remarquée également chez l'homme? Est-il supposable que la différence des sexes intervienne pour rendre inoffensif chez l'homme et nuisible chez la femme un même médicament adressé à la même maladie?

Au reste, nous n'avons pas été le seul à regarder les conclusions formulées par Trousseau, Blache, Millet, etc., comme beaucoup trop absolues. Putégnat (de Lunéville)[1], Lombard (de Liège)[2], Vigla, Maillot et le docteur Cotton, médecin de l'Hôpital des phthisiques de Londres, placé par suite sur un vaste théâtre d'expérimentation, se sont inscrits en faux contre l'interdiction dont le fer est frappé par les premiers de ces observateurs. Le docteur Cotton a sans doute exagéré l'action thérapeutique des préparations martiales; mais les résultats de sa pratique montrent au moins leur innocuité dans un bon nombre de cas. Le vin ferré est la forme qu'il préfère. Il le prescrit d'abord à la dose de 8 grammes, deux fois par jour, en augmentant graduellement chaque dose jusqu'à 15 grammes, et dans quelques cas rares jusqu'à 30 grammes. Ce traitement est continué suivant les cas, pendant un temps qui varie de quatre à seize semaines. Les expériences de Cotton ont porté sur 25 malades, 10 hommes et 15 femmes; 10 avaient moins de 20 ans, les autres étaient entre 30 et 40 ans. La phthisie était chez 6 au premier degré, chez 6 au second; chez 13, elle était arrivée au troisième. Chez 2 ou 3 femmes, le fer sembla déterminer un peu de céphalalgie, que l'on fit disparaître rapidement en diminuant la dose du médicament ou en en suspendant mo-

---

1. Putégnat, *Traité de pathologie interne du système respiratoire*, 2e édit., t. II, p. 226 à 255, et *De la chlorose*, Bruxelles, 1855, p. 118.
2. Le traitement préconisé par ce médecin est basé sur l'association des analeptiques (huile de morue, beurre, œufs) avec les toniques et les ferrugineux, dont il maintient l'utilité.

mentanément l'usage. Pendant le traitement, l'appétit des malades fut généralement bon, *et l'on ne vit s'aggraver aucun des
symptômes actifs de la maladie, pas même les hémoptysies.* Des
25 malades, 13 furent notablement améliorés, 3 légèrement, et
9 n'éprouvèrent aucun bénéfice de la médication ; 3 de ces derniers moururent à l'hôpital ; 14 augmentèrent de poids, et
quelques-uns dans une proportion considérable ; 8 diminuèrent
un peu et 3 restèrent sans changement. Dans 13 cas, l'huile de
foie de morue fut, de temps en temps, mais non d'une façon
régulière, administrée conjointement avec le fer ; les autres ne
prirent aucun médicament, si ce n'est quelques loochs simples.
Dans 9 des 14 cas dans lesquels on a constaté l'augmentation
de poids du corps, l'huile de foie de morue avait été prise concurremment avec le fer, et l'un des malades, au deuxième degré
de la tuberculisation, présenta cette particularité remarquable,
quoique non très rare, qu'il prenait de l'embonpoint, en même
temps que l'on voyait persister les symptômes locaux et généraux de la phthisie. De ces faits, Cotton tire ces conclusions :
que le vin ferrugineux est utile dans la phthisie, qu'il est bien
supporté, qu'il augmente l'appétit et facilite les digestions, et
qu'il est plus particulièrement avantageux pour les enfants et
les individus jeunes [1].

Nous avons reproduit à dessein ces résultats, parce qu'ils découlent de chiffres assez forts, parce qu'ils concernent les deux
sexes, et enfin parce que l'innocuité du fer peut en être légitimement déduite, sinon dans tous les cas, au moins dans le
plus grand nombre. Nous tenons à ce qu'il soit bien entendu
que nous repoussons le fer comme médication exclusive ; il n'y
a pas de spécifique de la phthisie, et ce livre tout entier ne se
propose pas d'autre but que de démontrer cette proposition :
il y a des médicaments utiles dans certains cas, nuisibles dans
d'autres, c'est-à-dire des médicaments à indications ou à con-

---

1. Cotton, *Union médicale,* et *Medical Times and Gaz.,* 1862. Plus récemment, Collard s'est également élevé contre l'exagération des reproches
qui ont été adressés aux préparations ferrugineuses dans la phthisie, et il
estime qu'elles jouent un rôle utile dans la scène morbide très complexe
que déroule cette maladie (*Union médicale,* 1874).

tre-indications définies. Quand on voit l'opinion médicale divisée
en deux camps relativement à l'utilité ou au danger d'une médication appliquée à une maladie déterminée, on peut se tenir
pour assuré qu'il y a sous ce conflit une question d'indications
qui a été méconnue ou mal étudiée. Il en est ainsi des ferrugineux dans la phthisie. Nous les croyons utiles dans la forme
dite *torpide*, quand l'affection évolue lentement, qu'il n'y a pas
de fièvre et que la date de la dernière hémoptysie est un peu
éloignée, et quand par ailleurs existent les signes de la dys-
crasie sanguine qui indiquent d'habitude l'usage des martiaux.
Rien n'empêche au reste de les donner à petites doses, de manière à ne pas fatiguer l'estomac, et d'en suspendre momentanément l'emploi si des signes de congestion vers la tête ou la
poitrine, des hémoptysies ou de la fièvre viennent à se manifester. C'est une question de discernement.

L'utilité des ferrugineux, dans des cas déterminés, étant hors
de doute pour nous, à quelle préparation convient-il de recourir? Le fer réduit par l'hydrogène, le vin ferré, l'huile de
foie de morue ferrée, les pilules ou le sirop de proto-iodure de
fer et les eaux chalybées naturelles suffisent, sous ce rapport,
à tous les besoins de la pratique.

Le *fer réduit* peut être administré en poudre ou incorporé
au sucre ou au chocolat sous forme de dragées ou de pilules
contenant 5 centigr. de fer. Reveil a proposé des pilules contenant chacune :

Pepsine pure..........................	10 centigr.
Fer réduit......	5 —
Extrait d'absinthe...................	5 —

On en prend une au moment des repas et de une à trois une
heure après avoir mangé[1]. Cette formule peut rendre des services chez les phthisiques qui offrent en même temps des symptômes d'anémie et des troubles dyspeptiques. Quelle que soit
la préparation qu'on choisisse, il est bon de ne pas donner plus
de 15 à 20 centigr. de fer réduit par jour.

1. O. Reveil, *Formulaire raisonné des médicaments nouveaux et des
médications nouvelles.* 2e édition. Paris, 1865.

Si l'on voulait essayer le vin ferré, suivant les indications du docteur Cotton, on pourrait employer la formule proposée par Dorvault [1] :

> Tartrate ferrico-potassique soluble..   1 gramme.
> Vin blanc généreux...............   1,000   —

L'*huile de foie de morue ferrée* est un médicament complexe qui remplit à la fois deux indications et qui offre par conséquent un intérêt réel au point de vue de la thérapeutique de la phthisie. C'est à Vézu, pharmacien de Lyon, qu'est due l'idée ingénieuse d'associer le fer à l'huile de morue. La présence d'acides libres dans ce véhicule offre au fer des conditions suffisantes de solubilité. Le docteur Jeannel [2] a proposé la formule suivante pour la préparation d'une huile de foie de morue ferrée qui est limpide, d'un beau rouge grenat, d'une bonne conservation, et qui contient environ un centième de carbonate de sesquioxyde de fer :

> Huile de foie de morue brune ....   250 grammes.
> Eau distillée.........................   250   —
> Carbonate de soude cristallisé, pulvérisé........   14   —
> Sulfate de protoxyde de fer cristallisé, pulvérisé.   15   —

On mêle dans un flacon à large ouverture, on agite de temps en temps au contact de l'air pendant huit jours, on passe à travers un filtre mouillé, on sépare l'eau de l'huile au moyen d'un entonnoir et on filtre une seconde fois. Chaque gramme de cette huile de foie de morue représente 1 centigr. d'oxyde ferrique. Deux cuillerées à bouche correspondent par conséquent à 20 centigr. d'oxyde de fer.

Le *proto-iodure de fer* est la préparation la plus habituellement choisie, quand on croit devoir administrer du fer aux phthisiques, et ce choix s'explique par l'activité avec laquelle cette combinaison rénove ou restitue les globules du sang, par la coexistence fréquente du lymphatisme ou du vice strumeux avec la phthisie, enfin par l'action que l'on attribue à l'iode

1. Dorvault, *l'Officine*, 1858, p. 663.
2. Jeannel, *Formulaire officinal et magistral*, 2ᵉ édition, 1876, p. 135.

sur la diathèse tuberculeuse elle-même Les pilules de Blancard contenant chacune 5 centigr. de proto-iodure de fer, le sirop de proto-iodure de fer de Dupasquier renfermant 20 centigr. de proto-iodure de fer par 30 grammes et l'huile de morue iodo-ferrée de Devergie sont les préparations les plus utiles. Un mot sur cette dernière, qui nous paraît appelée à rendre des services réels dans le traitement de la phthisie. Elle se prépare de la manière suivante :

Limaille de fer non oxydée....... 40 centigr.
Iode.............................. 1,70   —
Eau............................... Q. S. [1].

On combine dans un mortier par trituration et en ajoutant de l'eau, puis on mélange l'iodure formé avec 500 grammes d'huile de foie de morue brune.

Quant aux *eaux chalybées naturelles*, nous estimons qu'elles ne doivent jamais être prises à la source. Le fer constitue en effet dans le traitement de la phthisie une médication accessoire, secondaire, trouvant son utilité à certaines époques seulement, et le phthisique qui vivrait à Spa, à Forges, à Cransac, etc., serait disposé à voir des spécifiques dans ces eaux, et, par suite, à en abuser. Les eaux de Forges [2], de Passy [3], de Bussang [4], d'Orezza [5], peuvent être utilisées aux repas, mais à petites doses et élevées par une progression ménagée.

En nous résumant, nous dirons que si nous avons cru de-

---

1. Devergie, *Sur les médications composées et sur une nouvelle préparation de l'huile de foie de morue iodo-ferrée (Bulletin de thérap.*, 1860, LVIII, p. 262).

2. Les *eaux de Forges*, dans la Seine-Inférieure, sont froides ; elles contiennent par litre 22 centilitres de gaz acide carbonique, 98 milligrammes de crénate de fer et 76 milligrammes de bicarbonate de magnésie.

3. Les *eaux de Passy* sont froides ; elles sont fortes en sulfate de chaux (2 grammes 77 par litre), et elles contiennent 41 centigrammes de peroxyde de fer.

4. Les *eaux de Bussang* (Vosges) sont froides ; elles contiennent 41 centilitres d'acide carbonique, 1 gramme 79 de carbonates alcalins et 78 milligrammes de crénate de fer.

5. Les *eaux d'Orezza* (Corse) sont froides, gazeuses (1 litre 24 d'acide carbonique) ; elles contiennent 224 milligrammes de fer.

voir réagir contre la frayeur exagérée que des hommes tels que Trousseau, Blache, etc., qui influencent si légitimement l'opinion médicale, ont inspirée relativement à l'emploi des ferrugineux dans la phthisie, nous estimons néanmoins que cette médication doit être instituée avec discernement, dans les cas seulement spécifiés plus haut, et qu'il ne faut ni lui demander plus qu'elle ne peut donner, ni lui attribuer des accidents qui sont moins le résultat de l'administration du fer que le fait de la marche naturelle de l'affection [1].

1. Le docteur Guillain, président de la Société médicale de Chambéry, a lu, en 1865, devant cette Compagnie, un intéressant travail sur l'emploi des ferrugineux, particulièrement de l'eau de La Bauche (Haute-Savoie). Il croit que les ferrugineux sont indiqués dans la phthisie; d'après son témoignage, corroboré par celui du docteur Martin, ces eaux agiraient à la fois comme reconstituantes et comme hémostatiques; il les prescrit donc contre les hémoptysies. Il est possible en effet que les hémoptysies *passives* (mais seulement celles-là) s'accommodent de ce moyen.

TROISIÈME PARTIE

PÉRIODES APYRÉTIQUES OU STATIONNAIRES
DE LA PHTHISIE

Nous venons d'étudier les indications qui se rapportent au traitement de la phthisie fébrile, c'est-à-dire de la phthisie qui évolue et qui parcourt plus ou moins rapidement ses périodes ; nous avons vu que le but le plus ambitieux que puisse se proposer l'art est d'amener la maladie à cet état de chronicité apyrétique dans lequel elle ne marche plus ou du moins elle ne marche que d'un pas insensible, et qui fournit à la nature l'occasion de réparer par la cicatrisation les brèches pulmonaires. Nous supposons maintenant que la phthisie se présente sous cette forme, qu'elle y soit arrivée par un bénéfice de curation spontanée ou bien par le fait des traitements mis en œuvre. Le phthisique n'a plus de fièvre, il tousse encore, mais la nutrition est dans un état assez satisfaisant, et, n'étaient le souvenir des accidents qu'il a traversés et les résultats fournis par l'examen stéthoscopique qui montre que le trait fatal est toujours là, on pourrait croire à une guérison complète. Il n'en est rien dans l'immense majorité des cas ; c'est un répit qui sera plus ou moins long suivant l'âge du malade, suivant aussi qu'il s'astreindra à une vie plus exacte, plus complètement soumise aux prescriptions d'une hygiène attentive ; mais il n'y a rien à espérer au delà, à moins que le phthisique ne touche à cette période de la vie où cette cruelle affection ne marche plus qu'avec une extrême lenteur ; dans ce cas, et à force de précautions (mais à ce prix seulement), il peut prétendre à une longévité moyenne.

Si les indications de la phthisie dans ses périodes d'évolution sont principalement *médicamenteuses*, celles des périodes apyrétiques ou stationnaires sont au contraire principalement *hygiéniques.* C'est une forme particulière de valétudinarisme dont il nous reste à tracer l'hygiène.

Elle embrassera : 1° l'étude des atmosphères ; 2° celle de l'alimentation ; 3° celle du genre de vie, c'est-à-dire des actes physiques, intellectuels et moraux. Nous allons étudier successivement la vie du valétudinaire tuberculeux sous ces points de vue variés.

LIVRE PREMIER

ATMOSPHÈRES

L'hygiène de la respiration envisage le phthisique dans ses rapports avec les atmosphères au sein desquelles il vit, et elle détermine les qualités qu'elles doivent présenter pour lui offrir des garanties de plus longue conservation.

En hygiène thérapeutique, on peut diviser les atmosphères en : 1° atmosphères *naturelles* ou libres; 2° atmosphères *artificielles* ou modifiées.

Nous commencerons cette étude par les premières, qui embrassent la série des refuges ou abris climatériques que les poitrinaires doivent rechercher de préférence.

PREMIÈRE SECTION

ATMOSPHÈRES NATURELLES OU CLIMATS

Tous les climats ne conviennent pas également aux phthisiques, et l'hygiène s'est attachée de tout temps à spécifier les conditions climatériques qui sont les plus favorables à cette affection. Cette partie de l'hygiène thérapeutique a été et est encore l'objet de travaux considérables qui attestent son importance, mais qui accusent aussi son extrême difficulté.

Tous les problèmes thérapeutiques sont d'une désespérante complexité, même quand il s'agit de médicaments à action rapide, expressive, et à plus forte raison quand il s'agit de modificateurs comme les climats, qui ne produisent que des mutations lentes, à peine sensibles, faciles à confondre avec celles des influences de toute nature qui agissent en même temps sur le malade. La vérité est certainement bien difficile à dégager de ce chaos d'affirmations et de négations, de promesses décevantes ou de conclusions prématurées; mais nous ne pensons pas toutefois qu'il soit absolument impossible, dans l'état actuel de la thérapeutique, d'y projeter quelque lumière; nous allons nous efforcer de le faire, en soumettant à l'analyse des questions de thérapeutique qui sont restées trop souvent et trop longtemps dans le domaine de la routine et de la tradition.

CHAPITRE PREMIER

NOTION DU CLIMAT EN THÉRAPEUTIQUE

Ce sujet d'hygiène thérapeutique, nous venons de le dire, est d'une extrême difficulté. La quantité considérable de matériaux, scientifiques ou intéressés, accumulés autour de cette question; des jugements d'ensemble formulés sans le secours de l'analyse sur des problèmes qui sont essentiellement complexes; l'absence de statistiques rigoureuses et portant sur des faits pathologiques comparables; la pensée fausse que le climat est un médicament en quelque sorte spécifique qui peut remplacer tous les autres, et les espérances mal fondées ou les déceptions qui en découlent ; tels sont les motifs principaux de la désolante obscurité qui couvre encore cette question, que les malades et bon nombre de médecins croient résolue. Elle se pose avec un véritable caractère d'urgence, aujourd'hui que le monde des phthisiques, stimulé par la facilité des communications et par la passion des voyages qui se généralise de plus en plus, émigre en masse sur la foi des promesses qu'on lui fait, et cherche, par des stations successives sous des latitudes diverses, à se composer ce climat idéal grâce auquel il espère fermement retrouver la santé.

Nous ne sommes nullement sceptique en thérapeutique; nous l'avons peut-être prouvé dans un autre travail où, sondant les causes de ce scepticisme particulier, nous avons démontré qu'il a presque toujours pour racines le défaut de savoir, l'inexpérience et l'absence d'examen [1]; mais nous sommes ennemi des exagérations thérapeutiques, des assertions sans preuves qui discréditent la valeur d'un moyen, en le transformant en une sorte de panacée à laquelle nulle phthisie ne résiste. Il fut un temps où il fallait pousser hors de chez lui le poitrinaire riche et l'acheminer, par une sorte de contrainte morale, vers le midi de la France; aujourd'hui, il faut plutôt le retenir et lui montrer qu'il convient de ne pas se décider sans réflexion à émigrer et surtout de bien choisir une résidence. Un climat est un médicament, et toujours un médicament énergique; il a donc, suivant sa nature et suivant la maladie à laquelle on l'applique, des indications et des contre-indications qui, sous peine d'empirisme, demandent à être soigneusement déterminées. C'est ce que nous allons essayer de faire.

Établissons avec soin la *notion* du climat en hygiène thérapeutique. Il faut entendre par là cet ensemble de conditions atmosphériques ou terrestres qui fait d'une localité un modificateur hygiénique susceptible de concourir au rétablissement de la santé. « Le climat, a dit excellemment Réveillé-Parise, n'est pas seulement le froid et le chaud; c'est un être collectif qui se compose de la température, de la lumière, de l'électricité, de la sécheresse, de l'humidité, des mouvements de l'air, de la nature des lieux, des productions du sol, de la situation du terrain et de la culture [2]. » Nous ajouterons d'autres éléments très importants au point de vue de l'hygiène thérapeutique, à savoir : l'altitude, la direction des vents régnants, la présence ou l'absence d'abris contre chacun d'eux, la position continentale, riveraine ou insulaire, etc. Que d'éléments réunis pouvant, par les combinaisons en quelque sorte infinies de leurs variétés, introduire des modifications dans la constitution climatérique

1. Foussagrives, *Du scepticisme en thérapeutique, de ses causes, de ses conséquences et des remèdes qu'il convient de lui opposer* (*Bulletin de thérap.*, 1861, t. LXI, p. 193, 241).
2. Réveillé-Parise, *Traité de la vieillesse*, Paris, 1853, p. 312.

de chaque pays, ou plutôt de chaque localité! Frappé de l'impossibilité de généraliser en pareille matière, un hygiéniste distingué, Fleury, a nié la possibilité et l'utilité d'une climatologie générale, et a admis qu'il n'existait qu'une *climatologie restreinte*, une climatologie des localités. « Le point le plus circonscrit du globe, dit-il, présente un ensemble quelconque de phénomènes météorologiques; tout ensemble de phénomènes météorologiques exerce sur les êtres organisés soumis à son action une influence quelconque qui est représentée par le rapport existant entre l'organisme et le milieu au sein duquel il est plongé, et si cette influence peut varier quant à sa *qualité*, à ses manifestations secondaires, elle est à peu près toujours la même quant à sa *quantité*, c'est-à-dire quant à ses effets fondamentaux. La question des climats consiste évidemment à rechercher quels sont les points du globe offrant un ensemble de phénomènes météorologiques exerçant une influence *identique*, ou *à peu près la même*, sur les êtres organisés soumis à son action, et nous prétendons que cette *identité* n'existe pas, non seulement si l'on considère des régions comprises entre deux cercles parallèles à l'équateur, mais même si on la cherche dans des points quelconques du globe terrestre, l'ensemble des conditions météorologiques ne restant le même que dans les localités circonscrites par des limites très resserrées [1]. » Cela est vrai, surtout du climat envisagé comme élément de la thérapeutique de la phthisie. Deux localités de même latitude ayant des moyennes thermométriques annuelles saisonnières ou nycthémérales très analogues, ayant la même altitude, placées à égale distance de la mer, peuvent exercer sur les poitrines délicates des influences diamétralement opposées. Il y a plus : deux parties d'une même ville offrent quelquefois, suivant qu'elles sont ou non abritées des vents froids, des dissemblances analogues. Il ne s'agit point ici, nous le démontrerons bientôt, de subtilités thérapeutiques, mais de très sérieuses réalités qui pèsent lourdement sur la santé et le bien-être des malades.

Autre chose, il faut bien se le persuader, est de tracer la cli-

---

1. Fleury, *Cours d'hygiène fait à la Faculté de médecine de Paris*, 1852-53, t. I, p. 322.

matologie générale d'une zone au point de vue météorologique,
ou de prétendre embrasser dans une même formule l'influence
que l'habitation de cette zone peut exercer sur les phthisiques.
Légitime dans le premier cas, cette généralisation peut être essentiellement fautive dans le second. Un exemple fera mieux saisir
notre pensée. Certainement, dans sa belle étude sur les climats de la France, le professeur Ch. Martins [1] a été très rationnellement conduit à faire du climat provençal ou méditerranéen
une *espèce climatérique* ayant des caractères tranchés : un peu
plus de chaleur que le climat girondin, une quantité annuelle
de pluie plus considérable, une prédominance du vent de
nord-ouest ou mistral, etc. : ce sont là des traits généraux qui
appartiennent réellement à cette zone ; mais l'homogénéité
météorologique des localités qu'elle embrasse ne suppose pas
nécessairement leur homogénéité *thérapeutique*. C'est parce
que cette distinction nécessaire n'a pas toujours été faite, que
la plupart des villes du littoral méditerranéen ont été considérées, *in globo*, comme des stations utiles pour les tuberculeux.
Il en est de bonnes sur le nombre ; il en est de médiocres ; il
en est de détestables, et le classement hygiénique commence
à s'en opérer d'une manière judicieuse. Au reste, il importe,
sous peine de mécomptes, de bien établir ce fait : qu'il n'est
pas de refuge climatérique qui soit irréprochable. Les climats,
comme les caractères, ont les défauts de leurs qualités et les
qualités de leurs défauts ; un climat qui présenterait pondérés
dans une heureuse proportion tous les éléments météorologiques utiles, et amoindris, autant que possible, ceux qui sont
fâcheux, est un climat idéal qu'on peut chercher longtemps
avant de le rencontrer. En cette matière, comme en toute
autre chose, la perfection est introuvable ; il n'est guère cependant de station hivernale qui ne présente un programme aussi
séduisant, mais il faut y regarder de très près avant de l'accepter. Traçons donc le portrait de ce refuge climatérique
type, et nous dirons ensuite auxquels de ses éléments il convient d'attacher surtout de l'importance.

---

1. Ch. Martins, *Météorologie de la France* (*Patria*, 1847, p. 176).

Une température modérée, exempte de toutes oscillations brusques ; une transition ménagée entre les saisons ; une constance thermologique très grande, non-seulement d'un jour à l'autre, mais d'une période d'une journée à une autre période : des abris disposés de telle façon, par rapport aux vents saisonniers habituels, que la température en soit rafraîchie l'été, attiédie l'hiver ; peu d'humidité ; peu d'orages ; peu de vent ; des altitudes dans le voisinage, de façon à permettre d'échapper aux chaleurs de l'été ; un sol sec ne conservant pas l'humidité ; un ciel habituellement serein ; un site pittoresque ; des distractions en rapport avec la vie d'un valétudinaire : tel devrait être ce climat idéal. Mais il s'agit ici de thérapeutique réelle, et non de thérapeutique fantaisiste. Un climat est un médicament dont il faut savoir se servir ; employé d'une certaine façon, il est utile ; employé d'une autre façon, il sera désavantageux, et il faut qu'un phthisique qui émigre vers le midi sache bien que si le climat peut contribuer à son mieux-être, il y contribuera surtout lui-même par son attention à tirer parti des bonnes conditions qu'offre ce climat, et à neutraliser les mauvaises.

Cela posé, nous estimons que tout climat qui aura ces quatre caractéristiques : 1º moyenne hivernale assez élevée, et moyenne estivale modérée ; 2º absence de vicissitudes thermologiques brusques et étendues ; 3º grand nombre de jours exempts de pluie et de froid ou de vent excessif ; 4º absence de poussière, et qui permettra au malade quelques heures de promenade à pied chaque jour, sera, par cela seul, un refuge climatérique qui lui sera profitable s'il le veut, c'est-à-dire s'il est prudent et docile.

Les phthisiques qui viennent du nord de la France sont trop disposés en effet à penser que le séjour dans une station hivernale leur tient lieu de tout, de médicaments comme de précautions, et il faut les prémunir contre cette préjudiciable erreur dont les médecins qui exercent dans ces stations constatent tous les jours les conséquences.

Art. I. — Moyennes saisonnières modérées.

C'est là, on le conçoit, la première condition à rechercher. Le phthisique qui émigre sort de chez lui avec la pensée d'aller chercher des hivers moins froids et des étés moins chauds, et les points vers lesquels il se dirige doivent lui offrir ce double avantage ; il le trouve rarement dans la même localité, mais il peut le réaliser, s'il reçoit une direction intelligente, et par des migrations bien combinées. Lorsqu'il cherche une résidence fixe dans laquelle il puisse habiter toute l'année, les localités du midi, offrant des altitudes variées, lui donnent, sous ce rapport, des facilités particulières pour avoir des températures hibernales et estivales modérées.

Art. II. — Uniformité de la température.

La constance de la température d'une localité déterminée peut s'entendre : 1° du peu d'écart qui existe entre la température minima et la température maxima de l'année et des mois ; 2° entre les moyennes de chaque température saisonnière ; 3° entre les températures maxima et minima de la période de la journée pendant laquelle le soleil est au-dessus de l'horizon ; 4° entre la moyenne du jour et celle de la nuit ; 5° de la transition lente et graduelle d'une saison à une autre saison ; 6° de l'absence de vicissitudes thermologiques brusques et étendues, survenant le même jour et sous l'influence de phénomènes météoriques (changement de direction du vent, orages, etc.).

§ 1. — *Oscillations entre les maxima et les minima de l'année.*

Ces oscillations importent peu à la valeur hygiénique d'un refuge pour les phthisiques ; le plus habituellement, en effet, ils ne vont y passer qu'une seule saison, et ne sont pas en butte, par conséquent, à ces oscillations thermométriques. Ceux-là seuls qui résident toute l'année dans les stations hivernales ont à prendre en considération cet élément du climat, et encore perd-il singulièrement de son importance, quand on songe que les deux termes opposés de ces oscillations appartiennent à des saisons éloignées, et que les vicissitudes thermométriques rapides sont réellement les seules à craindre. S'il en était autrement, il ne serait guère en effet de station hivernale que l'hygiène fût en droit de patronner. C'est ainsi que le climat de Pau, dont l'utilité pour les poitrinaires est consacrée par une sorte de notoriété, a offert, de 1854 à 1864, un minimum absolu de — 12° et un maximum absolu de + 36°, c'est-à-dire un écart de + 48° ; le climat de Nice offre une différence estivo-hibernale de 23°,2 ; celui de Menton, une différence de 21°,8 ; celui de Cannes, une amplitude d'oscillations extrêmes mesurée par 22°, etc. Toutes les localités méridionales ont des climats *excessifs*, c'est-à-dire des températures estivales élevées et des températures hivernales très basses ; seulement celles-ci ne sont pas fréquentes, si nous en exceptons toutefois Pau, assez bonne station à certaines époques de l'année, mais qui, à d'autres époques, est signalée par des abaissements de température trop considérables. Ottley a constaté en effet que, vingt-cinq jours par an, le thermomètre s'y abaissait à 0° ; et Taylor [1] que, pendant les années 1837, 1838 et 1839, le minimum moyen avait été de — 7°,8, et que la moyenne des jours de neige pendant 5 ans avait été 11, et celle des jours de gelée 12. Ces faits, s'ils ne sont pas indifférents pour le choix d'une résidence hivernale, doivent être pris en plus sérieuse considération quand il s'agit d'une résidence fixe. Il est certain que, dans ce cas, Pau, dont le climat est thermologiquement plus tourmenté que celui de Menton, de Cannes et même de Nice, ne saurait nullement convenir aux tuberculeux.

§ 2. — *Amplitude des oscillations entre les maxima et les minima de chaque mois et des différents mois entre eux.*

Ici, sans être entrés encore dans le vif de cette question d'hygiène thérapeutique, nous en approchons sensiblement. On

1. De Valcourt, *Climatologie des stations hivernales du midi de la France*. Paris, 1865.

conçoit en effet que le peu d'amplitude de ces oscillations indique déjà une constance notable de température. A Pau, ces variations, relevées sur une période de 10 ans (de 1854 à 1864), ont fourni les écarts suivants :

Janvier............	21°	Juillet............	20°
Février...........	19 ,1	Août............	20 ,5
Mars..............	20 ,6	Septembre..........	19 ,7
Avril.............	20 ,5	Octobre............	20 ,5
Mai	21 ,2	Novembre	19 ,7
Juin..............	22 ,7	Décembre...........	19 ,1 [1]

La moyenne de l'amplitude de ces oscillations mensuelles a été pour toute l'année de 20°,4; calculée seulement pour les trois premiers mois de l'année météorologique (décembre, janvier et février), elle donne pour moyenne 19°,4. Cette même moyenne, calculée pour Cannes, donne 16°,6 pour toute l'année et 15°,3 pour les mois d'hiver seulement. Le climat de Nice présente 19°,4 pour moyenne des oscillations mensuelles entre les minima et les maxima des 12 mois, et 15°,7 si l'on n'envisage, à ce point de vue, que les écarts thermologiques des mois d'hiver. Ce qui frappe tout d'abord dans ces chiffres, c'est la différence sensible qui existe entre l'hiver et les trois autres saisons réunies ; mais cela n'a rien d'étonnant, puisque chaque saison forme un tout thermologique plus homogène qu'un groupe de mois réunissant les trois autres.

Si maintenant nous nous occupons de la comparaison de l'amplitude des oscillations des maxima et des minima dans les différents mois, nous trouverons pour Nice et pour Pau, choisis comme exemples, les chiffres suivants :

LOCALITÉS	DÉCEMBRE	JANVIER	FÉVRIER	MARS	AVRIL	MAI	JUIN	JUILLET	AOUT	SEPTEMBRE	OCTOBRE	NOVEMBRE
Nice..	18°,1	21°	18°,9	19°,8	21°,2	25°,5	17°,2	15°,5	17°,5	21°,7	17°,5	15,°2
Pau...	19°,1	21°	19°,1	20°,6	20°,5	21°,2	22°,7	20°	20°,5	19°,7	20°,5	19°,7

1. De Valcourt, *loc. cit.*

Le mois de mai serait le plus variable; viendrait ensuite le mois de novembre, puis le mois de septembre, le mois d'avril, le mois de janvier, le mois de mars, le mois de février, le mois de décembre, le mois d'octobre et le mois d'août, puis enfin le mois de juin (Nice). Envisagées pour Pau, ces amplitudes des maxima et des minima mensuels placent les mois dans un ordre un peu différent. Il serait utile de faire, pour toutes les stations hivernales, le relevé que nous venons de faire pour Nice et pour Pau; mais les éléments d'un semblable travail n'existent pas quant à présent, et cette lacune, qui coïncide avec tant d'autres, fait regretter qu'un travail météorologique d'ensemble, opéré sur un plan uniforme et dirigé par une impulsion centrale, n'ait été encore ni exécuté ni même conçu. Tirons des chiffres précités cette conclusion que, dans les stations hivernales du midi de la France, notamment pendant les mois d'hiver, il existe des oscillations de température qui sont mesurées, pour chaque mois, par près de 20°, et qu'on ne saurait pallier cet inconvénient par une attention trop assidue à sortir aux heures les plus favorables, et à compenser ces vicissitudes thermologiques par la nature et l'épaisseur des vêtements.

§ 3. — *Amplitude des oscillations extrêmes de la journée.*

Si nous envisageons maintenant les oscillations diurnes, c'est-à-dire celles qui intéressent le plus directement l'hygiène et le bien-être des phthisiques habitant momentanément les stations hivernales, nous voyons que pendant les mois d'hiver ces oscillations sont nombreuses.

L'amplitude de ces variations de la chaleur diurne varie du reste suivant les localités et aussi suivant les mois de l'année. Les tableaux synoptiques des températures d'hiver insérés à la fin de l'ouvrage de Valcourt nous montrent ce double fait. Les moyennes de la température prise le matin, à midi et à trois heures, donnent pour Paris (hiver de 1862-63) les chiffres suivants :

	Neuf heures.	Midi.	Trois heures.
Décembre...........	4°,88	8°,81	9°,24
Janvier	4 ,01	8 ,19	9 ,46
Février............	3 ,24	10 ,66	10 ,76

Pour Nice, nous trouvons les moyennes ci-après :

	Soleil levant.	Deux heures.	Soleil couchant.
Décembre.........	6°,1	11°,8	9°,8
Janvier	6 ,6	11 ,6	9 ,9
Février	4 ,7	12 ,9	10 ,8

Ces indications sont intéressantes en ce qu'elles montrent que, pendant l'hiver, la température maxima de la journée se produit vers deux ou trois heures de l'après-midi, qu'elle décline ensuite, et que c'est surtout dans l'intervalle qui sépare midi de trois heures que les malades doivent sortir pour se livrer à leur promenade habituelle [1]. Ces variations diurnes de la température ne sont pas considérables pendant l'hiver, mais elles le deviennent d'autant plus que la chaleur augmente, et la constitution climatérique des stations méridionales se rapproche sous ce rapport de celle des pays intertropicaux, où les oscillations ont une amplitude très grande. A cet élément déjà défavorable s'en joint un autre non moins nuisible : je veux parler de la brusquerie de ces vicissitudes thermologiques qui se manifeste souvent quand le vent change tout à coup de direction, ou quand un orage se produit [2].

---

1. Je dois faire remarquer que l'*état anémologique* de chaque localité modifie cette donnée de la température. Dans beaucoup de localités du littoral méditerranéen, le vent s'élevant dans l'après-midi, on éprouve, à température plus élevée, une impression de fraîcheur ; et le matin, entre 10 heures et midi, est la période la plus favorable pour la promenade.

2. Le professeur Tyndall a fait ressortir dans les termes suivants l'influence qu'exerce la vapeur d'eau atmosphérique sur l'uniformité de la température d'un lieu donné : « Si l'on enlevait, dit-il, à l'air qui recouvre la terre, la vapeur d'eau qu'il contient, il se ferait à la surface du sol une déperdition de chaleur semblable à celle qui a lieu à de grandes hauteurs, car l'air, en lui-même, se comporte pratiquement comme le vide relativement à la transmission de la chaleur rayonnante. Le coucher du soleil, pour une région dont l'atmosphère serait absolument sèche, serait suivi d'un refroidissement rapide. La lune ainsi devient absolument inhabitable pour des êtres semblables à nous et par la seule absence de la vapeur d'eau. Avec le rayonnement extérieur vers l'espace, sans la vapeur d'eau pour le suspendre, la différence entre les *maxima* et les *minima* mensuels de température deviendrait énorme. Les hivers du Thibet sont presque insupportables par la même raison. Nous avons une preuve frappante de la basse température de l'Asie dans ce fait que les lignes isothermes venues du Nord y descendent extrêmement. Humboldt a étudié plus particulièrement la puissance frigorifique des parties centrales de ce continent ; il a réfuté l'idée qu'on pourrait peut-être

Art. III. — Nombre de journées médicales.

Le temps qui permet la promenade à pied aux phthisiques est celui où il ne pleut pas, où le vent ne souffle pas avec violence (principalement quand le ciel est découvert), où il n'y a pas de brouillard, où le froid n'est pas trop vif. Il est incontestable que, sous ce rapport, nos stations hivernales du midi de la France offrent des avantages bien précieux et qu'on ne saurait trouver sous des latitudes moins favorisées.

Il pleut davantage dans le Midi qu'à Paris, par exemple, c'est-à-dire qu'il tombe annuellement plus de pluie, mais le régime de celle-ci est différent; si les pluies sont plus abondantes, le nombre des jours pluvieux est moins considérable, et puis aussi on y voit rarement des journées ou des successions de journées signalées par des pluies ininterrompues. A une pluie de quelques heures succède souvent un soleil radieux qui rend la promenade possible aussitôt que l'humidité s'est évaporée.

L'intensité du vent, quand le ciel est découvert et que le soleil brille dans tout son éclat, est une circonstance défavorable, surtout si le vent souffle du nord. Les malades passent en effet, suivant qu'ils sont ou non abrités du vent, par une succession de températures chaudes ou glaciales qui leur sont extrêmement

---

l'expliquer par sa grande élévation, en faisant remarquer qu'il est dans ces régions de vastes étendues de pays peu élevés au-dessus du niveau de la mer et dont cependant la température est excessivement basse. Dans l'ignorance de l'influence que nous étudions maintenant, Humboldt n'a pas pu tenir compte de l'une des sources les plus importantes du froid qu'il cherchait à expliquer. La seule absence du soleil pendant la nuit produit un refroidissement considérable partout où l'air est sec. La suppression, pendant une seule nuit d'été, de la vapeur d'eau contenue dans l'atmosphère qui couvre l'Angleterre, serait accompagnée de la destruction de toutes les plantes que la gelée fait périr. Dans le Sahara, *où le sol est de feu et le vent de flamme*, le froid de la nuit est souvent très pénible à supporter. On voit, dans cette contrée si chaude, de la glace se former pendant la nuit. En Australie aussi, l'excursion diurne du thermomètre est très grande; elle atteint ordinairement de 40 à 50 degrés. On peut, en un mot, prédire à coup sûr que partout où l'air sera très sec, l'échelle des températures sera très considérable. » (*De la chaleur considérée comme mode de mouvement*, trad. de l'abbé Moigno, Paris, 1864, p. 384.) L'uniformité relative de la température de la haute mer tient probablement aussi à la saturation hygrométrique de son atmosphère.

fâcheuses. C'est au calme de l'atmosphère de Pau, comme de Pise, qu'il faut attribuer une bonne partie des avantages reconnus à ces stations hivernales. Tous les étrangers sont frappés de cette particularité. Il y a là évidemment une condition qui compense en partie la température relativement assez froide de Pau pendant les mois d'hiver. Personne n'ignore en effet combien, à indication thermométrique égale, la vitesse du vent influe sur la sensation physiologique du froid. Pour le dire en passant, les stations du littoral ne sauraient, pour des raisons que l'on comprend, jouir de ce calme atmosphérique qui est non seulement une cause de bien-être pour les tuberculeux, mais qui leur permet un exercice plus régulier.

L'absence d'orages est également une condition à rechercher. Outre que la saturation électrique de l'atmosphère est une source de malaise, d'excitation nerveuse ou d'énervement, les orages amènent des perturbations thermologiques très violentes et très brusques. Il suffit d'avoir subi une tornade sur la côte ouest d'Afrique pour apprécier à quel point un orage peut abaisser brusquement la température. En quelques minutes, on passe d'une chaleur étouffante à un froid relatif qui détermine une sensation véritablement pénible. Cette transition est sans doute un peu moins accusée dans le midi de la France, où les orages sont assez fréquents, mais elle n'en est pas moins réelle.

Les brouillards sont dangereux pour les phthisiques, le froid humide qu'ils apportent avec eux étant une occasion de répercussion sudorale et de bronchites. C'est donc là une condition à éviter dans le choix d'une station d'hiver. A Pau, l'air est d'une remarquable limpidité, et les brouillards y sont très rares. « Cela, dit de Valcourt, est d'autant plus étonnant, que l'humidité moyenne de l'air y est représentée par 77°, tandis que dans la région méditerranéenne française elle n'est que de 62°; néanmoins l'air à Pau est très transparent dès que la pluie a cessé. La rareté des brouillards mérite d'être signalée; elle contraste avec ce qui se passe en d'autres pays, par exemple en Écosse. Il est donc aisé de comprendre combien le climat de Pau doit paraître enchanteur aux phthisiques venus de

Glascow [1]. » Dans un certain nombre de stations, à Hyères par exemple, il y a des brouillards le matin, et les malades font bien de retarder le moment de leur sortie jusqu'à ce que l'atmosphère ait pris une limpidité complète.

Art. IV. — Absence de poussière.

C'est là enfin un élément dont on s'occupe trop peu dans le choix d'une station. La poussière est la résultante de l'intensité du vent et de la pulvérulence du sol. Les poitrinaires souffrent de cette condition, surtout quand ils sont emphysémateux ou quand leur affection est compliquée d'un commencement de laryngite chronique. Pau et Venise offrent des avantages réels sous ce rapport, la première station à raison du calme proverbial de son ciel, la seconde à raison de sa position maritime, de l'humidité de son atmosphère, et du mode de locomotion en gondole qui y est pratiqué et qui épargne aux malades le bruit et la poussière des voitures. Dans les localités du Midi à sol crayeux, la poussière est un fléau véritable, et cette condition est très préjudiciable aux malades.

CHAPITRE II

TOPOGRAPHIE ET VALEUR DES PRINCIPALES STATIONS MÉDICALES.

Ces données générales une fois établies, nous allons étudier en particulier les principales stations climatériques vers lesquelles se dirigent les poitrinaires.

Les refuges climatériques préconisés dans le traitement de la phthisie ont été diversement classés par les auteurs. Les uns, se préoccupant exclusivement de l'ordre géographique, qui importe peu au médecin, les ont distribués suivant la contrée à laquelle ils appartiennent; les autres ont pris pour base la température moyenne annuelle; d'autres enfin les ont rangés en catégories basées sur les indications diverses qu'ils peuvent

1. De Valcourt, *op. cit.*

remplir et sur les formes de phthisie auxquelles ils correspondent plus spécialement. Bien évidemment, cette dernière classification serait la plus profitable si elle était possible; mais jusqu'ici les essais qui ont été tentés n'ont rien de bien satisfaisant.

En 1857, Champouillon, réunissant des articles successifs publiés par lui [1] relativement à l'influence du déplacement sur la nature de la phthisie, a présenté à l'Académie de médecine [2], sur cette question de thérapeutique, un mémoire dans lequel il *dose* et *prescrit* la *médication climatérique* avec un soin et une précision qui nous semblent toucher de près à la subtilité, mais qui accusent du moins une louable tendance à soumettre à l'analyse scientifique une donnée qui n'était pas sortie jusqu'ici du domaine du sentiment et de la tradition. Suivant ce médecin, la forme et l'étiologie particulière de la phthisie que l'on a à traiter indiquent et le choix de la station méridionale et l'époque de l'année où elle peut être fréquentée. Partant de ce fait, il classe ces refuges de la manière suivante :

1° *Disposition héréditaire à la phthisie; poitrine faible* : Pau (les mois de février, mars et avril exceptés), Cannes, Villefranche, la *campagne de Nice*, Mantoue, Sorrente, Madère (l'automne excepté), Alger (du mois de janvier au mois de mai), Rome (en octobre, mars et avril), Le Caire (pendant l'automne et l'hiver);

2° *Phthisie chez les sujets lymphatiques ou scrofuleux* : Venise, Sorrente, Gênes, Cannes, Villefranche, Hyères (octobre et novembre exceptés);

3° *Phthisie avec toux brève, fréquente, aride; muqueuse pulmonaire irritable* : Venise, Madère, Pise, Le Caire, Alger;

4° *Phthisie catarrhale* : Pau, Madère, Alger, Cannes, Villefranche, Hyères;

5° *Phthisie chez les sujets opprimés par la tristesse* : Venise, Alger, Albano, Frascati, environs de Naples, Florence;

6° *Phthisie chez les sujets nerveux* : Mantoue, Pise, Madère, Venise;

1. Champouillon, *Gazette des hôpitaux*, 1857.
2. Champouillon, *Traitement de la phthisie par le déplacement des malades* (*Bulletin de l'Acad. de méd.*, 24 novembre 1857, t. XXIII, p. 103).

7° *Phthisie à forme hémoptoïque* : toutes les stations méridionales, Pise, Rome et Naples exceptées ;

8° *Phthisie colliquative* : Pau, Hyères, Cannes, Villefranche, Madère, Alger.

Il y a certainement beaucoup à dire sur ces caractérisations morbides et thérapeutiques qui sont singulièrement arbitraires, et nous aurions besoin que l'auteur de ces distinctions nous expliquât en quoi la tristesse qui opprime certains phthisiques peut servir à déterminer la station hivernale qui leur convient, et pour quelles raisons il recommande aux phthisiques arrivés à la période de colliquation (c'est probablement ce qu'il entend par le mot de phthisie colliquative) le climat de Pau et celui d'Alger, le premier si variable, le second si chaud dans certaines saisons.

La classification proposée par Valcourt est plus simple, mais n'est pas plus satisfaisante. Qu'on en juge plutôt. Les stations hivernales françaises sont ainsi classées :

Climat sédatif.	Pau.
— tonique, peu excitant...........	Le Cannet.
tonique et passablement excitant..	Amélie-les-Bains. Hyères. Cannes. Menton.
— tonique et excitant.............	Costabelle. Cannes.
— tonique et très excitant.........	Nice [1].

Cette échelle d'excitation, qui rappelle celle de la fameuse table de Lynch [2], est graduée par les adverbes *peu, passablement, très,* qui forment des cadres singulièrement élastiques pour admettre les stations à venir. Sans doute il serait avantageux qu'on pût déterminer l'action propre à chaque station et classer les formes de la phthisie de façon à n'avoir plus qu'à appliquer sur chacune d'elles les étiquettes *Menton, Pau, Nice,* etc. ; mais la thérapeutique n'en est pas encore arrivée à ce degré de savante précision, et il est même permis de penser

---

1. De Valcourt, *op. cit.*, p. 182.
2. J. Brown, *Éléments de médecine,* trad. Fouquier, Paris, an XIII (1805), p. 512.

qu'elle n'y arrivera jamais, tant sont complexes les éléments qui interviennent dans l'action des climats. Il faut donc renoncer provisoirement, si ce n'est pour toujours, à rattacher chaque station climatérique à une médication déterminée. Dans l'état actuel de nos connaissances, ce serait une subtilité et rien de plus.

Nous chercherons donc une autre base qui nous paraît moins ambitieuse, mais plus pratique : l'utilité des stations comme refuge *hivernal, estival,* ou comme *résidence fixe;* la position *maritime, continentale, insulaire, méridionale, intertropicale* des stations propres aux phthisiques introduit dans chacune d'elles des éléments climatologiques variés; il en est de même de leur altitude. Il convient donc d'examiner chacune de ces catégories séparément.

En condensant en quelques lignes les caractères de climatologie médicale qui appartiennent à chacune des stations où affluent le plus habituellement les phthisiques, nous nous sommes proposé d'édifier les praticiens sur la valeur de celles qui ont le plus de notoriété, et de les mettre ainsi en situation de choisir et de donner à leurs malades une direction qui leur soit favorable. C'est là en effet office de médecin et non d'empirique, car un climat est un *médicament* qui demande à être choisi et dosé comme le sont les stations hydrominérales[1]. Il faut donc que le médecin ait en main un résumé pratique des éléments propres à asseoir son opinion. C'est ce résumé que nous allons essayer de faire.

---

1. Les climats sont des médicaments complexes, des *thériaques* et il faut appliquer à leur étude les méthodes qui conviennent à l'étude des médicaments, c'est-à-dire : 1° les envisager en eux-mêmes aux points de vue de leur constitution physico-météorologique, de leur action comme modificateurs de la vie hygide et de leur technique ou mode d'emploi; 2° comme modificateurs de l'état morbide, c'est-à-dire sous le rapport clinique; 3° enfin il convient d'étudier les questions générales qui se rattachent aux climats considérés comme modificateurs de la vie. Il y a donc : 1° une *matière climatologique,* répondant à la matière médicale; 2° une *climatologique clinique* ou *appliquée* traitant de l'emploi de ces modificateurs; 3° une *climatologique thérapeutique générale.* Il y aurait un beau livre à faire sur ce sujet et je fais le vœu qu'il tente un jour l'ambition d'un médecin que des études complexes auraient familiarisé à la fois avec les questions de météorologie physique et avec celles de la climatologie clinique. J'ai rêvé ce livre, je n'aurai pas le temps de le faire.

Article I. — Stations hivernales.

§ 1. — *Stations hivernales maritimes.*

On peut désigner ainsi celles qui sont placées sur le bord
de la mer ou à une distance assez petite de celle-ci pour
qu'elles en reçoivent les influences. Ce sont, de beaucoup, les
plus nombreuses et les plus importantes.

Un certain nombre de médecins attribuent encore l'efficacité
de ces stations moins à leurs qualités climatologiques propres
qu'à l'influence de l'air marin qu'on y respire, et cette erreur,
traditionnellement transmise, mérite d'être combattue, car elle
peut conduire à donner aux phthisiques des conseils qui leur
seraient funestes.

Que faut-il donc penser de l'influence de l'*air marin* dans
le traitement de la phthisie ? Et tout d'abord, que faut-il entendre par *air marin* ? Nous laisserons à Le Roy de Méricourt[1],
qui a traité ce sujet de climatologie avec un remarquable talent
de critique, le soin de répondre à cette question. « Peut-on, dit-
il, assigner à l'air du littoral des caractères propres, constants,
qui puissent le distinguer de l'*air des montagnes*, de l'*air de la
campagne* ? Est-ce, comme on a depuis quelque temps une singulière tendance à le laisser supposer, une entité assimilable
jusqu'à un certain point à une eau minérale naturelle, ayant
des propriétés physiologiques et thérapeutiques ? Nous ne pouvons l'admettre. L'analyse chimique la plus minutieuse ne parvient qu'à faire reconnaître sa pureté relativement à la composition des atmosphères confinées des centres de population.
Le chimiste le plus habile ne pourra distinguer, si des étiquettes n'en indiquent la provenance, les échantillons d'air
pris sur une élévation située à l'intérieur d'un continent, de
ceux recueillis sur le bord de la mer ou à trente lieues au
large... Où commence, où finit ce qu'on désigne ainsi ? Quelles
sont les limites de l'influence physiologique de cette atmosphère par rapport à une ville située sur le bord de la mer ? Si

1. Le Roy de Méricourt, *Archives génér. de méd.*, octobre et novembre
1863.

donc cette expression ne signifie rien autre chose que l'ensemble classique des conditions climatériques qui constituent
le climat d'une localité, plus ou moins modifié par la proximité
de la mer, comme l'air de la plaine modifié par l'altitude devient l'air des montagnes, il nous paraît non seulement inutile,
mais même irrationnel, d'envisager à part l'influence de l'air
marin sur la santé. C'est en comparant minutieusement telle
localité maritime à telle autre ou à telle station continentale,
que nous arriverons à faire de la climatologie féconde et pratique ; mais on pourrait discuter indéfiniment sur l'air marin
et les climats en général sans que cela devînt jamais profitable
à un seul malade. Est-il en effet jamais venu à l'esprit d'aucun
médecin d'envoyer des poitrinaires du centre de la France respirer l'air marin à Dunkerque ou à Douvres? Non sans doute,
car les partisans, même les plus ardents, de ce médicament
hypothétique de la phthisie tiennent au fond beaucoup plus
compte des conditions d'élévation, de constance de températu-
ture, de pureté du ciel, que des particules salines entraînées
par la brise du large, des émanations iodurées ou bromurées,
des âcres senteurs des varechs, etc. Qu'y a-t-il de commun
entre les plages du cap Nord, celles du golfe de Guinée ou de
la Californie, si ce n'est la vue de la mer? Enfin, que les partisans de l'air marin veuillent donc bien indiquer à leurs confrères des ports où ils devront envoyer les pauvres phthisiques
qui encombrent leurs salles d'hôpital et qui meurent chaque
jour en regardant la mer qu'ils voient de leur lit [1]. »

Nous n'avons rien voulu retrancher à cette vive et inexo-
rable argumentation. Nous allons même plus loin que notre
savant ami ; non seulement nous ne croyons pas que l'air marin
ajoute aux stations hivernales, sur lesquelles il passe, le moindre
élément thérapeutique, mais nous croyons certaines de ces
stations utiles aux phthisiques, non pas parce qu'elles sont au
bord de la mer, mais quoiqu'elles soient sur le bord de la
mer [2]. J'entends parler à chaque instant de la constance du

1. Le Roy de Méricourt, *Archives gén. de méd.*, octobre et novembre
1863.
2. J. Copland est de cet avis. « Autant, dit-il, que je puis m'en rap-

climat marin, et j'avoue que cette assertion bouleverse toutes
mes idées et tous mes souvenirs. J'ai navigué ; j'ai passé la
plus grande partie de ma vie sur différents points du littoral
de la Manche, de l'Océan et de la Méditerranée, et j'affirme que
la constitution thermologique de ces localités m'a paru singulièrement variable. Qu'à deux cents lieues de toute terre, le
climat marin soit constant, uniforme, je le reconnais et je m'en
rends compte par l'homogénéité de son domaine, l'humidité
de l'atmosphère et l'absence de deux milieux susceptibles de
s'échauffer inégalement et de faire naître, par suite, des courants aériens qui modifient la température ; mais sur le littoral
il en est autrement : la terre et la mer sont deux corps d'iné-
gale conductibilité pour la chaleur ; il y a entre l'une et l'autre
un échange incessant de rayonnement calorifique, et de là
résultent des vents plus ou moins vifs qui peuvent bien ne pas
influencer le thermomètre, mais qui impressionnent singulièrement la sensibilité frigorifique des malades. D'ailleurs la
nature a séparé d'elle-même les deux éléments de ce problème
thérapeutique en nous montrant l'influence aggravatrice que
l'air du littoral de la Manche ou de l'Océan exerce sur la
phthisie quand il n'a pas pour contre-poids et pour cor-

porter à mon expérience, je pense que de deux localités qui offrent des
conditions identiques de sécheresse, de moyennes annuelles, mensuelles
et diurnes, de vicissitudes de vents, de facilités pour faire de l'exercice
au dehors, celle de l'intérieur doit être préférée. » (*A Dictionary of
practical medicine*, London, 1858, t. III, p. 1149.) Nous partageons complètement cette manière de voir. Le séjour sur le bord de la mer n'est
avantageux que pour les stations estivales, parce qu'il tempère la chaleur ; mais encore n'y a-t-il là rien de spécial, puisque l'altitude peut
procurer le même avantage. Rush incriminait aussi la valeur du séjour
sur les bords de la mer (*Situation exposed to the sea should be carefully
avoided*). Il admet que les voyages sur mer font du bien, mais que le
séjour du littoral est dangereux. Voici ses arguments : l'Angleterre, qui a
une immense étendue de côtes, est ravagée par la phthisie, qui entre
pour un chiffre énorme dans sa mortalité. A Salem (État de Massa-
chusets), située près de la mer et exposée une partie de l'année à des
vents d'est humides, on a constaté, en 1799, 50 morts par phthisie sur
160 décès. Boston, Rhode-Island, New-York, ont beaucoup plus de phthisiques que Philadelphie » (vol. II, p. 115). Les médecins qui exercent sur
le littoral de la Manche et de l'Océan pourraient fournir des arguments
à l'appui de cette manière de voir. Rush renonce à théoriser ce fait ; nous
avons dit que la variabilité de la température nycthémérale nous paraissait susceptible d'en rendre compte.

rectif la douceur de la température des stations hivernales [1].

En résumé, on a, à notre avis, singulièrement exagéré les avantages de l'air du littoral pour la guérison ou le ralentissement de la marche de la phthisie. Laennec a nourri toute sa vie cette pieuse illusion. Il envoyait ses tuberculeux sur le bord de la mer, et, quand le déplacement n'était pas possible, il voulait qu'on imprégnât leur chambre des senteurs marines du varech : vaine pratique dont sa mort elle-même est venue démontrer l'inanité ! L'air du littoral, quand il n'est pas attiédi par une latitude méridionale, est préjudiciable au phthisique, on ne saurait trop le répéter, et cela se conçoit : il y est en butte à des vicissitudes thermologiques incessantes ; toutes les saisons, en raccourci, se succèdent pour lui dans le même jour, presque dans la même heure ; sa peau, imprégnée de moiteur dans une rue échauffée par le soleil, à l'abri du vent, se crispe sous le contact du froid dès qu'il subit le contact agressif de la brise du large, et de là ces bronchites intercurrentes qui se succèdent sans relâche et qui, chacune, abrègent pour leur part la carrière déjà si courte promise aux tuberculeux [2]. Certes,

1. Les villes du littoral de la Manche sont plus meurtrières encore pour les phthisiques que celles du littoral de l'Océan. J'ai pratiqué pendant quatre ans à Cherbourg, et j'ai pu me convaincre de la rapidité avec laquelle la phthisie y marche. Les conditions de ce climat rendent d'ailleurs très bien compte de cette influence aggravatrice. « La moyenne, dit Besnou, pharmacien distingué de la marine, est de 6°,8 pour l'hiver, et le thermomètre y descend rarement au-dessous, de sorte que la température de l'hiver ne monte guère au-dessus de cette moyenne. L'humidité y est excessive ; la moyenne hygrométrique annuelle est de 76 à 77°, et celle de l'hiver de 90 à 95°. Il en résulte que l'organisme est péniblement impressionné par le froid, alors même que le thermomètre est assez haut. L'humidité traverse en effet les vêtements de laine, qui sont très hygrométriques, et le vent enlève du calorique proportionnellement à sa vitesse, qui est toujours assez grande dans ces parages. L'air de Cherbourg est donc réellement vif et froid ». (*Note manuscrite.*)

2. Il n'est pas sans intérêt de voir comment Broussais, né lui-même sur les côtes de la Bretagne, jugeait cette question d'hygiène thérapeutique. « On a parlé, dit-il, de la navigation comme fort avantageuse... ce n'est sans doute pas la navigation sur les côtes. En pleine mer, à la bonne heure ! la température est beaucoup plus uniforme, surtout si l'on s'avance vers les régions équatoriales. En pleine mer, il s'élève de la surface une petite vapeur aqueuse qui humecte les poumons, et on respire un air vraiment salubre. Mais conclure de ce fait que la navigation et l'air maritime des côtes, surtout celles de Bretagne, soient favorables aux phthisiques, *c'est par trop se méprendre*. Étant de ce pays, j'ai observé

nous convenons que l'air vif, pur et stimulant du littoral exerce
une influence favorable sur les sujets débilités, convalescents
d'une maladie longue ; nous concevons que le calme méditatif
dont jouit l'esprit par la contemplation du tableau grandiose
que la mer déroule sous les yeux soit pour certains malades
un élément d'amélioration, mais nous nions que les phthisiques
qui vont habiter Nice ou Menton doivent le mieux qu'ils éprouvent à l'inhalation de l'*air marin*. La cause unique de ce changement favorable gît dans une bonne température, qui leur
épargne les épreuves de l'hiver et leur permet un exercice
régulier.

Il est, de plus, un élément de l'atmosphère qui paraît surabonder surtout sur le littoral, et l'on pourrait expliquer en partie par ce fait la fréquence des affections catarrhales auxquelles
les phthisiques sont en butte quand ils habitent le bord de la
mer. Je veux parler de l'ozone, qui prédomine tellement à la
mer, que l'amiral Fitz-Roy a émis cette opinion que l'augmentation de l'ozone dans une localité accusait le passage de vents
venant du large. « Les connaissances actuelles, dit l'éminent
météorologiste, portent à penser que l'ozone se trouve principalement sur ou près de la mer, et que les vents qui soufflent
de la mer la plus prochaine sont ceux qui apportent le plus
d'ozone. Le lieutenant Chimmo a observé que, dans les Hébrides
et sur la côte N. O. d'Écosse, il y avait plus d'ozone qu'il n'en
avait observé ailleurs, même sur le grand Océan, et, si l'on com-

---

des phlegmasies de poitrine et des phthisies, et j'ai vu qu'elles étaient
plus nombreuses sur les côtes que dans l'intérieur des terres, *excepté
pourtant dans les pays marécageux* ou sur le revers des montagnes exposées au midi. On avait imaginé que c'étaient les émanations des plantes
marines qui produisaient cet effet, et on l'avait pensé de bonne foi (*allusion à Laennec et à ses essais d'une atmosphère marine artificielle*), car
on a fait apporter à Paris des varechs, et l'on a jonché les chambres
des malades de ces plantes prétendues balsamiques. Mais on n'en a retiré
aucun bon résultat; on avait mal interprété les bons effets de l'influence
de la mer, qui proviennent de l'uniformité de température et qui avaient
été surtout obtenus dans les voyages de long cours dirigés vers les pays
chauds. » (Broussais, *Cours de pathologie et de thérapeutique générales*,
30 mars 1832. 60e leçon, Paris, 1834, 2e édit., t. II, p. 608.) — Ce témoignage a d'autant plus de valeur que Broussais avait habité le littoral
et que, de plus, il avait navigué en qualité de médecin de la marine,
souvenir dont s'honorera toujours le corps médical de la flotte. Il pro-
nonçait donc en pleine compétence.

pare les notes prises à ce sujet sur différents points de nos côtes, il est remarquable que les vents qui coïncident avec les plus fortes indications ozonométriques sont ceux qui soufflent de la mer la plus proche et la plus étendue. Quand le capitaine hollandais Jansen et le docteur Mitchell (d'Édimbourg) firent des observations dans l'Inde, l'Atlantique et l'Algérie, ils trouvèrent, par des méthodes indépendantes, que sur la mer, loin de terre, il y avait le plus d'ozone, et que, sur le littoral ou sur des collines près de la mer, si elles sont, par ailleurs, exposées aux vents du large, il y en avait plus que dans les vallées ou tous autres endroits à l'abri de la mer, et qu'à terre, aux environs des villes et dans les localités terrestres en général, il y en avait excessivement peu [1]. »

Sans être fixé complètement sur l'action physiologique de l'ozone, on a signalé cependant, d'une manière assez générale, son influence sur la production des affections catarrhales. Peu après la découverte de Schœnbein, le docteur Splenger (d'Eltville) a publié une curieuse description d'une épidémie catarrhale observée par lui dans le Mecklembourg, et dans laquelle l'intensité ozonométrique cadra, d'une manière remarquable, avec les courbes des nombres de malades [2]. Nous avons nous-même signalé l'extrême fréquence des bronchites dans la navigation des mers équatoriales [3], et nous avons supposé que l'abondance de l'ozone n'y était pas étrangère. Il était intéressant de signaler cette particularité qui peut expliquer en partie l'influence fâcheuse du séjour du littoral de la Manche et de l'Océan sur la marche de la phthisie. Les stations méditerranéennes, nous le répétons, ont des compensations thermologiques que n'ont pas celles des autres côtes.

Ce jugement d'ensemble étant porté sur les stations hivernales du bord de la mer, étudions en particulier celles qui ont le privilège d'attirer le plus grand nombre de malades.

1. Rear-admiral Fitz-Roy, *The Weather-Book*, 2e édition, London, 1863, p. 86 et 87.
2. Splenger, *Bulletin de thérap.*, 1858, t. L, p. 408.
3. Foussagrives, *Histoire médicale de la campagne de la frégate à vapeur* l'Eldorado. Paris, 1852, in-4°.

I. *Stations hivernales maritimes de l'étranger*. — Chaque contrée, à moins qu'elle ne soit tout à fait septentrionale, comme la Norvège, la Suède, le Danemark, possède, aux confins de ses limites sud, un certain nombre de refuges qui n'ont qu'une valeur relative, mais qu'elle utilise pour les phthisiques à qui leur état de santé ou leur position de fortune interdisent des excursions plus lointaines. L'Angleterre, l'Autriche et la Russie, dont les immenses possessions embrassent les latitudes les plus diverses, ont des stations hibernales de ce genre. On comprend que nous ne puissions aborder cette étude, et nous nous bornerons à indiquer seulement les stations méridionales les plus importantes de ces pays.

1° *Angleterre*. — Placées sur la côte sud, abritées des vents du nord par des falaises ou des collines généralement élevées, et exposées au souffle du midi, les stations hivernales de l'Angleterre ont une température beaucoup plus douce l'hiver que nos côtes de la Manche et surtout que l'intérieur de la Grande-Bretagne. Hastings et Brighton, dans le comté de Sussex, sont les stations d'hivers les plus fréquentées. Hastings est considérée comme une meilleure station que Brighton, parce que, pendant l'hiver et le printemps, elle est abritée par la pointe de Denge-Ness contre les vents d'E. et de N. E. qui passent sur les cimes neigeuses de la Norvège [1]. Brighton, située dans le même comté, par 50° 49′ de latitude et 2° 32′ de longitude E., reçoit davantage l'influence de ces vents ; son air est, par ce fait, plus vif, plus stimulant, et il convient aux organismes qui ont besoin d'être excités. Le docteur Clark pense que Brighton vaut mieux comme station d'automne et Hastings comme station d'hiver, le climat de la première de ces localités étant doux jusqu'à la

---

1. Pereira considère la station de Hastings comme très utile aux poitrinaires qui veulent éviter les vents de N. E. pendant les mois de décembre, janvier et février, spécialement pendant ces deux derniers mois (*The Elements of materia medica and therapeutics*, London, 1854, vol. I, p. 75). Ce qu'il dit de l'influence défavorable du climat de Hastings sur les rhumatisants semblerait indiquer qu'il est variable. Saint-Léonard, qui n'est qu'à un mille de Hastings, paraît plus avantageux aux phthisiques que cette dernière localité. Rappelons encore une fois que la valeur de ces stations du midi de l'Angleterre est simplement relative.

fin de décembre. Le même observateur évalue à 2° la supériorité de la température hivernale des refuges de la côte S. de l'Angleterre sur celle de Londres. La côte S. O. serait, au contraire (dans les localités les plus abritées), plus chaude de 5° en moyenne que le climat de Londres. Penzance est, entre toutes ces stations hivernales maritimes, une des plus vantées ; elle le doit à sa position péninsulaire à l'extrémité de la pointe S. O. de l'île. J. Copland apprécie dans les termes suivants la valeur de cette station : « Elle a une température tiède et humide et d'une remarquable égalité, non seulement par rapport à l'année, mais aussi aux jours et aux nuits, ce qui rend son climat bien supérieur à celui de beaucoup de localités du midi de l'Europe et le range auprès de celui de Madère [1]. » Cette assertion est évidemment exagérée, et on est d'autant plus fondé à le croire que le même auteur avoue qu'il y a deux fois plus de jours pluvieux à Penzance qu'à Londres et qu'on y est exposé à des vents très forts.

Les côtes sud et ouest de l'Angleterre présentent aux phthisiques un grand nombre d'autres refuges dont la valeur relative est déterminée surtout par des conditions d'exposition et d'abri. Tels sont : Salterton, qui est à l'abri des vents du nord ; Teignmouth ; Torquay, dont la réputation comme station de phthisiques est considérable ; Salcombe, surnommée le Montpellier de l'Angleterre ; Clifton, dont le climat est remarquablement doux l'hiver, etc.

2° *Autriche.* — L'Autriche a des possessions méridionales qui longent la côte orientale de l'Adriatique et qui doivent abonder en refuges d'hiver. La Vénétie, l'Istrie, la Croatie et la Dalmatie présentent, sur une bande riveraine de quatre degrés de longueur, une côte sinueuse, découpée, abondant en baies fermées par une multitude d'îles et protégées des vents froids du nord et de l'est par la chaîne des Alpes Carniques et des Alpes Juliennes. Nous ne connaissons aucun travail

---

1. J. Copland, *A Dictionary of practical medicine*, art. PHTHISIS. — J'ai passé huit jours à Penzance pendant l'hiver, en 1845, et j'y ai trouvé exactement le climat que je venais de laisser à Cherbourg. Il y a lieu, en tout cas, d'éviter cette station au printemps, à cause des vents froids de N. E. qui y règnent

d'hygiène thérapeutique sur cette zone, mais sa configuration géographique, son exposition et ses abris nous portent à penser qu'il doit y avoir là d'excellentes stations d'hiver dans les points où les influences marécageuses ne se font pas sentir.

3° *Russie*. — La Russie n'est guère favorisée à ce point de vue ; la Crimée semblerait devoir offrir à ses phthisiques des refuges d'hiver d'une certaine valeur ; mais la température y est extrêmement variable, et les hivers y sont souvent très rigoureux ; aussi les poitrinaires qui ont de la fortune émigrent-ils et vont-ils demander au midi de la France, à l'Algérie ou à l'Italie, des abris contre l'inclémence de leur climat. Un certain nombre d'entre eux, comme nous l'avons dit, se dirigent néanmoins vers le sud, mais ils vont plutôt chercher dans les steppes des Kirghiz les avantages d'un traitement par le *koumiss*, que ceux d'un climat dont la valeur ne peut être que relative.

4° *Péninsule ibérique*. — L'Espagne et le Portugal sont très richement dotés sous le rapport de leurs stations hivernales du bord de la mer. L'étendue de leurs côtes et la beauté de leur climat permettaient tout d'abord de le penser. Le Portugal est toutefois moins bien partagé que l'Espagne à ce point de vue, d'abord parce qu'il n'a que des ports océaniens, et puis, aussi, parce que des vents du nord très vifs et très froids règnent pendant une grande partie de l'hiver sur sa côte ouest, dont ils suivent la direction. La côte sud ou des Algarves, et en particulier Lagos, Faro, Tavira, doivent offrir des avantages comme refuges climatériques. Lisbonne était jadis une station très fréquentée, et les médecins de l'Angleterre, et surtout de l'Écosse, y envoyaient leurs phthisiques ; aujourd'hui, cette station n'a plus le privilège d'attirer le courant des malades, qui se porte de préférence vers le littoral méditerranéen.

Toute la côte sud et est de la péninsule ibérique abonde en refuges excellents.

Quant à la côte nord, occupée par les Asturies, la Biscaye, la Corogne, etc., battue par les vents du nord et participant aux caractères du climat pluvieux et variable du golfe de Gascogne, elle n'offre aucun abri hivernal de quelque valeur ; nous verrons bientôt au contraire que les malades qui habitent le midi de l'Espagne peuvent y trouver l'été de bons refuges contre l'intensité de la chaleur.

5° *Italie.* — Les principales stations hivernales maritimes de l'Italie sont Naples, Salerne et Venise.

A. NAPLES ET SON GOLFE. — Latit., 40° 51′; long., 11° 54′ E.

Thermométrie. — Moyenne annuelle, 16°,5; moyenne hivernale, 9°,8; vernale, 15°,2; estivale, 23°,8; automnale, 16°,8. Température maxima, 38°,7; minima, 50. Variations diurnes très fréquentes et très étendues. Requin en parle dans ces termes : « Pour les organisations délicates, il y a quelque chose de plus redoutable que la rigueur constante du froid ou l'excès uniforme de la chaleur : ce sont les rapides et brusques changements de l'atmosphère. La chaleur moyenne d'une contrée est un élément aussi important à considérer pour l'hygiène et pour la pathogénie que la connaissance des variations habituelles de la température. Or Naples, entre les Apennins qui la dominent et la Méditerranée qui la baigne, souffre des fréquentes alternatives des vents septentrionaux qui ont passé sur les neiges éternelles de la chaîne apennine et des vents méridionaux qui arrivent des plages brûlantes de l'Afrique. De là ces soudains abaissements du baromètre, ces ruptures d'équilibre dans l'état électrique de l'air, ces transitions thermométriques instantanées, source féconde de palpitations, de dypsnée, de maux de nerfs et d'irritations pulmonaires chez les personnes prédisposées à ces diverses affections. Et notons qu'en général on vient s'établir à Naples pendant l'hiver, c'est-à-dire pendant la saison où ces variations météorologiques sont les plus fréquentes et les plus dangereuses. Sans doute, en se logeant sur la *riviera di Chiaja*, quai magnifique, situé en plein midi, on est à l'abri des *venti di terra* ou vents du nord. Mais, sur la foi de ce brillant soleil qui luit devant vous, ne vous aventurez pas trop à une promenade à pied ou en calèche découverte le long des quais qui bordent le rivage... là le soleil vous brûle, ici la bise vous glace [1]. »

1. Marc-Aurèle a porté il y a 1500 ans le même jugement sur le climat de Naples, où il avait conduit sa fille Faustine, au sujet de laquelle il écrivait ces lignes si touchantes et si vivantes que l'on croirait tracées d'hier :

Hygrométrie. — Oscillations énormes de l'hygromètre; quantité d'eau annuelle, 1 mètre; 60 à 100 jours pluvieux; 140 à 180 jours sereins; 100 à 150 jours nuageux (Renzi); hiver moins pluvieux que l'automne; juin, juillet et août sont les mois les plus secs. Brouillards très rares.

Anémologie. — Le sud-ouest est le plus fréquent : nuageux, pluvieux, humide; le sud ou le sud-est, ou siroco, apportent une chaleur étouffante; le nord-ouest est impétueux et glacé. Le nord et le nord-est sont dans le même cas. La climatologie de Naples est, on le voit, dominée, comme celle de beaucoup d'autres localités, par la direction et la qualité de ses vents.

Barométrie. — Oscillations barométriques annuelles d'une amplitude de 40 millimètres.

Au dire de Carrière, la rive septentrionale du golfe de Naples, Pouzzoles et Baïa, en particulier, pourraient offrir de bons abris aux phthisiques, principalement en hiver, où les influences marécageuses de ces stations, notamment celles de Baïa, sont au minimum.

Le même auteur indique aussi le golfe de Gaëte comme un bon refuge d'hiver dans cette affection.

B. SALERNE ET SON GOLFE. — Située plus au sud que Naples, Salerne aurait, au dire de Renzi, une température moins élevée d'un degré et demi que Naples. Prépondérance des vents du midi sur les vents septentrionaux; un peu mieux abritée sous ce rapport que Naples, Salerne a toutefois les mêmes inconvénients de vicissitudes thermologiques. Le voisinage des marais de Pœstum, quoique Carrière ne les considère pas comme influençant la salubrité de Salerne, ne saurait cependant être regardé comme une condition indifférente. Ce climatologiste distingué estime que Salerne ne convient pas à la phthisie, mais que le catarrhe pulmonaire chronique [1] s'en accommode très bien;

« Par la volonté des dieux, nous croyons retrouver quelque espérance de salut : le cours du ventre s'est arrêté, les accès de fièvre ont disparu; il reste pourtant quelque maigreur et encore un peu de toux. Tu devines bien que je te parle là de notre chère petite Faustine, qui nous a assez inquiétés. » (Marc-Aurèle, *OEuvres, Lettre à Frontin*, appendice XXXII.)

1. Carrière, *Les climats de l'Océan et de l'Adriatique dans la maladie de S. M. l'impératrice d'Autriche* (*Union médicale*, numéros des 25 et 29 août, 5 et 8 septembre 1863).

à priori, nous serions tenté de croire que ces deux affections exigent les mêmes conditions climatériques, parmi lesquelles l'égalité de la température hivernale joue le premier rang.

Il nous paraît probable que, sans Jean de Milan et ses vers léonins [1], Salerne serait une station hivernale très obscure.

C. VENISE.—*Thermométrie.*—Température moyenne annuelle, 13°,26 ; température moyenne vernale, 12°,6 ; température moyenne estivale, 22°,8 ; température moyenne automnale, 13°,26 ; température moyenne hivernale, 3°,3. Oscillations hivernales, 11°,9 ; vernales, 14°,3 ; estivales, 14°,1 ; automnales, 14°,5.

Hygrométrie. — Moyenne annuelle, 87. Quantité annuelle de pluie, 933 millimètres. Nombre de jours de pluie, 75.

Barométrie. — Moyenne de 757 millimètres.

Anémologie. — Vent prédominant, le nord-est ; il entretient la pureté de l'atmosphère et de la ville en refoulant les miasmes paludéens vers la mer ; il a pour antagonistes les vents d'ouest et les vents du sud, qui sont chauds et énervants. Carrière, qui a étudié avec soin la climatologie médicale de Venise [2], attribue à cette station les trois effets ci-après : 1° action antiphlogistique, peu propre aux convalescences, disposant à l'anémie ; 2° action hyposthénisante, accusée par l'énervement, la sédation des troubles nerveux ; 3° action anesthésique, caractérisée par la disparition remarquable de l'élément douleur ou névralgie.

L'impératrice d'Autriche, en laissant Corfou en 1863, fut dirigée par ses médecins sur Venise ; mais les symptômes d'atonie, d'affaiblissement et d'altération du sang qui se manifestèrent, la mirent dans l'obligation de changer de résidence, et elle se rendit aux eaux de Kissingen. Cette station hivernale semblerait donc convenir aux phthisiques vasculaires, irritables et chez lesquels les lésions pulmonaires conservent toujours un caractère de subacuité. Cazenave [3] a con-

1. Voyez *l'École de Salerne*, trad. en français par Ch. Meaux Saint-Marc, précédée d'une introduction par Daremberg. 2ᵉ édition. Paris, 1880.
2. Carrière, *Les hivers de Venise : climat, hydrographie, effets thérapeutiques* (*Union médicale*, 1856, t. X, p. 113, 129, 141, 149, 153). — Voyez aussi du même auteur, *Les climats de l'Océan et de l'Adriatique* (*Union médicale*, numéros des 25 et 29 août, 5 septembre 1863).
3. Cazenave, *Venise et son climat.* Paris, 1865.

firmé les données fournies par Carrière sous les indications de
ce climat; il s'en exprime dans les termes suivants : « Ce
climat, dit-il, peut rendre des services incontestables dans le
traitement de la tuberculose; généralement contre-indiqué dans
la forme torpide par son action éminemment débilitante, il ne
peut que précipiter la marche de la maladie une fois que le
travail de la tuberculisation est entré dans la période de
ramollissement ou que la caverne est formée. Par contre, l'air
des lagunes devra surtout convenir dans la phthisie pulmonaire
à forme éréthique, lorsque le tubercule en est encore à la
période de crudité, soit en calmant l'irritation et modérant la
fièvre, soit en conjurant la manifestation des congestions et
des hémoptysies [1]. » Le même auteur fait ressortir les analogies
du climat de Pau et de celui de Venise, qui tous les deux sont
moins humides, d'une température douce et égale, et exercent
sur l'économie une influence remarquablement sédative. La
saison de cette station climatérique s'étend de la fin de
l'automne à la fin du printemps. La tranquillité extrême de
Venise, où les voitures n'existent pas, et l'absence complète de
poussière, sont deux avantages très appréciables pour les
phthisiques et dont il faut tenir compte.

II. *Stations hivernales maritimes de la France.* — La France
a, comme riveraine de la Méditerranée, une foule de stations
d'hiver de ce genre vers lesquelles affluent les malades de
tout le nord de l'Europe, attirés par la douceur de leur climat
et ces conditions de bien-être et de vie facile qu'apprécient si
fortement les étrangers. Quelques-unes de ces stations, nous
ne l'ignorons pas, ne sont pas immédiatement baignées par la
mer : Montpellier est dans ce cas; mais elles en sont assez rap-
prochées pour que les conditions de leur climat puissent être
considérées comme assez uniformes. Arcachon, Montpellier, Alger, Cannes, Le Cannet, Nice, Villefranche, Monaco, Menton, sont
les stations d'hiver de ce groupe dont nous allons nous occuper.

1° ARCACHON. — Bassin maritime intérieur entre la Gironde

1. Cazenave, *op. cit.*, p. 51.

et l'Adour. Périmètre de vingt lieues environ. Latitude 44° 38′, long. O. 3°,15. Température moyenne annuelle 16°, hivernale 10°,7, estivale 26°, automnale 21°. La température moyenne de l'hiver y est de 5°,2 à huit heures du matin, de 7°,9 à midi. La température moyenne de l'hiver y est de 2° supérieure à celle de Bordeaux. La température de la forêt est, l'hiver, plus élevée de 1 à 2° que celle de la plage [1].

Le nombre des jours pluvieux y est de 28 pendant les trois mois d'hiver; la quantité d'eau, de 298ᵐᵐ; le nombre des jours sereins, de 59.

Hameau considère le climat d'Arcachon comme exerçant sur le système nerveux une action sédative, et il convient en particulier aux phthisiques en état de d'éréthisme nerveux et circulatoire. Quant à l'influence balsamique des forêts de pins du bassin d'Arcachon, il est de prudence de n'y croire que dans une limite très modérée.

Vanté comme une excellente station hivernale, Arcachon, au dire de Champouillon, ne mériterait guère cette réputation; sa température moyenne hivernale serait moins élevée qu'on ne l'a dit; les vents y auraient un accès facile, et les émanations résineuses de ses forêts seraient un avantage très hypothétique [2]. Nous ne sommes pas en mesure de juger entre ces assertions contradictoires; il y a là évidemment place pour des études nouvelles. L'usage intérieur de l'eau de mer dans la prédisposition à la phthisie chez les sujets lymphatiques et strumeux et l'emploi des bains de mer chauffés sont des ressources que présente cette station hivernale. J'y joindrai également la possibilité d'user largement des huîtres, dont j'ai signalé plus haut la valeur dans le régime des phthisiques.

2° MONTPELLIER. — Le lecteur nous pardonnera sans doute les développements assez étendus dans lesquels nous allons entrer au sujet de cette station hivernale. Elle a été en effet l'objet

---

1. Hameau, *Arcachon* (*Union médicale*, 1856, t. X, numéros des 19 et 24 juin).

2. Voyez Champouillon, *Gazette des hôpitaux*, feuilleton du numéro 138, 24 novembre 1864. — Hameau, mémoires divers, 1835 à 1866. Rotureau, *Dict. encyclop. des sc. médic.* 1ʳᵉ série, t. VI, p. 19.

de louanges enthousiates ou de dépréciations exagérées qui font que, au dehors du moins, l'opinion médicale n'est pas fixée sur sa valeur. Les malades y affluent néanmoins chaque année, attirés par la beauté relative de son climat et par les ressources médicales qu'ils peuvent y rencontrer ; il est donc important d'établir exactement sa valeur dans la série des refuges climatériques que le littoral méditerranéen offre aux poitrinaires. D'ailleurs, *vivo et scribo in aere Monspelliensi*, et je dois essayer de combler cette lacune, sans idée préconçue, sans partialité, c'est-à-dire scientifiquement.

Position. — Latitude, 43° 36′ 44″; longitude E., 1° 32′ 34″; altitude, 44 m. 3. Sol : terrain jurassique, terrain crétacé à groupe inférieur marneux, et terrain tertiaire à étages lacustres et marneux. La mer est à 10 kilomètres ; elle est séparée de la ville par des étangs considérables. Situation sur une colline, au milieu d'une plaine ouverte du côté de la mer et fermée dans les autres sens par une chaîne de coteaux.

Thermologie. — Cette partie de l'étude climatologique de Montpellier a été l'objet de nombreux travaux qui se continuent encore aujourd'hui et forment une chaîne presque ininterrompue de 1757 à l'époque actuelle, c'est-à-dire embrassent plus d'un siècle.

Badou père avait trouvé, sur une période de quinze années (1757-1772), une moyenne annuelle de 11°,7 R. ou 14°,62 C. Mais, à l'époque où il observait, on n'avait pas étudié le déplacement du zéro, et ce chiffre, rapproché de ceux que nous indiquerons tout à l'heure, est évidemment trop fort. Mourgues avait relevé de quatorze ans (1772-1786) la moyenne annuelle de 11°,5 R. ou 14°,38 C. ; ce résultat, qui se rapproche beaucoup du précédent, est passible du même reproche. Creuzé de Lesser a trouvé pour douze ans une moyenne de 11° R. ou 13°,75 C. Hubert Rodrigues a indiqué pour la période de 1840-1852 une moyenne annuelle de 13° C. Enfin le relevé des observations faites au Jardin des Plantes par le professeur Ch. Martins, de 1851 à 1861, donne une moyenne annuelle de 13°,38, chiffre que l'on peut adopter, car non seulement il concorde assez bien avec ceux de Creuzé de Lesser et de

Rodrigues, mais encore il est sensiblement d'accord avec la
température des eaux de puits. La température moyenne annuelle de Paris étant 10°,1, on voit que celle de Montpellier la
dépasse de 3°,7; elle est supérieure également de 1°,7 à la
moyenne annuelle de Toulouse [1].

Les moyennes mensuelles de Montpellier, comparées à celles
de Paris, sont les suivantes :

MOIS	MONTPELLIER	PARIS	MOIS	MONTPELLIER	PARIS
Décembre. .	5°,9	3°,5	Juin. . . .	18°,7	17°,3
Janvier. . .	5 ,7	2 ,3	Juillet . . .	22 ,9	18 ,7
Février. . .	6 ,2	3 ,9	Août. . . .	22 ,5	18 ,5
Mars. . . .	8 ,8	6 ,3	Septembre .	18 ,8	15 ,5
Avril. . . .	12 ,7	10	Octobre. . .	14 ,6	11 ,2
Mai	16	13 ,8	Novembre .	8 ,7	6 ,6

Ce qui donne pour moyennes saisonnières des deux villes
les chiffres suivants :

SAISONS [2]	PARIS	MONTPELLIER
Hiver.	3°,2	5°,6
Printemps	10	12 ,5
Eté	18 ,1	21 ,6
Automne.	11 ,1	13 ,9

Les moyennes des maxima et des minima annuels ont été
calculées pour une période de trente-six ans. On a trouvé
dans cette période pour le plus grand maximum + 39°,4
(15 juillet), et pour le plus petit minimum — 9°,1 (25 décembre), ce qui fait un écart de 48°,5. Mais, depuis cette
époque, le thermomètre a atteint + 40° et s'est abaissé à — 18°,
ce qui donne pour plus grande oscillation annuelle le chiffre

1. Voyez Marié-Davy, *Considérations sur le climat de Montpellier*, 1851, p. 10.
2. Hub. Rodrigues a indiqué de son côté les moyennes suivantes :
Hiver, 5°,8; printemps, 13°,6; été, 22°; automne, 16°.
Elles sont évidemment trop fortes. Celles indiquées dans le tableau
ci-dessus sont peut-être un peu faibles, parce qu'elles résultent d'observations prises au Jardin des Plantes, mais elles peuvent néanmoins être
considérées comme sensiblement exactes.

de 58°. Nous indiquons ces données, mais sans y attacher la moindre importance médicale. En effet, les oscillations entre les maxima et les minima d'une année sont affaire plutôt de curiosité que d'utilité climatologiques.

Les oscillations mensuelles sont assez étendues.

Quant aux oscillations diurnes, le tableau suivant, indiquant les différences de la chaleur moyenne du matin à celle du soir de chaque mois, en donne une idée assez exacte :

PÉRIODES D'OBSERVATION	DÉCEMBRE	JANVIER	FÉVRIER	MARS	AVRIL	MAI	JUIN	JUILLET	AOUT	SEPTEMBRE	OCTOBRE	NOVEMBRE
1757-1786 (29 ans)..	4°,3	4°,5	5°,2	6°,6	7°,7	7°,6	8°,5	8°,6	9°,6	7°,1	6°,7	5°,3
1794-1806 (12 ans)..	4 ,8	4 ,6	5 ,1	7 ,8	7 ,6	7 ,7	8 ,3	8 ,5	9 ,6	7 ,2	6 ,7	5 ,2
1840-1852 (12 ans)..	5 ,8	5 ,9	6 ,3	8 ,5	8 ,4	8 ,3	9 ,8	9 ,8	8 ,9	6 ,9	7 ,6	6 ,3
Total. . 53 ans..												
Moyennes générales..	4°,9	5°	5°,5	7°,6	7°,9	7°,8	8°,9	8°,9	9°,7	7°	7°	5°,6
Moyennes saisonnières.	Hiver. 5°,1			Printemps. 7°,7			Eté. 9°,1			Automne. 6°,5		

Il résulte de ces moyennes des oscillations diurnes que les mois d'hiver, décembre, janvier et février, présentent le minimum d'écarts et ont, par suite, la température la plus stable, et que les amplitudes des oscillations thermologiques diurnes atteignent leur maximum pendant les mois chauds, notamment en août, où elles sont mesurées par 9°,7. Les saisons se classent ainsi dans l'ordre de plus grande fixité de la température diurne :

Hiver, 5°,1 ; automne, 6°,5, printemps, 7°,7 ; été, 9°,1.

Les *oscillations nycthémérales* sont très étendues, ce qui tient surtout à la sérénité des nuits, laquelle favorise le rayonnement; mais elles n'ont guère d'influence sur la santé, et en climatologie médicale il est permis de les abstraire.

On peut tirer de ces données statistiques les conclusions suivantes : 1° le mois le plus froid de l'année à Montpellier est janvier ; juillet est le plus chaud ; 2° la température de septembre est très analogue à celle de juin, celle de novembre à celle de mars, celle de juillet à celle d'août, celle de décembre à celle de janvier ; 3° le plus grand écart des moyennes des mois se passe entre juillet et janvier : il est représenté par 17°,2 ; 4° le plus grand écart des oscillations des saisons qui se suivent existe entre le printemps et l'été : il est de 7°,9 ; 5° l'hiver a la température diurne la moins variable ; viennent ensuite l'automne, le printemps et l'été.

On ne saurait contester que le climat de Montpellier est plus variable en réalité que ne sembleraient l'indiquer les résultats numériques énoncés plus haut. Les directions et la force des vents sont la clef de ces changements brusques, qui n'influencent souvent que d'une manière médiocre le thermomètre et qui sont perçus par l'organisme avec une extrême vivacité. Nulle part d'ailleurs peut-être il ne faut distinguer avec plus de soin le froid physiologique du froid thermométrique. « L'inconvénient le plus grave que l'on reconnaisse à ce climat, dit avec raison Hubert Rodrigues, réside dans les grandes et brusques variations atmosphériques qui s'y montrent assez fréquemment. Le passage d'une température à l'autre peut y avoir lieu de la manière la plus subite. C'est ainsi, par exemple, que la journée la plus rigoureuse de l'hiver est quelquefois la veille d'une suite de jours aussi doux que ceux dont on jouit au printemps, de même que les orages d'été occasionnent parfois un froid piquant en pleine canicule [1]. » Il est à remarquer toutefois que cette mobilité de la température diurne se constate au minimum pendant l'hiver, c'est-à-dire pendant la saison médicale de cette station.

La ville s'étalant sur une colline, dont le Peyrou occupe le sommet, on comprend que, indépendamment de l'exposition aux vents froids, il y ait là une condition de température un peu différente suivant les quartiers. Ainsi les habitations voisines de l'Esplanade, dont le niveau est inférieur de 15 mètres à celui du Peyrou, accusent-elles d'habitude une température un peu plus élevée que celles situées dans le voisinage de cette dernière promenade ; de même aussi, le Jardin des Plantes et

1. Hubert Rodrigues, *Clinique médicale de Montpellier*, Montpellier, 1855, p. 377.

la Faculté des sciences, situés à des niveaux qui diffèrent de 34 mètres, offrent-ils entre leur minima, et au désavantage du jardin, une différence de + 3°. Nous dirons bientôt comment s'explique cet écart.

Il est une particularité qui frappe tous les étrangers qui arrivent à Montpellier : c'est la différence, physiologiquement très sensible, qui existe entre la température de l'intérieur des maisons et celle des rues. Il y a entre elles une sorte de balancement antagoniste des plus marqués. Il fait souvent tiède au dehors, alors que dans les appartements non chauffés on éprouve une sensation de froid assez pénible, et de là vient que l'on ressent souvent l'hiver une impression de chaleur tiède en ouvrant les fenêtres. L'absence d'échauffement de l'atmosphère intérieure par le soleil, l'extrême porosité des matériaux calcaires avec lesquels les maisons sont construites, et par-dessus tout le rayonnement considérable des murs, dû à la sérénité habituelle du ciel, sont les causes principales de cette différence. Le carrelage des parquets et le défaut d'une fermeture hermétique des ouvertures y contribuent aussi pour leur part. Il semble qu'à Montpellier on n'ait qu'à se garer d'un ennemi, le soleil, et toutes les précautions sont prises en prévision de la chaleur ; il faut bien que les étrangers qui émigrent vers le Midi, dans le mois de novembre, sachent qu'à Montpellier, comme dans les autres stations méridionales, ils trouveront un hiver abondant, il est vrai, en journées de soleil propres à la promenade, mais exigeant des précautions de vêtements, d'habitation et de chauffage, et de là découle la nécessité impérieuse de se procurer une chambre exposée au sud. Sans cette précaution, l'hiver dans le Midi perd une grande partie de ses avantages, au point de vue de la santé et du bien-être.

Anémologie. — L'atmosphère de Montpellier est loin d'avoir cette tranquillité que les climatologistes concèdent à celle de Pau ; elle est habituellement agitée par des vents de direction variable qui amènent souvent dans sa température des vicissitudes assez brusques [1]. Son voisinage de la mer et de monta-

1. Voyez J. Poitevin, *Essai sur le climat de Montpellier*, an XI (1803), p. 50.

gnes assez élevées, souvent couvertes de neiges, contribue à y
entretenir cette mobilité aérienne qui tempère d'une manière
opportune les fortes chaleurs de l'été, mais qui constitue un
inconvénient réel l'hiver.

Au point de vue de la climatologie médicale, les vents très
variés qui soufflent sur Montpellier peuvent être divisés en
deux groupes : 1º les vents secs; 2º les vents humides. Les
vents secs sont ceux qui viennent du nord et de l'ouest; les
vents humides sont ceux du sud et de l'est. Nous citerons
parmi les premiers : le nord, qui est piquant et froid en hiver,
parce qu'il passe sur les Cévennes, souvent couvertes de neige,
et qui devient brûlant l'été; le nord-ouest, qui est frais et qui
purifie l'atmosphère; l'ouest-nord-ouest, ou *circius*; le nord-nord-
est et l'ouest-sud-ouest. Au nombre des vents humides les plus
habituels se placent : le sud-est et le sud-sud-est, ou vents marins; le nord-est et l'est-nord-est, ou vents grecs; l'est, l'est-
sud-est. Méjean a relevé le nombre de ces différents vents qui
ont soufflé pendant la période de douze ans qui a séparé 1794
de 1806, et il a trouvé pour les vents secs 1,177 et pour les
vents humides 323 : ce qui fait en moyenne, pour une année,
98 vents secs et 27 humides, c'est-à-dire que ceux-ci sont aux
premiers dans le rapport de 1 à 4. Hubert Rodrigues indique à
ce propos une relation différente : elle serait seulement de 1 à 2.
En analysant les tableaux anémologiques de cet auteur, je
trouve que les vents secs et les vents humides se balancent de
la manière suivante dans les différentes saisons :

SAISONS	VENTS HUMIDES	VENTS SECS
Hiver	898	133
Printemps	266	262
Eté	79	482
Automne.	101	392

C'est-à-dire qu'en hiver le rapport des vents humides aux
vents secs est :: 1 : 2,9; au printemps, :: 1 : 1,10; en été,
:: 1 : 6; en automne, :: 1 : 3,8. Les vents secs et les vents
humides s'équilibrent donc au printemps; les vents secs l'em-

portent sur les vents humides dans les autres saisons, et cette prédominance acquiert son maximum en été.

Hubert Rodrigues classe ainsi ces vents au point de vue de la salubrité : le nord est froid et salubre ; l'ouest, frais, agréable, salubre ; le sud, chaud, humide, pluvieux, malsain ; l'est, très humide, constamment pluvieux avec durée, malsain [1]. Au dire du même auteur, il y aurait, en moyenne, 48 jours de vent fort par année.

Hygrométrie. — Le nombre moyen de jours de pluie relevé de 60 années, d'après Romieu, Poitevin, Méjean, Poitevin fils, Creuzé de Lesser, H. Rodrigues, serait de 65,7 par an, tandis qu'il est de 113 pour toute la France.

Les observations faites au Jardin des Plantes pendant une période de 10 années, de 1852 à 1861, ont fourni les chiffres udométriques suivants :

MOIS	JOURS DE PLUIE			QUANTITÉ D'EAU	
	MAXIMUM	MINIMUM	MOYENNE	PAR MOIS	PAR SAISONS
Décembre .	7	4	4,9	38mm,2	
Janvier. . .	15	1	5,5	83 ,2	Hiver. . . { 235mm,1. 14j,8 de pluie.
Février. . .	12	1	5,2	113 ,7	
Mars.	10	1	4,8	89 ,2	
Avril. . . .	7	0	3,8	52 ,1	Printemps. { 260mm,7. 16j,1 de pluie.
Mai	15	3	7,5	119 ,4	
Juin. . . .	8	0	4,5	57 ,6	
Juillet. . .	7	0	2,6	24 ,3	Eté. . . . { 97mm,8. 9j,0 de pluie.
Août. . . .	4	0	1,9	15 ,9	
Septembre .	13	2	5,7	109 ,4	
Octobre . .	10	2	6,2	114 ,7	Automne . { 108mm,8. 18j,4 de pluie.
Novembre .	12	2	6,5	102 ,3	
Moyennes.	120	13	59,4	920mm,0	

On voit que l'hiver est la saison de l'année où il y a le moins grand nombre de jours de pluie, circonstance avantageuse, en ce qu'elle permet aux malades de se procurer plus souvent le bénéfice hygiénique de l'exercice en plein air.

Des observations de 17 années ont fourni, pour l'hiver, une moyenne de 33 jours couverts, qui, ajoutés à 14 jours de pluie, laissent pour les jours entièrement sereins le chiffre de 43. Si

1. Hubert Rodrigues, *loc. cit.*, p. 361.

l'on songe que l'on a fait entrer dans la catégorie des jours couverts tous ceux où le soleil ne brillait pas dans tout son éclat, on en conclura que 43 est loin de représenter tous les jours pendant lesquels le malade peut sortir.

Les *brouillards* sont très rares ; ce sont de simples brumes. Un relevé de 17 années indique une moyenne de 15 brouillards par an, ainsi répartis : matin, 11 ; midi, 0 ; soir, 4,9. Il n'y a, en moyenne, que 2 jours de *neige*.

Baromètre. — Élévation moyenne, 761 millimètres 31.

Tels sont les éléments principaux de la climatologie de Montpellier. Il nous reste à en déduire la valeur de cette localité comme station hivernale. J. Rochard [1], adhérant à un jugement un peu sommaire porté par Andral et s'étayant du témoignage de Murat et de celui de Fournier, a englobé Montpellier dans l'hécatombe qu'il a faite de la plupart des stations d'hiver du littoral méditerranéen. Il s'étayait surtout de ce fait que la mortalité par phthisie entre pour un chiffre élevé dans la mortalité générale de la ville. Le docteur Garimond, agrégé de la Faculté de Montpellier, a démontré, dans un travail intéressant [2], que le chiffre des décès par phthisie, dans les salles civiles et dans les salles militaires de l'hôpital Saint-Éloi, était de beaucoup moins élevé que celui des décès de même nature à Necker et au Val-de-Grâce. A notre avis, ces statistiques ne sauraient juger une pareille question ; elle ne peut être résolue que par l'observation attentive des effets produits par le climat de Montpellier sur des étrangers, et après une constatation rigoureuse de l'état dans lequel ils sont à leur arrivée. La clinique, qui analyse et qui distingue, est, en pareille matière, un guide autrement sûr que la statistique, qui mêle et confond tant de choses dissemblables ; mais, en attendant que cette étude ait été faite, on peut, *à priori*, attribuer à Montpellier la place qui lui revient dans la série des refuges climatériques.

1. Jules Rochard, *De l'influence de la navigation et des pays chauds sur la marche de la phthisie pulmonaire* (*Mém. de l'Acad. de méd.*, Paris, 1856, t. XX, p. 145).

2. Garimond, *Statistique des hôpitaux de Montpellier au point de vue de l'influence du climat sur le développement et la marche de la phthisie pulmonaire* (*Montpellier médical*, t. II, nº 2).

La pureté de son ciel, la prédominance des vents secs, la mobilité de son atmosphère, sa situation sur une colline, le voisinage de la mer, l'abondance de la lumière qui imprègne son atmosphère, sont autant de raisons qui autorisent à considérer ce climat comme doué de propriétés stimulantes. Il excite en effet très vivement l'appétit ; c'est là une action que tous les malades accusent d'une manière plus ou moins marquée, mais qui est constante chez eux. Aussi est-il permis de penser que les phthisies torpides, principalement celles qui reposent sur un fond scrofuleux, s'accommodent très bien de ce climat. C'est ce qui fait que les poitrinaires qui viennent de Lyon à Montpellier, et qui présentent si souvent les caractères du lymphatisme ou de la scrofule, se trouvent à merveille du climat de cette dernière ville et s'y transforment quelquefois d'une manière remarquable. Les phthisies avec éréthisme nerveux ou vasculaire y rencontrent au contraire les éléments d'une excitation inopportune, et il n'est pas rare de voir, sous l'influence de cet air vif, la fièvre et les hémoptysies se reproduire.

Montpellier satisfait d'une manière remarquable à deux des conditions que nous avons posées comme indispensables à une station hivernale : la chaleur moyenne de son hiver est assez élevée, et le nombre des jours sans pluie, sans froid et sans grand vent, est considérable ; mais il faut reconnaître qu'il ne remplit pas la troisième, celle d'une fixité suffisante de la température. C'est un climat mobile (c'est en cela surtout qu'il accuse la proximité de la mer), parce que des vents de direction, de chaleur et d'humidité différentes s'y succèdent rapidement et donnent à l'atmosphère les qualités qui les distinguent. Il importe donc de savoir s'en servir, et, avec la précaution de choisir un logement au midi, de ne sortir ni le matin ni le soir, on peut, au moins deux jours sur trois, l'hiver, faire, de dix heures à deux heures de l'après-midi, une promenade à pied et en plein soleil. Montpellier ne vaut certainement ni Menton ni Le Cannet, mais cette résidence peut, à notre avis, soutenir la comparaison avec d'autres stations d'hiver dont la réputation est cependant mieux établie [1].

1. J.-J. Rousseau, qui a passé un automne à Montpellier (du 18 sep-

3° ALGER. — La question de la valeur d'Alger comme station hivernale pour les phthisiques est une des plus importantes et des plus actuelles entre toutes celles qui sont posées aujourd'hui à propos de la thérapeutique de la phthisie. Nous avons là, depuis tantôt cinquante ans, une zone géographique étendue, à portée de la mer et des montagnes, et la vapeur a tellement rapproché les distances que les fatigues du voyage peuvent être considérées comme nulles ; une ville présentant toutes les ressources matérielles et médicales des grandes villes européennes, offrant en même temps aux malades et l'attrait de mœurs nouvelles et d'une nature originale, et la possibilité de conserver toutes les habitudes de leur vie ordinaire ; il importe donc de savoir si nous n'avons pas sous la main, à quarante-huit heures de nos côtes, ces avantages que les Anglais vont chercher à Madère, et s'il nous est permis de les méconnaître plus longtemps.

Il y avait à peine six ans que l'Algérie était conquise, qu'un chercheur laborieux, dont le nom, quoi qu'il arrive, restera attaché à l'histoire de la pellagre, Costallat, adressa d'abord aux ministres de la guerre, de la marine et de l'intérieur, puis à la Chambre des députés, une pétition tendant à obtenir la création à Alger d'un établissement destiné à expérimenter l'influence des pays chauds sur la phthisie [1]. Quoique l'auteur partît d'une idée inexacte, celle relative à l'action favorable des climats chauds, en général, sur le développement et la marche

tembre à la fin de décembre 1737), parle de la ville et de ses habitants avec une aigreur et une verve satiriques que le mauvais état de sa santé, la pénurie de ses ressources financières et l'éloignement de Mme de Warrens, « *sa très chère maman,* » ont sans doute conspiré à produire. Le climat n'a pas davantage trouvé grâce devant lui : « On ne saurait, dit-il, disconvenir que l'air de Montpellier ne soit fort pur et en hiver assez doux. Cependant le voisinage de la mer le rend à craindre pour tous ceux qui sont attaqués de la poitrine : aussi y voit-on beaucoup de phthisiques. » (J.-J. Rousseau, *Œuvres compl.*, nouveaux compactes Lefèvre, Paris, 1839, *Correspondance*, lettre du 23 octobre 1737, t. I, p. 24.) Qui sait si ce jugement sommaire, porté sur le climat d'une ville qui lui était « *d'une mortelle antipathie* », n'est pas la source unique de la dépréciation imméritée dont cette station méridionale a été l'objet à diverses reprises?

1. Costallat, *Mémoire présenté à la Chambre des députés sur l'influence probable du climat d'Alger pour la guérison de la phthisie,* 3 avril 1837.

de cette affection, il n'en a pas moins eu le mérite réel d'avoir
pressenti le parti que l'hygiène thérapeutique était appelée à
tirer du séjour d'Alger. Sa proposition fut renvoyée à l'examen
de l'Académie de médecine, qui formula son avis au ministre
des travaux publics par l'organe de Louis [1]. Il se résumait dans
les conclusions suivantes :

1° Dans l'état actuel de la science, on ne saurait assurer que
le climat d'Alger peut favoriser la guérison de la phthisie.

2° Pour savoir à quoi s'en tenir à cet égard, il faudrait avant
tout rechercher, au moyen d'une statistique bien faite, si la
phthisie est rare ou commune à Alger, soit chez les habitants
du pays, soit chez les Européens qui s'y sont établis depuis un
espace de temps plus ou moins considérable ; si cette maladie,
une fois développée, marche plus ou moins lentement qu'en
France vers son terme fatal.

3° Il serait à désirer, à raison de l'importance du sujet, que
l'autorité prît les mesures nécessaires pour recueillir les éléments de cette statistique.

4° Dans le cas où elle serait favorable à la proposition du
docteur Costallat, celle-ci pourrait être jugée au moyen d'un
établissement qui contiendrait un nombre de lits très inférieur
à celui qui été demandé.

Ce rapport, approuvé après une discussion académique à
laquelle prirent part Rochoux, Bouillaud, Larrey, Piorry,
Londe, et qui montra combien les esprits étaient peu préparés
pour la solution de ce grave problème d'hygiène thérapeutique, aboutit à l'ajournement de l'expérience proposée, et
cette question, si intéressante au double point de vue de l'intérêt des malades et de la prospérité de notre colonie algérienne, parut oubliée pendant près de vingt ans. Les recherches de Bertherand, Mitchell [2], Pietra-Santa [3], etc., l'ont remise

1. Louis, *Bulletin de l'Acad. de méd.*, séance du 11 octobre 1836, t. I,
p. 43.
2. Mitchell, *Alger, son climat et sa valeur curative, principalement au
point de vue de la phthisie*, trad. par Bertherand. Paris, 1857.
3. Pietra-Santa, *Influence du climat d'Alger sur les affections chroniques
de la poitrine* (*Annales d'hygiène publique*, 1860, 2e série, t. XIV, p. 46,
et *Revue algérienne et coloniale*, septembre 1860).

en vue ; mais l'instinct des malades les avait devancées, et un certain nombre d'entre eux avaient pris l'habitude de venir de différents points, notamment du nord de l'Europe, passer l'hiver à Alger. Ce courant s'accroît tous les jours, et les détails climatologiques qui suivent montreront que la réputation d'Alger sous ce rapport n'est pas usurpée.

Situation. — Altitude, 20 mètres. 36° 47′ latitude nord et 0° 44′ longitude ouest.

Thermométrie. — Moyenne annuelle, + 19°,17. Moyennes saisonnières : printemps, 19°,7; été, 25°,43; automne, 17°,67; hiver, 13°,84.

TEMPÉRATURE MOYENNE DES MOIS

Janvier	13°,22	Juillet	25°,61
Février	13 ,45	Août	26 ,39
Mars	14 ,85	Septembre	24 ,31
Avril	16 ,92	Octobre	20
Mai	19 ,56	Novembre	17 ,38
Juin	22 ,88	Décembre	14 ,19

Le climat d'Alger est un climat variable, et des oscillations thermologiques assez brusques peuvent s'y faire sentir dans le même jour ou dans des jours qui se suivent. Pietra-Santa a signalé ces différences très sensibles des sensations physiologiques, indépendantes souvent des oscillations du thermomètre et qui dépendent de la force et de la direction du vent.

Barométrie. — 762,51 (moyenne de douze années).

Hygrométrie. — Moyenne annuelle de pluie, 0ᵐ,904. Nombre de jours de pluie, 95,6, ainsi répartis : de novembre à avril, 72 jours, et d'avril à novembre, 23 jours. Il pleut à Alger moitié moins qu'à Londres, mais deux fois plus qu'à Oran, comme quantité et comme nombre de jours pluvieux.

Anémologie. — Vents dominants : nord-ouest. Les vents du sud et sud-est, rares. Vents d'ouest plus fréquents que les vents d'est.

« Oscillations limitées de la colonne barométrique dans ses mouvements diurnes et annuels; peu de variations du thermomètre; périodicité des vents et de la pluie; brièveté du crépuscule; ciel sans nuages : tels sont les nombreux indices, dit Mitcheil, du caractère tropical du climat d'Alger. Ce ne sont là pourtant, en définitive, que des indices, car, d'après l'ensemble de tous ces éléments, le caractère véritable du climat est tempéré plutôt que tropical. On peut donc dire que pendant l'hiver et le printemps il le dispute à Madère; avec la même chaleur et la même constance de température, il est plus sec et moins énervant. Il n'y a point de climat parfait, et les malades qui viennent chercher à Alger un ciel éternellement serein éprouveraient à coup sûr une déception; le mauvais temps s'y trouve comme partout ailleurs; mais, en somme, les chiffres et l'expérience me permettent d'affirmer qu'il est peu de climats aussi profitables aux valétudinaires dont la santé exige une température plus vivifiante et une atmosphère moins brumeuse que la nôtre [1]. »

Mitchell s'est efforcé de démontrer que la phthisie était relativement rare à Alger et qu'elle y marchait lentement. Bertherand a soutenu la même opinion. Pietra-Santa a fait ressortir également tout le parti que les phthisiques peuvent retirer de l'habitation d'Alger comme station d'hiver; il admet que ce climat est favorable dans le premier et dans le deuxième degré de la phthisie, quand les troubles généraux l'emportent sur les lésions locales, mais qu'il aggrave l'état des phthisiques rendus à la période de ramollissement et d'excavation. Il indique la mi-octobre comme l'époque la plus favorable pour le départ de France, et considère l'existence des affections intestinales ou des maladies du foie comme contre-indiquant le choix de cette station [2].

1. A. Mitchell, *L'Algérie, son climat et sa valeur curative* (*Gazette méd. de l'Algérie*, 1857, p. 105).
2. Pietra-Santa, *Influence du climat d'Alger sur les affections de poitrine* (*Annales d'hygiène*, 1861, 2ᵉ série, t. XV, p. 43). — Le Dʳ Cazalas, membre du Conseil de santé des armées, m'exprimait, il y a quelques années, son opinion sur la valeur d'Alger comme station hivernale. Il la croit appelée à occuper l'un des premiers rangs. Le climat d'Oran est tout aussi avantageux; il le serait même encore plus, bien qu'il y ait dans le même jour des oscillations thermométriques assez nombreuses. Celles-ci ont peu d'amplitude, et par suite leurs inconvénients sont minimes. Laveran a, de son côté, résumé dans les termes suivants son opinion, très autorisée comme on le sait, sur cette question d'hygiène thérapeutique : « L'Algérie convient aux personnes atteintes de phthisie à marche chronique, avec aggravation l'hiver. Nous avons constaté, pour

Les phthisiques commencent, depuis quelques années, à se diriger vers Alger, où ils trouvent, avec les avantages d'un hiver assez chaud, les ressources d'une grande ville et celles d'une bonne assistance médicale. Quelques villes de l'Algérie, indépendamment d'Alger, peuvent être considérées comme de bonnes stations médicales. Telle est Oran. Sa température moyenne est 16°, celle de l'hiver 11°, du printemps 13°, de l'été 21° et de l'automne 22°. Cependant le climat d'Oran, nous venons de le dire, a des oscillations de température plus grandes que celui d'Alger. Il est difficile de dire quel avenir est réservé à Alger comme station hivernale, mais on peut dès à présent considérer cette ville comme offrant un ensemble très satisfaisant de bonnes conditions pour les phthisiques que la perspective d'une traversée, courte d'ailleurs, n'effraye pas.

4° HYÈRES. — Latitude, 43° 7′ lat. N.; 3° 5′ long. E. Distance de 4 kilom. de la mer. Position sur une colline à 100 mètres de hauteur.

Thermologie. — Température moyenne annuelle, 15°,6; température moyenne hivernale, 8°,5; température moyenne vernale, 15°; température moyenne estivale, 23°,4; température moyenne automnale, 15°,5; température minimum de l'hiver (pour 1864), 2°; températures horaires de l'hiver : à 8 heures du matin, 6°,8; à 2 heures de l'après-midi, 12°,5; à 6 heures du soir, 8°,9 ; températures moyennes des mois d'hiver (pour 1864) : 1° décembre, 11°,2; 2° janvier, 8°,3; 3° février, 8°,8. Oscillations des températures mensuelles de l'hiver : décembre, écart de 11°,5 ; janvier, écart de 14°,5; février, écart de 14°,5.

Hygrométrie. — Moyenne de l'année, 56°,47. Oscillations extrêmes, de 20 à 80°.

notre part, des améliorations soutenues pendant dix années et ayant toutes les apparences d'une véritable guérison. Récemment encore, nous avons eu l'occasion de rencontrer un officier de l'armée qui, après un séjour de huit années, était revenu guéri en apparence de tous les symptômes d'une phthisie pulmonaire, et qui, peu de mois après son retour en France, avait vu disparaître son embonpoint et avait été pris de toux et de fièvre nocturne, fait négatif qui témoigne aussi bien que les faits positifs, observés en Algérie, de l'influence salutaire, sinon curative, du climat (*Dict. encyclop. des sciences médicales*, art. ALGÉRIE, Paris, t. II, MDCCCLXV, p. 779).

Pluviométrie. — 746 millimètres d'eau par an, dont 257 millimètres pour les mois d'hiver; 62 jours de pluie dans l'année, ainsi répartis : hiver, 17,3; printemps, 16,2; été, 6,9; automne, 22.

Brouillards. — Assez communs, apparaissant surtout le matin.

Neige. — Très rare, tombe tous les deux ou trois ans.

Anémologie. — S. O. 95j,5; N. O. 80j; S. E. 50j; N. E. 48j,5; l'hiver offre environ 26j,5 de N. O.

Barométrie. — Oscillations entre 745 et 762 millimètres [1].

5° CANNES. — Latitude, 43° 34'; longitude, 4° 40'. Sur le bord de la mer. Exposition au midi.

Température moyenne annuelle, 16°,7; température moyenne hivernale, + 9°; température moyenne vernale, 15°,8; température moyenne estivale, 24°,2; température moyenne automnale, 18°; température minimum de l'hiver (année 1863), + 3°; températures horaires de l'hiver : à 8 heures du matin, 7°; à 2 heures, 12°,1; à 5 heures, 10°; température moyenne des mois d'hiver : 1° décembre, 9°,6; 2° janvier, 9°,1; 3° février, 10°,5. Oscillations des températures mensuelles de l'hiver : 1° décembre, écart de 10°; 2° janvier, écart de 9°; 3° février, écart de 5°.

Hygrométrie. — 677 millimètres de pluie par an; de 52 à 60 jours de pluie par an. Brouillards très rares. Neige très rare.

Anémologie. — Mistral très rare. Vents d'est et de sud-est, pluvieux; vent du nord rare.

Barométrie. — Oscillations, entre 737 et 751 millimètres; moyenne, entre 771 et 759 millimètres.

6° LE CANNET. — Station hivernale encore meilleure que Cannes, abritée de tous vents, excepté du midi; à 3 kilomètres de la plage [2].

1. Voyez Honoraty, *Lettres à un médecin de Paris sur Hyères, son climat et son influence sur les maladies de poitrine.* Toulon, 1846.
2. A. Buttura, *L'hiver dans le Midi. Indications climatologiques et médicales.* Paris, 1864.

7° Nice. — 43° 41′ lat. N. ; 4° 56′ long. E. Sur le bord de la mer. Rade ouverte au midi. Terrain d'alluvion.

Thermologie. — Température moyenne annuelle, 15°,27 ; température hivernale moyenne, 8°,33 ; température moyenne vernale, 13°,7 ; température moyenne estivale, 22°,9 ; température moyenne automnale, 16°,17 ; température minimum moyenne de l'hiver[1], 3° ; températures horaires de l'hiver (années 1863-64) : soleil levant, 4°,6 ; 2 heures de l'après-midi, 10°,7 ; soleil couchant, 9° ; température moyenne des mois d'hiver : décembre, 9° ; janvier, 7°,5 ; février, 8°,7. Oscillations des températures maxima et minima des mois d'hiver : décembre, écart de 8°,5 ; janvier, écart de 12°,1 ; février, 7°,5[2]. Oscillations diurnes, brusques par changement de direction des vents. Température variable le matin et le soir, assez uniforme entre onze heures du matin et quatre heures du soir. Printemps perfide, à cause des variations de température.

Hygrométrie. — Grandes oscillations de 90 à 15° ; moyenne de 58°,2 (Roubaudi). Le mois de novembre est le plus humide de 'année ; juin, décembre et mars sont les plus secs. D'après Tesseyre, il y a dans l'hiver 53 beaux jours, 21 jours nuageux et 17 jours de pluie. Novembre est le mois le plus pluvieux Les autres mois se classent ainsi sous ce rapport : mai, septembre, octobre, janvier, mars, février, décembre, juin, août et juillet. Ce dernier mois n'a en moyenne que 2ʲ,1 de pluie. Jours moyens de pluie par an, 70 (Tesseyre). Moyenne annuelle d'eau, 1 m. 380 (Schow). Vents pluvieux, E. et S. O. *Neige*, en moyenne, 1 jour 4 dixièmes. *Brouillards*, 6 jours par an, principalement le matin. *Orages* rares, mais violents.

Anémologie. — Vents fréquents et très forts ; prédominance des vents continentaux, l'hiver ; vents réguliers, septentrionaux, la nuit ; méridionaux le jour. Vents dominants : S. E., N., E., N. E. Les vents plus rares sont l'O., le N. N. O., l'O. S. O., le S., le S. S. E. et le S. S. O. Ces vents se répartissent ainsi,

---

1. Le thermomètre descend quelquefois très bas l'hiver, mais le froid n'est pas durable ; ainsi, le 4 janvier 1864, on constata — 12°, température exceptionnelle, il est vrai.
2. Moyennes prises sur les deux hivers de 1862-63 et de 1863-64.

d'après leur fréquence (Tesseyre) : E. , 89 jours ; S. O. , 78 jours ;
S. E. , 59 j. ; S. , 38 j. ; N. E. , 31 j. ; N. , 22 j. ; O. , 10 j. ;
N. O., 7 j. Le mistral est assez fréquent ; il dure quelquefois 3,
7 ou 9 jours, mais habituellement il tombe au bout de vingt-
quatre heures. On donne ce nom dans le pays, non pas seulement au N. O., mais aux fortes brises de N. E., O., N. O. et N.
Vents du N. et du N. E., froids. La violence des vents à Nice est
due au voisinage des montagnes et surtout à la présence d'un
torrent presque toujours à sec, le Paillon, dont le lit, échauffé
par le soleil, mobilise les couches d'air.

Barométrie. — Entre 732 et 770, soit 751 en moyenne (Roubaudi).

8° VILLEFRANCHE. — Située à un peu plus de 2 kilomètres
dans l'est de Nice. Rade ouverte au midi, bien fermée ; ville
placée sur la côte E. de cette rade ; abrité des vents d'E. par la
presqu'île élevée qui constitue la côte O. de cette rade. Le N. ,
le S. O., l'O. et le N. O. sont des vents rares. Pas de mistral.
La culture du citronnier en pleine terre, et le caractère hâtif de
la végétation, indiquent une température plus douce que celle
de Nice [1]. Pas de renseignements.

9° MONACO. — Ville abritée du nord, ouverte au nord-est et
au nord-ouest. Climat moins doux, plus variable que celui de
Menton. « Il est permis d'affirmer, dit Carrière, que malgré les
témoignages de la pratique locale, sujette à s'égarer lorsqu'elle
se préoccupe trop vivement d'intérêts qui ne sont pas ceux de
la science, le climat de Monaco ne peut remplir en aucune
saison les exigences thérapeutiques du malade qui émigre annuellement sur le sol italien [2]. Le plateau des Spelugues, sur
lequel s'élèvent aujourd'hui de nombreuses constructions et
qui est appelé à devenir une ville, serait parfaitement abrité,
suivant Lubanski, et aurait beaucoup d'avenir comme station
hivernale maritime [3].

1. Carrière, *Du climat de l'Italie*, p. 513.
2. Carrière, *loc. cit.*, p. 512.
3. Lubanski, *Guide aux stations d'hiver du littoral méditerranéen*, 1865.

A Monaco, la moyenne thermométrique des trois hivers de 1861 à 1865 a été de 9°,42 ; elle est déduite des moyennes annuelles suivantes :

Hiver de 1861-62..................... 7°,9
— de 1862-63..................... 9 ,6
— de 1864-65..................... 10 ,6

Le mois de décembre a offert une moyenne de 9°,6, un maximum de 17°,2 et un minimum de 0°,5 ;

Le mois de janvier, une moyenne de 9°,08, un maximum de 17°,6, un minimum de 0° ;

Le mois de février, une moyenne de 9°,5, un maximum de 17°, un minimum de 0°,5.

Dans l'hiver de 1861 à 1862, la moyenne des indications de l'hygromètre à cheveu a été de 63°,5 (maximum, 72° ; minimum, 57°). En centièmes, cette moyenne hygrométrique a été représentée par 0°,39 (maximum, 0°,42 ; minimum, 0°,37).

La direction des vents a présenté pour ces trois hivers les proportions suivantes :

N............... 22   S............... 6
N. E........... 35   O............... 31
E............... 53   S. O........... 16
S. E........... 6   N. O........... 39

Quant à l'état du ciel, cet élément si important de la climatologie médicale d'une station, pour les hivers précités, il est indiqué dans le tableau suivant :

p. 554. — Cette assertion est contestable ; il paraîtrait au contraire, d'après les renseignements précis que j'ai recueillis, que l'habitation du plateau même des Spelugues exposerait à l'action des vents d'E. et, par suite, ne conviendrait nullement aux malades. Le refuge qui leur est utile réellement est le coteau qui s'étend entre le plateau des Spelugues et le rocher de Monaco. Il y a là des conditions d'abri contre les vents les plus ordinaires et les plus violents qui offrent des garanties aux phthisiques en recherche d'une bonne station d'hiver. Malgré tout, l'attraction principale qui attire à Monaco n'a rien à démêler, comme on sait, avec les préoccupations de l'hygiène.

MOIS	SEREINS	NUAGEUX 0	NUAGEUX 4	NUAGEUX 8	COUVERTS	PLUVIEUX	Quantité d'eau en millim.
Décemb. 1861	9	9	3	»	3	3	
Janvier . 1862	3	6	8	4	10	9	
Février . 1862	5	5	9	3	6	4	
Décemb. 1862	14	8	2	2	5	8	40mm,5
Janvier . 1863	7	6	2	6	10	14	193 ,8
Février . 1863	14	8	1	4	1	1	
Décemb. 1864	3	5	3	»	9	6	
Janvier . 1865	12	6	5	»	8	3	
Février . 1865	9	4	4	2	6	4	
Totaux. . .	76	57	37	24	41	52 1	

10° MENTON. — Sur le bord de la mer. Exposition au sud-est, en pleine côte.

Thermométrie (de Bréa). — Moyenne annuelle, 16°,1 ; moyenne hivernale, 9°,4 ; moyenne vernale, 14° ; moyenne estivale, 25° ; moyenne automnale, 16 ,9. Température moyenne minimum de l'hiver, 4°,6. Températures horaires dé l'hiver : soleil levant, 6°,9 ; 2 heures de l'après-midi, 11°,7 ; soleil couchant, 6°,6. Température moyenne des mois d'hiver (1863 et 1864) : dé-

1. Les jours pluvieux ont été comptés à part. Il y a donc, en moyenne, 17 jours de pluie pour les 90 jours d'hiver.
Nous devons ces renseignements si précis à l'extrême obligeance du docteur Gillebert-Dhercourt. Ils nous montrent que Monaco a une température hivernale moyenne égale à peu près à celle de Cannes, et plus élevée que celle de Nice et de Hyères. « Au reste, nous écrit ce médecin distingué, si les conditions avantageuses du climat de Monaco n'étaient pas suffisamment démontrées par les tableaux annexés à cette lettre, la flore du pays suffirait pour démontrer que Monaco a, au point de vue climatologique, une certaine supériorité sur les localités avoisinantes. Ainsi le développement immense que les oliviers acquièrent ici prouve, encore mieux que les relevés thermométriques, que ces géants, plusieurs fois séculaires, n'ont jamais connu les hivers rigoureux qui ont détruit fréquemment leurs congénères sur d'autres points du littoral méditerranéen, à Hyères par exemple, où cet événement, au dire de Denis, s'est reproduit deux fois depuis 1789. Les plus anciens oliviers de ce pays datent en effet seulement de 1820. Tandis qu'à Hyères, à Cannes et à Nice, on cultive les citronniers plutôt pour l'agrément que pour le produit, ces arbres donnent à Monaco des fruits excellents, et ils y prennent un grand développement. Le froid qui s'est fait sentir dans les journées du 10 et du 11 février 1862, et qui a été si préjudiciable à la

cembre, 9°,7; janvier, 8°,1; février, 8°,9. Écarts de températature *maxima* et *minima* des mois d'hiver : décembre, écart de 9°; janvier, 8°,25; février, 10°,2. Climat très doux l'hiver; on a noté quelquefois + 8° comme minimum de la température hivernale. Le thermomètre n'a jamais dépassé 31°. Le maximum moyen de 24 années a été de + 28°. Grande égalité de température l'hiver. Précocité de la végétation; citronniers en pleine terre.

Hygrométrie. — L'hygromètre marque 35 à 70°; moyenne, 58°,4. Quantité d'eau annuelle, 720ᵐᵐ. Nombre moyens de jours de pluie, 78; de temps couvert, 26; nombre d'alternances de nuages et de soleil, 503; de soleil radieux, 208. Les 78 jours de pluie se répartissent ainsi : hiver, 19ʲ (décembre, 5ʲ,5; janvier, 7ʲ,5; février, 6ʲ); printemps, 21ʲ; été, 12ʲ; automne, 26ʲ. En résumé, sur 90 jours d'hiver, il y en a 71 qui permettent la promenade à pied. *Brouillards* nuls.

Anémologie. — 80 jours par an de vents violents, plus fréquents au printemps que dans toute autre saison. Alternance diurne et nocturne des brises de terre et des brises de mer. Fréquence des vents d'E., rareté du N. O.; N. froid; S. E. et S. O., vents pluvieux. Station bien abritée contre les vents désagréables ou nuisibles.

Barométrie. — Variable de 753 à 764; oscillations extrêmes comprises entre 738 et 773ᵐᵐ.

Le docteur Henry Bennet, qui passe tous les hivers à Menton

récolte des citrons dans les communes de Roquebrune et de Menton, a épargné les citronniers sur le territoire de Monaco. Pareil fait a été constaté en 1865. Enfin, les pétunias ne peuvent vivre en pleine terre à Nice, pendant l'hiver, qu'à la condition d'être complètement abrités, mais ils n'y fleurissent pas; à Monaco, ces plantes croissent et fleurissent pendant tout l'hiver, même dans les lieux les plus exposés au vent et au froid.

« En ce qui concerne la phthisie, voici les renseignements que j'ai recueillis : Bottieri, qui a exercé la médecine à Monaco pendant huit ans, m'a affirmé que cette maladie y est très rare, mais qu'elle s'y produit sous une forme aiguë et avec une marche rapide. Le docteur Chevalet, médecin de S. A. S. le prince de Monaco, m'a dit avoir fait la même observation sur des malades étrangers. Me fondant sur ces appréciations et sur les faits que j'ai observés moi-même, je suis amené à conclure que l'habitation de la ville de Monaco ne convient pas à la phthisie avec éréthisme, mais que, par contre, elle peut être utile dans la forme torpide. Les malades irritables, affectés de toux sèche et fréquente, et disposés aux hémoptysies, doivent habiter le hameau des Moulins et spécialement les quartiers de la Condamine et de Saint-Michel. »

pour les soins de sa propre santé, a voué à cette station un
culte de fervente reconnaissance. Il s'exprime, à ce sujet, de
la façon suivante dans une publication toute récente : « La
phthisie est une maladie de vitalité défective, et les lésions qui
abaissent l'énergie vitale ont pour double effet d'en amener le
développement et d'en empêcher l'arrêt et la guérison lorsqu'une fois elle est développée. Ce dernier point est un fait
dont je demeure profondément convaincu par les résultats de
ma pratique à Menton. Grâce au concours du soleil, d'un air
sec et salubre, d'une température douce, d'un traitement tonique rationnel, hygiénique, diététique et médicinal, je trouve
que la consomption pulmonaire, dans cette contrée favorisée,
surtout à ses premières périodes, n'est plus cette maladie rebelle que j'avais connue d'abord à Paris et à Londres. Après
six hivers passés à Menton, je suis entouré maintenant d'une
petite tribu, si je puis ainsi parler, de cas de phthisie guérie ou
arrêtée, parmi lesquels le mien propre est peut-être le plus remarquable. Ce résultat curatif n'a cependant été obtenu, dans
chacun de ces cas, qu'en relevant et améliorant les facultés organiques et principalement celles de la nutrition. Si un phthisique peut obtenir de l'amélioration dans sa santé générale, si
par là il arrive à manger et à dormir, s'il digère bien et assi-
mile ses aliments, la victoire est à moitié gagnée. Ce qui aide
surtout le médecin à atteindre ce but, c'est la bonne chaleur
solaire, c'est l'air à la fois sec, frais et vivifiant; c'est en un mot
l'excellent climat de la Rivière[1]. »

§ 2. — *Stations hivernales insulaires.*

Ce qui caractérise le climat insulaire (et nous ne parlons ici
que des îles assez peu étendues pour que chaque localité ap-
partienne en quelque sorte au littoral), c'est sa douceur, c'est-
à-dire la modération des températures extrêmes de l'été et de
l'hiver. Les vicissitudes nycthémérales que nous avons signalées
à propos des stations d'hiver du littoral existent bien ici, mais

1. Bennett, *Recherches sur le traitement de la phthisie pulmonaire.*

à un moindre degré, et cela se conçoit : ces variations viennent
de l'alternance des vents pélagiens et des vents de terre que
produit l'inégalité d'échauffement du sol et de la mer; une île
peu étendue, n'ayant qu'une surface infiniment petite par rapport à la mer qui la baigne, subit les vents que celle-ci lui
envoie, sans pouvoir lui substituer les siens. Il y a donc là une
condition d'uniformité de température qui fait que les îles,
quand, par ailleurs, elles sont situées sous une bonne latitude,
offrent des refuges d'hiver très appréciables. Elles constituent
aussi quelquefois de bonnes stations estivales, parce que la chaleur de l'été y est tempérée par les brises du large, et puis,
souvent aussi, parce qu'elles offrent des altitudes qui peuvent
être utilisées dans le même but pour les phthisiques cherchant
à fuir les chaleurs de l'été.

Les stations hivernales insulaires les plus connues sont :
1° les îles anglaises de la Manche, Wight, Jersey et Guernesey;
2° la Corse; 3° la Sardaigne; 4° les Baléares; 5° Malte; 6° la
Sicile; 7° le groupe des îles Ioniennes; 8° l'Archipel; 9° Ténériffe; 10° Madère.

1° ILES ANGLAISES DE LA MANCHE. — Nous ne ferons que mentionner les îles anglaises de la Manche, parce que si nous les
considérons comme des refuges d'hiver utilisables pour les
Anglais, à cause de leur proximité, nous ne croyons pas que
leurs avantages climatériques soient tels qu'ils puissent faire
de ces îles des abris que les malades, de quelque nation
qu'ils soient, doivent rechercher. Undercliff, dans l'île de
Wight, est une station hivernale très estimée en Angleterre,
mais les avantages qu'elle offre sont, cela se conçoit, simplement relatifs [1]. Quant à Jersey et à Guernesey, abritées des
vents d'est et de nord-est par la côte orientale du département de la Manche, elles jouissent en effet, l'hiver, d'une température agréable, à condition qu'on choisisse avec soin les

---

1. J. Pereira vante beaucoup Undercliff : « It is an agreable, mild,
equable, sheltered, dry bracing climate, well adapted for the residence
of pulmonary and other delicate invalids. » (*Op. cit.*, vol. I, p. 76.) La
saison pour les phthisiques est de novembre à mai.

expositions; mais, pour elles encore, il faut remarquer que ce sont des abris de voisinage que les Anglais qui ne peuvent faire le voyage du continent utilisent et utiliseront seuls.

2° CORSE. — Bastia et Ajaccio sont les deux principales stations hivernales de cette île; mais Ajaccio, située plus au sud que Bastia (il y a presque un degré de latitude entre les deux villes), doit à sa position et à ses abris d'être en hiver un bon refuge pour les phthisiques, et vaut mieux que Bastia.

Cette dernière ville, placée sur la côte nord-est par 42° 41' de latitude nord et 7° 6' de longitude est, est en pleine côte. Température moyenne annuelle de 16°,70 (entièrement semblable à celle de Cannes). Beau temps pendant les 0,63 de l'année; ciel nébuleux pendant 0,30. Il ne pleut guère que 18 jours par an. Le nombre des heures pendant lesquelles les vents y soufflent étant égal à 1,000, on trouve la distribution suivante : nord, 60; nord-est, 102; est, 57; sud-est, 176; sud, 165; sud-ouest, 163; ouest, 76; nord-ouest, 34 [1].

3° SARDAIGNE. — La Sardaigne doit offrir une foule de refuges pour l'hiver; mais les documents météorologiques précis manquent complètement sur ce point. Cagliari, capitale de l'île, située sur la côte sud-est au fond d'un golfe, a toutes les apparences d'une station hivernale convenable. Nous y avons passé quelques jours, dans l'hiver de 1842-1843, pendant un fort coup de vent de nord-ouest, et nous avons pu nous convaincre que cette résidence est parfaitement à l'abri de ce vent. C'est là d'ailleurs une particularité qui y amène très habituellement en relâche les navires qui viennent des côtes de France.

4° BALÉARES. — Nice, Palma et Mahon constitueraient d'excellentes stations hivernales et qui seraient certainement recherchées, si la côte d'Espagne n'était singulièrement privilégiée sous ce rapport. Nous avons visité Mahon, et nous pensons que cette ville, placée au fond d'un port sinueux, doit jouir l'hiver

1. Ch. Martins, *Essai sur la météorologie et la géographie botanique de la France*, in *Patria*. Paris.

d'une température convenable. Mais ici encore les documents exacts nous manquent. Palma est toutefois plus recherchée. C'est le Madère des phthisiques de l'Espagne.

5º MALTE. — Cette île n'est guère qu'un lieu de passage ; mais les phthisiques y trouveraient sans doute des conditions avantageuses l'hiver [1].

6º SICILE. — La Sicile n'a pas, que je sache, été étudiée à ce point de vue. Carrière ne s'est occupé que de l'Italie continentale, et on regrette doublement, en voyant le talent avec lequel il s'est acquitté de cette tâche, qu'il n'ait pas embrassé la Sicile dans ses études. Catane, Syracuse, Girgenti, à raison de leur position sur les côtes sud et est de l'île et de leur latitude très méridionale, doivent certainement offrir des ressources comme stations hivernales.

7º GROUPE DES ÎLES IONIENNES. — Le séjour de l'impératrice d'Autriche à Corfou, pendant le printemps et l'été de 1863, a donné à cette station insulaire une certaine notoriété, à laquelle les articles intéressants publiés par un climatologiste très autorisé, Carrière, ont singulièrement contribué du reste [2].

Voici condensés en quelques lignes les caractères climatologiques de cette station.

Ces îles forment une chaîne qui s'étend le long des côtes de l'Albanie, de l'Acarnanie et de l'Élide, sur une étendue de 2º environ, entre 40º et 38º de latitude nord.

Côte occidentale ou italienne marécageuse. Côte orientale ou grecque très saine. Température moyenne annuelle de 16º (?). Hiver doux, pas de neige, gelées rares. Printemps très beau, quelques pluies, mais tièdes et rares. Été très chaud, avec soirées relativement fraîches. Automne humide et pluvieux. Vents régnants, est, principalement au printemps ; les vents d'ouest et de sud-ouest dominent dans la saison chaude.

La beauté et la douceur de leur ciel font de quelques-uns

1. Ch. Martins, *Du Spitzberg au Sahara*, Paris, 1865, p. 467.
2. Carrière, *op. cit.* (*Union médicale*, 1863).

de ces points des stations hivernales très appréciées. Ces îles offrent réunis les avantages naturels du climat à ceux de ce confort et de ce bien-être que les Anglais implantent partout où ils s'établissent.

Carrière considère le printemps comme la seule bonne saison de Corfou ; il signale ce qu'il appelle le *climat du soir* comme favorable pendant l'été ; nous serions tenté d'y voir au contraire une particularité fâcheuse, à raison des vicissitudes thermologiques que subissent les malades. L'impératrice d'Autriche, qui passa le printemps et l'été à Corfou, n'en souffrit pas néanmoins, mais les avantages réels qu'elle retira de ce climat doivent être imputés à l'*utilisation* intelligente qu'elle en fit, entourée qu'elle était des meilleures conditions de bien-être et de direction médicale.

8° ARCHIPEL. — Les îles grecques et turques de l'Archipel n'ont pas été étudiées au point de vue de l'hygiène thérapeutique, et aujourd'hui que les communications sont si rapides et si faciles, ce serait rendre un service réel à la science que d'examiner sous ce rapport les principales îles de cet immense archipel. L'île de Négrepont, et, parmi les Cyclades, Naxos, Paros, Sériphos, mais surtout Zéa et Thermia, paraissent offrir tous les éléments de bonnes stations hivernales. Des deux dernières, Zéa a l'avantage d'une végétation qui manque trop souvent aux autres îles de l'Archipel, et Thermia doit son nom à des sources sulfureuses thermales qui pourraient être fructueusement utilisées par les phthisiques. Candie, comprise entre le 34° et le 35° de latitude, et les Sporades, qui longent les côtes d'Anatolie, offrent sans doute des ressources bien précieuses comme refuges. Mais l'Archipel appelle plutôt les touristes que les malades, qui cependant y rencontreraient sans aucun doute moins de déceptions que les premiers.

9° TÉNÉRIFFE. — Les îles du littoral ouest de l'Afrique (îles du Cap-Vert, Ténériffe) peuvent offrir d'excellents refuges aux poitrinaires ; mais le premier de ces archipels est éloigné : on n'y arrive que par une traversée assez longue, et il s'étend sous une latitude assez méridionale pour que les chaleurs y soient fortes et les variations thermologiques très brusques et très étendues; en un mot, la constitution climatérique des îles portugaises du Cap-Vert les rapproche des climats torrides bien plus que des climats tempérés. Nous devons dire toutefois que Porto-Praya, capitale de Sant-Iago, situé par 14° 53' de latitude nord et 25° 52' de longitude est, à la hauteur du Sénégal, jouit d'une température singulièrement plus tempérée que le continent. Nous avons fait deux séjours dans cette île, l'un en 1842, l'autre en 1851, et nous pensons que les phthisiques pourraient y trouver un bien-être relatif; mais, nous le répétons, l'éloignement est réel, et les bénéfices hygiéniques sont douteux; il faut donc rayer ces îles de la catégorie des stations hivernales réellement utiles. Ténériffe, au contraire, mériterait d'occuper parmi elles un rang distingué, s'il fallait s'en rapporter aux assertions, un peu enthousiastes peut-être, d'un homme du monde, G. de Belcastel [1]. Dans cet ouvrage, empreint d'un lyrisme qui tient en défiance, l'auteur préconise la valeur du séjour dans la vallée d'Orotava pour les phthisiques. Quoi qu'on pense cependant de son enthousiasme poétique pour cette station, on ne peut s'empêcher de reconnaître que les éléments climatériques suivants doivent être pris en sérieuse considération. Température moyenne annuelle de + 20°,2. Températures maxima et minima de l'année comprise entre + 28° et + 10°. Moyenne de décembre, 19°,3. Moyenne de janvier, 16°,8. Moyenne de février, 16°,7. Entre le mois le plus chaud et le mois le plus froid, la différence est d'un peu moins de 8°. Moyenne des jours de pluie, 15, tandis qu'à Madère elle est de 73, à Alger de 87, et à Rome de 144. De Belcastel, comparant le climat d'Orotava à celui de Nice, de Rome, de Palerme, n'hésite pas à lui accorder une prééminence d'avantages. A notre avis, cette comparaison est inadmissible, à cause de la différence des distances. C'est entre Madère et Ténériffe seulement qu'il faut l'établir.

1. Belcastel, *Le climat des Canaries et la vallée d'Orotava au point de vue hygiénique et médical*. Paris, 1861.

10° MADÈRE. — Le climat de Madère jouit, dans le traitement de la phthisie, d'une réputation séculaire qu'on a cherché bien souvent à ébranler [1], mais qui a résisté à ces attaques, parce qu'elle repose sur des bases sérieuses. Si le courant qui portait les malades vers Madère se ralentit un peu de nos jours, cela tient à ce que des dérivations nombreuses se sont établies vers les refuges méditerranéens, qui ont été mieux connus et mieux appréciés. Les Anglais continuent de vouer un culte thérapeutique véritable à cette station, ce qui s'explique par l'influence de l'habitude et puis aussi par leur goût pour la navigation. Il y a certainement eu de l'exagération dans les éloges décernés au climat de Madère ; il ne guérit pas plus, hélas! la phthisie que les autres, mais il met les malades dans de bonnes conditions de durée. Les éléments climatologiques suivants expliquent, du reste, ce résultat favorable.

Situation entre 32° 45′ et 32° 37′ latitude nord et 16° 39′ et 12° 37′ longitude ouest.

Thermométrie. — *Température moyenne annuelle*, 18°,5. *Température moyenne mensuelle :* janvier, 16°,7 ; février, 17° ; mars, 17°,5 ; avril, 17°,8 ; mai, 18°,7 ; juin, 19°,6 ; juillet, 21°,9 ; août, 23°,2 ; septembre, 23°,3 ; octobre, 21° ; novembre, 19°,2 ; décembre, 20°,9. *Températures moyennes saisonnières :* hiver, 17°,1 [2] ; printemps, 18°,1 ; été, 21°,6 ; automne, 21°,2. *Temp. maxima annuelle*, 29°,4 ; *minima,* + 10°. Écart de 19°,4. Oscillations nycthémérales très minimes. Oscillations diurnes également peu étendues. Maximum de chaleur nycthémérale de midi à trois heures. Minimum de quatre à six heures du matin.

Hygrométrie. — Moyenne hygrométrique variable entre 90° et 68°. Maximum d'humidité en février et mars ; jours pluvieux, 102 ; jours nuageux, 203 ; beau temps, 202. Août et septembre sont les plus beaux mois ; janvier, 14 jours de pluie ;

1. Th. Read jugeait déjà que Madère était d'une valeur contestable. Il avait consulté un médecin établi dans cette île, le Dr Gordon, qui lui avouait que le climat de la France ou celui des hauteurs de quelques îles de l'Inde lui semblaient préférables. (Read, *op. cit.*, p. 273.)
2. D'autres relevés indiquent 16°,5 comme moyenne hivernale de la température. La température de Madère, et c'est là sa qualité dominante, est d'une grande constance.

février, 20 ; mars, 16 ; avril, 10 ; mai, 18 ; juin, 13 ; juillet, 20 ; août, 25 ; septembre, 23 ; octobre, 19 ; novembre, 15 ; décembre, 9. Moyenne annuelle des jours de pluie, 73 (Macaulay). Moyenne annuelle de pluie, 1m,25. Les mois d'octobre, de novembre et de janvier sont les plus pluvieux.

Anémologie. — Alternance quotidienne de vents de terre et de vents de mer. Atmosphère agitée, jamais de calme. Le *leste*, vent nuisible, brûlant, élève quelquefois la température jusqu'à 35° et 36°. C'est un vent d'une extrême sécheresse, véritable siroco venant de la côte ouest d'Afrique. Orages, 6 à 12 par an, mais peu violents.

Barométrie. — 760mm en moyenne. Oscillations faibles [1].

§ 3. — *Stations hivernales continentales ou de l'intérieur.*

Ces stations sont extrêmement nombreuses ; leur existence est, en effet, la résultante de deux conditions : 1° une latitude méridionale ; 2° des abris contre les vents froids ; et l'on conçoit qu'une foule de localités peuvent, dans les contrées les plus diverses, offrir pendant l'hiver des refuges de cette nature ; mais combien en ont, et des meilleurs, et s'obstinent à ne pas les connaître ! Dans les pays montagneux, les vallées abritées en présentent un grand nombre, mais qui n'ont qu'une notoriété et une utilité très bornées.

En Angleterre, Torquay (température moyenne annuelle de 11°,2), Cove (température moyenne annuelle, 11°), Clifton (température moyenne annuelle, 10°,9), Bristol, sont des re-

---

1. Barral, *Le climat de Madère et son influence thérapeutique sur la phthisie pulmonaire*. traduction P. Garnier. Paris, 1858. En 1866, une souscription publique réunit en Angleterre une somme considérable qui, remise au Comité de Brompton-Hospital, lui permit d'essayer l'influence du climat de Madère dans la phthisie ; 20 malades de cet hôpital furent envoyés à Madère : 5 étaient au premier degré de la phthisie, 4 au deuxième et 11 au troisième. Voilà les résultats qui ont été obtenus : 2 de ces malades ont éprouvé un mieux très sensible ; 7 ont été légèrement améliorés ; 4 ont été moins bien ; 1 est mort subitement d'hémoptysie. Chez 3 les symptômes physiques se sont améliorés ; chez 5 ils se sont aggravés ; chez 12 ils sont demeurés stationnaires. Le Comité n'a pas pensé, avec raison, que ces essais dispendieux dussent être poursuivis (*Gaz. hebd. de méd.*, 1867).

fuges locaux utiles, sans doute, mais que les malades des autres pays n'iront jamais rechercher.

Les stations hivernales du midi de l'Europe, au contraire, conviendraient à tous les phthisiques ; telles sont celles de l'Italie, de la Grèce, du Portugal et de l'Espagne. Dans ce dernier pays, Séville et Jaen, en Andalousie, offrent comme stations d'hiver des avantages qui ne sont pas assez connus. L'Italie, « cette terre des rêveurs, des poètes et des malades », comme le dit Carrière, a un aimant qui attire ces derniers. Nous nous sommes demandé souvent pourquoi l'Espagne et le Portugal sont délaissés à ce point de vue.

En France, et même dans le Nord, nous avons quelques abris qui ont aussi une valeur relative ; c'est ainsi qu'auprès de Cherbourg, où l'hiver est rigoureux, se trouve la vallée de Quincampoix, qui est à l'abri du vent et dont la température moyenne est plus élevée de 2°. Il serait utile que ces refuges locaux fussent étudiés et indiqués dans chaque département pour les phthisiques qui ne peuvent faire de longs voyages.

Pau, Amélie-les-Bains, Pise, Rome et Florence sont les seules stations hivernales du continent dont nous nous occuperons.

1° PAU [1]. — Situation, 43° latitude nord et 2° longitude ouest, altitude 144 mètres. Sol argileux et calcaire.

Thermométrie. — Température moyenne annuelle, 14°,7. Température moyenne hivernale, 6°,98 ; vernale, 14°,8 ; estivale, 22°,52 ; automnale, 13°,9. Variations annuelles maxima, — 12 et + 36°. En moyenne, 24 jours au-dessous de 0°. Oscillations mensuelles moyennes, 20°,4 ; oscillations journalières moyennes, 8°,3.

---

1. De Valcourt, *op. cit.*, p. 47. — Voyez aussi A. Taylor, *A comparative inquiry as to the preventive and curative influence of the climate of Pau and of Montpellier, Hyères, Nice, Rome, Pisa, Florence, Naples, Biarritz, etc., on health and disease.* London, 1856. — Si le climat de Pau offre l'avantage très réel d'une remarquable tranquillité de l'atmosphère, il a l'inconvénient d'être variable et de présenter des oscillations thermologiques mensuelles très étendues et une grande humidité. Les phthisiques là, peut-être encore plus qu'ailleurs, ont besoin de s'entourer de précautions.

TEMPÉRATURE MOYENNE, MAXIMA ET MINIMA, DE 9 HEURES A 3 HEURES

TEMPÉRATURE MOYENNE	DÉCEMBRE	JANVIER	FÉVRIER	MARS	AVRIL	MAI	JUIN	JUILLET	AOUT	SEPTEMBRE	OCTOBRE	NOVEMBRE
1° A 9 h. .	4°,7	3°,12	6°,4	8°,31	12°,25	16°,5	17°,9	20°,4	20°	15°,9	12°,3	6°
2° A midi.	8 ,4	7 ,3	9	11 ,2	16 ,5	19 ,2	21 ,1	27	24 ,4	20 ,9	17	6 ,6
3° A 3 h. .	8 ,6	8 ,6	9 ,7	12 ,6	17 ,2	19 ,4	21 ,9	26 ,5	27 ,9	21 ,2	17	8 ,2
Maxima . .	19°	15°	16°,2	21°,1	24°,4	27°,1	29°	33°	36°	30°	25°,6	16°,2
Minima. .	—0 ,2	—7,4	—4 ,2	2 ,4	6	7 ,4	12	17	14	12	7	—2 ,2

Hygrométrie. — 122 jours de pluie par an; 1ᵐ,09 par an de pluie, ainsi répartie : hiver, 183 millimètres; printemps, 423 millimètres; été, 225,9; automne, 259. Rareté extrême des brouillards.

Anémologie. — Calme remarquable de l'atmosphère. Vents d'ouest prédominants, 207 jours par an (O. S. O. et N. O.). Pendant l'hiver, les vents secs du N. E. au S. E. dominent.

Barométrie. — Moyenne annuelle, 745ᵐᵐ,9.

2° AMÉLIE-LES-BAINS. — Situation géographique, 42° 27′ latit. et 0° 19′ longit. Altitude, 235 mètres.

Thermométrie. — Moyenne annuelle, 15°,28; moyenne hivernale, 7°,96; vernale, 14°,09; estivale, 23°,2; automnale, 15°,96. Oscillations des températures maxima et minima, 46° (année 1864); oscillations des moyennes des températures mensuelles : janvier, 7°,4; février, 7°,9; mars, 11°,5; avril, 14°,5; mai, 18°,7; juin, 21°,6; juillet, 21°,5; août, 23°,6; septembre, 20°,05; octobre, 16°,4; novembre, 11°; décembre, 8°,6.

Hygrométrie. — Humidité variable de 58° à 78°; pas de brouillards; 642 millimètres de pluie par an : hiver, 113 millimètres; printemps, 283 millimètres; été et automne, 244 millimètres. Vents nuisibles, N. O. ou mistral (26 jours en 1863) à cause du froid, E. et N. E. à cause de la pluie.

Barométrie. — Hauteur moyenne, 742 millimètres.

3° PISE. — *Situation*, 43° 43′ latitude et 8° 3′ longitude E.

Thermométrie. — Moyenne annuelle, 15°,84; moyenne hivernale, 7°,82; vernale, 14°,82; estivale, 23°,23; automnale, 17°,31.

Hygrométrie. — Humidité très forte; pluie annuelle, 1 m. 20 : hiver, 255 millimètres; printemps, 229; été, 175; automne, 475. Station hivernale médiocre, à cause de la fréquence des pluies, compensée, il est vrai, par l'absence de brouillards. La ville est abritée contre les vents du nord par les monts Pisani : elle est, au contraire, ouverte au midi; le calme de son atmosphère la rapproche de Venise.

4° ROME. — Situation géographique, 41° 54′ latitude et 10° 6′ longitude. Température moyenne annuelle, 15°,4 : moyenne hivernale, 8°; vernale, 14°,2; estivale, 22°,91; automnale, 16°,49. Oscillations entre les maxima et les minima de l'année, 44°. Neige, 1ʲ,6 par an; transitions thermologiques brusques, l'hiver et le printemps, par le changement de vents; humidité assez forte; quantité de pluie moyenne, 800 millimètres; moyenne des jours pluvieux, 114. Prépondérance des vents humides sur les vents secs. Le ciel de Rome est moins pur que celui d'autres parties de l'Italie; il est moins lumineux, et c'est à cette particularité que certains climatologistes font allusion quand ils considèrent l'atmosphère de Rome comme moins stimulante que d'autres. La malaria y règne pendant les mois de juin et de juillet. Le passage brusque, pendant l'hiver, du vent du sud au vent du nord, est un inconvénient qui empêchera Rome de devenir, pour les phthisiques, une station privilégiée, entourée qu'elle est d'ailleurs par une foule de rivales.

5° FLORENCE. — L'attrait du tourisme pour cette métropole des arts doit probablement y attirer un grand nombre de malades; mais cependant on ne saurait dire beaucoup de bien de ce climat. Les sommets neigeux des Apennins y abaissent la température de l'hiver, et l'été il y fait une chaleur accablante; les brouillards y sont aussi très fréquents; en somme, c'est une mauvaise station d'hiver, et il faut en détourner les phthisiques.

§ 4. — *Stations hivernales intertropicales.*

Nous n'accepterons pas sans poser quelques réserves les
conclusions négatives du mémoire de J. Rochard en ce qui
concerne les avantages de la navigation pour les poitrinaires ;
mais nous nous rallions, sans restriction aucune, à son opinion
sur les dangers qui résultent pour eux du séjour dans les pays
intertropicaux. On sait que dans la question posée par l'Académie de médecine, en 1855 [1], il s'agissait de déterminer l'influence de la navigation et des pays chauds sur la marche de
la phthisie pulmonaire. Peut-être notre collègue eût-il modifié
la sévérité de ses conclusions relativement aux voyages sur
mer, s'il les avait plus nettement isolés de l'influence des pays
intertropicaux ; mais il est visible que pendant toute la durée
de son travail, si remarquable par ailleurs, il a été dominé par
cette pensée de la connexion habituelle de la navigation et du
séjour temporaire dans les pays chauds.

En ce qui concerne l'influence des *pays chauds* proprement
dits, c'est-à-dire de ceux situés sous la zone torride, je n'hésite pas à affirmer, avec cet auteur, qu'elle est meurtrière au
premier chef pour les phthisiques, et ce sentiment est celui de
l'immense majorité des médecins de la marine qui ont eu et
qui ont encore tous les jours, dans leurs voyages, l'occasion
trop fréquente de constater cette influence.

La zone géographique dans laquelle elle s'exerce a une
hauteur de 60 degrés environ ; elle embrasse tous les pays
dont la température moyenne annuelle est comprise entre
30° maximum et 20° minimum, et constitue le théâtre le plus
habituel de la navigation ; les campagnes sur les navires de
l'État y ramènent incessamment les médecins de la marine ;
aussi l'étude des influences climatériques propres aux pays
chauds est-elle l'objet habituel de leurs méditations, et l'una-
nimité à peu près complète de leur opinion sur ce point a-t-elle

1. J. Rochard, *De l'influence de la navigation et des pays chauds sur
la marche de la phthisie pulmonaire* (*Mémoires de l'Acad. de méd.*, 1856,
t. XX).

dû corroborer fortement dans l'esprit de Jules Rochard des conclusions auxquelles il avait d'ailleurs été conduit par la force des faits et l'autorité des chiffres.

En ce qui regarde cette action nuisible des pays chauds sur la marche de la phthisie pulmonaire, si je la considère comme un fait très général, j'établis néanmoins une réserve qui est implicitement contenue dans les conclusions du mémoire que je viens de citer. Les navigateurs n'étudient l'influence des climats que sous une hauteur barométrique invariable, celle du niveau de la mer. Les documents si précis, si démonstratifs, fournis par notre collègue à l'appui de son opinion, ont été, en grande partie, recueillis dans ces conditions; ce sont en effet des médecins de la marine ou des médecins coloniaux, résidant sur les terres plates du littoral, qui ont été principalement interrogés par cet éminent observateur. Qu'il ait tiré de leurs assertions cette conclusion que l'influence climatérique des pays intertropicaux est préjudiciable aux tuberculeux quand ils la subissent sur le pont d'un navire ou sur un sol peu élevé, rien de plus logique, de plus conforme à la vérité, de plus en accord avec nos propres impressions ; mais il est certain, et il l'a très bien reconnu, que les influences climatériques peuvent être profondément modifiées par l'altitude, l'exposition, le rapprochement ou l'éloignement de la mer. Ainsi, tel phthisique qui périclite sur le littoral d'une île des pays chauds et y brûle littéralement ses poumons (qu'on me passe cette expression, pour impropre qu'elle soit) neutralisera plus ou moins complètement cette influence des climats torrides en élevant son habitat au-dessus de la mer, et arrivera peut-être même à trouver quelque haute vallée où la température, mitigée par l'altitude, la sérénité habituelle au ciel de ces beaux climats, un abri ménagé par des conditions locales contre certains vents, lui créeront un refuge aussi salutaire que celui qu'il trouverait à Hyères ou à Nice. Mais cet avantage est réellement illusoire, puisque, dans la grande majorité des pays intertropicaux, le littoral est seul habité et habitable, et puisque d'ailleurs des refuges méridionaux de l'Italie et de la France les réalisent avec plus de certitude encore, et sans

les mêmes exigences de frais et de déplacement. De plus, cette
ressource de se faire un climat à part, en atténuant par l'altitude la température propre aux pays torrides, est interdite
forcément aux navigateurs de l'État et du commerce que leur
service ou leurs affaires retiennent sur le littoral, où ils subissent en même temps les conditions défavorables de l'habitat
nautique et de l'habitat pélagien. Or j'ai pu constater par
moi-même combien ces influences sont délétères pour les
tuberculeux. Je ne suis pas parti une seule fois de France sans
examiner soigneusement l'équipage dont la santé m'était confiée, et cela dans le but de lui procurer, par des remplace-
ments, le bénéfice d'une épuration favorable aux intérêts des
hommes eux-mêmes et à ceux du service. Eh bien, malgré tout
le soin apporté à cet examen, mon bâtiment était à peine arrivé
dans les pays intertropicaux que l'influence torride passait au
crible les personnes de l'équipage, et tels hommes qui n'avaient
jamais toussé ni craché de sang présentaient bientôt des signes
avérés de tuberculisation ; tels autres que je tenais en suspicion très improbable, sous ce rapport, arrivaient, en quelques
mois, au dernier terme de la colliquation tuberculeuse. Je réserve ici complètement la question de l'influence de ces climats
sur la *production* de la phthisie ; elle est possible, mais elle ne
m'est en rien démontrée [1]. Peu importe que les pays intertropicaux ne donnent pas la phthisie, si leur influence va chercher
au fond des poumons des tubercules crus, et qui seraient peut-
être restés indéfiniment dans cet état, et les pousse vers une
fatale et rapide suppuration. J'ai dit ailleurs que dans les climats tempérés la phthisie *marche*, qu'elle *galope* dans les pays
chauds ; je n'ai rien à changer à ce contraste. Il me paraît, au

---

1. A mon avis, la phase d'acclimatement est une épreuve terrible pour
les phthisiques, et elle l'est d'autant plus que les changements climatériques sont plus radicaux. Quand donc un phthisique habite un climat
qui n'est pas absolument mauvais, il faut qu'il s'en contente et qu'il
n'aille pas courir des aventures climatériques qui peuvent lui coûter
cher. Les singes du Sénégal meurent de phthisie en France ; nous sommes convaincu que des animaux de nos climats, transportés au Sénégal,
ne payeraient pas à cette affection un tribut moins lourd. Aussi les
voyages *rapides* et à *longues excursions* doivent-ils être prescrits avec
une extrême prudence.

reste, très facile de se rendre compte de l'influence aggravatrice exercée par les pays intertropicaux, si l'on dissocie les
éléments du climat qui leur est propre :

1° La *chaleur*, constamment élevée, intervient sans aucun
doute comme condition défavorable. Une moyenne annuelle de
24°, comme celle du Sénégal ; de 27°, comme celle du golfe
de Guinée ; de 28°, comme celle de Karikal, suppose des
maxima fort élevés, pendant lesquels l'abondance des sueurs,
la lenteur de la respiration, la gêne de l'hématose par raréfaction de l'air, l'inappétence, le défaut d'exercice, soumettent
les tuberculeux à de rudes épreuves. Mais encore doutons-
nous que ce soit là l'élément climatologique véritablement
nuisible.

2° Les *variations brusques de température* paraissent avoir
encore une plus grande importance. Un poitrinaire vivrait à la
rigueur dans une chambre maintenue constamment à 5 ou 6°
au-dessus de 0° ; sa vie se prolongerait également assez bien
dans un milieu maintenu constamment à + 20° ou + 25° ;
le passage répété d'un de ces appartements dans l'autre le
tuerait infailliblement dans un temps très court. Et il n'est pas
nécessaire que le contraste soit aussi accusé : quelques degrés
suffisent, dans les pays chauds, pour que l'économie, dont l'impressionnabilité frigorifique est singulièrement accrue, en
éprouve une influence sensible. De là ces bronchites si fréquentes et si tenaces qu'engendrent également, sous les tropiques, le passage du chaud au froid ou celui du froid au chaud,
et qui avancent toutes d'un pas l'évolution des tubercules. La
fixité, l'égalité de la température importent plus aux tuberculeux que son élévation ou son abaissement, et, sous ce rapport, ils ne sont nulle part ailleurs aussi mal placés que dans
les pays intertropicaux [1].

---

1. La rareté de la phthisie aux Hébrides, aux Feroë, en Islande, et la
façon dont s'y conservent les phthisiques venus du dehors, ont leur
explication dans la stabilité remarquable de la température de ces îles.
Voyez à ce sujet A. Mittchell, *On the influence which consanguinity in
the parentage exercises on the offspring* (*Edinburgh Medical Journal*,
april 1865, p. 908, et Marchand, *Ann. d'hyg. publique*, juillet et octobre
1865, t. XXIV, p. 44).

3° La *surabondance de l'humidité et de l'électricité*, qui imprègnent abondamment les atmosphères tropicales, constitue aussi un ensemble de conditions qu'on ne saurait considérer comme favorables.

En résumé, on voit que l'habitation des pays intertropicaux est excessivement préjudiciable aux phthisiques, et que non seulement il faut bien se garder de les exposer gratuitement aux dangers de ces climats excessifs en les envoyant dans ces parages, sous prétexte d'y rétablir leur santé, mais encore qu'il faut éloigner de ces destinations tout marin dont la poitrine est suspecte.

Sur ce terrain, les conclusions du Mémoire de J. Rochard [1] étaient et sont restées inattaquables ; mais ce qui lui a été reproché, et avec quelque raison, c'est d'avoir discrédité, sans preuves suffisantes, les ressources que la thérapeutique de la phthisie peut tirer de l'hivernation dans les refuges du midi de la France, de l'Italie, de l'Espagne ; à notre avis aussi, il a été entraîné trop loin par l'ardeur de la discussion ; si les refuges climatériques tempérés ne guérissent pas les phthisiques, ils leur assurent du moins plus de conditions de bien-être et de durée que ne le pense notre savant ami. Dans la phthisie, comme dans toute autre affection chronique, il y a toujours un immense avantage à remplacer des influences atmosphériques agressives par un climat doux, uniforme, tempéré ; mais ces immunités ne vont pas en croissant avec la température, et j'aimerais certainement mieux, si l'un des miens était entaché de tubercules, le laisser en butte aux inclémences meurtrières du climat des côtes de la Manche, que de lui faire courir les chances désastreuses d'un séjour à Bourbon ou aux Antilles ; mais je ne dédaignerais pas non plus les bénéfices de l'émigration vers une zone tempérée. Je ferais ce que fit Young pour sa fille en pareil cas : « *Je le porterais plus près du soleil* [2] » (mais *pas trop près*, car les poumons des tuberculeux

---

1. Rochard, *De l'influence de la navigation et des pays chauds sur la marche de la phthisie pulmonaire.* Paris, 1856, in-4.
2. « J'arrachai Narcisse de son climat natal où le noir Borée soufflait le froid du trépas ! Mes bras paternels la portèrent plus près du soleil.

s'accommodent mal des températures excessives), et les stations
hivernales, que nous avons considérées comme les plus avantageuses, prolongeraient presque à coup sûr son existence.

Nous devions entrer dans cette discussion, car, s'il est bon
d'indiquer aux phthisiques les refuges qui leur sont utiles, il
ne l'est pas moins de les prémunir contre ceux qui ne leur
offrent que des dangers. D'ailleurs, ce travail a excité dans la
littérature médicale une émotion qui avait sa source dans le
talent de son auteur et dans la gravité des conclusions qu'il
formulait. Il a démontré sans retour le danger des stations
intertropicales [1]; c'est, grâce à lui, une question jugée; mais, à
notre avis, il s'est montré plus sceptique qu'il n'eût fallu dans
le jugement qu'il porte sur les stations hivernales tempérées.
Il y a, des unes aux autres, la distance qui sépare un poison
d'un médicament, qui n'est sans doute pas infaillible, mais
qui a son utilité et qu'il faut conserver pour cela même.

On doit rattacher à cette question des stations maritimes
intertropicales celle, qui a été si controversée, de l'antagonisme des affections palustres et de la phthisie. Ce n'est pas
que les miasmes paludéens n'exercent leur action partout ailleurs, mais là elle est à son *summum* d'expression, et il est

J'espérais que le soleil la ranimerait de ses rayons bienfaisants. Mais
l'astre insensible voit languir avec indifférence la beauté comme les
fleurs : il a laissé Narcisse pencher sa tête mourante et succomber dans
mes bras. » (Young, *Nuits*, traduct. Letourneur, Londres, MDCCLXXXVII,
t. I, 4e nuit, p. 130.) — Young fait allusion ici à son séjour à Montpellier.

1. Ce n'est pas sans quelque étonnement que nous avons trouvé dans
la *Clinique* de Graves les lignes suivantes sur cette question : « Pour ce
qui est du climat que nous devons conseiller aux phthisiques, je n'ai
que peu de choses à vous en dire. Lorsque vous ordonnez un changement de climat, lorsque vous conseillez à un malade d'abandonner la
contrée dans laquelle il vit depuis son enfance, vous ne devez pas l'envoyer dans un pays qui présente des conditions climatériques à peu près
semblables; le changement doit être beaucoup plus radical... Selon moi,
il est absurde d'envoyer un habitant des Iles-Britanniques sur un point
quelconque du continent européen. Les villes maritimes de l'Europe ne
répondent point à votre attente; je préfère de beaucoup les Indes orientales ou occidentales : la Caroline du Sud, la Floride, les États septentrionaux de l'Amérique du Sud ou l'Égypte. » (Graves, *Leçons de clinique
médicale*, trad. Jaccoud, 2e édit, Paris, 1863, p. 168.) — Il nous paraît
douteux que Graves ait parlé là dans son expérience personnelle. Il n'a
fait évidemment que répéter, sans la contrôler, une opinion fausse, mais
très universellement acceptée avant le travail de J. Rochard.

bien certain que, si cet antagonisme est réel, il ne se manifestera nulle part avec plus d'évidence.

Les localités marécageuses, en compensation des atteintes graves qu'elles portent à la santé humaine, lui procurent-elles certaines immunités, et offrent-elles une rareté relative de la phthisie? Boudin [1] l'a pensé, et il a formulé en 1845 les conclusions suivantes relativement à cette forme de l'antagonisme pathologique :

1° Les *localités* dans lesquelles la cause productrice des fièvres intermittentes endémiques imprime à l'homme une modification *profonde* se distinguent par la rareté relative de la phthisie pulmonaire et de la fièvre typhoïde.

2° Les *localités* dans lesquelles la fièvre typhoïde et la phthisie pulmonaire sont fortement dessinées se font remarquer par la rareté et le peu de gravité des fièvres intermittentes *contractées sur place.*

3° Le desséchement d'un sol marécageux ou sa conversion en étang, en produisant la disparition ou la diminution des maladies paludéennes, semblent disposer l'organisme à une pathologie nouvelle dans laquelle la phthisie pulmonaire et, suivant la position géographique du lieu, la fièvre typhoïde se font particulièrement remarquer.

4° Après avoir séjourné dans un pays à caractère marécageux prononcé, l'homme présente contre la fièvre typhoïde une immunité dont le degré et la durée sont en raison directe et composée de la durée du séjour antérieur, de l'intensité d'expression à laquelle y atteignent les fièvres de marais considérées sous le double rapport de la forme et du type. Ce qui, en d'autres termes, signifie que le séjour dans un pays à fièvres rémittentes et continues, tels que certains points du littoral de l'Algérie et le centre du pays d'étangs de la Bresse, est plus préservateur contre les maladies dont il s'agit que ne le serait, par exemple, le séjour à l'embouchure fangeuse de la rivière de la Bièvre à Paris.

1. Boudin, *De l'influence des localités marécageuses sur la fréquence et la marche de la phthisie pulmonaire et de la fièvre typhoïde* (*Ann. d'hyg. publique*, 1845, t. XXXIII, p. 58).

5° Les conditions de latitude et de longitude géographiques et d'élévation qui posent une limite à la manifestation des fièvres de marais, établissent également une limite à l'influence médicatrice de l'élément marécageux.

6° Enfin, certaines conditions de race et peut-être de sexe, en diminuant l'impressionnabilité de l'organisme pour la cause productrice des fièvres de marais, amoindrissent en même temps l'efficacité médicatrice de cette cause.

Cette opinion de Boudin, basée sur des observations ou des travaux de Nepple [1], Paccoud [2], Crozant [3], Brunache [4], Chassinat [5], et appuyée sur des faits recueillis par lui-même en Morée, à Marseille et en Algérie, cette opinion, dis-je, à rencontré de nombreux contradicteurs. Le Pileur [6], Am. Lefèvre (de Rochefort) [7], Rufz (de la Martinique) [8], Bérenguier (de Rabasten) [9], l'ont battue en brèche par des arguments décisifs, et elle n'est plus guère considérée aujourd'hui que comme une vue ingénieuse de l'esprit. A notre avis, elle a été mal posée, et c'est pour cela que les arguments pour ou contre se sont balancés aussi longtemps et ont tenu l'esprit médical en suspens pendant plusieurs années. Croire que le *miasme paludéen* est un antidote de la phthisie, de telle sorte que les pays marécageux sont ceux qui, toutes choses égales d'ailleurs,

---

1. Nepple, *Traité sur les fièvres rémittentes et intermittentes*, 1835.
2. Paccoud, *Comptes rendus de l'Acad. des sciences*, 15 août 1843.
3. Crozant, *Journal de méd.* de Fouquier et Beau, mai 1844.
4. Brunache, *Recherches sur la phthisie pulmonaire et la fièvre typhoïde considérées dans leurs rapports avec les localités marécageuses*, 1844.
5. Chassinat, *Lettre à l'Académie de médecine*, août 1843.
6. Le Pileur, *Quelques objections à la théorie de l'antagonisme* (*Ann. d'hyg. publique*, t. XXXVI, p. 5 ; — voyez Boudin, *ibid.*, p. 304, et t. XXXVIII, p. 236).
7. Am. Lefèvre, *De l'influence des lieux marécageux sur le développement de la phthisie et de la fièvre typhoïde étudiée particulièrement à Rochefort* (*Bulletin de l'Acad. de méd.*, 1844-45, t. X, p. 968, et Rapport de Gaultier de Claubry sur ce travail, *ibid.*, p. 1041). — Voyez aussi Michel Lévy, *Lettre touchant l'influence des marais sur la fréquence de la phthisie pulmonaire* (*Bulletin de l'Acad. de méd.*, 1843, t. VIII, p. 939).
8. Rufz, *Étude de la phthisie à la Martinique* (*Mém. de l'Acad. royale de méd.*, 1843, t. X, p. 223). — Voyez aussi Tribe, *Heureuse influence de l'atmosphère des pays marécageux sur la tuberculisation pulmonaire*. Thèse de Montpellier, 1843.
9. Berenguier, *Traité des fièvres intermittentes et rémittentes*, Paris, MDCCLXV, p. 170.

offrent le moins de phthisiques, ou bien admettre que, *malgré le miasme paludéen*, il existe dans certaines localités marécageuses des conditions favorables à la durée des phthisiques importés ou nés sur place, sont deux choses essentiellement distinctes et qui, confondues, rendent le problème inextricable. Ainsi, pour prendre un exemple, au Sénégal, où l'infection palustre revêt son expression la plus accentuée, il n'y a pas plus de phthisies qu'ailleurs (j'entends parler de phthisies aborigènes), mais les phthisiques qui viennent d'Europe y périclitent bientôt et beaucoup plus rapidement qu'ils ne l'eussent fait s'ils n'étaient pas venus habiter cette colonie. A Rochefort, les miasmes palustres n'empêchent nullement la génération de la phthisie, ainsi que l'a démontré Am. Lefèvre [1], mais il est constant que les phthisiques vivent plus longtemps dans ce port de mer que dans ceux que nous avons habités, Brest, Cherbourg, Lorient. Voilà donc deux localités marécageuses qui agissent en sens inverse sur la marche de la phthisie. Qu'en conclure, si ce n'est que le paludisme n'intervient pas dans cette action, qui doit être rapportée uniquement aux conditions des deux climats, action défavorable pour l'un, favorable, au contraire, pour l'autre? En supposant que certaines localités paludéennes puissent offrir des abris utiles aux phthisiques, à raison des circonstances de climat et de topographie dans lesquelles elles sont placées, encore faut-il admettre que ces avantages ne sont réels qu'à la condition que ces sujets restent, par un privilège rare pour les nouveaux venus, indemnes de toute affection palustre. Il répugne, en effet, au bon sens d'admettre que l'épreuve d'accès tenaces ou d'une cachexie paludéenne profonde puisse être impunément traversée par les phthisiques, et à plus forte raison qu'elle leur soit avantageuse.

On le voit, les effluves miasmatiques qu'élabore avec tant de profusion le littoral des pays chauds font courir aux phthisiques des dangers nouveaux, et c'est une raison de plus, ajoutée à celles tirées du climat lui-même, pour éloigner les poitrinaires de voyages ou de résidences de cette nature.

1. Am. Lefèvre, *loco cit.*

Article II. — Stations estivales.

Les stations estivales se divisent en deux catégories : 1° celles des *plaines*; 2° celles des *hauteurs*.

§ 1er. — *Stations estivales des plaines.*

Les phthisiques qui habitent le nord ou le centre de l'Europe n'ont généralement pas à se prémunir contre les chaleurs de l'été, et même, dans les contrées où celles-ci sont très fortes pendant quelques semaines, ils peuvent, en variant leurs altitudes, en laissant momentanément les villes, toujours plus chaudes que la campagne, se garantir contre l'été. D'ailleurs, c'est la saison où beaucoup d'entre eux vont faire usage des eaux thermales, et ils profitent ainsi de la température relativement fraîche des stations de montagnes.

Nous avons vu que l'hivernation dans les refuges insulaires pouvait être très utile aux phthisiques, à la condition que ces îles fussent placées sous une latitude qui leur assure, l'hiver, une moyenne de température suffisamment élevée et que la sérénité habituelle de leur ciel permît aux malades de faire, le plus souvent possible, un exercice régulier. Les îles d'une situation plus nord par rapport à la résidence ordinaire des phthisiques méridionaux, ou celles du voisinage quand ils habitent des latitudes assez élevées, peuvent devenir pour eux des refuges très utiles contre les chaleurs de l'été. Ainsi, les îles de la Manche, Jersey, Guernesey, Wight, offrent l'hiver des refuges utiles aux Anglais qui ne peuvent faire le voyage du continent, et l'été aux habitants du centre et du midi de France.

Un grand nombre de localités ou de villes placées sous ce climat partiel que Ch. Martins a désigné sous le nom de *séquanien* peuvent servir de résidences d'été, mais à la condition qu'elles soient assez éloignées de la mer pour que les oscillations thermométriques diurnes y soient modérées ; c'est ainsi que Angers, où la température moyenne de l'été est de 18°,12,

Blois et leurs environs peuvent être utiles aux phthisiques pendant l'été. « Un des traits du climat séquanien, dit le professeur Martins, c'est que l'été n'y est pas très chaud ; ainsi, tandis que sa moyenne dans la vallée du Rhin, entre Bâle et Strasbourg, est de $+18°,5$ environ, elle n'est que de $+17°,6$ dans la région séquanienne. » C'est là un avantage réel.

Si les stations de la côte sud et ouest de l'Angleterre ont, à mes yeux, une valeur médiocre pendant l'hiver, elles en acquièrent une réelle l'été, par un contraste dont on se rend aisément compte. C'est ainsi que Hastings, Undercliff, Brighton, Wight, Dawlish, Bristol, Torquay, peuvent être fréquentés avec avantage pendant la saison chaude. L'intérieur de la Grande-Bretagne fournit aussi un assez grand nombre de stations estivales. Ainsi Aberystwith, Barmouth, Buxton, Leamington, Cheltenham, etc., sont le rendez-vous habituel des phthisiques. Dans quelques-unes de ces stations, ils trouvent réunie aux avantages d'une température modérée la possibilité de suivre un traitement de petit-lait ou d'eaux minérales. Il est regrettable que les malades, en France, ne prennent pas cette direction pendant les mois d'été où les brouillards et les pluies sont le moins à craindre.

Les pays méridionaux, l'Espagne, le Portugal, l'Italie, ont des stations estivales montagneuses ou insulaires, mais dont l'utilisation, cela se conçoit, est toute locale.

Les médecins espagnols envoient leurs malades passer leur été dans le nord de la péninsule. Arachevaleta, Guesalibar, Guipuscoa, Saint-Sébastien, sont des stations estivales très fréquentées. La constitution montagneuse de leur pays leur offre, à ce point de vue, des ressources infinies.

En Italie, Sorrente serait, au dire de Carrière [1], une assez bonne station d'été, à cause de la prédominance des vents du nord qui rafraîchissent la température, et elle conviendrait aux phthisiques qui ne sont ni trop irritables ni enclins aux hémoptysies. Des avantages qui ne s'acquièrent qu'au prix de distinctions de cette nature sont, à coup sûr, contestables.

1. Carrière, *Le climat de l'Italie*, 2ᵉ édition. Paris, 1876.

La valeur du séjour des lacs de la Lombardie comme station estivale est plus réelle. Carrière, qui a étudié ces stations estivales, en parle dans les termes suivants : « Les lacs de Côme et Majeur sont les seuls dont le séjour mérite d'être recommandé. Le lac de Côme peut rendre de grands services aux affections chroniques de la poitrine. Par l'état hygrométrique de l'air, par la modération que les eaux du lac et le voisinage des montagnes impriment à la température, ce climat continue pendant l'été la douce influence des stations d'hiver. On comprend quels services cet avantage doit rendre aux tuberculisations pulmonaires. Ce qu'il leur faut, c'est l'absence complète de secousses, la prolongation du même climat à travers les transitions inséparables de la succession des saisons. Le lac de Côme offre donc aux tuberculeux une précieuse ressource; puisqu'elle leur permet de ne pas interrompre leur séjour en Italie. Le lac Majeur ne présenterait pas les mêmes avantages aux malades ; il a des variations qui ne se remarquent pas sur les bords du lac de Côme, et ses conditions générales ne sont pas en rapport avec la douce température qui fait prospérer la végétation des rivages les plus méridionaux. L'influence de son atmosphère plus changeante, plus agitée, plus fraîche et plus tonique, exercerait une action plus favorable sur les catarrhes chroniques [1]. »

La partie du rivage du lac de Côme que recommande Carrière correspond au débouché de la vallée sur la plaine du Pô.

Il insiste beaucoup, et avec raison, sur l'abstention des promenades du matin et du soir, et pour des motifs que nous avons déjà développés.

Un voyageur russe, P. de Tchihatchef [2], a fait ressortir les avantages qu'offre l'habitation du Bosphore comme séjour d'été. Il a, en effet, une température moindre de 2° que celle de Constantinople, et la chaleur y est singulièrement tempérée par la rapidité des courants aériens qui traversent le canal ; de

1. Carrière, *loc. cit.*
2. Tchihatchef, *Le Bosphore et Constantinople avec perspective des pays limitrophes*, 3ᵉ édition. Paris, 1877.

plus, le ciel est, l'été, d'une sérénité habituelle, et il y pleut très rarement (p. 326). Le séjour de Thérapia, sur la rive nord, serait particulièrement favorable. Sans admettre, avec cet écrivain, que le Bosphore puisse devenir une résidence estivale vers laquelle on doive se diriger de toutes les parties de l'Europe, il faut reconnaître cependant que les phthisiques de Constantinople peuvent y trouver un refuge excellent pendant l'été.

§ 2. — *Stations estivales des hauteurs.*

Les montagnes offrent, nous l'avons dit, des moyens de varier l'altitude et, par suite, de tempérer les chaleurs estivales. On sait que la température décroît d'un degré centigrade pour 166 ou 170 mètres d'élévation en moyenne, mais que ce chiffre varie un peu suivant la latitude, les différents mois de l'année, l'exposition, etc. La diminution de la température, la moindre amplitude des oscillations thermométriques mensuelles et annuelles ; une plus faible pression barométrique coïncidant avec plus d'égalité ; moins d'humidité, au moins pour les altitudes médiocres et pour les sommets : telle est la formule qui représente les climats de montagnes.

On sait le parti que les Anglais tirent de cette ressource dans leurs sanitaria de l'Inde. Ils envoient leurs troupes dans les *highlands* pour s'acclimater et y font monter leurs malades pour s'y guérir et leurs convalescents pour s'y refaire. Chaque présidence a ainsi ses stations de hauteur (*hill-stations*) ; c'est ainsi que, dans la présidence du Bengale, on trouve Darjeeling à 8000 pieds de hauteur, Laudow à 7300, Subathoo à 4000, etc. ; dans la présidence de Madras, les stations (Wellington, Coonoor, Mercara, Annamullays, etc.) varient de 7361 pieds à 3600 ; dans la présidence de Bombay (Mahableshiven, Poorand'hus, etc.), de 4700 à 4000. Parker, qui nous fournit des renseignements précieux sur ces stations de l'Himalaya, estime qu'il faut monter de 5000 à 6000 pieds pour trouver une température moyenne analogue à celle de l'Angleterre ; il fait ressortir avec Ranald Martin les avantages des montagnes ou collines isolées (*mountain-islands*) s'élevant de la plaine à une hauteur de 2000 à 3000 pieds, tout en reconnaissant qu'il faut dans les localités marécageuses arriver à 4000 pieds pour être à l'abri de la malaria [1].

Le plateau de l'Anahuac, au Mexique, a été considéré par Jourdanet comme une résidence excellente pour les phthisiques. Je ne saurais y contredire, ne connaissant que théoriquement ce climat ; mais j'avoue que les raisons très judicieuses opposées à ces espérances par Leroy de Méricourt me semblent de nature à incliner le jugement vers la négation ou du moins à le maintenir sur la réserve [2]. D'ailleurs la théorie de la désoxygénation du sang et de ses avantages dans la phthisie est passible de graves objections. Le Dr Blake a vanté comme moyen de guérison de la phthisie le séjour sur les montagnes de la Californie à 1000, 1200 et même 1500 mètres au-dessus de la mer, et plus récemment quelques-uns des hauts sommets des Alpes suisses ont été considérés également comme des résidences utiles aux phthisiques. Je crois qu'il y a là de l'exagération et qu'il faut demander seulement aux montagnes l'altitude nécessaire pour atténuer les températures estivales et tropicales qui sont si préjudiciables aux phthisiques. C'est affaire de température bien plutôt que de pression.

Lombard, qui a étudié cliniquement les climats des altitudes de la Suisse, les a divisés en trois catégories :

1° *Climats plus doux que toniques*, d'une altitude modérée de 450 à 500 mètres, d'une exposition orientale ou méridionale, dont l'air est en même temps doux et fortifiant. Il cite en Suisse comme se rapportant à ce groupe : Mornex, sur le Salève (477 à 566 m.) ; Saint-Gervais (814 m.) ; Charnex, au-dessus de Vevey (626 m.).

2° *Climats toniques et vivifiants*, d'une altitude de 900 à 1000 mètres. Tels sont la Chaux-de-Fond, à 1034 mètres ; Grindewald, à 1046 ; Chamonix, à 1052 ; le Locle, à 924.

1. Dr Parker, *A Manual of practical hygiene*, third edition, London, MDCCLIX, p. 596.
2. Jourdanet, *Les altitudes de l'Amérique tropicale comparées au niveau des mers, au point de vue de la constitution médicale.* Paris, 1861.

3° *Climats toniques et très excitants*, au-dessus de 1100 et 1200 mètres (bains de Saint-Bernardin, à 1754 mètres ; de Saint-Moritz, à 1786 ; de Louesche, à 1359) [1].

On ne saurait véritablement attribuer à cette *posologie barométrique* une rigueur aussi précise. L'élément pression n'intervient pas seul, et il trouve dans des localités de même altitude des conditions qui modifient singulièrement son action sur les phthisiques [2].

Les stations estivales de hauteurs n'en ont pas moins pour eux, comme refuges d'été, une valeur réelle, et l'on éprouve un amer regret en songeant que les pays qui ont des ressources curatives de ce genre à leur portée en font presque tous un aussi médiocre usage.

En France, ce pays gâté de la nature et qui ne tire jamais de ses dons un parti complet, nous avons dans nos Cévennes, nos Alpes, nos Pyrénées, des *sanitaria* sans nombre, mais nous ne savons pas nous en servir. Il y aurait certainement lieu de créer dans les montagnes, à diverses hauteurs, des hôtelleries pour les convalescents, les valétudinaires, les gens atteints d'affections chroniques. En étageant trois ou quatre de ces établissements sur des lignes verticales et en mettant entre eux des distances de 200 mètres, on aurait ainsi une échelle de stimulation que le médecin parcourrait en tâtonnant et qui adapterait ces stations aux différences d'impressionnabilité de ses malades. Rien n'empêcherait d'ailleurs d'utiliser concurremment les eaux minérales et l'hydrothérapie. Bientôt les chemins de fer arriveront au pied de ces hauteurs qui attendent des *sanitaria*. Quelles ressources pour la thérapeutique à venir des

---

1. Lombard, *Les climats de montagnes considérés au point de vue médical*, 2ᵉ édit. Paris, 1868, p. 20.

2. Le séjour des altitudes est loin de convenir à tous les phthisiques, et on peut dire que certaines stations hydrothermales sulfureuses leur seraient plus complètement utiles si elles étaient moins élevées. L'altitude des thermes est un élément dont les médecins ne tiennent pas assez de compte, et qui peut cependant contrarier, si ce n'est neutraliser, l'action des eaux et souvent même en exagérer les inconvénients. Les hémoptoïques, par exemple, sont plus exposés à des crachements de sang quand ils prennent des eaux sulfureuses à une altitude de 1000 mètres que quand ils font usage d'eaux d'une même activité, mais à une altitude moindre.

maladies chroniques, et combien paraîtra alors précaire et insuffisante cette mauvaise petite médecine des drogues dans laquelle nous tournons souvent sans conviction et sans résultat! Nous subissons les forces de la nature dans ce qu'elles ont d'oppressif pour nous; quand saurons-nous leur prendre ce qu'elles ont de favorable et de salutaire?

Article III. — Stations fixes ou résidences.

Les phthisiques qui ne peuvent se déplacer pour des excursions lointaines, ceux que les voyages fatiguent, sont obligés souvent de choisir une résidence fixe dans laquelle ils passent toutes les saisons. Pour que cette résidence leur soit favorable, il faut qu'elle réunisse les conditions suivantes :

1° Que la température y soit assez élevée et uniforme, c'est-à-dire que les transitions d'une saison à une autre, d'un mois à un autre mois, y soient ménagées, et que les variations horaires y aient le moins d'amplitude possible ;

2° Que l'hygrométrie y tienne le milieu entre la sécheresse extrême et l'humidité extrême ;

3° Qu'il y ait le plus grand nombre possible de *journées médicales*, c'est-à-dire de journées où ni les pluies, ni le vent, ni l'excès du froid ou de la chaleur, n'empêchent les malades de sortir quelques heures par jour ;

4° Que l'altitude de ce lieu ne soit pas considérable ;

5° Qu'il y ait, à proximité, des hauteurs permettant aux malades de tempérer les chaleurs de l'été par l'altitude.

Ce ne sont, on le pressent, ni les latitudes méridionales ni les latitudes élevées qui offriront des résidences de cette nature. Le centre de la France, le climat nord-ouest ou séquanien, réalisent une partie des éléments de ce programme, à condition toutefois qu'on se rapproche du centre. Plus on avance dans l'ouest, en effet, plus on rencontre de pluies. Suivant Ch. Martins, la quantité annuelle d'eau étant représentée à Bourges par 548 millimètres, elle s'élève à 850 millimètres pour les départements maritimes de la Bretagne ; or nous avons vu que c'est là une condition fâcheuse en ce qu'elle force les malades à se séquestrer. La moindre rigueur des hivers, des étés moins chauds, une température moins variable : telles sont les conditions avantageuses que présente le centre de la zone séquanienne pour une résidence de toute l'année. La Touraine, par la douceur de son climat, la beauté de son paysage, jouit, sous ce rapport, d'une réputation séculaire et qui est bien justifiée. Angers, en particulier, a une température moyenne annuelle de 12°; une température hivernale de 5°,98; une température vernale de 11°,57; une température estivale de 18°,12; et une température automnale de 13°,13. Il y tombe, année moyenne, 520 millimètres d'eau [1]. Il serait à désirer que la Touraine eût été mieux étudiée au point de vue de la climatologie médicale ; mais, si l'on manque de documents précis, l'afflux des Anglais, qui ont un sentiment si exquis du bien-être, et une tradition qui n'a jamais été attaquée, justifient la réputation dont jouit ce climat heureux.

Nous n'avons parlé jusqu'ici des altitudes que comme moyen de tempérer les chaleurs de l'été; nous devons nous en occuper maintenant comme résidence fixe.

En 1864, un médecin français, le docteur Jourdanet, qui a résidé longtemps au Mexique, a publié, sur l'influence curative des altitudes dans la phthisie, un livre plein de promesses thérapeutiques que nous voudrions voir se réaliser, mais dans lesquelles nous n'avons qu'une confiance bien limitée, nous l'avouons [2]. Partant de ce fait (en faveur duquel nuls chiffres ne sont produits) que la phthisie pulmonaire est rare à 2,200 mètres d'altitude sous les tropiques, et que sur le haut plateau de l'Anahuac aussi bien que sur les altitudes de l'Équateur, de la Nouvelle-Grenade, de la Bolivie, du Pérou, on constate une remarquable immunité sous le rapport de cette affection, et de cet autre fait que la phthisie acquise au niveau de la mer s'améliore sur les hauteurs, Jourdanet cherche à les interpréter. Sa

1. La douceur et la constance du climat d'Angers sont accusées par sa végétation, indice excellent et qui mérite plus de crédit que les moyennes thermométriques.
2. Jourdanet, *Le Mexique et l'Amérique tropicale, hygiène, climats, maladies.* Paris, 1864.

théorie consiste à admettre que l'air des altitudes contenant, à volume égal, une moindre quantité d'oxygène, les poumons tuberculeux doivent à cette *diète respiratoire* une préservation contre les mouvements phlogistiques qui peuvent s'y établir et hâter l'évolution des tubercules. Entré dans cette voie des hypothèses, l'auteur ne s'arrête pas, et il se demande si la vraie phthisie n'est pas tout simplement une *hyperoxygénose consomptive* qui serait combattue naturellement par la moindre oxygénation de l'air des altitudes. L'auteur est de bonne foi, c'est hors de question, mais sa foi est un peu enthousiaste ; il est difficile de se débarrasser de cette pensée quand on rencontre dans son livre des phrases telles que celle-ci : « Le jour où les hommes le voudront, le ciel de l'Anahuac éteindra la tuberculisation du poumon [1]. » S'il en devait être ainsi, ce n'aurait pas été, au point de vue de l'humanité, payer trop cher du sang généreux de nos soldats, l'ouverture du Mexique à la civilisation européenne ; mais, hélas ! que nous le croyons peu ! Au reste, il importe que nous fassions justice ici d'une erreur qui est reproduite partout et sous toutes les formes.

La rareté de la phthisie dans un pays ou dans une localité ne prouve nullement que des poitrinaires, lorsqu'ils y seront transportés, y trouveront des conditions de bien-être et de durée ; la réciproque elle-même n'est pas plus fondée. Nous admettons que la phthisie est rare sur l'Anahuac. Jourdanet dit, en effet, que, pendant dix années d'exercice à Puebla ou à Mexico, il ne croit pas avoir été consulté douze fois par des phthisiques ; mais il a soin de faire remarquer que les gens pauvres, mal logés ou mal nourris, ne jouissent pas de la même immunité. S'ensuit-il que l'Anahuac soit une bonne résidence pour les poitrinaires ? Non, sans doute.

L'absence de phthisiques dans une localité indique, en effet, ou que la phthisie y est rare, ou que le climat y dévore les phthisiques. Supposons un instant que l'habitation des hauts plateaux soit meurtrière pour les tuberculeux ; tous ceux qui y ont afflué à une certaine époque auront disparu, et la population

1. Jourdanet, *ibid.*, p. 298.

pourra, par cette épuration énergique, arriver à une immunité
apparente; elle sera épargnée par la phthisie, parce que la *mort*
aura éteint l'*hérédité;* mais que des phthisiques du dehors viennent s'y établir, ils seront passés au crible comme les premiers.
On voit combien cette opinion qu'une localité qui présente peu
de phthisiques convient, par ce fait seul, aux phthisiques étrangers qui y cherchent un refuge, est erronée. Et cependant on
la répète partout. Quelle complexité dans toutes ces questions
de climatologie, et combien il est difficile de dégager la vérité
de ce dédale! Il faudrait, en tout cas, beaucoup d'autres faits que
les cinq ou six rapportés par Jourdanet pour entraîner la conviction sur les avantages du séjour sur le plateau de l'Anahuac.

On constate, du reste, dans les détails de climatologie fournis sur cette station, des contradictions singulières. Il vante
l'uniformité de la température, mais il accorde qu'elle est fréquemment troublée par les vents. « Le thermomètre, objecte-
t-il, s'y montre peu sensible ; » tant mieux pour le thermomètre, mais l'organisme est un thermomètre plus délicat que tous
les autres, et qui ne sait que, à degré égal, il peut éprouver des
sensations frigorifiques très diverses, suivant qu'il y a ou qu'il
n'y a pas de vent, et aussi suivant qu'il y a peu ou beaucoup
d'humidité? Quant à ce fait que, si les froids des nuits sont
rigoureux dans certaines saisons, ils ont leur maximum de 2
à 4 heures et qu'ils passent inaperçus pour les habitants, nous
ne saurions admettre cette circonstance comme une cause
d'immunité. En somme, il nous faudrait des observations thermologiques bien faites indiquant surtout les amplitudes des oscillations annuelles, mensuelles, diurnes, nycthémérales, etc.,
pour fixer notre esprit sur le degré de constance ou d'uniformité
de la température de l'Anahuac. Que les phthisiques des terres
chaudes éprouvent du mieux-être en arrivant à Mexico, cela n'a
rien d'étonnant, mais cela ne prouve pas que les phthisiques
venant d'Europe soient indemnisés par les avantages climatériques de l'Anahuac des fatigues qu'ils auront traversées pour
y parvenir [1].

1. Guilbert a vanté aussi l'influence favorable du climat des Cordillères
sur la marche de la phthisie, et a fait ressortir la différence qu'offre,

Revenu en France, et poursuivi toujours par les mêmes idées théoriques, Jourdanet a eu la pensée de créer des *Anahuacs* artificiels et de soumettre les phthisiques à l'action prolongée d'une atmosphère ayant la pression barométrique de celle de Mexico. Cette décompression aérienne, dont nous parlerons à propos des atmosphères artificielles, forme la contre-partie des bains d'air comprimé, préconisés par Tabarié, Pravez et Bertin [1]. Si la théorie sur laquelle repose la première méthode est exacte, la seconde est condamnée, et réciproquement. Il faudrait cependant s'entendre sur ce point : les phthisiques ont-ils besoin d'air raréfié ou comprimé ? En attendant que la solution de ce problème thérapeutique soit trouvée, ils feront bien de rester prudemment dans les plaines, ou du moins de n'habiter que des altitudes médiocres pour y trouver un refuge contre la chaleur.

Plus récemment, le docteur Schnepp est revenu sur ce fait de la rareté de la phthisie à certaines altitudes. Constatant que la phthisie, commune au pied de la Cordillère des Andes, est

sous ce rapport, l'habitation de la côte américaine du Pacifique : Bolivie, Pérou, etc. En proie lui-même à des accidents non équivoques de colliquation tuberculeuse, il dut aux altitudes des Cordillères un mieux-être équivalent à une guérison. La fraîcheur de la température du séjour des montagnes, opposée à la chaleur du littoral, peut être pour quelque chose dans ce résultat, mais encore faut-il que l'altitude soit modérée (*De la phthisie dans ses rapports avec l'altitude et avec les races au Pérou et en Bolivie, et du soroche ou mal des montagnes*, Thèses de Paris, 1864, n° 162). Plus récemment, un professeur de la Faculté de médecine de Lima, M. le Dr Antonio d'Ornellas, a publié, sur l'influence curative du climat des Andes dans la phthisie, un travail dans lequel il recommande vivement les stations de cette zone. Il la divise en trois bandes comprises entre 11° et 13° lat. S. : la *costa* ou *terra caliente*, qui est chaude, humide, marécageuse et qui ne convient nullement aux phthisiques ; la *sierra*, qui a des altitudes de 1,500 à 3,500 m. Dans la sierra, et en particulier dans la vallée de Jauja, qui lui paraît une résidence d'élection, la phthisie est rare *chez les indigènes*. Suivant lui, les phthisiques se trouvent très bien de cette station, dans laquelle ils peuvent résider toute l'année, été et hiver ; quand celui-ci est rigoureux, on descend à une altitude inférieure. La précaution de ne faire l'ascension des Andes que très lentement en s'arrêtant à moitié chemin à Matacunas lui semble indispensable. (Antonio Evaristo d'Ornellas, *De l'influence du climat des Andes, de 11° à 13° lat. S., sur la phthisie*, in *Journal de thérap. de Gubler*, 1877.) Nous avons à faire ici les mêmes réserves que pour l'habitation du plateau de l'Anahuac.

1. E. Bertin, *Étude clinique de l'emploi et des effets du bain d'air comprimé.* Paris, 1855.

rare sur les hauts plateaux de cette chaîne, à Santa-Fé-de-Bo-
gota, Quita, Potosi, etc., il fait remarquer la concordance de
ce fait avec celui signalé pour l'Anahuac par Jourdanet, et avec
le résultat de ses propres recherches, qui lui ont appris qu'aux
Eaux-Bonnes, situées par 780 mètres d'altitude, la phthisie est
d'une remarquable rareté. Les Anglais ont du reste le sentiment des avantages qu'offrent les altitudes, et la Compagnie
des Indes a créé sur les plateaux de Ceylan, de l'Hindoustan et
de l'Himalaya, des *sanitoria* à des hauteurs de 2 à 3,000 mètres. Schnepp fait remarquer qu'on constate, dans ces divers
établissements, l'absence complète de phthisiques. Il en conclut
que les altitudes prémunissent contre la phthisie, quand elles
offrent, comme caractères communs, une température moyenne
annuelle assez basse, une amplitude des oscillations thermométriques peu considérable, des maxima absolus qui ne
s'élèvent pas au-dessus de 18° à 20°, mais des minima qui descendent à 0° et beaucoup plus bas ; ce sont des régions plutôt
froides que chaudes. « En présence, dit-il, de l'immunité des
altitudes contre la phthisie et des avantages que les poitrinaires
paraissent éprouver, par un séjour prolongé sur les plateaux
élevés des Andes et des Indes orientales, il est à désirer que
les hauteurs de nos Cévennes, des Pyrénées, des Alpes, et surtout les parties élevées de nos possessions algériennes soient
étudiées sérieusement au point de vue du traitement de la
phthisie [1]. Nous nous associons à ce vœu ; mais, encore une
fois, parce que la mortalité par phthisie est rare dans un pays,
il ne s'ensuit pas *nécessairement* que les phthisiques de races et
de provenances étrangères doivent y trouver un refuge utile, et
rien ne prouve jusqu'à présent qu'il en soit ainsi.

1. Schnepp, *La phthisie, maladie ubiquitaire, devenant rare à certaines
altitudes, comme aux Eaux-Bonnes* (*Presse scientifique des Deux-Mondes*,
Paris, 1865, n° 2, p. 86, et *Archives gén. de méd.*, juin et juillet 1865). Les
altitudes sont maintenant en faveur, comme le sont les voyages. Cette
oromanie durera-t-elle ? Il est permis d'en douter.

CHAPITRE III

UTILISATION DES REFUGES ET ABRIS CLIMATÉRIQUES

Le climat, on ne saurait trop le répéter, est entre les mains du malade un instrument dont l'utilité dépend moins de sa perfection propre que de la manière intelligente dont il est utilisé. Tel phthisique obtiendra un mauvais résultat de l'hivernation sous un climat choisi, tel autre tirera un excellent parti d'une station médiocre, parce qu'il saura la faire valoir, lui prendre ce qu'elle a de bon, et pallier, par des soins assidus, ce qu'elle a de défectueux. Les phthisiques qui émigrent doivent le faire avec l'intention de s'astreindre à une hygiène calorifique assidue, quelles que soient les précautions qu'elle commande. Or cette hygiène, dans ce qui a trait aux refuges climatériques, comprend : 1° les précautions de l'arrivée et du départ ; 2° celles du séjour. Nous allons les envisager sous ce double rapport.

§ 1. — *Précautions à l'arrivée et au départ, ou ménagement des transitions climatériques.*

L'économie ne s'accommode de rien de brusque, de rien de heurté, et l'abandon de conditions hygiéniques défavorables pour des conditions hygiéniques meilleures exerce quelquefois, au moins momentanément, une action fâcheuse sur la santé. Ce fait, dont la constatation est aussi ancienne que la médecine, repose sur la puissance des habitudes. Les habitudes climatériques ne sont pas moins tyranniques que les autres et exigent des transitions ménagées. « A cette cause, dit A. Paré [1], si nous voulons changer la manière de vivre accoustumée qui est vicieuse et engendre mal, peu à peu faut [2]. » Lors donc qu'on laisse un climat du nord pour une station hivernale du

---

1. Celse avait exprimé la même idée : « Ergo quum quis mutare aliquid volet, paulatim debebit assuescere. » (*De Re medica*, lib. I, cap. I.)
2. A. Paré, *Œuvres complètes*, édit. Malgaigne. Paris, 1840.

midi de la France, il faut voyager lentement, sous peine de vicissitudes thermologiques dangereuses, « *peu à peu faut.* »

Le docteur J. Henri Bennet a appelé très judicieusement l'attention des médecins qui s'occupent de la phthisie sur cette intéressante question d'hygiène thérapeutique, et il l'a fait avec tout le talent qu'on lui connaît, et, en même temps, avec l'autorité d'un malade qui a étudié, vu et senti par lui-même. Nous ne saurions mieux faire que de lui emprunter ses propres paroles. Leur application est plus saisissante, parce qu'il s'agit du passage de Londres à Menton ; mais les malades qui viennent du nord de la France peuvent aussi légitimement se la faire.

« Il y a longtemps, dit le médecin de *Royal-Free Hospital*, que la médecine a compris l'utilité du changement de climat pour le soulagement des malades et la prolongation de leur vie. Mais jamais peut-être cette utilité n'avait été aussi hautement reconnue et appréciée; jamais l'étude des différentes localités dont on peut conseiller le séjour n'avait été faite avec autant de soin et de succès qu'à notre époque. C'est surtout relativement à celle des affections chroniques qui est la plus commune, la phthisie, qu'ont été entreprises les intéressantes recherches des médecins climatologistes sur cette belle question d'hygiène thérapeutique, recherches qui ont eu pour résultat la connaissance plus approfondie des diverses stations hivernales depuis longtemps fréquentées, et la révélation de quelques-unes restées plus ou moins ignorées auparavant.

« Mais suffit-il de donner à un malade atteint de tuberculisation pulmonaire le conseil d'aller passer l'hiver à Nice, à Cannes ou à Menton? N'est-il pas des précautions à lui commander, soit en y allant, à l'approche de la saison froide, soit pour en revenir, au retour de la saison chaude? C'est une question à laquelle une connaissance, même élémentaire, de l'action des saisons et des climats sur l'économie ne permettrait pas de répondre autrement que d'une manière affirmative. Cependant, il y a lieu de craindre que de telles recommandations ne soient trop négligées, car l'attention des médecins ne semble pas s'être jusqu'ici suffisamment portée sur l'influence

nuisible qu'entraîne pour la santé le passage subit d'un climat
du nord à un climat du midi, comme il arrive si fréquemment
par ce temps de railway. Et pourtant cette influence nuisible
est réelle; elle existe même pour les forts et les bien portants,
à plus forte raison pour ceux dont la constitution est faible ou
atteinte par la maladie. C'est une chose que nous devrions
reconnaître et prendre en sérieuse considération quand nous
envoyons les malades hors de leur pays, afin de les prémunir
contre les dangers auxquels peut donner lieu le changement
de climat effectué dans de telles conditions.

« Ces dangers, les circonstances m'ont mis à même de m'en
rendre compte autrement que d'une manière théorique, et je
puis, en même temps que je les signale d'après les données de
mon expérience personnelle, faire part à mes confrères des
moyens qui me paraissent les plus convenables pour en éviter
les fâcheux effets.

« Dans ces dernières années, quatre fois j'ai quitté l'Angleterre en octobre, arrivant en huit ou dix jours dans le sud de
l'Europe, à Menton, et, quatre fois reparti de Menton en mai,
je suis rentré peu de temps après en Angleterre. A Menton, dès
mon arrivée, je suis appelé à donner mes soins à quelques-uns
de mes compatriotes, comme moi émigrés pour l'hiver, et, revenu à Londres, je revois beaucoup d'entre eux à leur retour
ou à leur passage dans cette ville, ou bien j'en apprends des
nouvelles si, comme cela arrive fréquemment, ils passent alors
sous une autre direction. Les maladies de l'automne et du printemps, dont ils sont souvent atteints, ne me frappaient pas
d'abord comme présentant quelque chose de particulier ; mais,
peu à peu, à mesure que mon expérience s'est accrue, j'ai reconnu, premièrement que ces accidents se reproduisaient
chaque année avec une régularité stéréotypée, et secondement
que, dans une large mesure, ils doivent être rapportés au changement subit de climat que rend possible la rapidité de communication des voies ferrées, rapidité dont on est porté à
profiter par le désir bien naturel de terminer son voyage aussi
promptement que possible.

« Le trait le plus marqué de notre climat, par lequel il se

distingue de celui du continent de l'Europe [1], et spécialement
de celui du bassin méditerranéen, est la grande quantité de
vapeur que contient notre atmosphère. Suivant l'amiral Smyth,
l'atmosphère de l'Angleterre en contient habituellement deux
fois plus que la région méditerranéenne. Ces données sont
confirmées par une série d'observations que j'ai faites l'année
dernière à Menton, à l'aide du psychromètre : j'ai trouvé que
la différence entre les deux thermomètres, dont se compose cet
instrument, était presque toujours très grande d'un bout à
l'autre de l'hiver, variant généralement de 5° à 10° Fahren.
Nous avons encore la preuve de ce fait dans notre pâle ciel
nuageux et dans la chaleur tempérée de notre été. La vapeur
s'interpose comme un écran entre la terre et le soleil dont elle
absorbe la chaleur, et de là, en partie, la douceur de nos étés.
L'absence de cette vapeur d'eau ou la diminution plus rapide
de sa quantité dans l'atmosphère de la région méditerranéenne
donne à l'air une sécheresse, une transparence, une élasticité
vraiment particulières. Ces conditions de l'air permettent à la
lumière et à la chaleur du soleil d'arriver plus aisément jusqu'à
la terre, et rendent compte de l'azur transparent et profond du
ciel, ainsi que la chaleur intense des rayons solaires, même au
cœur de l'hiver. Comme corollaire nécessaire, les nuits sont
claires, brillamment illuminées par les étoiles et la lune, et
froides comparativement aux jours.

« Le professeur Tyndall a fait voir plus clairement qu'aucun
de ses prédécesseurs combien est grand le pouvoir absorbant
de la vapeur d'eau à l'égard de la chaleur et l'influence qui en
résulte sur le climat. Le pouvoir absorbant de l'air humide
varie avec sa densité. Il s'élève jusqu'à 98 quand le baromètre
est à 30 pouces, et seulement à 16 lorsque la pression barométrique n'est que de 5 pouces. Ainsi, plus la vapeur d'eau est
rapprochée de la surface terrestre où la pression barométrique
a le plus d'intensité, plus est grand son pouvoir absorbant, et
plus est grande la protection qu'elle oppose à l'effet brûlant
des rayons du soleil pendant le jour, ou à l'extrême rayonne-

1. L'auteur parle du climat de l'Angleterre.

ment de la chaleur pendant la nuit. Le professeur Tyndall montre, d'une manière pratique, quelle est l'importance de ces faits en énonçant cette proposition qui en découle, à savoir que si la vapeur d'eau était enlevée, pendant la durée d'une seule nuit d'été, de l'atmosphère de l'Angleterre, il s'ensuivrait la destruction de toute plante susceptible d'être tuée par la gelée, et, d'un autre côté, le jour serait aussi brûlant que la nuit serait froide [1].

« Ces faits nous donnent la clef du climat méditerranéen, de la chaleur de son soleil pendant les journées d'hiver et de la froideur de ses nuits. La faible quantité de vapeur d'eau dans l'atmosphère, d'une part, laisse les rayons solaires arriver jusqu'à la terre pendant le jour, et, d'autre part, pendant la nuit, permet au calorique de rayonner avec rapidité de la terre vers l'espace.

« En octobre, les malades quittent l'atmosphère humide de l'Angleterre lorsque le temps est déjà froid et que les soirées et les matinées sont brumeuses ; souvent on prend le train express directement de Paris à Marseille, et en seize ou vingt heures on est arrivé dans cette région méditerranéenne sèche et chaude. On y trouve encore l'été : le soleil a de la force, la température est élevée ordinairement au-dessus de 70° F. (un peu plus de 21° C.). Le foie et la peau, qui déjà, en Angleterre, n'éprouvaient plus la stimulation de la chaleur tempérée de notre été, sont rappelés à l'activité d'une manière violente et soudaine. Il en résulte de la diarrhée, des embarras bilieux plus ou moins graves, une irritation de la peau, de l'urticaire, des furoncles, etc. La diarrhée est tellement commune que peu de sptentrionaux y échappent, et elle est universellement, mais à tort, suivant moi, attribuée au changement de nourriture, au vin et autres influences semblables.

« Ces affections revêtent une gravité plus considérable chez les personnes qui hâtent leur départ d'Angleterre, qui se pressent rapidement vers leur destination et arrivent dans le midi en septembre ou dans les premiers temps d'octobre. Dans mon

1. Tyndall, *La chaleur considérée comme un mode de mouvement*, traduct. Moigno, Paris, 1864, p. 384.

opinion, pour les personnes du nord, valétudinaires, malades ou même en bonne santé, c'est bien assez tôt de n'arriver dans le midi que vers la fin de la dernière semaine d'octobre. Le temps frais de l'automne n'y commence que vers le milieu de novembre ; et un mois ou six semaines de la température chaude accablante du midi, à quoi se joint la pénible incommodité à laquelle donne lieu la présence de nombreux moustiques, est, en général, nuisible à la santé des gens du nord. Les cas les plus sérieux de dérangements bilieux que j'ai à soigner chaque année rentrent dans cette catégorie.

« A la fin d'avril ou dans les premiers jours de mai, La Rivière, derrière l'abri naturel des montagnes qui la protège, commence à être chaude à un point désagréable. De plus, il y a déjà si longtemps qu'on jouit d'un beau temps d'été qu'il devient difficile de croire que l'hiver règne encore dans le nord. Les malades sont las aussi d'être absents de chez eux depuis six mois, et leur cœur aspire au retour. Une fois commencé, le voyage qui les ramène vers la patrie est, en général, poursuivi avec rapidité, et beaucoup arrivent à Paris ou en Angleterre dès les premiers jours de mai, beaucoup trop tôt pour leur bien. Dans le nord de l'Europe, si le vent souffle du sud en avril et mai, l'air est doux et balsamique, et la végétation fait des progrès rapides ; mais, jusqu'à ce que les terres montagneuses de la Suède et de la Norvège soient délivrées, au moins en partie, de leur couronne de neige, ce qui n'a pas lieu avant le mois de juin, un vent du nord-est apporte du temps froid et des gelées nocturnes. C'est cette atmosphère froide et, en outre, plus ou moins chargée d'humidité, que trouvent ordinairement les malades à leur retour dans leur pays. Les fonctions de la peau et du foie qui étaient déjà en pleine activité sont subitement enrayées, si le voyage a été rapide ; il en résulte pour les poumons et les reins un surcroît immédiat et considérable d'action d'où très souvent de violentes attaques de grippe, de coryza, de bronchite, d'hémoptysie.

« J'ai signalé le mal, je dois maintenant faire connaître le remède. Il consiste à ne pas tenir compte des facilités offertes

par les voies ferrées et à effectuer les voyages, soit du midi,
soit du nord, de manière à n'affronter les changements considérables qu'ils doivent amener qu'après s'y être d'avance accli-
maté.

« Les personnes sérieusement malades qui veulent hiverner
dans le midi de l'Europe se trouvent mieux de quitter l'Angleterre dans la dernière semaine de septembre ou au commencement d'octobre ; mais, comme nous l'avons vu, le pays où elles
doivent prendre leur résidence d'hiver ne peut guère leur convenir avant la fin de ce dernier mois. Il faut donc dépenser sur
la route les deux, trois ou quatre semaines intermédiaires. Le
voyage vers le sud, fait sans hâte et à loisir, permet à l'économie de s'accoutumer graduellement au changement de climat.
Une station favorite pour moi est Fontainebleau, ville dont le
climat continental est plus sec que celui de l'Angleterre ; on y
trouve tout le confort désirable, et la proximité de sa belle forêt
donne toutes les facilités pour des promenades intéressantes
et un exercice salutaire et sans fatigue. On peut y séjourner
huit ou dix jours très agréablement et à la fois d'une manière
avantageuse pour la santé, beaucoup mieux qu'à Paris.

« Plus au sud, Valence, Aix, Nîmes, Arles, etc., offriront à
leur tour des stations intermédiaires convenables avant d'arriver au but du voyage. Mais il est une localité que je recom-
manderai d'une manière plus spéciale à mes compatriotes, je
veux parler de Gréoulx, célèbre par sa source sulfureuse, l'une
des plus anciennement connues et des plus efficaces du midi
de la France. Gréoulx n'est, à proprement parler, qu'un village
à cinq lieues d'Aix en Provence, en dehors des routes fréquentées et loin des chemins de fer, mais qui, néanmoins, offre
toutes les ressources désirables. Je l'ai visité en mai dernier, et
j'ai été très satisfait des qualités du climat, du pays qui est
charmant, et de la tranquillité dont on y jouit. Je n'ai eu qu'à
me louer d'en avoir conseillé le séjour à une petite colonie de
mes amis et de mes malades de Menton, que j'y ai envoyés le
printemps dernier, et je ne crois pas qu'on puisse trouver un
lieu plus agréable pour y passer une quinzaine en se rendant
dans le midi pour l'hiver.

« La même voie pourrait être suivie par les malades à leur retour dans le Nord. Le départ de Menton, de Nice et de Cannes, ou bien de l'Italie ou de l'Espagne peut avoir lieu à la fin d'avril ou dans les premiers jours de mai; et l'on peut faire à loisir son voyage vers le nord de manière à arriver en Angleterre à la fin de mai ou dans les premiers jours de juin. Gréoulx est ouvert le premier mai et est déjà à cette époque délicieux. Quinze jours à Gréoulx, huit à Fontainebleau, puis on gagne l'Angleterre à petites journées, ce qui neutralise les dangers attachés à ces voyages qui, pour la rapidité, pourraient se comparer à la course du boulet [1]. »

Nous avons tenu à reproduire ce travail, parce qu'il montre bien le point de vue médical sous lequel ces questions doivent désormais être posées. Il consacre d'ailleurs un fait clinique, non pas méconnu mais oublié, celui des dangers que fait courir aux phthisiques un changement brusque de localité et de climat. « On supporte bien, a dit Hippocrate, les aliments et les boissons auxquels on est accoutumé, même quand la qualité n'en est pas bonne naturellement, et l'on supporte mal les aliments et les boissons auxquels on n'est pas habitué, même quand la qualité n'en est pas mauvaise [2]. » Il en est de même de l'aliment *air*; quand on passe d'un climat médiocre ou mauvais sous un climat meilleur, on ne recueille les profits du changement que s'il y a dans la transition une lenteur suffisante pour que les liens des habitudes anciennes puissent se rompre et que ceux des habitudes climatériques nouvelles puissent se nouer peu à peu. Nous nous sommes montré trop convaincu de l'importance de l'égalité de la température dans la phthisie, pour ne pas insister fortement sur les périls inhérents à ces vicissitudes climatériques brusques.

Si les chemins de fer y disposent d'une façon particulière,

---

1. J. Henri Bennet, *Lettre au docteur Debout sur l'influence défavorable du changement subit de climat* (*Bulletin gén. de thérap.*, t. LXV, 1863, p. 241).

2. Hippocrate, *Œuvres complètes*, traduct. Littré, *Régime dans les maladies aiguës*, t. II, p. 299. — Voyez aussi *Sur le respect dû aux habitudes*, Galien, *Œuvres anat., physiolog. et médic.*, trad. Daremberg, Paris, 1854, p. 92 à 111, et Alibert, *Du pouvoir de l'habitude dans l'état de santé et de maladie* (*Mém. de la Société méd. d'émulation*, 1798, t. I, p. 396).

nous ne saurions omettre de signaler les préjudices de même
nature qui sont inhérents aux traversées maritimes très rapides. Les vicissitudes thermologiques brusques qu'elles entraînent sont des inconvénients de tous les jours, maintenant que
la navigation à vapeur transporte les voyageurs si rapidement
sous des latitudes éloignées de celles où elle les a pris. Certainement l'organisme sain a une merveilleuse force d'adaptation
aux changements de température ; c'est le cas de dire avec Hippocrate : « *Omne sanum sanis;* » mais les malades, surtout les
phthisiques, n'ont pas les mêmes ressources sous ce rapport ;
il faut qu'ils aient le temps d'organiser la défense. Disons-le en
passant, puisque nous en sommes sur ce sujet, le passage brusque des climats froids aux climats très chauds, ceux des tropiques, par exemple, n'est pas moins préjudiciable aux tuberculeux que la transition climatérique inverse, quoiqu'on pense
généralement le contraire. Nous avons eu mainte fois l'occasion
de le constater, et c'est là, comme nous l'avons dit, une des
raisons qui nous font penser, avec J. Rochard [1] et avec l'immense majorité des médecins de la marine française, que le
séjour des pays intertropicaux est funeste aux phthisiques.

Il est bien entendu que quand les différences climatériques
du point de départ et du point d'arrivée sont moins tranchées,
quand les distances sont moins longues, on peut se dispenser
en partie de la rigueur de ces précautions ; mais elles ne doivent cependant jamais être omises d'une manière complète.
Leur nécessité est indiquée au malade non seulement par la
différence des latitudes, mais aussi par les écarts thermométriques actuels (et au courant desquels il peut être tenu) entre
la température de sa résidence habituelle et celle de la station
hivernale vers laquelle il se dirige [2].

1. Rochard, *Mém. de l'Acad. de méd.*, et *Nouveau Dict. de méd.*,
art. CLIMAT.
2. J'ai bien souvent constaté cette influence phthisiogène des déplacements rapides et à excursions étendues, non pas seulement du midi au
nord (ce qui est consenti par tout le monde), mais aussi du nord au
midi. Une famille de fonctionnaires qu'un changement de résidence
transporte brusquement de Valenciennes à Marseille, court à mon avis,
si elle a des prédispositions tuberculeuses, des risques qui sont sensiblement les mêmes que si elle subissait le déplacement inverse. Moins

§ 2. — *Précautions pendant le séjour.*

Les conditions propres à assurer aux phthisiques les avantages de la station climatérique qu'ils ont choisie varient suivant qu'il s'agit : 1° d'une station hivernale; 2° d'une station estivale; 3° d'une station fixe ou d'une résidence.

1° *Station hivernale.* — Le but de l'émigration vers une station de ce genre est d'éviter le froid; il faut donc se prémunir de son mieux contre cet ennemi; d'un autre côté, nous avons vu que la condition essentielle pour que cette station hivernale soit profitable, c'est qu'elle permette aux phthisiques la plus grande somme possible d'exercice régulier en plein air. Ne pas avoir froid et utiliser toutes les occasions favorables pour la promenade, tel est donc le double but que doivent se proposer les malades, et ils l'atteindront, dans quelque station hivernale que ce soit, s'ils savent *se servir* du climat, c'est-à-dire s'ils neutralisent, à force de prudence et de soins, ce qu'il a de défectueux.

Le choix de la maison que l'on habite, c'est-à-dire du *climat domestique*, de son emplacement, de l'exposition de la chambre à coucher et des autres pièces, la précaution de ne sortir qu'à certaines heures du jour sont les moyens de se procurer autant que possible une température constante et agréable.

Il est certains quartiers dans une ville qui sont plus froids les uns que les autres, sans que leur exposition rende compte de ce fait [1]. Si, toutes choses égales d'ailleurs, l'altitude plus élevée est une condition de froid, cela n'est vrai que pour des différences très notables de hauteur. Quand ces différences sont peu considérables, il arrive, au contraire, que les lieux déprimés sont les plus froids. C'est ainsi qu'à Montpellier, par exemple, on constate un écart de 3° entre la température de la Faculté des sciences et celle du Jardin botanique. Cet

d'instabilité dans les résidences serait aussi favorable aux fonctionnaires qu'aux fonctions publiques; mais nos mœurs administratives n'en sont pas là.

1. Fonssagrives, *La Maison, Étude d'hygiène et de bien-être domestiques,* Paris, 1870. — *Hygiène et assainissement des villes,* Paris, 1874.

endroit est plus froid, bien qu'il soit dans un fond. Le professeur Ch. Martins, qui m'a signalé cette particularité, l'explique
par le mouvement des couches d'air les plus froides, par conséquent les plus denses, qui coulent, à la manière des liquides,
vers les dépressions et y stagnent. Le même fait se constate
quelquefois quand on compare la température d'un point peu
élevé d'une colline à celui du fond de la vallée. Il faut donc
s'enquérir avec soin de cet élément de thermologie locale [1].

L'existence ou l'absence d'abris naturels contre certains vents
froids est aussi une considération qui a son importance, et qui
en acquiert d'autant plus que ces vents figurent pour un plus
grand nombre de jours dans la constitution anémologique de
la station. C'est ainsi que dans toutes les stations hivernales de
la bande méditerranéenne, jusques et y compris Nice, il faut
se garantir du mistral, qui non seulement est froid par lui-
même, mais qui amène brusquement dans la température un
abaissement de 4° à 5°. La ville d'Hyères, quoique exposée au
midi, n'est qu'incomplètement abritée contre le nord-ouest,
qui y souffle environ quatre-vingts fois par an ; la zone du bord
de la mer, au contraire, en particulier le vallon de Costebelle,
est soustraite à l'influence du vent de nord-ouest, mais reçoit
celle du vent d'est et des brises de mer. A Nice, il faut moins
se prémunir contre le mistral, qui ne souffle guère que trois
jours par an, que contre le vent du nord, qui est froid, et le vent
d'est, qui règne avec violence environ 44 jours par an et amène
avec lui des nuages et de la pluie. La promenade des Anglais,
le quartier de la Croix de Marbre, le quartier Saint-Philippe, le
quartier Saint-Pierre d'Arena, etc., jouissent, sous le rapport
de l'action des vents nuisibles, d'une immunité qui les fait rechercher par les étrangers.

En ce qui concerne l'exposition, le midi doit naturellement
être choisi pour les stations hivernales, mais non pas le midi
direct, à moins que l'appartement ne se compose de pièces pla-

1. Voyez Ch. Martins, *Sur l'accroissement noct. de la temp. avec la
hauteur* (*Mém. de l'Acad. de Montp.*, 1861). Il faut aussi tenir compte du
calme relatif de l'atmosphère dans les dépressions ; c'est une cause de
rayonnement, et par suite de refroidissement plus facile. De là l'explication de la fréquence plus grande de la gelée dans les fonds.

cées sur une même ligne et recevant du soleil une même température. Si, au contraire, les malades habitent un appartement
double, c'est-à-dire dont la moitié des pièces regarde le midi
et l'autre moitié le nord, et s'ils passent sans précaution des
unes aux autres, ils ressentiront une impression de froid extrêmement pénible ; dans ce cas, une orientation intermédiaire,
celle de l'est à l'ouest, par exemple, sera préférable, en ce sens
qu'elle assurera à toutes les chambres de l'appartement le bénéfice d'une insolation successive. Toutes choses égales d'ailleurs, et même en l'absence de soleil, l'exposition influe d'une
manière remarquable sur la température des habitations. Nous
connaissons telles chambres d'un hôtel de Montpellier qui est
le rendez-vous des étrangers l'hiver, où la température est assez
élevée pour que le feu y devienne en quelque sorte superflu.
Le professeur Longet, qui, pendant l'hiver de 1865, a occupé
une de ces chambres, ne pouvait assez s'extasier sur la température tiède qu'il y trouvait. Ce sont de ces particularités toutes
locales qu'il faut connaître et qui font que la direction d'un
médecin, ou du moins d'une personne résidant habituellement
dans la station hivernale où l'on va séjourner, est fort utile
pour le choix d'une habitation.

Une précaution d'une importance capitale et sur laquelle on
ne saurait trop insister, c'est de ne jamais faire de promenades
hasardeuses, c'est-à-dire sans avoir au préalable consulté l'état
du ciel, la direction et la force du vent, l'élévation de la colonne thermométrique. En général, même dans les stations
hivernales les plus favorisées, Cannes et Menton par exemple,
les malades ne doivent jamais sortir avant onze heures et doivent rentrer avant quatre heures le soir ; encore faut-il que le
temps soit irréprochable ; au cas contraire, la limite de midi à
trois heures ne doit pas être dépassée. Les relevés thermométriques de ces stations nous montrent, en effet, comme nous
l'avons dit : 1° que c'est de midi à trois heures que l'intensité
calorifique atteint son maximum ; 2° que les variations d'une
heure à l'autre sont moins marquées à cette période de la
journée qu'à toute autre. Ainsi la moyenne générale de la température de janvier étant $+ 6°,5$ pour Pau, la moyenne de neuf

heures du matin est + 2°,80 ; celle de midi, 7°,95 ; celle de
trois heures, 8°,70. Passé cette limite, la température baisse.
C'est ainsi qu'à Cannes, la température moyenne de deux heures
(février 1864) étant de 11°, celle de cinq heures n'est plus que
de 6°,3 ; c'est-à-dire qu'il y a déjà 4°,7 de différence. Pour
Hyères, cette différence s'élève, à six heures, à 2°,7, et à
Menton, au soleil couchant, elle est de 2°,9. Ces écarts de température peuvent être considérés comme peu considérables,
quoique cependant ils constituent un abaissement d'un cinquième ; mais, comme les stations hivernales du littoral méditerranéen présentent habituellement un accroissement de la brise
quand le soleil décline, la sensation frigorifique s'en accroît
d'autant.

Les promenades du soir et du matin doivent être formellement interdites ; à ces périodes de la journée, il existe, en effet,
du brouillard ou de vent ; de plus, le matin, à neuf heures par
exemple, on constate pour les quatre stations de Pau, Cannes,
Nice et Menton une différence de + 5° entre la température du
matin et celle de midi, c'est-à-dire qu'elles varient de plus de
moitié [1].

Les promenades doivent se faire à pas modéré, et, si la brise
est assez forte, il convient d'éviter la transition des lieux
éclairés par le soleil à l'ombre et des endroits abrités à ceux
qui ne le sont pas.

1. Chaleur et inconstance sont en climatologie médicale deux termes
corrélatifs. Les meilleures stations peuvent, au degré près, s'approprier
ce que Marc Aurèle, « l'homme le plus pituiteux de la terre », disait de
Naples où il avait conduit sa fille Faustine et où il cherchait lui-même
un refuge contre le froid. « Le ciel de Naples, disait-il, est délicieux mais
singulièrement variable ; à chaque heure, à chaque minute il est ou
plus froid, ou plus tiède, ou plus orageux. D'abord, la première moitié
de la nuit est douce ; c'est une nuit de Laurente ; au chant du coq,
c'est la fraîcheur de Lamirium ; entre le chant du coq, l'aube du matin
et le lever du soleil, c'est tout Algide ; plus tard, avant midi, le ciel
s'échauffe comme à Tusculum ; à midi c'est la chaleur brûlante de Pu-
teoli (Pouzzoles) ; mais quand le soleil se plonge dans le vaste Océan, le
ciel s'adoucit, on respire l'air de Tibur ; cette température se soutient le
soir et aux premières heures de la veillée » (Marc-Aurèle, *OEuvres*, trad.
Pierron, appendice VI). Voilà beaucoup de climats en un seul ; il faut
que le phthisique en rende les éléments homogènes par sa manière de
vivre, tâche difficile, assujettissante, dont on voit toujours la servitude
mais dont on méconnaît habituellement le prix.

Il faut choisir autant que possible un terrain plat ou à pente très douce ; l'excitabilité du cœur chez les phthisiques, l'état habituellement emphysémateux de leurs poumons, et enfin leur disposition à l'hémoptysie expliquent la nécessité de cette précaution. Menton, qui est une station hivernale si privilégiée à d'autres points de vue, offre, sous ce rapport, un désavantage réel en ce que la bande étroite étendue entre la mer et les collines qui forment à la ville un abri naturel est à peu près la seule promenade qui soit possible. Or une promenade véritablement hygiénique se compose de deux éléments : l'exercice musculaire, la distraction ; elle est incomplète dès qu'un des deux lui manque. Il est vrai que l'exercice du cheval employé avec modération permet aux malades d'étendre sans fatigue le domaine de leurs excursions.

Il serait inutile d'insister sur la nécessité de s'abstenir complètement de toute réunion, de tout plaisir exigeant des sorties du soir ou du matin ou imposant une dose d'activité qui excède les forces. Les malades peuvent dire avec La Rochefoucauld : « C'est une ennuyeuse maladie que de conserver sa santé par un trop grand régime [1] ; » mais il faut bien qu'ils s'y résignent sous peine de perdre les profits d'un voyage dispendieux et fatigant.

2° *Stations estivales.* — Le froid était l'ennemi contre lequel les phthisiques avaient à se défendre tout à l'heure, il s'agit maintenant pour eux de résister à l'action d'une chaleur trop vive qui leur enlève l'appétit, les séquestre chez eux et accroît leur disposition aux sueurs exagérées. Nous avons vu que l'émigration lente vers des latitudes plus élevées, l'exposition septentrionale de la maison ou le choix d'une résidence de montagnes peuvent leur procurer les avantages d'une température plus douce ; mais les précautions pour tirer profit de cette émigration sont aussi indispensables que celles que nous avons signalées tout à l'heure pour les stations d'hiver. L'altitude élevée apporte avec elle des conditions d'inégalité de température, d'atmosphère vive et stimulante, de brises fraîches qui font de

1. La Rochefoucauld, *Réflexions, Sentences et Maximes morales*, Paris, MDCCCXXIV, supplément, p. 161.

ce changement de résidence un moyen perturbateur dont l'action doit être surveillée. Généralement, le séjour à la campagne, dans une maison ou dans un pavillon tournés vers le nord, ou la résidence sur le littoral dans une position bien choisie permettent de mitiger la température de l'été sans apporter, dans l'ensemble des conditions climatériques, une perturbation aussi violente que celle produite par le passage de la plaine aux altitudes.

4° *Stations fixes ou résidences*. — Il est des malades qui, pour des raisons de position ou de fortune, sont conduits à se chercher un refuge climatérique leur offrant pour toute l'année des conditions meilleures que celles qu'ils trouvaient dans leur pays. On comprend que ces stations fixes ne peuvent se rencontrer dans les refuges du midi, dont la constitution climatérique annuelle offre quelque chose d'excessif, non plus que dans des localités du nord de la France et pour la même raison. Certaines provinces centrales de la France, l'Anjou, la Touraine, offrent sous ce rapport, nous l'avons dit, un assez grand nombre de stations favorables. L'hiver y est sans doute assez rigoureux, mais les saisons y sont bien tranchées, et l'été, l'automne et le printemps offrent, quand on sait en profiter, une somme considérable de jours permettant aux phthisiques de sortir de chez eux et de profiter du soleil. Il n'est pas besoin de dire que chacune des saisons qu'ils traversent n'ayant ni les avantages décisifs des stations hivernales, ni ceux des stations estivales, ils doivent redoubler de précautions pour utiliser la résidence dont ils ont fait choix. Le voisinage de montagnes ou de collines d'une certaine hauteur est une condition favorable, en ce qu'elle permet de mitiger l'influence nuisible des fortes chaleurs de l'été.

Ici, le malade, passant toute l'année dans le même climat, doit s'attacher à mettre en valeur les conditions favorables de chaque saison et à tirer le meilleur parti possible des autres. Chacune de ces saisons n'ayant ni les avantages décisifs des stations hivernales, ni ceux des stations estivales, les malades doivent redoubler de précautions et de soins pour utiliser la résidence dont ils ont fait choix et qui vaut toujours mieux, bien entendu, que leur climat originel.

Mais quelles compensations à cette infériorité dans une vie réglée, soumise à une succession périodique de saisons, à des habitudes régulières, disposant de relations que le temps peut convertir en amitiés, affranchie des servitudes que le refuge d'hiver produit au point de vue de la sensibilité frigorifique et exempte des fatigues et des heurtements qu'entraînent d'incessants voyages! Si j'étais phthisique et que je fusse libre de moi, je chercherais soigneusement une résidence fixe, et je n'en sortirais pas. L'avenir du traitement climatérique des maladies chroniques de la poitrine est, j'en suis convaincu, dans une bonne étude et dans un bon emploi des stations fixes ou résidences.

Nous ne saurions terminer cette étude de l'emploi des climats dans le traitement de la phthisie pulmonaire sans mentionner un document important, qui est dû à Ch. Théod. Williams, médecins de Brompton-Hospital, et qui introduit pour la première fois la statistique dans l'élucidation de ce problème d'hygiène thérapeutique [1]. Ce travail est basé sur les effets produits dans l'état de 251 phthisiques par l'influence du séjour dans les pays chauds (il faut entendre par ce mot le séjour dans des localités de l'Europe méridionale).

Sur 153 phthisiques au premier degré, 107 avaient un seul poumon malade, 46 avaient des lésions bilatérales. Sur ce chiffre de 153 malades observés au départ d'Angleterre et au retour des pays chauds, on a constaté une amélioration 42,56 fois pour 100; un état stationnaire 13,51 et une aggravation 13,51 sur 100. Dans le chiffre des améliorations sont englobés 8 cas de guérison.

Sur 54 phthisiques au deuxième degré, Williams a constaté 49,21 fois pour 100 une amélioration, 11,76 fois pour 100 un état stationnaire ; 29,21 fois pour 100 de l'aggravation.

Sur 44 phthisiques au troisième degré, les résultats ont été

---

1. Le travail de Williams a été inséré dans le journal *The Lancet*. Nicolas-Duranty nous en a donné une bonne traduction (Ch. Theod. Williams); *Étude sur les effets des climats chauds dans le traitement de la consomption pulmonaire,* trad. Nicolas-Duranty, Paris, 1875.

les suivants : 40,54 fois pour 100 amélioration, 18,91 pour 100 état stationnaire, 40,54 fois pour 100 aggravation.

En résumé, sur 251 phthisiques soumis à l'influence des climats chauds, ou plutôt sur 235 malades (défalcation faite de ceux qu'on n'a pas revus ou sur lesquels on n'a pu avoir de renseignements, il y a eu) :

Améliorations............................	103
États stationnaires......................	33
Aggravations.............................	99
Total.............	235

C'est dire que, dans à peu près la moitié des cas, l'influence des climats chauds, non séparée de celle des voyages, a été évidemment favorable. Ce résultat est, à coup sûr, fort remarquable.

Etudiant la durée de la vie chez ces malades, Williams a constaté que, sur les 251 malades qui avaient émigré, la durée moyenne de la vie avait été de 8 ans pour les 40 qui avaient succombé et de 8 ans 11 mois 21 jours pour les 202 qui survivaient au moment où l'auteur arrêtait sa statistique.

Au contraire, sur 749 malades qui n'ont pas laissé l'Angleterre, 149 ont succombé, ayant vécu en moyenne 8 ans (7 ans 4 mois 15 jours).

Sans aucun doute ces statistiques ne sont pas aussi décisives que le pense l'auteur, car les phthisiques qui émigrent appartiennent aux classes aisées, ayant du bien-être, de l'intelligence, soigneuses d'elles-mêmes et offrant par conséquent des conditions de résistance et de durée ; mais on ne saurait cependant écarter la conclusion générale que Williams tire de cette armée de chiffres, relativement à l'influence favorable exercée sur les Anglais poitrinaires par les climats méridionaux. Il ne faut pas oublier en effet que l'inclémence du climat originel de ses phthisiques a pesé dans un sens favorable sur les résultats qu'il a obtenus en les faisant émigrer.

L'auteur de ces intéressantes recherches ne s'est pas contenté d'établir *in globo* l'influence des localités méridionales ; il a cherché à pénétrer plus avant dans cette question d'hygiène thérapeutique, et, divisant ces climats en groupes basés sur des analogies de formule météorologique, il a essayé de rapporter à chacun d'eux ce qui lui revient dans l'ensemble des résultats obtenus dans les diverses stations d'hiver. Il les répartit et leur attribue de la façon suivante les résultats obtenus :

1° *Climats tempérés et humides de l'intérieur des terres* (Arcachon, Pau, Bagnères-de-Bigorre, Rome), 52,7 pour 100 améliorés, 7,83 pour 100 stationnaires, 44,8 pour 100 plus mal.

2° *Climats secs du bassin de la Méditerranée* (Hyères, Cannes, Nice, Menton, San-Rémo, Malaga, Ajaccio, Palerme, Malte, Corfou, Chypre, Alger), améliorés 58,5 pour 100, stationnaires 20,7 pour 100, aggravés 19,6 pour 100.

3° *Climats très secs* (sud de l'Europe, Egypte et Syrie, Cap et Natal, Tanger), améliorés 61,8 p. 100, stationnaires 24,60 pour 100.

4° *Climats humides et chauds de l'Atlantique* (Madère, Canaries, Sainte-Hélène, Indes occidentales, Indes en général, Nouvelle-Zélande, Amérique du Sud [Andes] 52 pour 100 améliorés, 14 pour 100 stationnaires, 33,5 pour 100 aggravés.

Si l'on pouvait s'en rapporter à ces chiffres, les climats secs du bassin de la Méditerranée donneraient de meilleurs résultats que ceux des trois autres groupes.

Je devais tenir compte de ce travail, important par le nombre des faits qu'il embrasse ; mais je pose les réserves les plus expresses relativement à la légitimité des conclusions que l'on se croirait en droit d'en tirer. Une statistique qui embrasse des faits si complexes et que tant de causes inconnues peuvent perturber n'a qu'une valeur d'impression et non pas une précision absolue. Ce n'est pas à l'*entrée* et à la *sortie* des phthisiques qu'il faut puiser des indices sur l'utilité absolue et relative d'un climat, mais dans l'étude clinique très attentive des modifications progressives qui surviennent dans leur santé pendant que le médicament, c'est-à-dire le climat, exerce son influence. Malgré tout, on doit savoir gré à Williams d'avoir cherché à faire pénétrer la lumière de la statistique dans ce problème thérapeutique et à son traducteur de nous avoir fait connaître cet intéressant travail [1].

Nous venons, je crois, d'envisager au point de vue le plus médical, c'est-à-dire le plus pratique, cette question si complexe, si obscure et si importante en même temps, de l'influence des refuges climatériques. Nous résumerons notre pensée sur ce point dans les conclusions suivantes :

1° Il importe de ne pas employer le changement de climat d'une manière banale dans le traitement de la phthisie ; c'est un modificateur énergique : puissant pour améliorer l'état des malades, il ne l'est pas moins pour l'aggraver suivant qu'il est employé avec opportunité ou à contre-temps.

2° Quand la phthisie est très avancée et que les malades sortent à peine, ils ne retireraient aucun avantage du déplacement qui leur serait, au contraire, préjudiciable comme source de fatigues et comme rupture de toutes leurs habitudes. Le désir qu'ils expriment à ce sujet est une indication ; mais encore convient-il de ne pas y céder du premier coup [2].

3° Les refuges climatériques agissent de deux manières, en faisant éviter aux malades les vicissitudes brusques des températures saisonnières et en leur permettant d'entretenir leur appétit par un exercice régulier ; mais ils ne réalisent ce double résultat qu'à la condition d'une hygiène très stricte et très assidue.

4° Le meilleur refuge est celui qui offre le plus d'égalité de température et le plus grand nombre annuel de *jours à promenades*, c'est-à-dire de jours où ni le froid, ni la chaleur, ni le vent, ni les brouillards, ni les orages, ni les pluies, n'empêchent de sortir à pied.

---

1. Fonssagrives, *Dict. encyclop. des Sc. médic.* 1re série, 1876, t. XVIII, p. 114, art. CLIMAT.
2. Nous constatons tous les jours cet abus du déplacement dans les maladies, abus pour lequel le satirique Gui-Patin, au temps des patables et des fondrières, avait créé le mot, à restaurer, de *pérégrinomanie*. Qu'aurait-il dit s'il avait vécu de nos jours ? Prescrire un voyage à un malade est chose cependant qui est d'ordinaire plus sérieuse que de lui prescrire de l'arsenic ou de la strychnine, et on n'y songe pas assez. Les phthisiques sont, entre tous les malades, ceux que l'on déplace le plus

5° Même dans ces conditions favorables, il faut s'abstenir (pour les stations hivernales) des sorties du matin et du soir. La période de onze heures à quatre heures est la seule favorable pour faire de l'exercice.

6° Le profit que l'on retire d'une station hivernale dépend *un peu* de ses qualités climatériques, et *beaucoup* de la façon intelligente dont on les utilise.

7° Les refuges climatériques ne guérissent pas la phthisie ; mais ils retardent sa marche, entretiennent les forces des malades et les font durer. Ils constituent donc un élément très important de la thérapeutique de cette affection.

8° Les voyages d'aller et de retour doivent s'opérer avec lenteur et ménagements, sous peine non seulement de neutraliser les avantages du changement de climat, mais même de le rendre dangereux.

Qu'il me soit permis en terminant, et dussé-je, comme il arrive toutes les fois qu'on heurte le courant général des idées, soulever des récriminations, de déclarer à satiété que la médecine actuelle de la phthisie fait trop voyager ses malades. Rien ne sert de les déplacer ; il faut les déplacer à temps et à propos. Or c'est ce dont on ne s'inquiète pas assez. J'ai dit quelque part (et je pense n'avoir pas formulé une exagération) que si l'on mettait dans un des plateaux d'une balance la somme des services que rendent les eaux minérales et dans l'autre la somme des préjudices qu'elles causent, c'est ce dernier qui pencherait. Et cependant je considère ces médicaments naturels comme l'une des armes les plus héroïques, les plus indispensables, de la thérapeutique des maladies chroniques. La même affirmation, et avec plus d'assurance encore, pourrait être produite à propos des climats, merveilleux médicaments eux

aisément et de la façon la plus banale, et le nombre de ceux qui vont s'éteindre dans des auberges, loin de leur famille et de leur pays, s'accroît tous les jours. La thérapeutique doit réagir contre cette tendance. A une période avancée de son affection, le malade a surtout besoin de cette vie régulière et calme, de ces mille petits soins qu'il ne trouvera que dans sa maison, et la meilleure station pour lui est celle qui a pour horizon la famille et les habitudes. Nos mœurs ont créé le *tourisme de la maladie* et nul ne sait ce que cette manie banale de voyager coûte chaque année d'existences humaines.

aussi, mais médicaments qui ne valent que par l'opportunité et
la mesure. « Changer de pays est utile dans les longues
maladies, » a dit Hippocrate il y a vingt-deux siècles [1], et
l'observation moderne n'infirme en rien la justesse de cette
proposition thérapeutique; mais encore ce *médicament*, comme
tous les médicaments énergiques, a-t-il des indications et des
contre-indications positives.

Or on déplace *trop* les malades de nos jours, c'est incontestable, et on les déplace mal. On les déplace *trop* parce que
nous voyons tous les jours des malades sur lesquels un déplacement ne peut avoir aucune influence favorable être acheminés
empiriquement vers le midi et mourir souvent à moitié chemin,
à Lyon, sans avoir pu atteindre cette terre de Chanaan, où leur
paraît être le salut; on les déplace *mal*, parce que cette question
si délicate et si grave des climats envisagés comme moyens
thérapeutiques est à peine à l'étude de nos jours, puisque les
conditions cliniques de cette étude ne sont même pas formulées
en programme. Il y a à ce double mal le double remède de
mettre provisoirement plus de réserve dans la prescription
d'un changement de climat et d'étudier au plus tôt ce moyen
thérapeutique. Au reste, la rapidité actuelle des communications, le cosmopolitisme entré profondément dans nos mœurs
et l'esprit d'imitation, font des malades autant de complices de
notre exagération, et les médecins ne peuvent pas toujours se
soustraire à la pression qu'ils en reçoivent; de plus, le *climat*
est souvent, comme l'*eau minérale*, un médicament que les
malades se prescrivent eux-mêmes, et c'est chose pitoyable que
de voir tous les contre-sens thérapeutiques dont l'usage des
climats est l'occasion.

Il y a là un abus véritablement affligeant et contre lequel
il faut que les médecins réagissent de tout leur pouvoir, au
lieu d'y céder passivement.

1. Hippocrate, *Œuvres complètes*, trad. Littré, t. V, p. 319, livre XI,
Des épidémies, 5ᵉ section.

DEUXIÈME SECTION

ATMOSPHÈRES CIRCONSCRITES OU ARTIFICIELLES

Les atmosphères *libres* ou *naturelles* jouent, nous venons de le voir, un rôle considérable dans l'hygiène de la phthisie, surtout de la phthisie stationnaire; mais des empêchements trop fréquents nés de conditions défavorables de fortune, de position, quelquefois aussi de santé, rendent le déplacement impossible, et on est obligé d'y suppléer par la création d'*atmosphères artificielles* de diverses natures dans lesquelles on fait séjourner les malades. Les atmosphères libres sont surtout des *modificateurs hygiéniques*, les atmosphères artificielles sont surtout des *modificateurs médicamenteux* qui peuvent avoir leur utilité dans les différentes périodes de la phthisie pulmonaire, et, si nous les plaçons ici, c'est parce que tout autre classement eût rompu les affinités naturelles qui rattachent l'histoire de ces atmosphères circonscrites à celle des climats. Nous aurons soin d'indiquer, du reste, à propos de chacune d'elles, leur adaptation spéciale à chacune des trois périodes d'imminence, d'évolution ou de repos que nous avons distinguées dans l'histoire thérapeutique de la phthisie pulmonaire.

Les atmosphères confinées peuvent être ainsi divisées : 1° atmosphères modifiées au point de vue de la composition chimique; 2° au point de vue de l'hygrométrie; 3° au point de vue thermologique; 4° atmosphères ozonisées; 5° atmosphères balsamiques; 6° atmosphères animalisées.

CHAPITRE PREMIER

ATMOSPHÈRES MODIFIÉES CHIMIQUEMENT

Dans ces atmosphères artificielles, un volume d'air déterminé est modifié dans sa composition par un changement dans les proportions de ses éléments constitutifs normaux ou par l'adjonction de principes gazeux ou volatils qui ne lui appartiennent pas. Ces atmosphères constituent une bonne partie de l'atmiatrique, et si les travaux de Beddoes [1], Girtanner, Fourcroy [2], etc., ont exagéré leurs vertus, si on les a considérées, bien à tort, comme des moyens *curatifs* de la phthisie, il est impossible d'admettre que la masse imposante de témoignages produits en faveur de ces moyens doive être considérée comme non avenue. Il s'agit ici, comme dans la plupart des questions de thérapeutique, bien moins de *nier* que de *discerner*, c'est-à-dire de séparer la vérité de la gangue d'erreur dans laquelle elle est contenue. Tout moyen considéré comme un spécifique de la phthisie a dû cette réputation à un certain degré d'utilité contre l'un des éléments de cette synthèse morbide, et il faut mettre en relief cette utilité et son degré. C'est ce que nous allons essayer de faire ici.

§ 1. — *Atmosphères chargées d'acide carbonique.*

La découverte des principaux gaz suscita une véritable fièvre d'expérimentation thérapeutique, et l'on s'empressa de les essayer dans les maladies rebelles aux moyens connus jusque-là. L'acide carbonique a été surtout l'objet d'expériences très nombreuses, et, comme cela était inévitable, il a été vanté bien au delà de sa valeur dans le traitement de la phthisie. A ces essais se rattachent les noms de Home [3], Percival [4], Ingenhouz [5], Baumes [6], Maret [7], mais surtout de Beddoes. L'*hydrocarbonate*, comme on appelait alors le gaz acide carbonique, fut essayé par lui, et il obtint 7 cas de guérison de la phthisie,

---

1. Beddoes, *Considerations on the medical use of factitious airs.* Bristol, 1794-95.
2. Fourcroy, *La médecine éclairée par les sciences physiques.* Paris, 1791.
3. Home, *Clinical experiments*, London, 1782, sect. 6.
4. Percival, *Observations on the medicinal use of fixed air*, in Priestley, *Experiments and observations on differents kinds of air.* London, 1774. Appendix, p. 300.
5. Ingenhouz, *Sur l'emploi du gaz carbonique contre les plaies, ulcères* (*Miscellanea physico-medica*, 1794-1795, p. 8).
6. Baumes, *Traité de la phthisie pulmonaire*, Paris, 1805, t. II, p. 245.
7. Maret (de Dijon), *Mémoires de la Société royale de médecine*, 1776, p. 327.

5 cas de soulagement, un seul insuccès. « On l'a, dit-il, presque constamment vu diminuer la toux et l'expectoration, procurer le sommeil, ralentir le pouls et abattre l'ardeur de la fièvre. Pour l'ordinaire, le soulagement a été bien marqué dès la première inspiration. Dans d'autres cas, ce n'a été que plus graduellement et à la longue qu'il a fait du bien. » Quand on lit les observations de Beddoes, on acquiert la certitude que l'inspiration d'un air chargé d'acide carbonique constitue une médication pénible et susceptible même de produire quelques accidents, tels que des vertiges, du refroidissement des extrémités, de la petitesse et de la fréquence du pouls, un état demi-syncopal. Ils se sont manifestés dans une atmosphère contenant trois quarts d'air et un quart en volume d'acide carbonique. De l'air renfermant un sixième d'acide carbonique a même déterminé une syncope ; il importe donc d'y aller avec une certaine modération et de ne pas oublier que l'acide carbonique est un gaz délétère par lui-même, à action stupéfiante énergique, et qu'il n'agit pas seulement d'une manière négative en tenant la place d'une certaine quantité d'oxygène [1]. Hufeland a rapporté le fait, peu démonstratif il est vrai, d'un phthisique qui, se soumettant tous les jours à l'inspiration de gaz acide carbonique qu'il dégageait en versant de l'acide vitriolique sur de la craie placée dans une assiette sur sa table, éprouva une amélioration notable, mais de peu de durée. Ingenhouz dit avoir vu un jeune homme de vingt-deux ans, phthisique depuis dix-huit mois, et ayant déjà perdu deux de ses sœurs de la même affection, qui, s'exposant aux vapeurs carboniques et bitumineuses dégagées d'un four à chaux, recouvra la guérison *au bout de trois semaines*. Il attribue, en partie, ce résultat au gaz méphitique. Hufeland rapporte aussi au même gaz les avantages qu'ont retirés certains phthisiques de l'habitude de humer la terre fraîchement remuée par la charrue ; mais quelle valeur ont des opinions de cette nature, que nous aurions passées sous silence si le vulgaire n'en conservait pieusement la tradition ?

Au commencement de ce siècle, l'utilité de l'inspiration de

1. Beddoes, *Bibliothèque britannique, Sciences et arts*, Genève, 1797, t. VI, p. 237.

l'acide carbonique dans la phthisie était généralement reconnue, et Watt avait imaginé pour cette pratique un appareil
spécial [1]. Mais cette vogue devait avoir peu de durée. En 1850,
toutefois, un médecin de Saint-Alban, le docteur Gouin [2], eut
la pensée d'employer de nouveau les aspirations de gaz carbonique dans le traitement de la phthisie, et il adressa sur cette
méthode à l'Académie de médecine une note sur laquelle
Grisolle fit un rapport peu favorable [3]. Il employait le gaz contenu dans les eaux minérales de Saint-Alban et lui attribuait
non pas seulement une efficacité réelle comme moyen palliatif,
mais le croyait susceptible d'arrêter la marche de la phthisie
et de solliciter par une excitation spéciale la résorption de la
matière tuberculeuse.

Ce sont là de véritables exagérations ; mais faut-il rayer d'un
trait de plume, comme apocryphe ou mal observé, ce que bon
nombre de praticiens distingués ont dit de l'emploi des inhalations carboniques dans la phthisie ? Non, sans doute ; il convient seulement d'interpréter leurs assertions. Or l'acide carbonique, employé par la voie respiratoire, peut calmer certains
symptômes, la toux par exemple, et faire croire à une action
curative radicale alors qu'il ne s'agit que de l'atténuation d'un
symptôme pénible. C'est l'erreur qui se retrouve invariablement
à chaque essai d'un médicament nouveau contre cette cruelle
affection.

Quand on étudie attentivement les effets qu'exerce l'acide
carbonique sur l'économie, on constate leur extrême ressemblance avec ceux produits par les stupéfiants auxquels j'ai
donné le nom de diffusibles [4] : éthers, chloroforme, alcools,

---

1. Watt, *Edinburgh practice of physic, surgery, and midwifery*, vol. II,
Appendix, *On the use of factitious airs in medicine*, p. 627.
2. Gouin, *Eaux minérales de Saint-Alban*, 1834.
3. Grisolle, *Bulletin de l'Acad. de méd.*, 15 octobre 1850, t. VI, p. 56.
On paraît avoir renoncé actuellement, à Saint-Alban, au traitement de
la phthisie par les inhalations d'acide carbonique, mais on les emploie
encore dans le traitement des laryngites et pharyngites chroniques. Des
salles alimentées par le gaz acide carbonique des sources sont disposées
à cet effet.
4. Fonssagrives, *Caractérisation du groupe des stupéfiants diffusibles
et nécessité d'y faire entrer toutes les substances dites antispasmodiques*
(*Archives gén. de méd.*, avril et mai 1857).

huiles essentielles. Comme ces agents, le gaz acide carbonique
détermine une exhilaration primitive que la sensualité recherche dans les vins mousseux, et dont la *pointe de champagne*
résume le tableau ; il émousse de plus la sensibilité, et à tel point
que j'ai pu, en 1854, dans mon cours de l'École de Brest,
insensibiliser des animaux en leur faisant inhaler de l'acide
carbonique, lequel a été employé depuis comme agent d'anesthésie locale [1] ; enfin une analyse des symptômes offerts par
l'empoisonnement que produit ce gaz révèle encore plus complètement son analogie avec les stupéfiants volatils, notamment
le chloroforme. On comprend dès lors, nous le répétons,
que les phthisiques, qui inhalent ce gaz, puissent voir, sous
son influence, leur toux se modifier par une anesthésie momentanée et incomplète de la muqueuse bronchique et des
muscles qui la doublent. La toux spasmodique des phthisiques
s'accommoderait sans doute de ce moyen atmiatrique, si nous
n'avions pas, pour combattre ce symptôme, une foule de médicaments d'une utilité éprouvée et d'une administration plus
commode [2].

Si l'on voulait essayer de nouveau l'acide carbonique, il
faudrait se rappeler qu'une atmosphère au 1/4 a déterminé,
sous les yeux de Beddoes, des accidents sinon graves,
du moins inquiétants, et commencer par un mélange moins
actif.

Quant à l'ingestion de l'acide carbonique sous forme de
boissons gazeuses, elle est étrangère à la médication qui
nous occupe ; mais nous avons dit que c'est un moyen utile
en ce qu'il peut contribuer à l'engraissement des malades.
Nous avons parlé plus haut des avantages qu'offrent, sous ce
rapport, la bière, le koumiss et l'eau de Selters ou de Seltz,
qui était autrefois prescrite si habituellement aux tuberculeux.

1. Follin, *Mémoire sur l'anesthésie locale par l'acide carbonique* (*Gaz. méd. de Paris*, 1856, et *Arch. gén. de méd.*, nov. 1856).
2. On lira avec intérêt sur ce sujet : Herpin (de Metz), *De l'acide car-bonique, de ses propriétés physiques, chimiques et physiologiques, de ses applications thérapeutiques*. Paris, 1864.

§ 2: — *Atmosphères oxygénées.*

Les atmosphères oxygénées employées dans la phthisie par Chaptal, Bergius, Fourcroy, n'ont guère justifié les idées théoriques sur lesquelles on avait basé leur usage; sans admettre, avec Fourcroy, que l'air vital porte l'*incendie dans les vaisseaux pulmonaires,* on doit reconnaître néanmoins que cette pratique ne répond à aucune indication déterminée, à moins que l'on ne prétende ainsi suppléer à la pénurie d'oxygène que la diminution du champ de l'hématose amène nécessairement, mais il faudrait alors que le malade ne sortît jamais d'une atmosphère de cette nature, et l'impossibilité de réaliser d'une manière permanente cette oxygénation artificielle de l'économie donne à ce procédé quelque chose de vain et de puéril [1].

§ 3. — *Atmosphères mélangées de gaz divers : azote, oxyde de carbone, ammoniaque, etc.*

On a mélangé ces gaz à l'atmosphère des phthisiques, moins parce que l'on comptait sur leur action propre, que pour mitiger l'activité de l'oxygène atmosphérique.

L'*azote,* essayé par Beddoes, Girtanner, Fritz, n'a fourni que des résultats insignifiants.

Quant au *gaz hydrogène carboné* employé par Beddoes, il ne lui a donné non plus que des succès équivoques.

L'*oxyde de carbone* employé en inspirations a une action qui se rapproche de celle de l'acide carbonique, et on comprend qu'il puisse modifier favorablement la toux spasmodique des tuberculeux, mais on ne saurait lui demander davantage.

Les vapeurs rutilantes de l'*acide hypoazotique* ont une efficacité incontestable pour diminuer l'oppression alors même qu'elle se rattache à une cause inamovible, comme la phthisie,

---

1. Je rappellerai ce que j'ai dit plus haut de la respiration de l'oxygène pour diminuer la dyspnée, c'est un *médicament de symptôme* et non un *médicament d'ensemble.*

ou une maladie organique du cœur. La combustion du papier nitré est le mode le plus usuel d'inhalation de ce gaz, dont l'action stupéfiante diffusible ou antispasmodique n'est pas douteuse, et il y aurait lieu de chercher un mode plus commode pour administrer et doser ce gaz qui, pur, est extrêmement irritant.

Turck a recommandé, il y a une vingtaine d'années, l'emploi du *gaz ammoniac* en inhalations dans le traitement de la phthisie pulmonaire. Louis a démontré l'inutilité de ce moyen. Qu'il soit inhabile, comme tous les autres, à guérir la phthisie, nous l'accordons sans peine ; mais les succès qui ont été obtenus récemment par Berthold et Commange de l'aspiration des vapeurs provenant des matières ayant servi à l'épuration du gaz de l'éclairage [1], montrent que la toux et l'oppression de nature spasmodique peuvent être combattues avec succès par les inhalations de gaz ammoniac mitigé par une grande masse d'air. Deschamps (d'Avallon) et Adrian ont démontré, en effet, que l'air des salles d'épuration du gaz contenait des proportions notables de gaz ammoniac et de vapeurs de goudron [2], et ils ont proposé de préparer, en faisant réagir de la chaux vive sur du chlorhydrate d'ammoniaque au contact de l'eau et du coaltar, une atmosphère artificielle analogue à celle des salles d'épuration [3].

---

1. Commange, *Du traitement de la coqueluche par les substances volatiles provenant des matières ayant servi à l'épuration du gaz* (*Bulletin de l'Acad. de méd.*, octobre 1864, t. XXX, p. 9).

2. Deschamps et Adrian, *Observations sur l'air des salles d'épuration du gaz* (*Bulletin gén. de thérapeutique*, 1865, t. LXVIII, p. 259).

3. Voici la formule qu'ils emploient. On prend :

Chaux vive........................	100	grammes.
Chlorhydrate d'ammoniaque.......	100	—
Eau............................	300	—
Coaltar.........................	150	—
Sablon..........................	2,000	—

On fait déliter la chaux, on verse le coaltar sur 1,000 grammes de sablon, on mélange la chaux, le chlorhydrate et l'eau, on ajoute le sablon et le coaltar, on triture et on mêle le reste du sable.

§ 4. — *Atmosphères chlorées.*

Le *chlore* est peut-être, de tous les agents de la médication atmiatrique, celui qui a joui de la plus grande faveur dans le traitement de la phthisie pulmonaire.

En 1819, Gannal, ayant constaté que les ouvriers d'une fabrique exposés aux émanations du chlore étaient remarquablement préservés de la phthisie, crut avoir trouvé dans cet agent l'introuvable spécifique de la phthisie, et il imagina un appareil pour inhaler ce gaz. Il se servait d'*eau chlorée* ou *hydrochlore*.

A la même époque, Laennec essayait ce moyen à la Charité; mais les expériences les plus nombreuses qui aient été faites sur l'emploi des atmosphères chlorées dans la phthisie sont celles de Cottereau [1], dont les résultats, quoique infirmés par ceux de Louis [2] et de Toulmouche [3], ne démontrent pas moins que le chlore inhalé en petites quantités ne détermine ni toux, ni irritation des bronches, ni hémoptysies, mais qu'il produit une amélioration accusée par le changement de nature des crachats, le retour de l'appétit et des forces, la suppression des sueurs.

Le dernier mot n'a peut-être pas été dit sur cette médication, qui paraît surtout applicable dans les cas si fréquents d'expectoration d'une extrême fétidité, notamment dans cette forme particulière de sécrétion bronchique dont l'odeur spéciale est rapportée par Laycock [4] et Gamgee [5] à la présence de l'acide butyrique. J. Pereira, qui a expérimenté avec soin les inhalations chlorées dans la phthisie, a formulé dans les termes suivants son opinion sur les services qu'elles peuvent rendre : « Souvent, dit-il, après une ou deux séances d'inhalations, les malades

---

1. Cottereau, *Archives génér. de méd.*, 1830, t. XXIV, p. 347.
2. Louis, *Recherches sur la phthisie*, 2ᵉ édit , Paris, 1843, p. 720.
3. Toulmouche, *Archives gén. de méd.*, 2ᵉ série, 1834, t. IV, p. 576 et suiv.; *Bulletin de l'Acad. de méd.*, Paris, 1836, t. I, p. 209, et Rapport de Collineau, *ibidem*, t. II, p. 1035.
4. Laycock, *Edinburgh Medic. Journal*, 1865, t. I, p. 657.
5. Gamgee, *ibid.*, t. I, p. 807 et 1124.

croient éprouver une diminution marquée de leur oppression, mais ce mieux n'est pas durable. Ce moyen, je dois le dire, n'a aucune action curative dans la phthisie pulmonaire; mais il peut être utile, à titre de palliatif, notamment en diminuant les sueurs *(sometimes diminishing the sweating)*, et j'accorde volontiers, quoique je sois démuni d'expérience personnelle sur ce point, que le chlore peut, comme l'a avancé Albers [1], être avantageux dans le cas de cavernes. L'utilité du chlore et des hypochlorites alcalins dans le pansement des vieux ulcères autorise du moins à le supposer [2]. » Nous croyons, nous aussi, que là se borne l'utilité de cet agent, qui peut, en désinfectant les crachats, agir favorablement sur la membrane pyogénique qui tapisse les cavernes; il aurait donc une action entièrement topique, et il pourrait contribuer à la cicatrisation de l'ulcère du poumon dans les circonstances trop rares où ce résultat peut être obtenu [3].

Quand on croit devoir recourir aux inhalations chlorées, on peut employer plusieurs modes d'administration. Le plus usuel consiste à se servir de flacons inhalateurs à deux tubulures. L'une des tubulures porte un tube droit qui descend presque au fond du liquide; l'autre présente un tube recourbé dont l'extrémité renflée est introduite dans la bouche du malade. Une certaine quantité d'eau chlorée est placée au fond du flacon. Quand le malade aspire, l'air pénètre par le tube droit, traverse le liquide, se charge de chlore, et sort par l'autre tube. Une cravate contenant du chlorure de chaux sec, légèrement humecté d'eau vinaigrée, constitue un moyen commode pour avoir un dégagement lent et continu de gaz chlore. Des assiettes de chlorure de chaux, placées dans la chambre des malades, ou des arrosages du plancher avec la liqueur de Labarraque réaliseraient le même résultat. Enfin on pourrait répandre dans l'atmosphère de la chambre, dont le cubage serait mesuré, un volume déterminé de gaz chlore, de façon à avoir une atmo-

1. Albers, *British and foreign medical Review*, vol. **IV**, p. 212.
2. J. Pereira, *The elements of Materia medica and Therapeutics*. London, 1854.
3. Voyez L. A. Klée, *Traitement de la tuberculisat. pulm. par l'atmiatrie*. Thèses de Strasbourg, 1848, 2ᵉ série, nº 189, p. 57.

sphère artificielle d'une composition connue; mais ce moyen ne serait rigoureux qu'en apparence, à raison du renouvellement incessant et partiel de l'air de la chambre. Quant à l'arrosage de varechs avec de l'eau chlorée, cette pratique, recommandée par Laennec et instituée par lui à la Charité, reposait sur des idées théoriques qui sont complètement abandonnées aujourd'hui [1].

§ 5. — *Atmosphères iodées.*

L'efficacité dont jouissent les préparations iodées contre les manifestations diverses de la scrofule et le lymphatisme; la pensée, peu justifiée mais très répandue, que le tubercule est une production de la diathèse strumeuse ont, sans aucun doute, été le point de départ constant de l'emploi des iodiques contre la phthisie. Nous avons restreint dans ses limites légitimes la portée d'action de ce médicament (voyez p. 194), et nous n'avons plus à combattre ici les exagérations dont l'administration intérieure de cette substance a été l'objet. Mais on ne s'est pas borné à le considérer comme un moyen utile contre la diathèse tuberculeuse; on a supposé, *à priori*, que cet agent volatil, entraîné par le courant respiratoire, allait exercer, sur les tubercules eux-mêmes, une action topique de nature résolutive. Bertin, S. James, Murray et Scudamore ont contribué surtout à fonder la réputation des inhalations d'iode. Le dernier de ces médecins associait en même temps l'iode et la teinture de ciguë. Murray faisait volatiliser l'iode par la chaleur dans la chambre des malades, et Berton se servait, pour ces inhalations, d'iode naissant engendré par la réaction de l'acide sulfurique sur l'iodure de potassium. Ces essais étaient à peu près oubliés, lorsque Chartroule [2] présenta à l'Académie de médecine un mémoire sur l'emploi de la médication iodée dans la phthisie; des inha-

1. Il ne paraît pas toutefois que Laennec ait retiré un grand profit des inhalations de chlore, car, dans la seconde édition de son *Traité de l'Auscultation médiate* (Paris, 1826), il ne mentionne même pas ce gaz, bien qu'il énumère les différentes atmosphères artificielles auxquelles on peut soumettre les phthisiques (t. II, p. 714).
2. Chartroule, *Bullet. de l'Acad. de méd.*, 16 août 1853, t. XVIII, p. 1109.

lations de vapeur d'iode à l'aide d'un appareil spécial, des badigeonnages de teinture d'iode sous les clavicules et l'administration d'iodure de potassium à l'intérieur constituaient les trois éléments de cette méthode. Ce moyen, patronné en 1852 à l'Académie de médecine [1] par un savant convaincu, mais que son imagination maîtrisait trop aisément, prit sous son influence une certaine vogue. La diminution de la toux et de l'expectoration, la modification des crachats, l'atténuation des symptômes hectiques auraient été, suivant Piorry, autant de résultats favorables de l'emploi des inhalations iodées, et, pour que rien ne manquât à l'efficacité merveilleuse de ce moyen, des cas ont été cités où, en quelques jours, la percussion faisait reconnaître une réduction mensurable dans les limites de la matité sous-claviculaire. Piorry aurait voulu discréditer la pratique des inhalations d'iode qu'il n'eût pas dû s'y prendre autrement.

Au reste, cette nouvelle idole thérapeutique ne resta pas longtemps debout. Malgré l'observation publiée en 1851 par le docteur Macario, et qui tendait à justifier les espérances de Piorry [2], des expérimentations nombreuses ne tardèrent pas à démontrer toute l'exagération des préconisateurs de ce moyen. En 1858, Champouillon publia le résumé de cent neuf observations de phthisies traitées par les vapeurs d'iode et qui avaient suivi imperturbablement leur marche habituelle [3]. J. Pereira [4], en 1854, n'avait pas été plus heureux.

Mais les moyens dont la thérapeutique rationnelle a décelé l'inanité se réfugient habituellement dans ce monde interlope où la spéculation extra-médicale tend ses pièges et ne les tend jamais en vain. Les phthisiques veulent être guéris, et la médecine rationnelle les guérit trop rarement; aussi se laissent-ils

1. Piorry, *Bullet. de l'Acad. de méd.*, Paris, 1853-54, t. XIX, p. 335.
2. Macario, *Efficacité des inhalations de vapeurs iodées dans un cas de phthisie pulmonaire (Bulletin de thérap.*, 1851, t. XL, p. 27).
3. Champouillon, *Gazette des hôp.*, décembre 1858.
4. Pereira, *op. cit.*, vol. I, p. 408. « *I have repeatedly tried it in phthisis as well as in other chronic pulmonary complaints, but never with the least benefit.* » J'ai essayé plusieurs fois les inhalations d'iode dans la phthisie aussi bien que dans d'autres maladies chroniques des poumons et je n'en ai jamais retiré le moindre bénéfice.

prendre sans peine à ces amorces mensongères qui s'étalent sur la quatrième page des journaux. Les inhalations d'iode en sont là aujourd'hui, et il convient de prémunir les malades contre l'exagération intéressée avec laquelle on vante cette pratique. Que l'iode conduit en vapeur à la surface d'une caverne puisse exercer sur ses parois, mais sous une forme très affaiblie, une action modificatrice spéciale qui rend la suppuration moins abondante, moins fétide, c'est là ce qui se conçoit très bien et ce que l'on peut admettre sans fausser les règles du bon sens ni heurter les lois de l'analogie ; mais supposer que des tubercules crus puissent en éprouver une influence quelconque, c'est ici que commence le leurre ou l'illusion.

Il ne faut pas toutefois que l'abus qui a été fait de ce moyen empêche de voir ce qu'il peut avoir d'utile, et nous admettons volontiers que l'iode en vapeurs, à la condition qu'il n'irrite pas la muqueuse laryngienne et ne provoque pas la toux, peut être utile dans la phthisie apyrétique, et qu'il exerce une certaine action résolutive sur les engorgements pérituberculeux ; d'ailleurs c'est un mode d'introduction de l'iode dans l'économie qui peut avoir son utilité, mais de là à un spécifique il y a toute la distance qui sépare la réalité de la fiction.

La volatilité de l'iode permet de saturer l'atmosphère des malades des vapeurs de cette substance en en plaçant une certaine quantité dans une assiette et en l'abandonnant à l'évaporation ; l'application sur la poitrine d'un surtout d'ouate contenant de l'iode entre deux couches ; l'usage des cigarettes iodées analogues aux cigarettes de camphre, constituent des moyens d'inhalation de cette substance qui ont l'avantage d'être très simples et très commodes. On a imaginé des flacons inhalateurs analogues à ceux décrits plus haut à propos du chlore. Le docteur Snow a inventé un inhalateur portatif consistant en un demi-masque muni d'un tube courbé à angle droit et portant une valvule expiratoire [1]. Enfin, Barrère (de Toulouse) prescrit comme moyen d'inhalation très commode l'usage, en guise de

---

1. Voyez Snow, *Bull. de thérap.*, 1851, t. XL, p. 487, où se trouve une figure représentant l'inhalateur de ce nom.

tabac à priser, de camphre imprégné de vapeur d'iode [1]. L'imagination s'est donné carrière pour varier les modes d'administra-
tration des vapeurs d'iode, et sous ce rapport nous sommes
amplement munis. Il faudrait désormais s'attacher à dégager
des exagérations qui empêchent de l'apprécier, le rôle utile
qui revient aux atmosphères iodées dans le traitement de la
phthisie. Cela fait, restera-t-il grand'chose debout? Nous en
doutons.

§ 6. — *Atmosphères arsenicales.*

Nous nous sommes longuement étendu (voyez p. 199) sur
l'utilité des préparations arsenicales dans la phthisie pour réveiller l'appétit et remonter la nutrition et les forces. Si l'on se
propose, en faisant respirer aux malades des vapeurs arsenicales, de leur faire absorber cette substance active, il n'y a pas
lieu évidemment de préférer l'atmiatrie à l'absorption digestive. Cette dernière est plus usuelle et plus facile à mesurer.
Mais se propose-t-on d'agir localement sur les lésions pulmonaires, l'utilité des vapeurs arsenicales, affirmée par Dioscoride,
Avicenne, Rhazès, etc., est encore à démontrer.

Trousseau a, toutefois, apporté, dans ces dernières années,
un témoignage considérable en leur faveur. Il dit avoir vu des
phthisiques éprouver une remarquable amélioration par l'usage
des cigarettes de datura, dont le papier avait été trempé dans
une solution titrée d'arséniate de soude. L'acide arsénique se
réduit dans la combustion du papier, et les vapeurs d'arsenic
pénètrent dans les bronches avec la fumée que les malades
s'efforcent d'avaler. Au dire de Klée, le professeur Schützenberger, de Strasbourg, accorde une certaine utilité à cette pratique [2]. Il importerait d'abord de savoir si la fumée de tabac
n'est pas simplement *déglutie* au lieu d'être *inspirée*, et si
tout ne se borne pas à un contact avec l'arrière-gorge et les
fosses nasales. Or cela est probable et pourrait même être
affirmé par les fumeurs novices, qui sont avertis par de l'op-

1. Barrère, *Bull. de thérap.*, 1854, t. XLVII, p. 356.
2. Klée, *loc. cit.*, p. 60.

pression et une toux spasmodique de la fausse route qu'a suivie
la fumée de tabac en pénétrant dans les voies respiratoires. Le
courant de l'inspiration peut bien en entraîner, mais c'est la
plus faible partie [1]. L'action topique des vapeurs arsenicales
produites par ces cigarettes sur l'*ulcère du poumon* est donc
contestable. En somme, si l'administration intérieure de l'arsenic exerce sur la nutrition des phthisiques une influence
incontestablement avantageuse, on ne saurait en dire autant
des fumigations arsenicales, sur la valeur desquelles l'expérience clinique n'a pas suffisamment prononcé et dont le do-
sage est d'ailleurs très incertain.

§ 7. — *Atmosphères sulfhydriques.*

Nous ne ferons que signaler les atmosphères sulfhydriques
dont nous avons parlé longuement à propos de la médication
thermo-sulfureuse, et nous rappellerons que les appareils portatifs destinés à poudroyer les eaux sulfureuses peuvent, dans
une certaine mesure, remplacer les procédés de l'inhalation et
du humage qui sont pratiqués en grand dans certains établissements hydrominéraux où affluent les tuberculeux [2].

CHAPITRE II

ATMOSPHÈRES MODIFIÉES SOUS LE RAPPORT HYGROMÉTRIQUE

Les phthisiques perçoivent avec une sensibilité exquise l'état
hygrométrique de l'atmosphère dans laquelle ils respirent, et
on peut dire (la question des assuétudes antérieures étant
réservée) qu'un air très humide ou très sec leur messied égale-

1. Cette opinion, que j'émettais en 1867, me paraît aujourd'hui trop
absolue; les fumeurs de cigarettes font réellement passer la fumée dans
leurs bronches et peuvent même l'y garder un certain temps. La possibilité qu'ont les initiés de rendre la fumée qu'ils ont aspirée après
avoir dégluti un verre d'eau, prouve manifestement que la fumée avait
pénétré dans les voies aériennes.
2. Sales-Girons, *Sur une nouvelle thérapeutique respiratoire*, lettre au
docteur Debout (*Bullet. de thérap.*, 1858, t. LIV, p. 385).

ment. Un air contenant peu de vapeur d'eau est vif et stimulant, et il ne saurait convenir aux phthisiques chez lesquels il y
a un état habituel d'éréthisme circulatoire et nerveux, ni à ceux
qui sont enclins aux congestions et aux hémoptysies ; d'ailleurs, par cela même qu'il est sec, il est sujet à des vicissitudes
thermologiques brusques, et c'est là un autre inconvénient. Un
air très humide a aussi ses dangers, en ce sens qu'il excite
moins l'appétit, qu'il est moins stimulant, moins tonique ;
mais, entre ces deux excès, le dernier est peut-être le moins à
craindre, si ce n'est quand il s'agit de phthisies torpides entées
sur un fond de lymphatisme et de scrofule. On a eu, depuis
très longtemps, la pensée de créer aux tuberculeux des atmosphères circonscrites saturées de vapeur d'eau, et les salles de
respiration et d'inhalation, en même temps qu'elles introduisent dans l'arbre aérien des principes médicamenteux, constituent aussi des atmosphères humides. Steinbrenner, Ramadjé,
Martin-Solon, Schützenberger, etc., ont vanté les inhalations
de vapeurs aqueuses dans la phthisie. On comprend l'utilité de
leur action topique dans la période fébrile de cette affection, et
nous croyons fermement que l'hygromètre devrait figurer, au
même titre que le thermomètre, dans la chambre des malades.
Nous avons eu recours quelquefois à ces fumigations pratiquées
à l'aide de lait bouillant renfermé dans l'un des appareils à
doubles tubulures qui servent aux inhalations d'iode, et cette
pratique nous a semblé réellement avantageuse [1]. Des décoc-
tions mucilagineuses émollientes produiraient, et mieux encore, l'effet antiphlogistique que l'on peut attendre d'inhalations de ce genre. Klée [2] a rapporté les résultats des essais
tentés à Strasbourg par le professeur Schützenberger sur l'emploi des inhalations aqueuses dans la phthisie. Deux de ces
cas appellent surtout l'attention. L'un est relatif à un jeune
homme qui présentait des tubercules crus d'un côté et ramollis
de l'autre, et qui, après quatre mois d'inhalations aqueuses,

---

1. Quand les crachats sont visqueux, tenaces, difficilement amovibles
par les secousses de la toux, les inhalations de vapeur d'eau produisent
souvent un soulagement très sensible en rendant l'expectoration moins
laborieuse.

2. Klée, *loc. cit.*, p. 33.

sortit de l'hôpital dans un état satisfaisant; mais son traitement avait été complexe, il avait pris de l'huile de morue, et
l'augmentation de l'embonpoint pouvait en partie être rapportée à ce médicament. Dans le second cas, les inhalations
de vapeur d'eau paraissent avoir prémuni le malade contre
une aggravation imminente des accidents.

Tout cela est bien douteux sans doute; mais il ne répugne
en rien de penser que la vapeur d'eau peut combattre avec
succès l'irritation bronchique et laryngienne qui complique si
habituellement la phthisie, et que sous son influence des crachats visqueux et épais comme je l'ai dit tout à l'heure, prennent des qualités plus favorables à leur expulsion [1].

CHAPITRE III

ATMOSPHÈRES A PRESSIONS VARIÉES

La pression barométrique de l'atmosphère exerçant sur les
actes physiologiques une influence très évidente, et qui a seulement été étudiée convenablement dans ces dernières années,
on a été conduit naturellement à penser que des atmosphères
artificielles condensées ou raréfiées pouvaient constituer des
moyens thérapeutiques puissants. Nous n'avons à envisager
ici cette médication particulière qu'au point de vue de son
influence thérapeutique sur la phthisie pulmonaire. Occupons-

1. En visitant il y a quelques années les importantes usines à soie
de Ganges (Hérault), je recueillis de la bouche des médecins de cette
localité cette opinion que la phthisie est remarquablement rare parmi
les ouvrières en soie, mais seulement parmi celles qui sont employées
au *dévidage*. Celles qui travaillent à l'*ouvraison* ne paraissent pas jouir
de la même immunité. Or les premières, c'est-à-dire les dévideuses de
cocons, vivent dans une atmosphère continuellement saturée de vapeurs
aqueuses chaudes. Est-ce à cette particularité qu'elles doivent d'échapper
à la phthisie? Je me propose, dès que j'en aurai le loisir, d'étudier ce
point d'hygiène professionnelle. L'action émolliente et antiphlogistique
de la vapeur d'eau tiède sur les ulcérations pulmonaires est évidemment l'explication de son utilité. Je me demande également si les bons
effets de la stabulation, dont je parlerai tout à l'heure, ne tiennent pas
autant à l'humidité tiède des étables qu'à la douceur et à la constance
de leur température.

nous successivement des atmosphères condensées et des atmosphères raréfiées.

§ 1. — *Atmosphères condensées.*

C'est à Tabarié que l'on doit l'idée et la réalisation des atmosphères artificielles condensées comme moyen thérapeutique. Dès 1832, il communiquait à l'Institut ses idées sur ce sujet, et depuis cette époque il n'a cessé de perfectionner les modes d'emploi de l'air comprimé et d'en étendre les applications [1]. En 1840, il créa à Montpellier un établissement d'air comprimé, dont la direction fut confiée au docteur Eugène Bertin [2]. Les travaux de Pravaz [3] sur l'air comprimé ne prennent leur date publique et officielle que de 1850, de sorte que la priorité ne saurait être contestée à Tabarié.

Les appareils dont on se sert dans l'établissement aérothérapique de Montpellier [4] consistent en vastes récipients en tôle, ayant une forme circulaire, décorés à la manière d'un salon élégant, susceptibles de contenir deux personnes confortablement assises, communiquant avec l'extérieur par une porte qui se ferme par la pression atmosphérique, et éclairés par trois verres lenticulaires d'un grand diamètre et d'une force susceptible de résister à la pression intérieure. Une pompe aspirante et foulante, mue par une machine à vapeur, condense l'air dans l'intérieur de ces appareils. Nous empruntons à l'ouvrage du docteur Bertin les détails suivants sur le fonctionnement des appareils :

« M. Tabarié a réglé la condensation de l'air de manière à

1. Tabarié, *Comptes rendus de l'Acad. des sciences,* 9 avril 1838, t. VI, p. 477 et 896 ; t. VIII, p. 413 ; t. XI, p. 26.
2. Bertin, *Essai clinique de l'emploi et des effets de l'air comprimé.* Paris, 1855.
3. Pravaz, *Essai sur l'emploi médical de l'air comprimé,* 1850.
4. Un très petit nombre de villes disposent de ces appareils, et c'est une lacune regrettable. Si les idées de P. Bert, sur l'utilité du gaz protoxyde d'azote sous tension comme moyen d'anesthésie chirurgicale prenaient pied dans la pratique, les grands hôpitaux devraient se munir d'appareils à compression de l'air qui, en même temps qu'ils permettraient de donner des bains d'air comprimé, serviraient aussi à cet usage spécial.

éviter les transitions brusques de pression. Celle-ci s'accroît avec une telle lenteur, qu'il ne faut pas moins d'une demi-heure pour atteindre le degré de condensation auquel on veut arriver, et les changements successifs qui s'opèrent alors dans le nouveau milieu dont on est entouré sont assujettis à des gradations si douces, si ménagées, qu'elles ont lieu, en quelque sorte, sans qu'on on en ait conscience.

« Plusieurs conditions étaient indispensables : il fallait que l'air se renouvelât assez rapidement pour qu'il restât constamment pur et qu'il fût d'un instant à l'autre dépouillé de celui que la respiration des malades avait altéré ; il fallait calculer son renouvellement de sorte qu'il fût plus que suffisant, qu'il ne devînt pas incommode par le bruit, nuisible par sa rapidité, ou cause d'une sensation pénible par sa température, etc. Toutes ces circonstances ont été prévues ; toutes ces exigences légitimes, et devant lesquelles on ne pouvait pas reculer, ont été minutieusement satisfaites. Manomètre, régulateur, tambour de communication à deux soupapes, calorifère, réfrigérant, récipient intermédiaire, rien ne manque pour apprécier le degré de pression, pour le limiter au point voulu, pour communiquer du dedans au dehors, du dehors au dedans, pour chauffer l'air ou le rafraîchir, pour éteindre le bruissement et pour amortir les secousses ; tout est ménagé de façon que, dans une condition atmosphérique si différente de la condition ordinaire, on ne se doute pas qu'on soit sorti de celle-ci, sauf par le bien qu'on en retire. La même prévoyance qui règle les ménagements avec lesquels la pression s'élève dans les appareils assure la constance du degré élevé que l'on veut atteindre pendant tout le temps où il doit agir, et préside à la diminution lente et graduée qui ramène le malade à la pression atmosphérique ordinaire.

« Le bain d'air comprimé dure ordinairement deux heures : la première demi-heure est consacrée à porter la pression à trente ou trente-deux centimètres au-dessus de celle de l'atmosphère. Le malade y reste soumis sans variation pendant une heure consécutive ; et enfin, dans la dernière demi-heure, une pression régulièrement décroissante ramène peu à peu

l'intérieur de l'appareil à la pression de l'air qui nous en-
toure [1]. »

Nous nous sommes soumis à l'action de cet appareil, et nous
avons pu constater combien les conditions complexes du programme qu'il était appelé à remplir ont été ingénieusement
réalisées. Une sensation importune, quelquefois douloureuse,
sur la membrane du tympan (on se débarrasse de cette sensation en expirant fortement pendant l'occlusion de la bouche et
des narines), une augmentation de la sécrétion salivaire, une
diminution du nombre des mouvements respiratoires, une
liberté plus grande de la respiration, la disparition ou du
moins la diminution de la dyspnée, un ralentissement du pouls
qui peut aller jusqu'à douze ou quinze pulsations et même,
dans l'état morbide, jusqu'à trente, une augmentation des
forces, une aptitude aux mouvements qui persiste souvent
après le bain, etc., tels sont les effets physiologiques de l'action du bain d'air comprimé. Étudions leurs effets thérapeutiques dans la phthisie pulmonaire.

Le livre du docteur Bertin n'est pas remarquable seulement
par le soin avec lequel il a été fait, mais aussi par l'esprit de
saine réserve qu'il respire. Il croit que les bains d'air comprimé
constituent un moyen avantageux dans le traitement de la
phthisie, mais il n'en fait pas une panacée, et il en appelle à
une observation plus ample. Ainsi limitée, la valeur de ce
moyen thérapeutique est parfaitement acceptable, et on peut
la théoriser si l'on songe que l'amélioration de la nutrition par
une hématose plus parfaite; le ralentissement de la circulation,
toujours active chez les poitrinaires; la diminution de la dyspnée emphysémateuse, qui s'ajoute chez eux à l'oppression due
à la diminution du champ de l'hématose; l'influence remarquable des atmosphères comprimées sur la cessation ou la
prophylaxie des hémoptysies, sont des résultats qui s'adressent
à des indications thérapeutiques très importantes et qui garantissent, à notre avis, une place restreinte, mais réelle, à ce
moyen dans le traitement si compliqué de la phthisie pulmo-

1. E. Bertin, *Étude clinique de l'emploi et des effets du bain d'air comprimé dans le traitement des maladies de poitrine.* Paris, 1868, p. 11.

naire. Seulement nous ne concevrions guère qu'il pût être
rationnellement employé dans la phthisie à marche aiguë.
L'observation XXXIV, qui a trait à une phthisie de ce genre,
ne nous a nullement convaincu que cette médication fût opportune et que la malade eût guéri si elle n'avait pas interrompu
son traitement. La forme apyrétique nous paraît seule susceptible d'être traitée avec avantage par les bains d'air comprimé.
Leur action favorable sur les hémoptysies, même sur les
hémoptysies actuelles, est un fait très curieux qui ressort de
l'observation XXVII rapportée par Bertin, et qui ne doit pas
être perdu pour la pratique.

La pratique des inhalations forcées, mise en honneur par
Ramadjé et Steinbrenner, se rapproche, quant à ses effets, de
l'action des bains d'air comprimé. Nous empruntons à Klée les
détails suivants et qui sont relatifs à cette méthode : « Pour
produire une respiration profonde, complète, Ramadjé a recours aux inhalations et aux exhalations forcées. L'appareil
dont il se sert est fondé sur ce principe qu'il faut opposer un
léger obstacle à la respiration, de manière à nécessiter un
grand déploiement de forces dans les muscles thoraciques qui
président à l'inspiration. Soit un vase capable de contenir deux
pintes environ d'eau et muni d'un couvercle percé de deux ouvertures. L'une de celles-ci est d'un très petit diamètre et
donne passage à l'air atmosphérique ; à l'autre est adapté un
tube flexible, étroit, d'environ 1 mètre 50 de long et garni d'une
embouchure d'ivoire. Pour s'en servir, on remplit le vase, aux
deux tiers, d'eau chaude, et le malade respire avec la précaution d'obturer les fosses nasales. Ces inhalations forcées durent
une demi-heure, et sont pratiquées deux ou trois fois par jour
pendant plusieurs mois. » Le procédé de Steinbrenner ne diffère
pas du précédent, si ce n'est par quelques détails relatifs à l'attitude du malade, qui doit être telle que le jeu de la poitrine
ait toute sa liberté. Une ceinture comprime modérément la
base du thorax pour que l'effet des inhalations forcées se concentre surtout sur les parties supérieures, siège habituel des
productions tuberculeuses.

A notre avis, cette méthode aérothérapique, qui est nécessairement contre-indiquée dans les cas d'emphysème, ne convient que dans la période d'imminence ; cette gymnastique respiratoire n'aurait que des inconvénients quand la phthisie est confirmée.

§ 2. — *Atmosphères raréfiées.*

Nous avons vu que Jourdanet [1] avait signalé le plateau de l'Anahuac, au Mexique, comme jouissant du privilège d'une rareté relativement très grande de la phthisie pulmonaire, et qu'il avait essayé de réaliser artificiellement des atmosphères offrant la même pression barométrique que cette atmosphère naturelle. Son appareil à raréfaction de l'air est identiquement celui de Tabarié dont on a renversé les soupapes ; l'air y est renouvelé à raison de 100 litres d'air par minute, et la pression est abaissée graduellement dans les limites de 760 à 550 millimètres. Cette pratique de la raréfaction de l'air appliquée à la phthisie est basée sur ce principe qu'une diminution de pression augmente indirectement la quantité d'oxygène du sang en diminuant les proportions du gaz acide carbonique qu'il contient, ce gaz s'exhalant en plus grande quantité dans une atmosphère raréfiée. De sorte que l'air raréfié serait plus favorable à l'artérialisation du sang que l'air comprimé. Qui jugera entre ces assertions contradictoires ? L'épreuve clinique. Le docteur Bertin est entré dans cette voie ; nous voudrions que le docteur Jourdanet publiât de son côté des observations probantes et susceptibles de montrer que sa méthode ne repose pas seulement sur des vues théoriques. Jusque-là, nous nous maintiendrons dans une réserve prudente et que nous croyons justifiée.

CHAPITRE IV

ATMOSPHÈRES MODIFIÉES AU POINT DE VUE DE LA TEMPÉRATURE

Beddoes avait proposé de maintenir les phthisiques tout l'hiver dans une série de pièces communiquant les unes avec les

---

1. Jourdanet, *Le Mexique et l'Amérique tropicale.* Paris, 1864.

autres et entretenues à une température modérée et uniforme. Nous ne doutons pas que cette pratique ne soit avantageuse ; mais il faudrait ménager avec un soin infini la transition de cette atmosphère confinée à l'air libre, car un séjour de plusieurs mois dans une atmosphère tiède ne peut manquer d'accroître singulièrement la sensibilité frigorifique [1].

Les malades riches et qui peuvent se promener dans une serre attenante à leur habitation, et communiquant avec elle par une galerie couverte, pourraient ainsi mitiger les ennuis de leur séquestration. Toute la difficulté serait de maintenir dans ces conditions l'intégrité de l'appétit, et l'on sait l'importance que nous attachons à ce qu'il se conserve. Les Anglais ont songé, naguère, à créer aux environs de Londres un *Madère artificiel* dans lequel les phthisiques, abrités pendant l'hiver, trouveraient et la température de cette île et la végétation qui lui est propre. Un emplacement très considérable serait vitré à la façon d'une serre immense, et des appareils puissants de ventilation et de chauffage y renouvelleraient l'air et y entretiendraient une douce et uniforme température. Des pavillons isolés, entourés de jardins, offrant des spécimens de la flore africaine, compléteraient l'illusion, et tout serait combiné en fait de distractions et de confort pour que les malades prissent aisément leur parti de cet emprisonnement hibernal. Cette idée serait extravagante en France, elle est simplement grandiose de l'autre côté de la Manche, et elle se réalisera probablement un jour. L'Angleterre, en effet, peut ce qu'elle veut et veut tout ce qui est utile. Toute la difficulté sera d'éviter le péril de la transition de ce *Madère artificiel* à l'atmosphère libre ; mais on

---

1. Rush a mis à profit assez souvent l'indication de Beddoes, et il dit s'en être bien trouvé. « Pour produire, dit-il, une température égale à toute heure, j'ai souvent invité mes malades, quand ils ne pouvaient aller dans un pays chaud, à passer leurs journées et leurs nuits dans un appartement spacieux, entretenu constamment au même degré de température. J'ai constaté que cette pratique remplaçait assez bien, dans quelques cas, l'émigration vers le Midi. » (*I have found this practice, in several cases, a tolerable substitute for a warm climate.* Rush, *op. cit.*, vol. II, p. 120). — Voyez aussi Th. Sutton, *Letters on consumption.* London, 1814, in-8°. Il préconise l'action d'une atmosphère maintenue à une chaleur uniforme.

comprend qu'on puisse y arriver par un ensemble de précautions bien entendues.

Ce n'est pas seulement en maintenant une température uniforme qu'on a créé des atmosphères artificielles utiles aux phthisiques; on a songé aussi à les soumettre à l'action soutenue d'une chaleur artificielle assez vive, idée que la raison repousse et que l'expérience ne peut manquer de condamner.

En est-il de même de cette pratique inaugurée récemment et qui consiste à faire inhaler aux phthisiques de l'air qui est arrivé à une basse température en traversant un mélange réfrigérant? Je l'ignore, et n'ai aucune expérience à ce sujet; mais la théorie ne répugne pas à admettre que l'air froid puisse arrêter la congestion et exercer une action antiphlogistique d'une certaine utilité. C'est en tout cas un moyen utile pour arrêter les hémoptysies.

CHAPITRE V

ATMOSPHÈRES ANIMALISÉES

L'efficacité du séjour prolongé dans l'atmosphère animalisée des étables a été pendant longtemps un article de foi thérapeutique, et, dans certaines provinces, cette croyance est conservée par le vulgaire. C'est Read qui a le plus contribué à l'établir. En 1767, il publia un traité, devenu fort rare [1], sur les effets salutaires du séjour des étables. Baumes, qui paraît admettre la réalité de cette influence favorable, cite bon nombre de travaux sur cette question [2], entre autres des faits empruntés à Bergius [3], Barthez, etc. Read recommandait d'habiter les étables, principalement l'automne, l'hiver et le commencement du printemps; de choisir un local spacieux renfermant deux à six vaches et pouvant en contenir le double; d'y placer des ani-

1. Read, *Essai sur les effets salutaires du séjour des étables dans la phthisie*, 1767, in-12.
2. Baumes, *op. cit.*, t. II, p. 194.
3. Bergius, *Nouveaux mémoires de l'Académie des sciences de Suède*, 1782, t. XII, n° 24, en suédois.

maux jeunes et bien portants, nourris de fourrages et d'herbes aromatiques, telles que origan, sauge et menthe ; d'entretenir une propreté minutieuse, et de placer le lit à un pied ou deux au-dessus du sol. Les malades devaient se soumettre du reste à un régime spécial composé d'œufs, de volailles, de crème de riz, de gruau, etc.

Beddoes [1] a cité, en les empruntant à Pearson de Birmingham et à Bergius, deux observations qui lui semblent démontrer l'utilité du séjour des étables dans la phthisie ; malheureusement ces observations, recueillies de seconde main, manquent de ces caractères d'exactitude et de précision qui seules peuvent leur donner de la valeur. Dans l'une d'elles, il s'agit d'une Française de haute lignée qui, jugée incurable à dix-neuf ans par les plus célèbres médecins de Paris, se mit entre les mains d'un médecin allemand, du nom de Saiffert, lequel lui prescrivit la stabulation. Une écurie attenante à sa maison fut transformée en une étable contenant trois vaches ; la malade passa neuf mois dans cette atmosphère d'où elle ne sortit, pendant ce temps, que pour faire quelques promenades en voiture ; pendant toute cette période, elle fut mise à la *diète lactée*. « Au bout de huit jours, l'enflure de ses jambes avait déjà cessé. La fièvre, les sueurs et la toux se calmèrent peu à peu ; elle reprit des forces et de l'embonpoint, et sa guérison frappa tellement la duchesse d'Orléans et d'autres personnages qui allèrent la voir dans ce réduit comme un objet de curiosité, que la fortune de son médecin fut bientôt faite. » Dix-sept ans après, elle était sinon guérie, du moins dans un état assez satisfaisant [2].

L'observation de Bergius n'offre pas moins d'intérêt. Elle a trait à une Suédoise dont la phthisie pulmonaire était arrivée à la dernière période. Elle se soumit à la stabulation en septembre. Au bout d'un mois, une amélioration surprenante s'était

1. Th. Beddoes, *Observations on the medical and domestic management of the consumptives*, London, 1801, et James Watt, *Considérations sur la production des airs factices et leur usage en médecine* (*Bibliothèque britannique, Sciences et arts*, compte rendu, Genève, 1797, t. VI, p. 140 et 328).

2. *Ibid.*, p. 335. Voyez aussi L. A. Klée, *Traitement de la tuberculisation des poumons par l'atmiatrie pulmonaire*. Thèses de Strasbourg, 1848, 2e série, n° 189, p. 29.

produite. Elle vécut l'été hors de son étable et dans un état
très satisfaisant, avec de l'embonpoint, mais conservant un peu
d'oppression pendant la marche ; elle passa l'hiver dans le
monde, vivant de la vie commune et dans un très bon état ; au
printemps, la phthisie reprit sa marche ; elle refusa de se soumettre à la pratique qui lui avait été si secourable, et succomba
au bout d'un an.

Beddoes, qui rapporte en faveur de cette méthode deux autres
observations, explique ce résultat thérapeutique par la désoxygénation de l'air des étables, l'abondance de l'acide carbonique, les exhalaisons ammoniacales, et il paraît même disposé
à penser qu'une atmosphère dans laquelle on dégagerait du
gaz ammoniac remplacerait avantageusement, et à moins de
frais, le séjour des étables. Il est permis d'en douter [1].

On doit rapprocher des propriétés curatives, attribuées au
séjour dans les étables, ce qui a été dit de l'immunité dont
jouissent les bouchers par rapport à la phthisie. Se fondant sur
ce fait, qui n'est rien moins que démontré, on a vanté l'atmosphère des boucheries comme on avait vanté celle des étables,
et du Valette a soutenu sur cette question une thèse ayant
pour titre : « *An in carnariis conservatio phthisicis prodesse
possit?* » Nous doutons de cette influence : la nourriture fortement animalisée des bouchers neutralise difficilement les inconvénients de l'humidité dans laquelle ils vivent, et nous
avons cru d'ailleurs remarquer que la scrofule est particulièrement fréquente dans cette classe de commerçants.

Que faut-il penser, en définitive, de cette pratique du séjour
dans les étables? S'il est difficile de souscrire aux propriétés
curatives merveilleuses qui lui ont été attribuées, il est incontestable, d'un autre côté, que la température à peu près constante de 12 à 16 degrés, à laquelle étaient soumis les phthisiques, constituait pour eux une condition sinon de guérison, du
moins de mieux-être. Les étables réalisaient à peu près, mais
moins confortablement, cette série d'appartements communi-

1. *Ibid.*, p. 337. — Mme de Genlis a contribué, par une des nouvelles de ses *Veillées du château*, à propager parmi le vulgaire la confiance dans les propriétés thérapeutiques de l'air des étables.

quant entre eux dans lesquels Beddoes renfermait ses malades
pendant la saison rigoureuse et les soumettait à une température uniforme de 10 à 15 degrés. Mais la chaleur douce n'est
pas le seul élément de cette atmosphère confinée ; l'humidité,
cet halitus spécial, qui s'élève du corps d'animaux jeunes et
bien portants, la source organique du calorique qu'ils dégagent [1], ont été autant d'explications produites par les préconisateurs de cette méthode, qui se rapprocherait, à certains points
de vue, de ces bains de matières organiques encore vivantes
dont l'efficacité, niée en médecine, a trouvé un asile dans les
croyances populaires. Ce moyen a eu, du reste, ses détracteurs,
et il a été singulièrement déprécié par Fouquet, Clerc [2], etc.

Certes nous répugnons formellement à tout ce qui, en médecine, a un cachet de mysticisme et de merveilleux ; mais, s'il est
d'une bonne philosophie de ne rien accepter *à priori* de ce qui
paraît répugner à la raison, nous estimons qu'il n'est pas d'une
moins bonne philosophie de ne juger les faits d'expérimentation
qu'après une expérimentation contradictoire, et c'est ce qu'on n'a
pas fait pour la stabulation. On s'est dit que cette méthode thérapeutique était absurde, et on a passé outre. Aujourd'hui que
nous avons en notre possession des moyens d'une extrême précision pour établir le diagnostic de la phthisie, il convient de
vérifier, à cette lumière nouvelle, les résultats thérapeutiques
annoncés par nos devanciers, et non de les contester systématiquement. D'ailleurs, fût-elle inutile, la stabulation est du nombre de ces moyens inoffensifs dans lesquels les malades trouvent
l'espérance à défaut de la guérison, et qu'il ne faut pas leur
refuser quand ils les réclament d'eux-mêmes et avec insistance.

1. « Est humano corpori congener, tum simul blandus, æqualis, peren-
nisque. » Sydenham, *Opera omnia.* Genovæ, 1757, t. I, p. 39.
2. Clerc, *Histoire nat. de l'homme considéré dans l'état de maladie.*
Paris, MDCCLXVII, t. II, p. 382. « On a peine, dit-il, à concevoir comment de nos jours on a porté la folie au point de placer des malades
dans des étables à vaches, et surtout des malades attaqués d'épuisement, de phthisie, d'ulcères au poumon et de marasme. Comment se
pourrait-il que l'air putride d'un cloaque fût salutaire à des poumons
ulcérés, puisque l'air même qu'un animal sain expire ne peut servir à
la respiration d'un autre animal ? » (p. 383.) Ce sont là des objections
théoriques et non des faits contradictoires. D'ailleurs il ne s'agit pas de
cloaques, mais bien d'étables spacieuses, aérées et tenues dans une
propreté convenable.

CHAPITRE VI

ATMOSPHÈRES BALSAMIQUES

Nous avons vu (page 291) que les balsamiques constituaient des moyens très utiles pour modifier l'expectoration, et nous avons indiqué le mode d'emploi des principaux de ces agents. Il convient maintenant de les examiner à un autre point de vue et d'apprécier la valeur des espérances qui ont été fondées sur les atmosphères balsamiques comme moyens curatifs de la phthisie.

La faveur dont ces inhalations ont joui a singulièrement baissé, et il y a beaucoup à rabattre des promesses qui ont été faites en leur nom, mais on ne saurait cependant faire complètement table rase des résultats annoncés par un grand nombre d'observateurs sérieux. Si les atmosphères balsamiques ne justifient pas, en effet, la réputation de spécifiques qui leur a été trop gratuitement attribuée, on ne saurait contester leur utilité comme moyens propres à diminuer la sécrétion muco-purulente des bronches, et à modifier utilement la membrane pyogénique qui tapisse l'intérieur des cavernes. Les noms de Willis, Mead, Cullen, Hufeland, Neumann, Martin-Solon etc., qui ont constaté l'influence favorable exercée par ces atmosphères artificielles, commandent au moins l'examen.

Une foule de substances balsamiques ont été utilisées par voie d'inhalation. Les résines, le benjoin, le baume du Pérou, la myrrhe, l'huile empyreumatique animale de Dippel, le goudron, la térébenthine, la créosote, ont été successivement employés ; nous nous occuperons en détail des trois dernières, qui ont été l'objet d'expériences plus nombreuses et plus attentives.

1° La méthode de sir A. Crichton, dont il a été parlé page 294, consistait à faire vivre les phthisiques dans une atmosphère imprégnée de *vapeurs de goudron* [1]. Voici, d'après Pereira, les détails de son application : il employait le goudron qui sert à

---

1. Crichton, *Practical observations on the treatment and cure of several varieties of pulmonary consumption, and on the effects of the vapor of boiling tar in that disease.* London, 1823.

enduire les cordages dans la marine; il y ajoutait, par chaque livre, une demi-once de carbonate de potasse, afin de neutraliser l'acide pyroligneux qu'il contient et qui serait susceptible de provoquer la toux. Le goudron ainsi préparé était placé dans un vase convenable, chauffé par une lampe, et on le maintenait à l'état d'ébullition nuit et jour. Le goudron était toutefois renouvelé tous les jours pour éviter la décomposition du résidu et le dégagement de vapeurs empyreumatiques susceptibles d'augmenter la toux et l'oppression.

La méthode de Crichton a été expérimentée à Berlin de 1820 à 1827 par Hufeland et Neumann.

« Deux chambres, dit Klée, qui a analysé leur travail, furent consacrées à ce traitement; on y dégageait les principes volatils du goudron en mettant dans un large vase 500 grammes de cette substance, et on n'ouvrait les portes et les fenêtres que tous les sept ou huit jours. Cinquante-quatre malades furent soumis à cette médication. Parmi eux, seize succombèrent dans les salles mêmes, et l'autopsie démontra que c'étaient des phthisiques arrivés au troisième degré. Ils y avaient passé entre 25 et 110 jours. « Douze de ces malades furent évacués, parce que la toux augmenta chez eux et qu'il se produisit des accidents inflammatoires; seize ne ressentirent aucun changement. » Ceux qui éprouvèrent une amélioration, au nombre de six, passèrent dans la chambre un temps variable, en moyenne 68 jours.

« L'Hippocrate allemand donne fort peu de détails sur les quatre individus qu'il prétend avoir guéris; rien de précis sur le diagnostic, rien sur la marche de la maladie, rien sur la durée du séjour, rien sur le régime auquel ils furent soumis. N'a-t-il pas eu affaire à des bronchites chroniques? »

Hufeland avait tiré de ses expériences les conclusions suivantes :

« 1° Les inspirations de goudron augmentent les accidents inflammatoires : on doit donc les proscrire dans le traitement des sujets jeunes, irritables, surtout quand il y a menace de pneumonie, d'hémoptysies.

« 2° Elles conviennent dans les phthisies avec sécrétions abondantes.

« 3° Elles sont salutaires dans la phthisie laryngée [1]. »

Sales-Girons a imaginé, pour soumettre les phthisiques à l'action continue des vapeurs de goudron, un respirateur portatif qui s'applique à la bouche. L'air y arrive après s'être saturé de vapeurs de cette substance, mais le but de cet appareil est moins d'ajouter quelque chose à l'air que de le désoxygéner, c'est-à-dire de soumettre les malades à ce que l'auteur a appelé la *diète respiratoire*. Nous nous sommes expliqué déjà sur la légitimité de cette théorie et sur la valeur pratique de ce moyen.

2° Tout récemment, le docteur Chevandier a préconisé dans la phthisie les *inhalations résineuses des copeaux* du *pin mugho*, et a imaginé pour les administrer un petit appareil composé d'une grille munie d'une gouttière et chauffée par une lampe à alcool à mèches multiples. On expose préalablement au soleil les copeaux résineux pendant une demi-heure, et on les laisse tremper un instant dans l'eau froide. Cela fait, on les place sur la grille et on allume la lampe. Le pin mugho est employé de préférence, à raison de sa richesse en résine. Nous croyons volontiers à l'utilité de ces fumigations et dans les limites indiquées plus haut; mais ce serait un leurre que de rechercher une action curative dans l'emploi, quelque prolongé qu'il soit, de ce moyen [2].

L'ozone exerce sur l'économie vivante une influence que l'on soupçonne sans avoir pu encore en déterminer la nature; quelques observateurs considèrent son action comme hyposthénisante; tel est, entre autres, Th. Thomson, qui affirme avoir constaté que l'huile de morue ozonisée ralentit le pouls des phthisiques et amène une notable amélioration dans leur état, mais un plus grand nombre lui attribuent des effets de stimulation [3]. Quoi qu'il en soit, il paraît démontré qu'un grand

1. Klée, *loc. cit.*, p. 45. Bien que nous ayons déjà parlé de la méthode de Crichton (p. 294), nous avons cru devoir revenir ici sur cette question intéressante de thérapeutique en complétant les détails dans lesquels nous étions entré.

2. Chevandier, *Gaz. méd. de Lyon*, juillet 1865. Voyez Rapport de Gibert, *Bulletin de l'Acad. de méd.*, 1865, t. XXX, p. 880.

3. W. Ireland, *Experiments on the influence of ozonised aer upon animals* (*Edinburgh Medical Journal*, february 1863, p. 729).

nombre d'essences, en particulier l'essence de térébenthine, répandues dans l'air accroissent les proportions d'ozone qu'il contient, et que les bois de pin et les plantations de chanvre, en particulier, ozonisent l'atmosphère. Ireland a constaté expérimentalement ce fait à Kussouli, l'un des *sanitaria* de l'Inde anglaise [1], et il n'est pas sans intérêt de l'opposer à l'opinion traditionnelle qui attribue à l'habitation dans le voisinage des bois de pins une certaine efficacité contre la phthisie. Au reste, tout est à faire encore relativement aux effets physiologiques et à l'emploi médical de l'ozone.

3° La *créosote*, recommandée contre la phthisie (et quel est le médicament qui n'est venu à son tour accuser son impuissance contre cette cruelle affection?), a été quelquefois prescrite en inhalations. Le docteur Junod a vanté contre la phthisie l'emploi des vapeurs de créosote obtenues simplement en plaçant un flacon de cette substance dans la chambre des malades. Ce moyen est passible des réserves que nous avons posées tout à l'heure relativement au goudron ; d'ailleurs l'odeur fragrante de la créosote suffirait seule pour limiter le champ des applications de ce moyen, en supposant que son utilité fût démontrée. Nous renvoyons le lecteur à ce que nous avons déjà dit de l'emploi de la créosote à l'intérieur. (Voy. p. 293.)

4° Le *benjoin*, le *baume du Pérou*, le *baume de tolu*, le *storax*, etc., ont été et peuvent encore être employés en fumigations et avec certains avantages. Guersant dit avoir retiré de bons effets, dans la phthisie même avancée, de l'emploi d'inhalations de baume de tolu dissous dans l'éther. Bennet, qui a tant contribué à répandre l'usage des vapeurs balsamiques dans cette affection, préparait des trochisques avec l'encens, la térébenthine cuite, le storax, la résine de gaïac, la myrrhe, le benjoin, le mastic et l'ambre gris. Billard se servait d'un mélange de cire jaune et de résine qu'il faisait fondre dans la chambre des malades.

Nous multiplierions sans profit ces formules ; il suffit de rap-

1. Ireland, *Notes on the medical topography of Kussouli with special reference to the quantity of ozone at different elevations and the effects of that agent on malaria* (*Edinburgh Medical Journal*, vol. VIII, part. I, p. 12).

peler que presque toutes les substances volatiles à la température ordinaire, ou susceptibles de fournir des vapeurs odorantes par l'action du feu, peuvent servir à la préparation d'atmosphères balsamiques.

Les ingénieux appareils à poudroyer les eaux médicamenteuses que nous avons déjà indiqués et qui sont dus à Sales-Girons, Mathieu et Lüer; peuvent rendre des services réels dans ce cas, en ce sens qu'ils font pénétrer les médicaments dans la poitrine sans astreindre les malades à la nécessité, fastidieuse et préjudiciable à leur santé, de se confiner dans une atmosphère dont le renouvellement est insuffisant. C'est là, en effet, un inconvénient très réel qu'il faut opposer aux avantages hypothétiques de ces inhalations, et qui peut, du reste, être adressé à toutes les atmosphères artificielles.

En résumé, nous voyons que, pour celles-ci comme pour les atmosphères naturelles, il y a lieu de se prémunir contre cette illusion thérapeutique qui porte à voir des agents curatifs dans les moyens si nombreux qui s'adressent à l'un des éléments de la phthisie, et qui l'enrayent d'une manière définitive ou temporaire[1]. Un écueil qu'il importe d'éviter, c'est d'oublier, à la recherche de moyens de cette nature, ceux qui remplissent assez bien les indications fondamentales. Ce serait laisser la proie pour l'ombre et, tout au moins, perdre un temps précieux.

LIVRE DEUXIÈME

RÉGIME ALIMENTAIRE

Le régime joue un très grand rôle dans le traitement de la phthisie, et Morton a pu dire avec raison que sans une alimentation convenablement réglée les médicaments les plus efficaces restent sans résultat : « *Absque cauto œgrorum regimine,*

---

1. Cet élément dans ce cas, nous l'avons dit, c'est la sécrétion muco-purulente des bronches et des parois des cavernes.

vel generosissima remedia in phthiseos curatione nihil pro-sunt [1]. »

Le régime des phthisiques, avons-nous dit ailleurs, est essentiellement déterminé par la phase à laquelle est arrivée leur affection. Dans la première période, il ne reconnaît évidemment que les règles de l'hygiène commune ; lorsque, au contraire, la fièvre de ramollissement s'est allumée, l'état valétudinaire est remplacé par celui de maladie et les poitrinaires doivent être soumis à la diététique des maladies fébriles lentes, des fièvres hectiques. Mais ici, comme dans l'hectique purulente, il ne faudrait pas, dans la crainte de fournir un aliment inopportun à la fièvre, soumettre les malades à une diète rigoureuse. On doit, au contraire, les alimenter fortement pour leur donner le moyen de résister aux déperditions humorales qui les épuisent, et il faut, sans tenir compte de la fièvre, aller hardiment jusqu'à la limite de la tolérance de leur estomac. C'est chose du reste remarquable que de voir la facilité avec laquelle les phthisiques dont les tubercules sont en voie de ramollissement, mais qui ne présentent pas encore ces troubles digestifs qui constituent l'un des traits de la colliquation tuberculeuse, digèrent une nourriture très substantielle et quelquefois même assez copieuse. La réapparition vespérale des exacerbations fébriles est, bien entendu, une raison pour leur imposer la règle d'une abstinence relative le soir, règle applicable du reste à toutes les affections dans lesquelles il existe un degré notable de dyspnée [2].

Cette tolérance remarquable de l'estomac pendant une bonne partie de la durée de la phthisie est, en effet, une circonstance qu'il faut utiliser pour nourrir les malades aussi fortement que possible. Quoiqu'en effet un élément phlegmasique incontestable intervienne dans la marche de la phthisie, il se manifeste au milieu de conditions de détérioration nutritive qui exigent impérieusement une alimentation soutenue et substantielle. C'est un de ces cas dans lesquels les indications diététiques doivent surtout, si ce n'est exclusivement, se tirer de l'état

1. Rich. Morton, *Op. omnia.* Genève, 1753, t. I, lib. II, cap. VIII, p. 64.
2. Fonssagrives, *op. cit.*, p. 497.

général, et, comme nous le disions tout à l'heure, la fièvre des tuberculeux ressemble singulièrement à l'hectique purulente et fait surgir les mêmes nécessités de régime.

Entrons dans tous les détails que nécessite cette question si importante de l'hygiène de la digestion chez les tuberculeux.

Elle présente successivement à étudier :

1° Les moyens de réveiller ou d'entretenir l'appétit;

2° Le choix des aliments liquides et solides;

3° La distribution du régime, c'est-à-dire le nombre, les heures et la variété des repas.

CHAPITRE PREMIER

MOYENS PROPRES A ENTRETENIR L'APPÉTIT DES PHTHISIQUES

S'il est des maladies dans lesquelles la suspension de l'appétit n'a que des inconvénients médiocres, il en est tout autrement de la phthisie pulmonaire. La nutrition, chez ces malades, est grevée de tant de dépenses (fièvre, sueurs, expectoration, quelquefois diarrhée), et la respiration, source d'introduction de l'air (qui est aussi un aliment), présente un champ si restreint, qu'il faut de toute nécessité que l'estomac se charge de maintenir un équilibre incessamment compromis. Aussi quelques jours d'un régime ténu déterminent-ils un amaigrissement beaucoup plus sensible chez les poitrinaires que chez les autres malades. Le praticien doit donc surveiller attentivement l'appétit et avoir à sa disposition une série de moyens propres à l'entretenir. Ettmuller a dit à ce propos : « *Quo melior et sanior stomachi est constitutio eo uberior sanitatis spes superest* [1]. » C'est là en effet la clef du pronostic, et l'on pourrait dire qu'un phthisique vaut comme durée ce que vaut son estomac comme fonctionnement.

---

1. Mich. Ettmulleri *Philosophi et medici Opera*, edit. *novissima.* Lugduni, MDCLXXXX, t. I : *De nutritione partium læsa*, p. 242.

L'anorexie des tuberculeux peut dépendre de causes diverses ;
le passage sur la muqueuse linguale de crachats fades et souvent fétides est une des plus habituelles ; elle peut dépendre
aussi de l'usage intempestif de l'huile de morue, de l'insomnie,
de l'emploi prolongé des hypnotiques opiacés, des vomissements mécaniques provoqués par la toux quinteuse qui survient
fréquemment après les repas, surtout après le repas du soir, de
la séquestration, du séjour dans une atmosphère trop chaude,
etc. Énumérer ces causes d'anorexie, c'est indiquer du même
coup les moyens propres à les pallier ou à les faire disparaître.

L'habitude de se lotionner la bouche, avant chaque repas,
avec une eau aromatisée, fait quelquefois tolérer des aliments
pour lesquels le malade aurait, sans cette précaution, une répugnance invincible ; la suspension de l'emploi de l'huile de
morue pendant les chaleurs et pendant les périodes où le
malade ne peut faire d'exercice, le remplacement de l'opium
par d'autres hypnotiques qui laissent l'appétit intact (lactucarium, chloroforme, bromure de potassium), l'exercice à l'air
libre ou en voiture, viennent souvent à bout de cette
inappétence. Si elle persiste, il faut recourir aux *apéritifs
médicamenteux*, tout en continuant à maintenir le malade
dans les conditions d'hygiène les plus propres à relever son
appétit.

Les apéritifs médicamenteux sont tous empruntés à la classe
des *amers*. La propriété analeptique ou tonique attribuée à
ceux-ci n'est qu'indirecte ; elle se réalise par l'intermédiaire
d'une augmentation de l'appétit. Ces apéritifs peuvent avoir
des spiritueux pour véhicules. Il est à peine besoin de faire
remarquer que cette dernière catégorie doit être interdite aux
phthisiques. Le bitter, le vermouth [1] et surtout l'absinthe,

---

1. Le vermouth est un vin d'absinthe préparé par la macération des
feuilles de l'absinthe dans du vin de Tokay. Celui de Turin, principalement usité en France, se prépare en faisant macérer dans du vin
blanc au moins une douzaine de plantes amères, parmi lesquelles le
quinquina, l'aunée (*Inula helenium*), la tanaisie (*Tanacetum vulgare*),
l'écorce d'oranges, et des condiments aromatiques (girofle, coriandre,
badiane, muscade).

sont dans ce cas. La gentiane [1], la rhubarbe [2], la germandrée [3], le quassia amara [4], le colombo [5], les oranges amères, le houblon [6], la petite centaurée [7] sont au contraire utiles. Nous ne dirons rien des premiers, mais nous reviendrons encore sur ce que nous avons déjà dit de l'écorce du Pérou, parce que ce médicament a été prôné autrefois comme un antiphthisique éprouvé.

Comme l'a judicieusement remarqué Baumes [8], c'est la forme exacerbante de la fièvre hectique tuberculeuse qui a porté à recourir au quinquina ; mais, au lieu de ne voir dans cette substance qu'un médicament répondant à des indications spéciales, on en a fait un spécifique, d'où son application comme méthode générale, d'où aussi son discrédit ultérieur. Torti, Morton et van Swieten [9] se sont surtout montrés partisans du quinquina dans la phthisie. Fothergill le recommandait dans la phthisie qui survient à la suite des fatigues de l'allaitement et dans la consomption qui suit les grandes suppurations traumatiques, c'est-à-dire dans deux cas qui n'ont pas trait à la phthisie véritable

1. La *gentiane* peut se donner en tisane (8 grammes pour un litre d'eau), sous forme de *vin* (30 grammes de racine pour 1 litre), de *teinture alcoolique* (une ou deux cuillerées à café dans un verre de bordeaux).
2. La *rhubarbe* se prescrit en poudre (50 centigrammes à 1 gr. 50) ou en macération amère (4 grammes de rhubarbe concassée, 4 grammes d'écorces d'oranges amères dans 150 grammes d'eau ; macération de 12 heures ; 2 à 4 cuillerées à bouche par jour).
3. La *germandrée* ou *petit chêne* s'emploie en tisane (15 à 20 gr. par litre).
4. Le *quassia amara* peut être employé sous la forme de *poudre*, à la dose de 1 à 2 grammes ; — de *macération amère* (5 grammes pour 1 litre) ; de *teinture* au 5e (5 à 10 grammes) : les gobelets en bois de quassia amara sont un moyen commode de préparer cette macération, mais il faut de temps en temps pratiquer avec un couteau l'abrasion de leur surface interne ; — de *vin* de quassia (20 gr. pour 1 litre) ; chaque dose de 100 grammes de ce vin contient les principes actifs de 2 gr. de ce bois.
5. Le *colombo* se donne en *poudre* (1 à 4 grammes) ; en *teinture* (4 à 8 grammes) ; en *extrait* (20 centigr. à 1 gramme). On pourrait aussi préparer, avec 20 grammes de colombo pour 1 litre, un *vin* de colombo dont 100 grammes (6 cuillerées à bouche) contiendraient les principes actifs de 2 grammes de cette racine.
6. Le *houblon* s'emploie en macération (100 grammes de cônes pour 1 litre que l'on mélange au vin).
7. La *petite centaurée* s'emploie en *tisane* (10 à 20 grammes pour 1 litre) ou sous forme d'*extrait* (50 centigr. à 5 grammes).
Toutes les préparations amères doivent être prises froides et aussi peu sucrées que possible.
8. Baumes, *Traité de la phthisie pulmonaire*, 2e éd., Paris, 1805, t. II, p. 296.
9. Van Swieten, *Comment. in Aphorismos Boerhaavii*, aph. 1019.

et où il s'agit simplement de consomptions nutritives. Au commencement de ce siècle, l'usage combiné du quinquina et d'une alimentation substantielle était une méthode répandue en Angleterre, principalement aux eaux de Bristol, rendez-vous habituel des phthisiques. Cette exagération en a amené une en sens inverse, et le quinquina a été considéré bientôt comme un médicament inopportun ou dangereux. Cullen, Bosquillon, Baumes le jugeaient ainsi. Il n'en est rien; c'est un médicament auquel, comme à tous les autres, on ne doit demander que ce qu'il peut donner; or son utilité se borne à relever l'appétit, par suite à soutenir les forces et à combattre les exacerbations vespérales de la fièvre hectique de ramollissement. Nous avons signalé plus haut son efficacité contre les exacerbations fébriles. A titre d'apéritif, il peut être employé en macération aqueuse ou sous forme d'œnolé. Le vin de quinquina au malaga est un apéritif usuel; mais, pour qu'il soit utile et ne dérange pas les digestions, il faut le prescrire au moment des repas et jamais à jeun.

Il est un apéritif auquel nous avons recours très souvent et dont nous obtenons les meilleurs résultats : c'est la noix vomique. Il est d'observation que les paralytiques voient sous son influence leur appétit s'accroître d'une manière sensible, et qu'ils réclament souvent avec énergie une augmentation de leurs aliments. Cet effet se constate également chez les autres malades. La noix vomique agit-elle par une action locale sur l'estomac dont elle exalte la vitalité et les mouvements, ou bien l'augmentation de l'appétit est-il le reflet d'une stimulation générale imprimée à tout le système nerveux? Ces deux explications peuvent être admises en même temps. La noix vomique, dans ce cas, doit être employée à petites doses. Nous faisons faire habituellement des pilules argentées contenant 1 centigr. d'extrait alcoolique de noix vomique et 10 centigr. d'extrait de gentiane, et nous en donnons une ou deux par jour, jusqu'à ce que l'appétit soit suffisant. Une de nos malades est si impressionnable à ce médicament, qu'un ou deux jours d'administration d'une pilule suffisent pour relever l'appétit, et qu'elle peut ensuite en abandonner l'usage jusqu'à une nouvelle indication.

Elle a répété si souvent cette expérience qu'elle se soumet d'elle-même actuellement à ce moyen toutes les fois que l'appétit lui fait défaut. La teinture de noix vomique peut remplacer l'extrait, et on l'administre alors une heure avant le repas à la dose de cinq gouttes, soit dans une infusion ou macération amère prise à titre d'apéritif, soit dans un verre de vin de Séguin employé dans le même but. Il est une formule de potion amère qui me fournit également, dans ce cas, des résultats excellents, et je ne saurais trop la recommander. Elle se compose de :

Extrait sec de quinquina.........	2 grammes.
Teinture alcoolique de *nux vomica*.	5 gouttes.
Sirop d'écorces d'oranges amères.	45 —
Vin de Bordeaux...............	130 grammes.

Cette potion vineuse est prise en deux ou trois fois, de préférence au moment des repas. Elle a un goût très agréable et n'inspire aucune répugnance. Il est bien rare qu'elle ne fasse pas disparaître l'inappétence [1].

Disons enfin que, de tous les apéritifs, il n'en est aucun qui soit aussi puissant et aussi infaillible dans ses résultats que le changement de lieux. Nous avons traité longuement ailleurs cette intéressante question d'hygiène thérapeutique [2], et nous croyons fermement que le bien que les pulmoniques retirent des voyages s'obtient en grande partie par cette influence; seulement, il faut remarquer que cette excitation de l'appétit tombe au bout d'un certain temps de résidence, et que, pour consolider le résultat acquis, il faut recourir à des déplacements successifs. A défaut de voyages, rendus souvent impossibles par la position de fortune ou l'état de santé des malades, on

1. Une bonne formule consiste à mélanger 30 grammes d'alcoolé de colombo et 30 gouttes d'alcoolé de noix vomique, et de faire prendre une cuillerée à café de cette mixture dans du vin au commencement de chacun des deux repas principaux de la journée. Les *gouttes amères de Baumé* se donnent à la dose de 2 à 10 gouttes dans une infusion ou une macération amère, ou mieux dans du vin de quinquina.

2. Fonssagrives, *De l'influence curative du changement d'air et des voyages* (*Gazette hebd.*, 1858). — Nous reviendrons sur ce point de pratique quand nous aurons à apprécier l'utilité des voyages dans le traitement de la phthisie.

peut encore leur procurer un certain bien-être en les faisant
séjourner à la campagne. Indépendamment, en effet, d'un
appétit meilleur, ils trouvent là des conditions de tranquillité,
de repos physique et moral, de sérénité d'esprit, qui leur sont
extrêmement avantageuses.

Il faut signaler comme une cause d'anorexie chez les phthisiques l'abus du sucre qui leur est imposé sous forme de
tisanes. A l'action affadissante du sucre se joint celle des boissons chaudes. Champouillon a signalé le malaise et l'excitation
fébriles que produit chez ces malades l'abus du sucre [1]. L'explication physiologico-chimique qu'il en donne ne s'impose certainement pas; mais le fait est digne d'attention.

CHAPITRE II

CHOIX DES ALIMENTS

§ 1. — *Aliments solides.*

Le choix des aliments qui conviennent aux phthisiques valétudinaires est subordonné aux règles générales de l'hygiène
alimentaire des valétudinaires; on peut dire seulement d'une
manière générale que ces aliments doivent, autant que possible,
être doués d'un pouvoir nutritif considérable, contenir autant
de matières grasses que le permet la tolérance de l'estomac,
et que, les fonctions digestives restant habituellement intactes
pendant une grande partie de la durée de l'affection, il faut
tenir un compte prudent des désirs ou des répugnances des
malades dans la détermination des aliments qu'on peut leur
permettre. Il arrive tous les jours, et dans cette maladie peut-
être plus que dans toutes les autres, de voir des mets d'une
indigestibilité notoire passer avec une merveilleuse facilité
quand ils ont l'appétence pour condiment. Le médecin doit
donc se faire un formulaire bromatologique varié, moins pour
prononcer des interdictions autoritaires que pour trouver des
ressources propres à réveiller l'appétit quand celui-ci vient à

1. Voy. *Comptes rendus Acad. des sciences,* décembre 1863.

languir. Nous nous sommes déjà occupé des analeptiques
fibrineux, gras et féculents, et nous avons dit qu'ils doivent
être la base de la nourriture dans la phthisie ; mais la variété
du régime importe autant que sa qualité, et l'hygiène alimentaire du phthisique trouvera dans les fruits, les légumes verts,
le laitage, des ressources qu'elle ne devra pas dédaigner, à la
condition que ces aliments ne constituent jamais que la partie
accessoire de son régime.

Nous renvoyons le lecteur pour plus de détails à l'article
relatif aux *analeptiques alimentaires* (p. 206) et à l'ouvrage
spécial que nous avons consacré au régime des malades et des
valétudinaires [1].

§ 2. — *Boissons.*

La détermination du choix des boissons a une certaine importance, parce qu'on a formulé à ce propos certaines interdictions auxquelles l'hygiène peut et doit ne pas souscrire. Il faut
distinguer, à ce propos, les boissons prises en dehors des repas
de celles prises aux repas, les boissons médicamenteuses des
boissons alimentaires.

Les boissons médicamenteuses ou *tisanes* peuvent, suivant la
nature du principe qui leur sert de base, être féculentes ou
amylacées, sucrées, acidules, émulsives, aromatiques ou amères.
Les deux dernières nous paraissent devoir entrer seules dans
la diète des phthisiques, à raison de la stimulation opportune qu'elles exercent sur l'estomac et de leur influence sur
l'appétit. Et encore ne faut-il pas en abuser, et réagir contre
cette routine de la médecine française qui ne saurait voir un
traitement complet là où une tisane n'est pas prescrite. « L'idée
de *malade* et celle de *tisane*, avons-nous dit à ce propos, se suivent chez nous comme l'ombre suit le corps, et alors même
qu'il s'agit d'affections tout externes, n'intéressant nullement
la santé, la prescription d'une tisane est, dans nos hôpitaux
(nous pourrions ajouter dans la pratique des villes), une for-

---

1. Fonssagrives, *Hyg. aliment. des malades, des convalescents et des
valétudinaires.* Paris, 1867, 2ᵉ édit., p. 23.

malité en quelque sorte nécessaire. Nous nous sommes souvent
demandé si, chez des malades qui n'ont pas de fièvre et dont
la soif ne dépasse pas par conséquent ses limites normales,
la prescription d'un ou de deux litres de tisane, qu'ils ingur-
gitent comme par désœuvrement, n'est pas une dérogation
fâcheuse à leurs habitudes normales, et si, en débilitant ainsi
l'estomac, en diluant d'une manière inopportune les sucs gastriques, on ne compromet pas leurs digestions. Il y a véritablement une réforme, économique et hygiénique en même temps,
à réaliser sous ce rapport dans nos hôpitaux. Quand les malades ne présentent ni fièvre ni déperditions humorales abondantes, aucune des conditions, en un mot, dans lesquelles la
soif prend une intensité importune, et que, d'ailleurs, la quantité de vin qui leur est donnée aux repas suffit pleinement pour
l'étancher, il est parfaitement inutile de les abreuver de tisanes [1]. » Ces réflexions sont parfaitement applicables à la
thérapeutique de la phthisie, où l'abus que nous signalons est
pratiqué dans une proportion à laquelle concourent pour une
part égale le laisser faire du médecin et l'ingérence incompétente des assistants. Combattre la toux, cette ombre de la lésion
pulmonaire, est le but que se proposent ces tisanes et qu'elles
atteignent rarement, comme nous le dirons bientôt.

Les boissons alimentaires que nous avons à apprécier au
point de vue de l'hygiène des tuberculeux sont le vin, les spiritueux, la bière, le thé et le café.

Il fut une époque où la crainte d'échauffer le poumon, c'est-
à-dire d'y faire naître ou d'y rallumer un travail inflammatoire,
avait fait bannir le vin de la diététique de la phthisie [2] ; les
moins timorés ne le permettaient du moins que dans certaines
formes qui n'appartenaient même pas toujours à cette affection.
Telle était, par exemple, la *phthisie pituiteuse* des vieillards,
dont Baumes a tracé une description qui indique évidemment
la confusion, sous cette rubrique, de plusieurs affections pulmonaires chroniques ou subaiguës. Le médecin italien Salvadori [3]

1. Fonssagrives, *op. cit.*, p. 24.
2. Quartier, *Ergo vinum ad tabem pulmonum vergentibus perniciosum*,
in-4°. Parisiis, 1701.
3. Salvadori (Matteo), *Del morbo tisico*, in-8°. Trente, 1787.

et, presque en même temps que lui, le docteur W. May[1] ont, à
la fin du siècle dernier, préconisé un traitement tonique dans
lequel le vin intervenait dans une forte proportion, en se basant
sur ce que la phthisie, quoiqu'elle présentât des symptômes
inflammatoires, reposait cependant sur un fonds essentiellement asthénique. Les médecins français continuaient nonobs-
tant de donner la préférence à la méthode tempérante et antiphlogistique qui excluait le vin, bien entendu, et le contraste
thérapeutique devint si accusé, qu'en 1794, c'est-à-dire deux
ans seulement après la publication de l'ouvrage du docteur
May, l'Académie de Dijon mit au concours la question de la
valeur du régime fort et tonique et du régime doux et tempé-
rant dans les différentes périodes et dans les diverses espèces
de la phthisie. Jusque dans ces dernières années, la thérapeutique de la phthisie accusait en France et en Angleterre, des
tendances diamétralement opposées : en Angleterre elle était
nécessairement brownienne; en France, elle était broussai-
sienne; l'exagération était des deux côtés, elle tend à disparaître du nôtre, et si nous ne soumettons pas encore nos phthisiques, même quand ils sont fébricitants, au régime incendiaire
des viandes noires et du porto, nous avons reconnu cependant
la nécessité de les tonifier et de soutenir leurs forces, et nous
avons pris, je le crois du moins, au système diététique anglais
ce qu'il a de bon et de raisonnable.

La routine a formulé l'interdiction du vin d'une manière si
absolue dans les cas où il existe de la toux, qu'il n'est pas toujours
inoffensif de heurter de front ses arrêts. *Vin* et *toux* sont deux
mots qui, dans la médecine vulgaire, s'excluent formellement,
et rien n'est plus habituel que de voir des malades privés, pour
ce motif et pendant des mois entiers, de cette boisson salutaire
et condamnés à l'usage monotone de tisanes insipides. Les
contre-indications du vin dans les affections qui s'accompagnent de toux se réduisent, en réalité, à celles qui dérivent de
l'état fébrile et ne peuvent être étendues au delà de la période
d'acuité ; la bronchite subaiguë et la bronchite chronique avec

1. W. May, *Essay on pulmonary consumption*. London, 1792.

exacerbations vespérales, à plus forte raison la phthisie, s'en accommodent au contraire très bien, et les malades trouvent dans cette boisson réparatrice un moyen de compenser, en partie, le déchet que des sueurs copieuses, l'abondance de l'expectoration et souvent aussi la persistance de l'insomnie leur font subir. Le reproche adressé au vin de *faire tousser* n'est légitime que si le vin a des propriétés acides ou acerbes qui irritent l'arrière-gorge et l'orifice supérieur du larynx ; mais il doit être mis hors de cause sous ce rapport quand on le choisit bien, qu'il est de bonne qualité, d'un âge suffisant et qu'on le trempe d'une certaine quantité d'eau ou d'une macération amère de houblon, de quassia amara ou de colombo, suivant les indications à remplir.

Le choix du vin qui convient le mieux aux phthisiques ne saurait être indécis : autant que possible, il faut recourir aux vins dits austères, notamment aux vins rouges, qui ont pour type le bordeaux et sont caractérisés par un bouquet qui les fait rechercher dans le monde entier, par une saveur austère sans acidité ni astringence et par une richesse alcoolique intermédiaire. Le bordeaux ou *claret* est le vin par excellence des valétudinaires qui ont besoin d'être tonifiés, mais qui portent dans quelqu'un de leurs organes une disposition inflammatoire ou congestionnelle qu'il importe de ne pas réveiller. C'est le cas des phthisiques. Le bourgogne conviendra mieux dans la forme dite torpide ; il est en effet plus chaud, plus excitant, et les malades phlegmatiques, atones, dont les digestions sont paresseuses, s'en accommoderaient mieux que du bordeaux ; au reste, pour le choix entre ces deux sortes de vins, comme pour le choix de leurs crus, il faut moins consulter l'échelle de prééminence hygiénique, qui est toujours trop absolue, que le goût des malades, leurs habitudes régionales et la facilité plus ou moins grande avec laquelle ils peuvent se procurer, sous de bonnes garanties, l'un ou l'autre de ces deux vins. Les vins dits *alcooliques secs*, c'est-à-dire ceux qui, sans être sucrés, renferment des quantités d'alcool intermédiaires entre 15 et 20 pour 100 (le madère, le marsala, le porto, le xérès ou sherry, etc.), ne conviennent pas aux phthisiques à

raison 'de leur action stimulante. Les Anglais n'hésitent pas
cependant à les employer, et ils manient le porto et le sherry
avec une hardiesse toute brownienne. Il est vrai que cette pratique repose peut-être moins sur une pensée doctrinale que sur
l'impossibilité où ils se trouvent fréquemment, par suite de
l'absence de cépages nationaux, de procurer à leurs phthisiques
des vins analogues à nos vins rouges austères [1].

Les vins doux ou sucrés d'Espagne, d'Italie et de Grèce peuvent figurer dans le régime des phthisiques, mais seulement à
titre exceptionnel et pour déférer à des indications spéciales,
comme moyen, par exemple, de relever rapidement les forces
ou de stimuler une digestion paresseuse. Le malvoisie, le malaga, le constance, le lunel-viel, le rota, sont les meilleurs et
les plus *médicaux* de ces vins. Le malaga est chez nous celui
qui réunit les suffrages des hygiénistes, et il les justifie, quand
il est vieux, par son bouquet et son goût agréables, ses propriétés tonifiantes et stomachiques et sa spirituosité médiocre,
qui, ne dépassant pas 15 à 16 pour 100, ne peut faire craindre
une trop vive stimulation. Il est bien entendu que ces vins
sucrés n'interviennent qu'à la fin du repas ou entre les deux
repas principaux de la journée, et que le bordeaux trempé d'eau
est la seule boisson qui doive accompagner les aliments. Ce
que nous avons dit de la nécessité du sucre pour économiser la
graisse organique et pour subvenir aux dépenses chimiques de
la respiration, nous pouvons aussi l'appliquer à l'alcool, qui est
un aliment de même nature et qui appartient aussi à ce groupe
que Bischoff a caractérisé par le mot de *thermogène* [2]. Il convient
donc, à certains points de vue, aux phthisiques ; mais il faut

1. Il est des cas dans lesquels le vin, manié avec hardiesse, remonte
les tuberculeux, et peut même, s'il s'agit d'une phthisie torpide, arrêter
la marche des accidents. Un médecin m'a cité le fait d'un tailleur de
Saint-Marcel d'Ardèche qui, rendu au dernier degré de la phthisie, se
mit à boire du vin pur; il en prit d'abord une très petite quantité; puis
il arriva progressivement à 5 ou 6 bouteilles par jour, et il se maintenait ainsi dans une sorte de demi-ébriété. Il est arrivé à un résultat des
plus remarquables, et sa phthisie ne marche plus; ajoutons qu'il a eu la
sagesse rare de diminuer peu à peu les doses de vin, et que sa sobriété
est sortie intacte de cette épreuve.

2. Bischoff, *De la nutrition chez l'homme et chez les animaux* (*Archives
gén. de méd.*, octobre 1860).

qu'il soit engagé dans une combinaison telle que ses effets stimulants soient réduits au minimum ; les vins, et en particulier le malaga, réalisent cet avantage. Leur emploi modéré est donc parfaitement justifié. Au reste, ici comme partout, il faut distinguer : si la peau s'échauffe, si les pommettes rougissent, si la paume des mains devient sèche après l'usage de ces vins, il faut ou en suspendre momentanément l'emploi ou en diminuer les doses. Les considérations qui précèdent font pressentir que l'usage des spiritueux secs ou des liqueurs doit être formellement interdit aux phthisiques, à quelque intervalle et sous quelque dose atténuée que ce soit.

Nous ne devons pas laisser cette question sans dire un mot de l'emploi des lavements vineux à une période avancée de la phthisie, comme moyen tonique et en même temps comme agents de stimulation générale. Cette ressource a été indiquée en 1859 par Aran [1], qui, employant ces lavements chez les phthisiques, reconnut qu'ils arrêtaient la diarrhée en même temps qu'ils relevaient les forces. Ce résultat, il l'accorde lui-même, est essentiellement précaire, mais il ouvre au médecin une ressource de plus pour échapper à cette inaction absolue, qui est si douloureuse en présence d'accidents irrémédiables. Ces lavements se préparent avec 150 à 200 grammes de vin rouge de bonne qualité ; on peut couper ce vin avec de l'eau ; j'ai l'habitude de le mélanger avec volume égal de bouillon de bœuf dégraissé et d'ajouter quelques gouttes de laudanum afin de faire conserver plus sûrement ce lavement. Il faut, bien entendu, vider le rectum avant de l'administrer. Aran dit avoir vu des résurrections véritables sous l'influence de ce moyen, résurrections peu durables, il est vrai, mais très réelles ; j'ai pu constater moi-même maintes fois l'utilité de ces lavements, principalement chez les malheureux phthisiques qui meurent par le larynx, et chez lesquels la déglutition est devenue douloureuse ou impossible. L'alimentation indirecte par les clys-

1. Aran, *De l'emploi des lavements de vin, en particulier dans le traitement de la chlorose, de la dyspepsie, de la phthisie pulmonaire et dans la convalescence des maladies graves* (*Bulletin gén. de thérap.*, 1855, t. XLVIII, p. 10 et 54).

tères nutritifs [1] n'est, sans doute, qu'un expédient, mais c'est un expédient utile.

Ce que nous avons dit de l'utilité des amers pour stimuler l'appétit des phthisiques fait pressentir le jugement favorable que nous porterons sur la bière, considérée comme boisson habituelle. Fraîche, apéritive, elle nourrit d'une manière notable et étanche la soif. La propriété qui lui est généralement reconnue de donner de l'embonpoint tient en partie à la nature des éléments hydrocarburés qu'elle renferme, en partie à ses propriétés apéritives. C'est dire que, quand elle est désirée, que l'estomac la digère bien, la bière est une boisson utile pour les phthisiques, quoiqu'elle ne puisse entrer en comparaison avec le vin. L'*ale* et le *porter*, qui ont une spirituosité égale à celle de certains vins et dont le goût est agréable, et parmi nos bières, celles de Lyon et de Strasbourg, sont les seules dont il faille autoriser l'usage. Le reproche de rendre la bouche pâteuse et de diminuer l'appétit ne s'adresse qu'aux bières plates et frelatées et non à celles que nous venons d'indiquer.

Dans ces derniers temps, on a préconisé le malt, ou farine d'orge germée, employé sous forme de poudre, de sirop ou de bière, comme une sorte de spécifique de la phthisie, et la réclame s'est emparée de cette annonce. Que la *bière de malt* soit avantageuse aux tuberculeux en les nourrissant et en assurant en même temps la parfaite utilisation des féculents qu'ils ingèrent, rien de plus admissible à coup sûr ; mais c'est là sans doute qu'il faut s'arrêter.

Le thé et le café ont eu le privilège, entre toutes les boissons alimentaires, de diviser en deux camps les hygiénistes aussi bien que les médecins. Les uns leur ont attribué une innocuité absolue et n'ont vu que de l'avantage à les recommander ; les autres, confondant l'abus avec l'usage, les ont proscrites avec une intolérance que l'observation ne ratifie pas. Chez les tuberculeux, l'emploi de ces boissons stimulantes n'a d'inconvénient que quand il dépasse les limites d'une stricte modération, et sur-

1. Voyez Fonssagrives, *op. cit.*, p. 276 à 283.

tout quand il compromet le sommeil que nous savons leur être si nécessaire. L'habitude d'ailleurs émousse ces effets d'excitation, et l'on ne saurait tracer de règle absolue à ce sujet.

CHAPITRE III

ORDONNANCE DU RÉGIME

L'ordonnance du régime des phthisiques comprend le nombre et la variété des mets, l'heure et le nombre des repas, et enfin l'emploi des digestifs, c'est-à-dire des moyens qui favorisent l'élaboration des aliments.

Une alimentation succulente et substantielle, nous le répétons, est de règle dans cette affection, comme dans toutes celles qui ont une allure chronique et qui imposent à l'économie des déperditions qui l'affaiblissent ; mais une autre condition qu'elle doit réaliser, c'est d'être simple, c'est-à-dire d'exclure et la multiplicité des mets et la complexité de leur préparation culinaire. Grâce à cette précaution, les digestions seront plus faciles, et le malade ne sera pas incité par l'attrait des yeux et du goût à franchir, pour satisfaire un appétit factice, la limite étroite qui sépare l'usage de l'abus. C'est dire que la régularité des habitudes est pour les phthisiques une règle indispensable à leur hygiène alimentaire, et que les dîners en ville, occasion de surcharge stomacale et de séjour dans une atmosphère chaude et confinée, doivent leur être formellement interdits.

Le nombre des repas est d'ordinaire déterminé par les habitudes locales ou individuelles, et le médecin doit prudemment en tenir compte. La réglementation des heures des repas tombe plus directement sous sa juridiction. Nous avons déjà dit qu'il y a des inconvénients sérieux à ce que le repas du soir soit copieux et à ce qu'il se fasse à une heure avancée. Ce fait d'hygiène thérapeutique s'applique à toutes les maladies qui s'accompagnent de dyspnée, mais il a surtout de l'importance pour les phthisiques, parce que, chez eux, avec l'augmentation nocturne de l'oppression, coïncide l'exaspération de leur mouvement fébrile. « Les asthmatiques, avons-nous dit ailleurs, s'imposent instinctivement, au bout de quelques accès, cette abstinence du soir, et les phthisiques ne s'en affranchissent pas impunément. L'accroissement de l'oppression qui survient vers la chute du jour trouble probablement l'innervation normale des pneumo-gastriques, et cette influence se réfléchit des filets pulmonaires de ces nerfs sur leurs filets gastriques, d'où une digestion imparfaite et laborieuse. Cette interprétation me paraît emprunter un certain caractère de vraisemblance à un fait que j'ai constaté bien souvent et qui n'a, que je sache, été indiqué nulle part [1]. Je veux parler de la difficulté extrême avec laquelle l'estomac des orthopnéiques répond à l'appel des vomitifs. Dans l'angoisse oppressive des maladies du cœur, du croup, de la bronchite capillaire, du catarrhe suffocant des vieillards, j'ai remarqué que les émétiques restaient sans effet. Les modifications fonctionnelles, imprimées au pneumo-gastri-que par l'anesthésie de ses filets pulmonaires, qui baignent dans un sang imparfaitement hématosé, peuvent-elles rendre compte de cette particularité ? Quoi qu'il en soit de cette expli-cation, le précepte diététique a une grande importance. La gêne de la respiration, qui devient une cause de digestion difficile, doit à celle-ci par réciprocité un accroissement fâcheux ; un état flatulent s'établit, en effet, aisément dans ce cas, et l'esto-mac distendu, refoulant le diaphragme, il en résulte une nou-velle cause d'oppression [2].

Une des difficultés auxquelles se heurte souvent l'alimenta-tion dans la phthisie, c'est la fréquence des vomissements mé-caniques qui se produisent, comme dans la coqueluche, sous l'influence de la toux. Celle-ci est d'ailleurs provoquée par l'ar-rivée des aliments dans l'estomac. Quand ces vomissements existent depuis longtemps, il semble qu'ils aient affaibli l'anneau cardiaque, et celui-ci s'ouvre à la moindre contraction. Il est d'observation que c'est le repas du soir qui provoque le plus facilement la toux et les vomissements.

1. Il l'a été, depuis cette époque, par Germain Sée à propos de l'asthme.
2. Broussais indique comme moyen de diminuer les palpitations du cœur chez les phthisiques la précaution de ne pas leur laisser faire trop tard le repas du soir. (*Hist. des phlegmas. chron.*, t. II, p. 620.)

Tous les moyens anti-émétiques peuvent être employés dans ce cas ; mais ils ont moins d'efficacité que les stupéfiants. Quelques gouttes de laudanum dans de l'eau de Seltz, avec ou sans addition d'un peu de kirsch, prises un quart d'heure avant les repas, ou bien 1 ou 2 gouttes noires[1], préviennent souvent le vomissement. Woillez a conseillé dans ce cas de pratiquer le badigeonnage du pharynx avec une solution concentrée de bromure de potassium. Son mémoire[2] contient 9 observations qui semblent plaider en faveur de ce moyen.

Tripier a conseillé l'eau-de-vie comme moyen d'arrêter les vomissements des phthisiques[3]. Ce que nous savons de l'action anti-émétique de ce moyen plaide en faveur de son utilité.

CHAPITRE IV

STIMULANTS GASTRIQUES OU DIGESTIFS

Ce n'est pas assez d'avoir bien choisi les aliments, de les avoir pris dans une mesure et sous une forme culinaire convenables, d'avoir déterminé le nombre et les heures des repas : il faut encore en assurer la digestion par un ensemble de moyens, les uns hygiéniques, les autres médicamenteux. Occupons-nous tout d'abord des *digestifs* de cette dernière catégorie.

L'usage d'une boisson théiforme aromatique très chaude, prise aussitôt après le repas (infusion d'anis, d'angélique, d'ayapana, etc.), d'un vin sucré (malaga, malvoisie, lunel) ou d'une

---

1. Les *gouttes noires anglaises* (*black drops*) constituent une formule anglaise importée aujourd'hui chez nous, grâce à Monneret (Voy. Monneret, *De l'emploi des gouttes noires anglaises*, in *Bullet. de thérap.* 1851, t. XL, p. 49), et admises dans le Codex de 1866. Ces dernières contiennent le quart de leur poids d'extrait gommeux d'opium et ont, à poids égal, une activité double de celle du laudanum de Rousseau et quadruple de celle du laudanum de Sydenham.

2. Woillez, *Moyen simple d'arrêter les vomissements provoqués par la toux chez les malades atteints de phthisie pulmonaire*, in *Bullet. de thér.*, t. LXXXV, p. 395. L'auteur conseille de badigeonner le pharynx avec un pinceau trempé dans une solution, au tiers, de bromure de potassium. On pratique ces badigeonnages deux fois par jour avant les repas.

3. Voyez *Acad. des sciences*, 14 janvier 1864.

liqueur aromatique (curaçao, anisette, élixir de Garus) stimule légèrement l'estomac et lui permet de conduire à bien des digestions qui, sans ce secours, auraient été imparfaites ou laborieuses. Il faut, bien entendu, ne permettre ces stimulants qu'accidentellement, quand le besoin s'en fait sentir, et au repas du soir seulement, et ne pas les faire entrer dans le programme régulier de l'alimentation.

Ces moyens agissent sur la vitalité de l'estomac ; il en est d'autres qui corrigent ou modifient l'état des sécrétions gastriques et qui deviennent ainsi des digestifs. La *pepsine*, le *malt*, la *diastase* et les condiments salés et aromatiques sont de ce nombre, bien que, pour ces derniers, on doive admettre une action mixte qui s'exerce primitivement sur la sensibilité et la motilité de l'estomac et une action secondaire sur les glandes qui sécrètent le suc gastrique. Nous ne saurions entrer dans les détails de l'administration de ces agents qui permettent souvent de régulariser les digestions des phthisiques et de ralentir les progrès du marasme ; contentons-nous seulement de rappeler que la pepsine[1] facilite la dissolution des aliments protéiques, que les féculents ont pour agent de dissolution la diastase[2], et que les graisses s'émulsionnent dans l'intestin par l'action des sucs biliaire et pancréatique[3] et aussi sous l'influence des alcalis.

Quant au chlorure de sodium, les résultats observés dans l'engraissement des animaux domestiques montrent tout le prix que l'on doit attacher à faire entrer ce condiment dans l'alimentation des tuberculeux. Il n'est pas seulement utile pour entretenir leur appétit ; mais le rôle physiologique éminent qui

---

1. La *pepsine* peut se donner en poudre aux doses de 50 centigr. à 1 gramme prises au moment des repas. On y ajoute de l'acide lactique si l'on suppose que les sucs gastriques manquent de l'acidité nécessaire à leur action dissolvante. L'association de petites doses de strychnine ou de morphine à la pepsine la rend applicable aux cas où avec l'*apepsie* coïncident de l'atonie ou de l'hyperesthésie de l'estomac. L'*élixir de Mialhe à la pepsine*, est quoi qu'on en ait dit récemment, une très bonne préparation ; il contient 60 centigr. de pepsine par cuillerée à bouche.

2. La *diastase* ou *maltine* se donne à la dose de 10 à 20 centigr. après les repas dans lesquels sont intervenus les féculents.

3. La *pancréatine* en poudre se prescrit aux doses de 25 centig. à 1 gramme. J'ai indiqué plus haut l'usage des *émulsions pancréatiques* de Dobell.

lui est attribué relativement à l'intégrité de la forme des globules sanguins et à leur coloration permet de supposer que son influence plastifiante ne s'exerce pas seulement d'une manière indirecte.

Les moyens *digestifs* tirés de l'hygiène se réduisent à un exercice modéré ; s'il ne peut être pris en plein air, le malade doit au moins le remplacer par une promenade dans sa chambre ; il est d'observation, en effet, que les mouvements rhythmiques des muscles abdominaux viennent en aide à ceux de l'estomac et facilitent singulièrement la digestion. On prévient, de plus, par ce moyen, cet engourdissement du coin du feu qui est si préjudiciable aux fonctions de l'estomac.

LIVRE TROISIÈME

GENRE DE VIE

Nous comprenons sous ce terme l'usage ménager que le valétudinaire phthisique doit faire de toutes ses fonctions pour rester dans l'état où il est, c'est-à-dire pour que son affection ne se réveille pas et ne reprenne pas une marche aiguë. C'est là le grand intérêt de sa vie, ce doit être là le but de tous ses soins. « Les valétudinaires de cette catégorie, avons-nous dit ailleurs, n'ont qu'une ressource pour que la mort les oublie : c'est de vivre sans bruit, comme en cachette, et de vivre aussi peu que possible ; de ne pas faire étalage d'une vigueur qu'ils n'ont pas ; d'économiser sur tout : sur leurs passions, sur leurs plaisirs, sur leurs travaux ; de s'astreindre à une régularité méthodique, de choisir la sobriété pour médecin (*modicus cibi medicus sibi*) et de ne jamais étaler au dehors un train de vie auquel leurs ressources organiques ne sauraient suffire. Les phthisiques peuvent ainsi, *en ménageant leur monture*, fournir une carrière raisonnable. La vie qui s'achète à ce prix peut ne pas sembler très enviable, mais c'est à prendre ou à laisser, et il faut leur répéter avec Montaigne : « Toute voie qui nous

mènerait à la santé ne saurait se dire ni âpre ni chère. » Or
cette voie est celle que nous venons de tracer.

Entourer le malade de tous les soins d'une minutieuse
hygiène, bien diriger son activité physique et économiser sur
ce que j'appellerai les fonctions de *luxe*, c'est-à-dire celles qui,
loin de servir les intérêts de la nutrition, lui imposent, au contraire, des dépenses plus ou moins ruineuses, telle est la formule générale de cette partie de l'hygiène des phthisiques.

CHAPITRE PREMIER

SOINS CORPORELS

Il est inutile de faire remarquer que les soins d'hygiène les
plus attentifs et les plus assidus peuvent seuls permettre au
phthisique de prolonger sa carrière, et de là vient que les
chances de durée des phthisiques riches qui disposent d'argent
et de liberté, ces deux pivots de l'hygiène personnelle, et qui
savent aussi les mettre en valeur par de la sagesse et une
bonne direction, sont infiniment plus nombreuses que celles
des phthisiques pauvres qu'oppriment en même temps la pénurie des ressources et la maladie ; « *res angusta et morbus,* »
comme disait Sydenham. Et ce contraste, qui a été, qui est, et
qui durera, est d'autant plus douloureux que la phthisie choisit
le plus grand nombre de ses victimes dans les classes nécessi-
teuses. Profiter des conditions favorables, atténuer dans les
limites du possible celles qui sont fâcheuses, tel est le programme du clinicien placé en présence d'un cas de phthisie.
Les pages qui vont suivre ne concernent donc que les phthisiques pouvant se donner le luxe nécessaire d'une bonne hygiène,
pouvant se laisser soigner et (chose plus rare encore) sachant
se laisser soigner. C'est un programme idéal, dont la pratique
doit s'écarter le moins possible.

L'habitation, les vêtements, la culture corporelle, tels sont
les trois cercles concentriques de cette hygiène individuelle.

I. Ce n'est pas assez d'avoir choisi son climat extérieur quand on est phthisique, il faut choisir aussi son *climat domestique*, c'est-à-dire son *habitation*.

Les hôpitaux, d'une supériorité incontestable pour le traitement des maladies aiguës auxquelles suffisent les médicaments et dont l'hygiène est un simple accessoire, ne sont que des refuges de nécessité pour les maladies chroniques, et en particulier pour la phthisie, qui réclament peu de pharmacie et beaucoup d'hygiène. Il est évident que ce milieu est pauvre en ressources et fécond en inconvénients. Etant admise leur nécessité, est-il utile de réunir les phthisiques dans des hôpitaux spéciaux, comme cela a lieu dans certains pays, en Angleterre par exemple où il existe des *hospitals for consumption*, comme *Brompton-Hospital* par exemple? Ce groupement est favorable à l'étude, il a l'avantage de mieux adapter les locaux à leur destination spéciale, mais quelle compensation dans les conditions morales qu'y trouvent des malades à impressionnabilité généralement très vive, sachant où ils sont, munis de leur diagnostic par le fait même de la direction qu'on leur donne, au courant de l'incurabilité proverbiale de leur maladie et tirant des augures sinistres des vides que la mort fait incessamment autour d'eux!

Des hôpitaux spéciaux englobant les diverses maladies chroniques sous une étiquette commune, affranchis dès lors de toute signification menaçante, et organisés en vue de leur destination spéciale, recevraient au contraire avec avantage les phthisiques pauvres, et de cette façon tous les intérêts seraient conciliés.

Ne songera-t-on jamais à créer, pour le traitement des maladies chroniques, des instituts, loin des villes, dans des conditions naturelles bien choisies, à portée d'eaux vives, de sources minérales, et à réunir là tout ce que l'hygiène et la thérapeutique ont actuellement de ressources? Quelle joie pour un thérapeutiste convaincu dans le maniement de ces grands moyens de l'hygiène dont on soupçonne à peine la portée, et en quelle pitié ne prendrait-il pas ces traitements boîteux que l'on institue dans les familles ou dans les hôpitaux, traitements dans lesquels une mauvaise hygiène neutralise souvent la besogne des médicaments qui, réduits à eux-mêmes, ne peuvent conduire à rien ! En France, ce pays gâté de la nature et qui ne tire jamais de ses dons un parti complet, nous avons dans nos Cévennes, nos Alpes, nos Pyrénées, des sanitaria sans nombre ; mais nous ne savons pas nous en servir. Il y aurait certainement lieu d'édifier dans les montagnes, à diverses hauteurs, des maisons de santé munies de ce que l'hygiène et la thérapeutique ont réalisé de plus complet ; en étageant deux ou trois de ces établissements sur des lignes verticales et en mettant entre eux des distances de 200 mètres, on aurait ainsi une échelle de stimulation que le médecin parcourrait en tâtonnant, adaptant ces diverses altitudes au degré d'impressionnabilité des malades et à la diversité de leurs maladies. Quelles ressources pour la thérapeutique à venir des maladies chroniques, et en particulier de la phthisie, et combien paraîtra alors précaire et insuffisante cette mauvaise petite médecine des drogues dans laquelle nous tournons souvent sans conviction et sans résultat ! Nous subissons les forces de la nature dans ce qu'elles ont d'oppressif pour nous, quand donc saurons-nous leur prendre ce qu'elles ont de conservateur et de salutaire [1] ?

Les malades plus favorisés de la fortune doivent se loger en vue des exigences de leur état, soit qu'ils tirent un bon parti d'un appartement dans une maison collective, soit que, mieux partagés encore, ils puissent se loger chez eux et tout accommoder en vue de leur bien-être. J'ai longuement exposé dans un livre spécial [2] les conditions qu'une maison doit réaliser au point de vue de la situation, de l'orientation, de la distribution, de l'éclairage naturel, de l'aération, de la ventilation, du chauffage, et je ne puis que renvoyer le lecteur aux détails minutieux que j'ai consacrés à ces éléments de la salubrité d'une habitation particulière. Ce qui est bien-être quand on se porte bien devient une condition d'existence quand on est malade, et je

---

1. Fonssagrives, *Dict. encycl. des sc. médic.*, 1re série, t. XVIII, art. CLIMAT, page 13.
2. Fonssagrives, *La Maison, étude d'hygiène et de bien-être domestiques.* Paris, 1870.

suis convaincu que, de deux phthisiques au même degré et présentant des cas aussi similaires que possible, celui qui se loge bien, c'est-à-dire qui se fait un climat domestique suffisamment fourni de lumière, de chaleur et d'oxygène, met de son côté des chances très réelles de survie. La campagne, qui est le propre milieu des valétudinaires, est aussi celui qui convient le mieux à ce valétudinaire particulier, et, là où ce milieu fait défaut et où l'argent y supplée, on peut, par la communication de la chambre à coucher avec une serre suspendue convenablement exposée, se procurer les bénéfices restreints de la vie à la campagne. Je me rappelle la vivacité d'expressions avec laquelle l'illustre Tocqueville, luttant sans espoir contre un état dont il pressentait le terme, me parlait de la joie et du reconfort que lui procurait une installation de cette nature. Sans doute, elle n'est pas à la portée de tout le monde ; mais faut-il couper la route de Corinthe parce qu'elle n'est accessible qu'à un petit nombre de privilégiés? L'installation de la chambre à coucher, spacieuse, aérée, sans alcôve, exposée au midi, munie d'un bon appareil de chauffage facilement gouvernable et sans fumée et d'un éclairage artificiel ne viciant pas l'atmosphère, influe surtout, cela se conçoit, sur les sensations et la santé du malade. Quand il doit passer l'hiver dans un confinement absolu, il convient, comme le conseillait Beddoes, de réserver, s'il est possible, au malade deux chambres de plain-pied, pour que, leur ouverture de communication étant close, on puisse aérer largement celle qui chôme. Tout cela est minutieux sans doute ; mais le succès, quelque relatif qu'il soit, est à ce prix.

II. Les *vêtements* constituent le second terme de cette hygiène préservatrice. Ils doivent réaliser cette triple condition : de garantir contre le froid, de préserver des variations thermométriques, de ne pas surcharger par leur poids. Le phthisique est généralement frileux, moitié par impressionnabilité frigorifique, moitié par peur des répercussions sudorales. L'usage d'une enveloppe générale de flanelle (en variant l'épaisseur de celle-ci suivant la saison) est indispensable ; de cette manière, on combat, grâce à l'inconductibilité de ce tissu, les pertes de calorique, en même temps que sa spongiosité absorbe la sueur. Il ne faut pas oublier que, sous l'influence d'une nutrition allanguie, d'un champ respiratoire restreint et d'une pénurie à peu près complète de tissu adipeux, les phthisiques produisent peu de chaleur et qu'une *hémorrhagie calorifique* (qu'on me passe le mot) n'est pas la moindre ni la moins préjudiciable des déperditions qui les entraînent. Si l'on fait jouer avec raison dans l'étiologie de la phthisie un rôle important au défaut d'une calorification suffisante soit par pénurie alimentaire, soit par passage d'un climat chaud à un climat froid, soit par défaut d'exercice ou séquestration, il faut en conclure que ce qui est capable de produire une maladie est susceptible de l'aggraver et accorder aux moyens de maintenir la calorigénèse dans ses conditions normales une importance capitale.

Les vêtements des phthisiques doivent être légers, et, pour un poids donné de matière vestimentaire, il faut préférer le costume qui multiplie le plus les pièces de vêtement. L'air interposé entre ces replis joue l'office de celui que cloisonnent les doubles fenêtres : il conserve la chaleur corporelle quand il fait froid et ne laisse pas la chaleur extérieure arriver jusqu'au malade quand il fait chaud. L'usage de vêtements légers amovibles, portés sur le bras pendant les promenades et venant au besoin fournir un renfort opportun au costume, est la règle de l'hygiène vestimentaire des valétudinaires de tous ordres et particulièrement de ceux de la poitrine. De cette façon, on évite ces bronchites intercurrentes dont on sait assez les dangers quand elles s'établissent dans des poumons malades ou menacés.

Une scrupuleuse propreté corporelle est d'autant plus nécessaire dans cette maladie que les sécrétions cutanées sont d'ordinaire exagérées, et que le rôle supplétif, obscur sans doute, mais cependant à ménager, que joue la peau au point de vue de la dépuration respiratoire, est entravé par le défaut de soins. Et ici l'on se heurte à ce préjugé absurde, mais d'une ténacité féroce, qui établit une opposition formelle entre la toux et l'usage des bains. Du moment où la phthisie est notoire, le bain est généralement supprimé ; cette pratique injustifiable a des inconvénients de toutes sortes ; aussi ai-je applaudi à

une thèse soutenue à Paris et qui, s'inspirant des idées de
Lasègue, s'est proposé de battre en brèche cette routine. L'auteur de ce travail, Souplet [1], insiste sur le bien-être que ces
bains tièdes procurent aux malades en diminuant leurs sueurs,
abaissant la fréquence du pouls et procurant le sommeil. Bien
loin de leur attribuer une augmentation de la toux, il faut bien
plutôt considérer ces bains, à raison de la sédation nerveuse
qu'ils produisent, comme de nature à calmer cette toux spasmodique, *inutile*, qui s'ajoute si souvent chez les phthisiques à la
toux d'expectoration. J'ajouterai que ces bains doivent être pris
le soir, auprès du lit, et que l'emploi d'un peignoir épais en
laine avec lequel on absterge les malades est une garantie
absolue contre les refroidissements.

CHAPITRE II

DIRECTION DES EXERCICES PHYSIQUES

Les exercices physiques, qui ont joué de tout temps un rôle
si important dans la thérapeutique de la phthisie pulmonaire,
n'interviennent guère dans cette période de la phthisie que
comme moyens de stimuler l'appétit ou de produire une diversion morale favorable. La nutrition reprenant quelquefois d'une
manière remarquable sous leur influence, on s'explique très
bien que quelques-uns d'entre eux, si ce n'est tous, aient été
successivement invoqués comme des spécifiques de la pulmonie.
Ils n'ont pas cette portée ; mais, extrêmement utiles dans la
période de prédisposition, ils offrent également de grands avantages dans la période stationnaire, à la condition, toutefois, que
les phthisiques n'en abusent pas. La fatigue leur est, en effet,
essentiellement préjudiciable, en ce qu'elle devient pour eux
une cause fâcheuse de dépense nutritive. D'ailleurs il ne faut
pas oublier que ces exercices inopportuns peuvent augmenter

1. Souplet, *De l'emploi du bain tiède dans quelques maladies de poitrine, et en particulier dans la phthisie pulmonaire*, Thèse de Paris, 1873.

la dyspnée, produire des palpitations de cœur et devenir même une cause d'hémoptysie. Max Simon a cité un cas dans lequel une hémorrhagie mortelle se manifesta sous l'influence d'un exercice violent [1].

La *promenade à pied*, en plein air, avec un but qui lui donne une animation qui retarde la fatigue, est certainement de tous les exercices le plus utile et le plus habituellement réalisable. Les malades doivent, se conformant au précepte salernitain : « *Post prandium sta* [2] », faire cet exercice quelque temps après les repas ou plutôt avant, régler leur pas sur la température, de façon à ne pas provoquer de la sueur, et se munir de vêtements amovibles qu'ils portent sur leur bras de façon à pouvoir compenser, à un moment donné, l'abaissement qui viendrait à se produire dans la température atmosphérique.

Cruveilhier a fait la remarque qu'une promenade très longue, à pas lents et sur un terrain plat, ralentit sensiblement le nombre des battements du cœur, et que cette sédation cardiaque peut aller jusqu'à la syncope. J'ai vérifié ce fait, et il m'est arrivé de modifier favorablement, par des promenades journalières de quatre ou cinq heures dans ces conditions, des hypertrophies simples du cœur. C'est une raison de plus pour recommander cet exercice, avec tous les ménagements nécessaires, aux phthisiques dont le cœur est souvent hypertrophié et toujours extrêmement excitable. La précaution de ne pas parler en marchant, d'éviter autant que possible d'aller à l'opposite d'un vent un peu vif, et de se garantir la bouche, dans ce cas, par un cachenez, un *respirateur* ou un mouchoir, sont des soins vulgaires, mais trop souvent omis, et qui seuls cependant peuvent assurer le bénéfice hygiénique des promenades.

La *vectation*, ou exercice passif, de la voiture peut remplacer la promenade quand le temps ne permet pas celle-ci, ou quand les malades sont trop faibles pour s'y livrer. Il est inutile de faire remarquer que la douceur de la suspension de la voiture

---

1. Max Simon, *Quelques remarques pratiques sur le traitement de la phthisie tuberculeuse* (*Bullet. de thérap.*, 1843, t. XXIV, p. 250).
2. *L'École de Salerne*, trad. en vers français par Ch. Méaux Saint-Marc, Paris, 1880, p. 29.

et la bonne qualité de la route sont des conditions à rechercher, surtout quand le malade a eu peu de temps auparavant
une hémoptysie et paraît enclin au retour de cet accident.
Nous allons revenir, au reste, sur cette question à propos des
voyages.

Que n'a-t-on pas dit de l'*équitation* dans la phthisie? Sydenham [1] s'en est déclaré le partisan. Stahl lui a consacré un
traité dans lequel il décore ce moyen du nom de *nouveau spécifique de la phthisie* [2]. Salvadori [3] en a fait un moyen héroïque, et Rush [4] a encore renchéri sur l'enthousiasme de ce
dernier. « Il ne faut pas, dit-il, pour prescrire l'équitation à un
malade, s'enquérir de l'état de ses poumons, mais bien de l'état
de sa bourse. » Il employait l'équitation de deux façons différentes : comme promenades journalières, ou comme voyages;
il faisait répéter ceux-ci tous les deux ou trois ans, jusqu'à ce
que le malade eût franchi les périodes de la vie où la consomption marche (*till our patient has passed the consumptives stages
of life*). Le docteur Fuller insistait avec non moins de conviction
sur ce moyen, et voulait que l'on habituât les phthisiques à
« vivre sur leur selle comme les Tartares » [5]. Il y a certainement
de l'exagération dans tout cela. Ni tous les phthisiques, ni toutes

1. Sydenham a recommandé l'équitation dans toutes les maladies
chroniques à forme consomptive et en particulier dans la phthisie. Il lui
attribuait le pouvoir de rétablir les digestions et par suite de rénover en
quelque sorte l'économie. Il parle du « grand, incroyable et comme
merveilleux avantage qu'on en retire. » — « Non, s'écrie-t-il, le mercure
contre la syphilis, l'écorce du Pérou contre les fièvres intermittentes,
n'ont pas plus d'efficacité que l'équitation contre la phthisie. » (Sydenham,
Opera omnia, Genovæ, t. I, p. 274, 275, 324.) Je conseille cet exercice
toutes les fois qu'il me paraît praticable. Les promenades à âne me
semblent un moyen plus généralement utile que l'équitation à raison
de la facilité pratique de se procurer à la campagne les bénéfices de cet
exercice et des allures plus tranquilles de cet animal.
2. Stahl, *De novo specifico antiphthisico equitatione*, 1699. — Voyez
aussi Fitz Patrick, *Traité des avantages de l'équitation considérée dans
ses rapports avec la médecine*, in-8°. Paris, 1838.
3. Salvadori (Matteo), *Del morbo tisico*. In-8. Trient, 1787.
4. Rush, *Medical Inquiries*, t. II.
5. Fuller, *Edinburgh Practice*, vol. II, p. 142; *ibid.*, p. 480; *ibid.*, p. 176.
Grant était aussi grand partisan de l'équitation dans la phthisie, mais
il exigeait que la fièvre fût tombée. « Alors, disait-il, le cheval devient
le meilleur médecin. » (Grant, *Essai sur les fièvres*, trad. Lefebvre, 1773,
t. I, p. 234.)

les périodes de la phthisie, ne s'accommoderaient de cette vie de Tartare ; mais, réduit à des promenades journalières d'une ou deux heures, il est certain que cet exercice est avantageux et qu'il stimule l'appétit, par l'animation qu'il cause, par le grand air, mais aussi par la succussion que les mouvements du cheval impriment à la masse intestinale et qui doit augmenter l'énergie contractile de ses plans musculaires. Ce qu'il y a de positif, c'est que l'équitation engraisse comme on le constate très ordinairement dans les régiments de cavalerie, et cela seul est une présomption en faveur de son utilité chez les phthisiques.

Le docteur Rush ne s'est pas montré partisan enthousiaste de l'équitation seulement ; il a aussi fortement recommandé les autres exercices corporels, principalement ceux dans lesquels interviennent les mouvements des bras. Il s'est même demandé si les résultats avantageux de l'équitation ne dérivaient pas en partie de l'exercice des bras commandé par le maniement de la bride et du fouet. Mais c'est surtout un médecin de Londres, James Carmichaël Smith, qui a vanté l'exercice de la rame (rowing). Il lui a même consacré un traité spécial dans lequel il avance (assertion contestable) que cet exercice des bras convient à tous les degrés de la phthisie. Rush cite le fait d'un gouverneur de Pensylvanie qui retira une très grande amélioration de l'habitude de conduire lui-même tous les jours une embarcation à l'aviron, dans la rivière de Schuylkill, à quelques milles au-dessus et au-dessous de son habitation. Il enregistre également la guérison de deux jeunes gens par le maniement habituel d'une presse à imprimer ?

Nous comprenons très bien que les mouvements rhythmiques des bras par la gymnastique, la manœuvre des avirons, l'escrime, soient une chose favorable dans la prédisposition tuberculeuse, parce qu'ils tendent à augmenter l'ampleur de la cavité thoracique et à élargir le champ de l'hématose, en faisant pénétrer l'air dans les dernières cellules pulmonaires ; mais nous ne voyons pas ce que ces exercices violents peuvent offrir d'avantageux lorsque la phthisie est confirmée [1]. Il y a là une

1. Woillez (*Recherches sur l'inspection de la poitrine*, p. 352) a fait la remarque que la largeur de la poitrine est bien plus souvent l'attribut

distinction capitale qui a été omise. Nous avons eu déjà plus
d'une fois l'occasion de la signaler dans le jugement critique
que nous avons porté sur les divers moyens préconisés contre
la phthisie.

En résumé, on peut dire que l'exercice modéré est utile à
toutes les périodes de la phthisie, mais que l'exercice énergique
doit être réservé pour la *prédisposition* et ne convient nullement au *valétudinarisme* tuberculeux. La lésion pulmonaire
existe ; il faut composer avec elle, et l'hygiène qu'elle commande
gît bien plus dans l'emploi des précautions que dans des tentatives d'endurcissement, lesquelles ne réussissent qu'aux organisations saines. C'est le cas d'établir avec Antyllus [1] une distinction entre les mots *exercice* et *mouvement* ; distinction que
Carmichaël Smith a judicieusement caractérisée de la façon
suivante : « L'exercice (*exercise*) augmente la rapidité et la force
des contractions du cœur, la vitesse de la respiration, la chaleur, la transpiration ; le mouvement (*motion*), au contraire, ne
s'accompagne d'aucun effort musculaire ; ses effets sur le cœur,
le poumon, tout le système en un mot, sont sédatifs : il diminue
la toux, fait tomber le pouls [2]. » C'est cette dernière sorte
d'exercice qui convient aux phthisiques, et encore faut-il remarquer avec Antyllus que ce qui est *mouvement* pour l'un deviendra
exercice pour l'autre, ce qui revient à dire que cet élément
d'hygiène doit être appliqué et dosé avec le même soin qu'un
médicament. Mais combien de médecins songent aujourd'hui à
ces distinctions salutaires, combien de malades en sentent le
prix ?

des professions qui exigent une activité musculaire générale que de
celles qui mettent en jeu seulement les muscles de la poitrine et des
bras. Cette interprétation, si elle était admise, restreindrait encore la
valeur thérapeutique des exercices partiels que nous venons d'énumérer.
    1. Oribase, *Collect. med.*, traduct. Bussemacker et Daremberg, t. I,
p. 437.
    2. Carmichaël Smith, *op. cit.*, t. II, p. 180.

CHAPITRE III

VOYAGES

Nous avons vu, à propos des moyens de stimuler ou d'entretenir l'appétit chez les phthisiques, l'influence remarquable qu'exerce sous ce rapport le changement d'air. Ne sortît-on que quelques heures de l'atmosphère où l'on a perdu son appétit, on a, par ce fait même, de grandes chances de le retrouver. C'est là un des résultats les plus remarquables du déplacement, mais surtout pour la campagne. Si le seul changement d'air peut opérer dans l'économie des modifications aussi favorables, que ne doit-on pas attendre des voyages, dont la portée médicatrice est bien autrement puissante ?

Pour s'expliquer leur action et le parti qu'on peut en tirer dans le traitement de la phthisie pulmonaire, il convient de séparer et d'examiner un à un les éléments qui constituent cette synthèse thérapeutique. On peut les ramener aux suivants : 1° locomotion ; 2° diversion climatérique ; 3° diversion morale.

§ 1. — *Locomotion.*

Dans l'état actuel de notre civilisation et avec les conquêtes merveilleuses que l'industrie a réalisées sur le temps et sur l'espace, le mode de transport est devenu l'une des conditions les plus accessoires de l'influence des voyages, et les wagons et les steamers promènent les malades d'une latitude à une autre avec une rapidité favorable sans doute à leur bien-être actuel, mais qui exclue complètement les avantages hygiéniques que les anciens attribuaient, non sans raison, au véhicule en lui-même et au ménagement des transitions climatériques. Du coche qui, au bout de trois jours, avait conduit *si rapidement* La Fontaine à quinze lieues de Paris, station « où il attendait pour continuer son voyage vers le Limosin [1], la

---

1. La Fontaine, *Œuvres complètes : Lettres à Madame de La Fontaine*, 1663.

commodité du carrosse de Poitiers qui devait passer dans trois jours, » au train express qui dessine la diagonale de la France en vingt heures, il y a une distance qui ne satisfait ni les amateurs du pittoresque ni les hygiénistes, et au milieu de laquelle le souvenir place déjà avec regret la classique diligence ou son perfectionnement confortable, la malle-poste. On ne voyage plus aujourd'hui, on arrive; on ne se meut plus, on est entraîné, et cette vitesse, favorable aux malades couchés dans les coupés-lits, ne l'est nullement à ceux qui ont plutôt besoin de voyager dans des conditions de sécurité pour leur santé que d'arriver vite. Un éminent praticien, qui joint à un très grand savoir une expérience personnelle des conditions d'hygiène que nécessite une poitrine délicate, le docteur H. Bennet, a, dans un travail spécial que nous avons cité plus haut[1], fait ressortir les dangers des voyages rapides pour les phthisiques. « *Voyager à la façon d'un boulet*, » suivant son expression pittoresque, c'est neutraliser souvent les bénéfices qu'on pouvait attendre du déplacement, c'est même quelquefois s'exposer à des dangers très sérieux. Il faut bien se le persuader en effet : ce n'est pas seulement avec des médicaments qu'on fait de la thérapeutique active, c'est-à-dire de la thérapeutique secourable ou nuisible. Le mot d'Ovide[2] :

> Eripit interdum, modo dat medicina salutem
> Nil prodest quid non lædere possit idem,

est aussi applicable à l'hygiène thérapeutique qu'à la thérapeutique médicamenteuse.

Les vivants justifient aujourd'hui, aussi bien que les morts, le refrain de la ballade de Burger, et l'hygiène doit protester contre cette façon de voyager, où la gymnastique de la voiture, qui est à elle seule une médication énergique, est remplacée par la trépidation monotone et insignifiante du wagon; les péripéties pittoresques du paysage, par l'uniforme succession

1. Bennet, *De l'influence défavorable du changement subit de climat* (*Bulletin de thérap.*, 1863, t. LXV, p. 241).
2. Ovidii Nasonis *Opera quæ supersunt*. Typis Barbou, Parisiis, MDCCLXII, tomus tertius. *Tristium*, lib. II.

des encaissements et des tunnels; l'air vif et apéritif des champs, par l'odeur nauséeuse du charbon. Je me suis souvent donné la maligne satisfaction de songer au déplaisir amer qu'auraient éprouvé Cœlius Aurélianus ou Mercuriali, s'il leur avait été donné d'accompagner leurs malades à une gare quelconque. Donnons un regret hygiénique aux anciens modes de locomotion; mais disons en même temps quel parti on peut en tirer pour les phthisiques à qui leur fortune permet de voyager en chaise de poste, ou qui habitent les localités, de de plus en plus rares, où la vapeur n'a pas encore remplacé les autres véhicules.

Nous n'avons plus à apprécier ici les différents modes de locomotion comme exercices de peu de durée, mais comme éléments des voyages, ce qui est, en hygiène, un point de vue différent. L'exercice passif de la voiture était, nous l'avons dit, un de ceux auxquels les médecins des siècles passés recouraient le plus habituellement, et ils poussaient la sagacité pratique et le soin jusqu'à déterminer quelles conditions matérielles de la route ou quel mode de suspension du véhicule devaient être recherchés de préférence. Sydenham, Hoffmann, Simmons nous ont laissé, sur ce point d'hygiène thérapeutique, des conseils qu'on se plait à trouver trop subtils pour s'exonérer du souci pénible de les suivre. Les Anglais ont vanté avec un certain enthousiasme les effets de la voiture dans la consomption pulmonaire, surtout de la voiture découverte. Leur pratique conserve encore, sous ce papport, l'empreinte des idées de Sydenham, qui dit avoir vu des gens épuisés se trouver admirablement d'une vectation assidue : « *Atque hoc multiplici experientia, quæ vix me fefellit unquam, didici. Et licet equo vehi phthisicis præcipue conferat, tamen et itinera curru facta mirandos sanos effectus quandoque ediderunt* [1]. » Des faits affirmés par Sydenham ont leur valeur et commandent l'examen. En supposant même, comme je le crois, que Sydenham ait englobé sous ce titre général de consomption la période de marasme de diverses maladies chroniques,

1. Sydenham, *Op. omnia*, Genovæ, t. I, p. 275.

il n'en résulterait pas moins que l'exercice prolongé de la
voiture modifie favorablement la nutrition, et qu'il peut, par
cela même, être très utile aux poitrinaires. Simmons a cité le
fait d'une dame qui arriva à la guérison en voyageant continuellement dans sa voiture et en traversant ainsi l'Angleterre
dans tous les sens. Dans le principe, il paraissait y avoir de
l'aggravation quand elle s'arrêtait trois ou quatre jours ; mais,
à la longue, le résultat acquis devint définitif [1]. Desault croyait
aussi à l'efficacité des voyages en voiture ; il les prescrivait à
ses malades, et, en les envoyant à Barèges, il paraissait plutôt
compter sur l'effet de la voiture que sur celui des eaux. On a
cherché à théoriser cette action de la voiture, en faisant remarquer qu'elle produit souvent un état nauséeux qui ressemble
à l'effet des vomitifs à doses réfractées, médication qui, nous
l'avons dit, a été très en vogue en Angleterre et qui y jouit
encore d'un crédit traditionnel ; mais ce rapprochement ne nous
paraît guère justifié : l'assuétude aux mouvements de la voiture s'établit très vite, en effet, et l'état nauséeux n'est pas
persistant. Il semble plus rationnel de penser que les effets
favorables de la voiture sont dus à l'action tonifiante de cet
exercice passif qui détermine une sorte de massage des
viscères mobiles, stimule l'appétit et éveille la contractilité
musculaire engourdie par une longue inaction. Il est à peine
besoin de dire que si le voyage en voiture a ses indications
particulières dans le traitement de la phthisie, s'il est habituellement préférable au railway, parce qu'il ménage mieux les
transitions thermologiques, parce qu'il permet de jouir du
paysage et des incidents de la route, ce n'est que pour les
phthisiques qui sont encore dans un état valétudinaire, mais
que, s'ils sont alités ou peu s'en faut, la vitesse du parcours
par chemin de fer, au lieu d'être un inconvénient, devient un
avantage précieux et qu'il faut utiliser.

Nous venons de parler, à propos des exercices envisagés
comme moyens de stimuler l'appétit, du profit que les phthisiques peuvent retirer de l'équitation, mais il s'agissait de

---

1. Simmons, *The Edinburgh Medical Practice*, vol. II, p. 176.

l'équitation comme moyen de promenade. Ce mode de voyager est sorti de nos mœurs, et, à part l'animation du changement de lieux, nous ne comprendrions guère la supériorité de voyages exécutés de cette façon sur un exercice du cheval institué régulièrement plusieurs heures par jour et sans laisser sa résidence habituelle. L'exposition aux intempéries serait du reste un inconvénient inévitable. Sydenham parle toutefois de phthisiques, ses proches, qui avaient été guéris par de *longs voyages* faits à cheval et entrepris sur son conseil. S'agissait-il de cas douteux de phthisie? Qu'on en juge : « *Nocturnis sudoribus jam accesserat diarrhœa ista quœ phthisi confectis mortis prœnuntia solet esse* [1]. » Nous avouons volontiers que ce grand praticien nous est quelque peu suspect d'enthousiasme, quand il s'écrie que ni le mercure contre la syphilis, ni l'écorce du Pérou contre les fièvres intermittentes, ne peuvent revendiquer plus d'efficacité que l'équitation contre la phthisie; mais, de cette réserve à une dénégation complète des résultats constatés par lui, il y a une distance que nous nous garderons bien de franchir. Grant n'était pas moins enthousiaste de l'équitation que Sydenham. Il déclare que, une fois la fièvre tombée, *le cheval est le meilleur médecin des phthisiques* [2]. Nous estimons que cette irrévérencieuse assertion renferme une exagération réelle. Nous le répétons, il nous répugne certainement de croire aveuglément à toutes les promesses encourageantes que les préconisateurs de ce moyen nous ont faites en son nom, mais il nous répugne encore plus de faire table rase de résultats produits avec de telles garanties d'autorité et d'exactitude. Il y a évidemment, sous ces appréciations enthousiastes, un moyen thérapeutique qui peut, dans des cas déterminés, rendre des services réels [3].

Nous nous empressons d'arriver à la question des voyages

1. Sydenham, *Tractatus de podagra*, t. I, p. 275.
2. Grant, *Essai sur les fièvres*, Paris, 1773, traduct. Lefebvre, t. I, p. 234.
3. Le docteur Quémar, médecin principal de la marine, m'a raconté le fait d'une demoiselle de Carhaix qui, atteinte à trente ans d'une phthisie confirmée, se mit à faire plusieurs heures d'équitation par jour; elle se rétablit graduellement, et elle a atteint aujourd'hui sa soixantième année.

maritimes comme moyen de modifier la marche de la phthisie.
C'est là, en effet, une source d'influences thérapeutiques très
positives, si elles ont été fort diversement appréciées. Nous les
étudierons avec d'autant plus de soin que l'opinion médicale
est encore divisée sur cette question, et que nos voyages, en
qualité de médecin de la marine, nous donnent peut-être, en
cette matière, une certaine compétence critique.

Établissons tout d'abord un fait qui ne s'applique pas seulement aux voyages maritimes, mais à tous les éléments de l'hygiène envisagés comme instruments de prophylaxie ou de curation. S'il est des *médicaments simples*, il n'est pas d'*élément
hygiénique simple* susceptible d'être classé dans une médication
ou d'être appliqué à un seul élément morbide. L'hygiène thérapeutique est (qu'on me passe ce mot) une réunion de *thériaques*
dont il faut décomposer les éléments pour savoir quelle est
leur action séparée, leur influence concordante ou antagoniste;
on arrive par des opérations analytiques laborieuses à ne plus
croire à leur spécificité; mais (ce qui est une ample compensation) on est sur la route qui conduit à des indications thérapeutiques utiles. La nature, qui a été l'Andromachus de ces
thériaques, n'en a pas composé de plus complexe, de plus
difficile à analyser et à employer judicieusement que celle que
l'hygiène thérapeutique étudie sous le nom de *climats*. Nous en
avons traité longuement, et nous avons essayé de jeter quelque
lumière sur une question qui est obscure certainement, mais
qui est surtout obscurcie.

De tous les éléments complexes qui concourent à faire de la
navigation un moyen thérapeutique, nous devons dégager ici
l'action propre au mouvement du navire et à l'atmosphère maritime, renvoyant à ce que nous avons dit (p. 346) du changement de climat.

La mobilité du véhicule et les qualités propres de l'atmosphère qu'il traverse constituent à proprement parler toute la
spécialité de ce mode de voyage.

Un navire à la mer n'est jamais complètement immobile,
même par le temps le plus calme; l'influence de la houle ou de
son propre sillage, quand il est mû par la vapeur, lui commu-

nique toujours quelques oscillations; sous l'action de la brise
et des lames qu'elle soulève, ces mouvements s'accroissent et
atteignent enfin dans les gros temps une violence qui menace
sa sécurité. Lorsque le bâtiment descend dans le creux d'une
lame et remonte sur sa crête, sa ligne axuelle passe de l'hori-
zontalité à l'inclinaison, s'élève et s'abaisse alternativement;
c'est à ce mouvement que les marins ont donné le nom de
tangage. Dans le *roulis*, au contraire, c'est l'axe transversal qui
descend et remonte au-dessus et au-dessous de l'horizontale,
et le navire oscille d'un côté à l'autre.

Les combinaisons variées de ces deux modes d'oscillations
que nous avons analysés ailleurs [1], et auxquels il faut joindre
la trépidation particulière qu'éprouvent les navires à vapeur,
engendrent toutes les secousses dont le bâtiment est agité et
que subissent les gens qui l'habitent. Étudions l'influence
hygiénique de ces mouvements. Si rien ne semble admirable,
en physiologie, comme l'art instinctif avec lequel l'homme
équilibre le poids de ses organes et coordonne ses mouvements
de manière à faire toujours passer, pendant la marche, son
centre de gravité par le rectangle étroit que mesure l'écarte-
ment de ses pieds, ces efforts de mécanique instinctive ne sont
rien auprès de ceux qu'exigent la station debout ou la progression sur le bout d'un navire à la mer. Les mouvements combi-
nés ou successifs du roulis et du tangage ne permettent pas, en
effet, aux muscles un seul instant de repos; dans le sommeil
même, des contractions, commandées par l'instinct, s'exécutent
encore et luttent contre les forces de la pesanteur.

Dans le tangage sur l'avant, le corps, pour maintenir sa per-
pendicularité par rapport à la surface de la mer, s'incline fortement en arrière, et l'angle que forme son axe avec le pont,
au lieu d'être droit, devient obtus; dans l'acculée ou tangage
en arrière, le corps s'incline, au contraire, en avant et le même
angle devient obtus en sens inverse. De même, dans le roulis,
le corps, comme l'aiguille d'un oscillomètre, se penche alternativement dans un sens opposé à celui de l'inclinaison du

---

1. Fonssagrives, *Hygiène navale*, 2ᵉ édition, Paris, 1878.

navire; en même temps, les pieds, s'écartant l'un de l'autre, élar-
gissent la base de sustentation. La flexion d'un des genoux,
l'extension forcée de l'autre membre inférieur et l'inclinaison
du torse en sens inverse du roulis, assurent, par un ensemble
de laborieux efforts, le maintien mobile du centre de gravité.
La station debout sur un navire secoué par la mer est donc
essentiellement active et exige l'intervention persistante de
contractions musculaires. Les muscles qui étendent et qui
fléchissent le tronc, ceux qui lui impriment des mouvements
de torsion latérale, les leviers actifs que constituent les membres, entrent en action successive ou simultanée, et leur fonctionnement, dont le maintien d'un équilibre toujours menacé
est le but, ne saurait se prolonger sans nécessiter une dépense
considérable d'innervation. S'il en est ainsi pour la station
debout, que sera-ce, à plus forte raison, pour la marche? Combiner à chaque instant ses mouvements de manière à établir
convenablement les diverses bases de sustentation qui se succèdent les unes aux autres, les varier selon que le tangage ou
le roulis sont plus ou moins forts, suivant que ces deux mouvements élémentaires s'associent diversement entre eux, autant de
problèmes de dynamique musculaire dont un volume de physiologie épuiserait à peine l'infinie variété, et que l'instinct, ce
guide si sûr parce qu'il est ignorant, résout d'une manière facile.

Tous ces mouvements, commandés par la mobilité du navire,
sont volontaires; il en est d'autres pour la production desquels
l'organisme est entièrement passif : ce sont les mouvements
communiqués ou ceux de *ballottement*. Les organes meubles
de l'économie les subissent, et le foie, les viscères digestifs, les
poumons, le cœur, les gros vaisseaux, la moelle épinière, le
cerveau, les fluides en circulation, éprouvent tous cette influence, qu'il est aussi impossible de mettre en doute qu'il est
difficile d'en déterminer la nature.

Aux modifications organiques, lentes, qui dérivent des mouvements du navire, il faut opposer les perturbations fonctionnelles brusques dont l'ensemble constitue le mal de mer, lequel
est trop lié aux oscillations du bâtiment pour que la cause
puisse en être rapportée, bien qu'on l'ait tenté, à une autre des

conditions de la vie nautique. Il ne saurait évidemment entrer dans notre plan de décrire ici la physionomie habituelle de la naupathie, ni d'aborder la discussion des théories nombreuses qui ont été successivement imaginées pour en expliquer la nature ; qu'il nous suffise de faire ressortir, d'une part la multiplicité des troubles fonctionnels que suscite le mal de mer, d'une autre part leur caractère d'amovibilité quand la cause qui les produit vient à cesser, et nous y trouverons les deux conditions essentielles d'une médication énergique.

L'atmosphère intérieure du navire ne saurait, au point de vue de la santé des phthisiques, être jugée non plus d'un seul bloc, tant les conditions qui constituent cette atmosphère sont diverses. La nature du bâtiment (type de navire, grandeur, navire à voiles, à vapeur, navire de guerre, navire marchand, paquebot-poste, navire de plaisance), son chargement, la disposition des compartiments habitables, le chiffre de son équipage ou de ses passagers, son aération naturelle, ses moyens de ventilation ou de chauffage, sont autant de conditions susceptibles de modifier les qualités de l'air que respirent les malades quand ils sont dans l'intérieur du navire. Le bâtiment le mieux disposé est toujours dans des conditions plus désavantageuses, sous ce rapport, qu'une habitation ordinaire. La cale, même la plus proprement tenue, est une source d'émanations souvent infectieuses, toujours désagréables, et la sécurité du navire oblige à une certaine parcimonie dans la dispensation des ouvertures aératoires. Enfin, le passage brusque et si fréquemment répété chaque jour de l'intérieur du navire sur le pont, où règne une température relativement rafraîchie par la vitesse et la réflexion du vent sur les voiles, expose les phthisiques à des vicissitudes thermologiques qui sont fâcheuses. On peut dire toutefois que la pureté de l'atmosphère extérieure compense un peu ce qu'a de défectueux celle de l'intérieur du navire, et que, si les bâtiments de guerre et les navires de commerce ont de sérieux inconvénients à ce point de vue, les premiers par leur encombrement en hommes, les seconds par leur encombrement en marchandises et leur malpropreté, les paquebots-poste et surtout les yachts sont dans des conditions qui ne laissent guère à désirer. L'inconvénient le plus réel de ces habitations est le séjour la nuit dans une chambre d'un cubage exigu, où l'air est insuffisamment renouvelé ; la tendance sudorale habituelle aux phthisiques ne peut, en effet, que s'exagérer dans ces conditions.

Il nous reste à apprécier la valeur de l'atmosphère océanienne pour avoir analysé les éléments essentiels de ce médicament complexe qu'on appelle la *navigation*.

L'air marin n'est pas dans les mêmes conditions de composition chimique, de pesanteur, d'hygrométrie, de pureté, que l'air continental. La moyenne de l'oxygène de l'air atmosphérique recueilli à Paris étant de 20,960 en volume, les expériences de Lewy dans l'océan Atlantique, à quatre cents lieues des côtes, donnent une moyenne de 21,019 d'oxygène ; d'une autre part, l'air de Paris contient 79,19 d'azote et celui de l'Océan 78,94 ; enfin, l'acide carbonique du premier étant représenté par 0,0003, celui du second l'est par 0,000043 cent-dix-millièmes. L'air de la mer contient donc plus d'oxygène, moins d'azote et moins d'acide carbonique que l'air continental [1]. Ces différences s'exercent dans des limites trop restreintes pour qu'on puisse leur attribuer une influence hygiénique bien décisive ; mais l'eudiomètre ne donne pas le dernier mot de l'analyse de l'air, et l'éloignement des causes habituelles qui altèrent l'air continental permet de formuler *à priori* cette assertion, que l'air de la mer est plus pur et plus stimulant que l'air continental. La pesanteur de l'atmosphère pélagienne varie suivant les latitudes : « A l'équateur, elle est de 758 millimètres seulement et de là va en augmentant jusqu'au 40e degré de latitude, où elle s'élève à 762 millimètres et même à 764 millimètres. A partir du 40e degré, elle diminue sans cesse et n'est plus que de 760 millimètres au 50e degré... A latitude égale, la pesanteur moyenne de l'atmosphère est de 3 millim. 50 plus forte sur l'océan Atlantique que dans la mer Pacifique. Cette inégalité de pesanteur de la colonne aérienne n'a point été

---

1. B. Lewy, *Rapport sur les collections faites dans la Nouvelle-Grenade* (*Comptes rendus de l'Acad. des sciences*, 1851, t. XXXIII, p. 347).

expliquée d'une manière satisfaisante [1]. » La hauteur moyenne
du baromètre au niveau de l'Océan est de 761 millim. 35. Si
l'on représente par 17,000 kilogrammes environ le poids de la
colonne atmosphérique que supporte le corps d'un homme de
taille moyenne, on trouve que chaque millimètre d'abaissement de la colonne barométrique corespond à une diminution
de pression de 22 kilogr. 2. Un homme habitant à terre un lieu
dont l'altitude est de 100 mètres supportera donc une pression
moindre de 1,200 kilogrammes que l'individu placé dans l'intérieur d'un navire. Cette augmentation de la pression barométrique à laquelle les phthisiques sont soumis en mer peut
être considérée comme avantageuse en elle-même ; elle offre
en effet à l'hématose, et par suite à la nutrition, le bénéfice en
petit de ces atmosphères comprimées que MM. Tabarié, Pravaz
et Bertin réalisent artificiellement pour en faire un moyen
thérapeutique. Une plus grande humidité de l'atmosphère
océanienne, une moindre tension électrique, une plus grande
homogénéité thermologique, achèvent de la distinguer de
l'atmosphère terrestre. Il faut noter aussi la constance et l'uniformité des vents pélagiens, qui, soumis à moins de causes
modificatrices que les vents terrestres, changent moins et ont
chacun un domaine infiniment plus vaste.

Il est un dernier point que nous devons examiner : c'est la
salure de l'atmosphère marine. Elle est de constatation vulgaire, et il suffit de s'être promené quelque temps sur le pont
d'un navire pour que la langue, en passant sur les lèvres, y con
state une saveur sensiblement salée. Ce sel ne peut provenir
que du déplacement mécanique de l'eau de mer par le vent, le
sillage du navire ou les mouvements de ses roues. La distillation de l'eau de mer ne peut, en effet, donner que de l'eau
douce. Lemoine, pharmacien de la marine à Brest, a bien voulu
s'en assurer sur notre demande, en distillant doucement de
l'eau de mer et en faisant passer les vapeurs dans une solution
de nitrate d'argent qui ne s'est en rien troublée. Carrière, qui
a constaté la salure de l'air des lagunes de Venise, admet aussi

1. Foissac, *De la météorologie*, Paris, 1854, t. I, p. 457.

son origine de cause mécanique[1]. Le fait acquis, sinon expliqué, il n'est véritablement pas possible d'admettre que les 15 ou 16,000 litres d'air salé qu'un adulte fait passer chaque jour dans ses poumons ne présentent à l'absorption des quantités très appréciables de sel marin. Mais nous y voyons plutôt un avantage qu'un inconvénient. Quant à ces vapeurs balsamiques que l'imagination d'Ebenezer Gilchrist a vues s'élever de la mer, et auxquelles il a rapporté l'action curative de la navigation dans la phthisie pulmonaire, leur existence est aussi apocryphe que le sont leurs propriétés.

En résumé, on voit qu'une gymnastique musculaire considérable, le mal de mer, le séjour dans une atmosphère plus pure, plus pesante, plus oxygénée, contenant des proportions sensibles de sel marin, constituent les éléments de la *navigation* envisagée comme moyen thérapeutique de la phthisie pulmonaire. Il convient d'en ajouter un autre et dans lequel réside probablement une grande partie de l'action médicatrice de la navigation (opérée dans des conditions très favorables) : c'est la constance thermologique de l'atmosphère du large, quand, bien entendu, le navire reste dans des latitudes sensiblement les mêmes. Voyons le parti que l'on a tiré et que l'on peut tirer de la navigation dans le traitement de la phthisie.

Celse considérait les longues navigations comme utiles aux phthisiques, à la condition qu'ils ne fussent pas trop affaiblis, « *si vires patiuntur* »[2]. Pline, en parlant de l'efficacité d'un voyage en Égypte pour les poitrinaires, attribuait l'améliora-

---

1. Voy. *Hygiène navale*, Paris, 1877, p. 486. — Dans une discussion soulevée en 1856 à la Société d'hydrologie médicale de Paris, la question de la salure de l'air marin a été incidemment traitée à propos d'une communication de Sales-Girons sur les salles de respiration de Pierrefonds. Dans cette discussion, Reveil, s'appuyant sur ce fait que de l'acide borique est entraîné avec de la vapeur d'eau à Cerboli, en Toscane, et que du sel marin existe dans les vapeurs dégagées de l'eau de mer, a émis l'opinion que la distillation d'une eau minérale quelconque entraîne toujours des particules salines. Suivant lui, ce ne seraient pas seulement des *particules d'entraînement*. Nous croyons que l'expérience citée plus haut ne permet pas d'admettre ce fait. — Voyez Carrière, *Union médicale*, 1858, nᵒˢ 73, 76 et 78, et 1863, nᵒ 49.

2. *Utilis etiam in omni tussi est peregrinatio, navigatio longa, loca maritima, natationes* (Aurel. Corn. Celsi, *De re medica*, libri octo ; lib. IV).

tion obtenue par ce moyen bien plus à la traversée qu'au séjour
en Égypte lui-même : « *Neque enim Ægyptus propter se petitur
sed propter longinquitatem navigandi.* » Boerhaave, Mead, Cul-
cen, Fothergill, se sont attachés également à démontrer l'efficacité de ce moyen thérapeutique, mais nul ne l'a préconisé avec
la même ardeur qu'Ebenezer Gilchrist [1], dans un ouvrage qui
a exercé sur l'opinion médicale une influence très durable, et
dans lequel il attribue l'action favorable de la navigation sur la
phthisie à l'inhalation des vapeurs balsamiques que dégage la
mer. Cet ingénieux roman thérapeutique avait été jusqu'ici le
code de l'opinion sur ce point. Notre ami le docteur J. Rochard
en a attaqué les conclusions avec une autorité d'expérience personnelle et une rigueur de critique qui ont fait un fort mauvais
parti au programme décevant formulé par le médecin anglais [2].
Contradictoirement à l'opinion de Reid, de Fothergill, de
Whytt, de Dickson et de Bricheteau, notre savant ami voit, en
effet, dans la persistance du mal de mer, une condition plutôt
désavantageuse que favorable aux phthisiques, et il termine
son travail, que l'Académie de médecine a couronné, par les
conclusions suivantes : 1° les voyages sur mer accélèrent la
marche de la tuberculisation beaucoup plus souvent qu'ils ne
la ralentissent ; 2° à part de rares exceptions qu'il faut bien
admettre, en présence de quelques faits rapportés par des hommes dignes de foi, la phthisie marche à bord des navires beaucoup plus rapidement qu'à terre ; 3° les tuberculeux ne pourraient retirer quelque fruit de la navigation qu'en se plaçant à
bord dans des conditions hygiéniques spéciales, qu'en chan-
geant de climat et de localités, au gré des saisons et des vicissitudes atmosphériques, toutes choses qu'il est impossible de
réaliser à bord des navires qui ont une mission à remplir.

Ce travail, écrit avec une verve de conviction et un talent
remarquables, a excité une vive émotion ; non seulement ses

1. Gilchrist, *Utilité des voyages sur mer pour la cure de différentes maladies et notamment de la consomption pulmonaire*, édit. Bourru, docteur-
régent. Paris, 1770.
2. Rochard, *De l'influence de la navigation et des pays chauds sur la
marche de la phthisie pulmonaire*, mémoire couronné par l'Académie de
médecine (*Mémoires de l'Acad. de méd.*, Paris, 1856, t. XX).

conclusions ont été attaquées (ce qui était de bonne et courtoise discussion), mais l'auteur s'est entendu adresser le singulier reproche d'être un de ces démolisseurs qui ne respectent ni les croyances médicales les plus répandues, ni les traditions thérapeutiques les plus vénérables. Respecter et laisser debout les erreurs scientifiques quand on croit les avoir reconnues, et cela précisément parce qu'elles durent depuis longtemps, serait faire acte d'une coupable complaisance archéologique. D'ailleurs on a trop oublié que l'auteur s'est occupé surtout, si ce n'est exclusivement, de la navigation sur des bâtiments de guerre, et qu'il a fait ressortir combien les poitrinaires souffrent des conditions hygiéniques défavorables qu'ils y rencontrent, et que sa dernière conclusion est un correctif incomplet, il est vrai, de ce que les premières ont peut-être d'un peu absolu. Il importe, en effet, d'établir des distinctions. « Nul doute, avons-nous dit ailleurs, que l'encombrement des navires de l'État, les travaux fatigants de la vie maritime, les ennuis, les privations, la pénurie d'air et de lumière, ne soient des conditions défavorables et que la pureté de l'atmosphère pélagienne ne saurait certainement compenser; mais il est permis de se demander si le passager d'un navire confortable, où tout est disposé pour un but thérapeutique, si le somptueux propriétaire d'un yacht de plaisance qui s'y crée toutes les douceurs du confort britannique et suit le soleil de port en port, ne retirerait pas un avantage réel de ces navigations [1]. » Dire, en effet, avec J. Rochard, que les voyages par terre, le séjour prolongé dans une campagne bien choisie, permettent d'atteindre le même but avec moins de frais et moins de dangers, et avec Le Roy de Méricourt « que toutes les statistiques possibles ne feront jamais admettre, à ceux qui ont l'expérience de la mer et de ses hasards, que l'habitation prolongée à bord des navires puisse être pour des valétudinaires d'une utilité supérieure à la somme des inconvénients qui en sont inséparables [2], » c'est, à notre avis, ne pas tenir un compte

1. Fonssagrives, *Lettre à A. Latour sur l'influence des climats chauds et de l'atmosphère maritime sur la marche de la phthisie pulmonaire* (*Union méd.*, 19 mars 1857).
2. Le Roy de Méricourt, *Considérations sur l'influence de l'air marin*

assez grand des données nouvelles que les voyages libres, confortables, s'opérant dans des parages choisis et dans une bonne
saison, introduisent dans ce problème d'hygiène thérapeutique.
Sans doute, ce moyen palliatif n'est à la portée que d'un petit
nombre de malades, mais aujourd'hui que la Méditerranée est
sillonnée dans tous les sens par des lignes de paquebots spacieux
et confortables, nous ne serions nullement éloigné de conseiller
à des phthisiques d'essayer d'une série d'excursions qui leur pro-
cureraient l'avantage du changement d'air combiné avec celui
d'une diversion intellectuelle, toujours utile dans les maladies
chroniques. Les anciens et les médecins des siècles derniers
tombaient sans doute dans de fréquentes erreurs relativement
au diagnostic de la phthisie ; mais ils voyaient des gens, ayant
l'habitus extérieur de la consomption pulmonaire, revenir de la
mer avec un mieux-être apparent et moins de maigreur ; en cela
ils ne pouvaient se tromper, et nous devons croire avec eux que
ces voyages peuvent exercer une influence favorable sur la nutrition dans les maladies chroniques. C'est là tout sans doute ;
mais pour nous, qui ne croyons pas à la curabilité absolue de
la phthisie, c'est bien quelque chose.

§ 2. — *Diversion climatérique.*

Le changement de climat est plutôt le but des voyages qu'il
n'est un de leurs éléments. La diversion climatérique n'est pas
le passage d'une résidence fixe à une autre résidence, c'est la
transition incessante d'un lieu à un autre, une véritable gymnastique d'assuétudes et de désassuétudes successives qui
s'opère pendant la durée même du voyage. Or, si le seul changement de lieux, le passage d'une ville à une ville voisine, le
séjour à la campagne, rompent utilement l'équilibre harmo-
nique qui s'établit entre nos organes et leurs modificateurs
extérieurs, la diversion climatérique est un moyen d'une portée
encore plus puissante ; mais il faut le manier avec ménagement,

*et de la navigation dans le traitement de la phthisie à l'occasion du livre
de M. Schnepp sur le climat de l'Égypte (Archives gén. de méd., octobre
et novembre 1863, p. 557).*

et éviter aussi bien la fatigue que les transitions thermologiques trop fortes ou trop brusques, et l'on peut dire qu'en théorie générale cette influence est plutôt nuisible qu'avantageuse aux phthisiques [1].

§ 3. — *Diversion morale.*

Toute l'influence des voyages ne réside pas dans cette condition, comme un bon nombre de médecins affectent de le dire et de le croire ; mais on ne saurait contester cependant toute sa puissance d'action. Le mouvement, l'animation du but, la mobilité et la variété des impressions, la substitution de sensations et d'idées nouvelles à des idées ou à des sensations affadissantes par leur monotonie ou destructives par leur direction, l'occupation au dehors de toutes les facultés affectives ou intellectuelles au lieu de leur concentration maladive au dedans : tel est le résultat habituel des voyages, *cette manière mobile d'exister* (Réveillé-Parise) qui fait aux sens et à l'esprit une part équitable, et qui produit d'habitude ce rayonnement expansif de l'intelligence et des passions sans lequel il n'est guère de santé possible. Un ingénieux écrivain, feu le professeur Forget, a avancé cette opinion, qui n'est paradoxale que dans la forme, que les passions maniées habilement devenaient des instruments actifs de médication et se rapprochaient alors, suivant leur nature, de telle ou telle catégorie d'agents médicamenteux. Ce serait, en effet, méconnaître l'intimité et la solidarité des rapports qui lient les deux principes dont se compose l'homme que de nier l'influence active et soutenue qu'ils exercent l'un sur l'autre. Les dispositions matérielles de l'organisme se subordonnent dans une limite restreinte, il est vrai, mais

---

1. Ménessier a insisté (*Journal de médecine de Bordeaux*) sur les dangers des vicissitudes climatériques que la navigation impose aux phthisiques. L'examen thermométrique des urines lui a permis de constater que la chaleur organique se modifie au gré des changements de la chaleur extérieure, d'où la pensée que ces perturbations incessantes sont préjudiciables aux phthisiques. Les faits corroborent d'ailleurs cette induction. Mais autre chose, je le répète, sont des voyages de long cours qui impliquent des transitions climatériques brusques et étendues et ces excursions maritimes sur le littoral européen de la Méditerranée dans lesquelles nulle assuétude n'est heurtée, où tout est bien-être et diversion.

réelle, certaines manières d'être de notre esprit ; mais il sait se venger de cette domination humiliante, et il peut, quand il a les passions pour conseillères, susciter plus d'orages et de désordres qu'il n'en a subis. Combien la médecine serait facile et simple si cet élément permanent de complication n'altérait la physionomie et la marche des maladies ! combien la thérapeutique serait impuissante dans bien des cas, si, se bornant aux seules ressources des médicaments, elle n'invoquait au besoin celles des mouvements de l'âme, dirigés avec prudence et contrastés avec sagacité. Si les maladies du cœur et de l'esprit sont surtout celles qui indiquent impérieusement le besoin du changement d'air et des voyages, les maladies organiques s'en accommodent également très bien, quand elles ne sont pas assez avancées pour que le profit du voyage soit neutralisé par les fatigues qu'il impose. Au reste, ce n'est pas seulement comme diversion morale que les voyages sont recommandés aux phthisiques, ils leur servent en même temps à gagner des refuges climatériques ou des établissements thermaux.

CHAPITRE IV

RÉDUCTION DES DÉPENSES FONCTIONNELLES INUTILES

Les valétudinaires, on ne saurait trop le répéter, doivent, comme des gens ruinés, réduire leurs dépenses au minimum ; c'est le seul moyen de faire honneur à leur santé ; cette obligation n'est jamais plus étroite que pour les valétudinaires de la phthisie. Ils doivent retrancher tout ce qu'ils peuvent sur ce que j'appellerai les fonctions de luxe : l'activité d'esprit et l'activité génésique.

Il est un fait de constatation journalière : c'est que les phthisiques sont généralement remarquables par une exagération de la sensibilité physique et morale ; d'où une impressionnabilité particulière, une sorte d'éréthisme nerveux permanent ; d'où aussi ces grâces attachantes de l'esprit et cette richesse de l'imagination qui conspirent à inspirer pour ces malades un intérêt dont la poésie s'est emparée. On a remarqué aussi que les phthisiques présentaient souvent une exagération des appétits génésiques, comme si le sentiment d'une prochaine destruction les poussait à leur insu vers ce grand œuvre de la reproduction de l'espèce. L'hygiéniste, qui juge toutes ces choses au point de vue de la tâche de conservation qui lui incombe, doit s'efforcer de réduire au minimum ces fonctions de luxe qui préjudicient à la nutrition, et de diriger autant qu'il le peut son malade sous ce double rapport.

Article I. — Hygiène de la génération chez les phthisiques.

Nous avons, à propos de la thérapeutique de la prédisposition tuberculeuse, indiqué au commencement de cet ouvrage les principes qui doivent guider le médecin quand il est consulté sur l'opportunité d'une alliance qui offre de fortes suspicions d'hérédité tuberculeuse. Ces principes, qui sont ceux d'un compromis légitime entre les droits imprescriptibles de la dignité et de la liberté humaines, et ceux des sociétés menacées dans leur avenir par les progrès de l'hérédité morbide, trouvent au reste, ici, une application plus facile et moins embarrassante. Dans le premier cas, en effet, il s'agissait d'une suspicion plus ou moins plausible ; il s'agit maintenant d'une phthisie confirmée, mais dont l'évolution s'est arrêtée depuis un certain temps. Prolonger la durée de cette inertie, c'est le but auquel doivent tendre tous les efforts de la thérapeutique, et la première pensée, c'est qu'il y a un certain péril à changer es conditions dans lesquelles ce sommeil de la diathèse tuberculeuse s'est produit ou se continue.

L'hygiène de la génération chez les phthisiques offre à étudier : 1º la continence ; 2º les fonctions maternelles.

§ 1. — *Continence.*

La continence hors l'état de mariage ne serait pas un devoir rigoureux de la morale, qu'elle serait pour les phthisiques une prescription nécessaire de l'hygiène. Indépendamment, en effet, des inconvénients directs attachés, pour un organisme d'une sensibilité maladive et d'une nutrition appauvrie, à des excès de cette nature, ils n'ont pas comme contre-poids la satiété, cette garantie de modération qui existe dans l'état de mariage ; ces excitations s'entretiennent et s'accroissent par la diversité des sources auxquelles elles se puisent, et la santé ne peut rien avoir à gagner à ce désordre. Est-il besoin dès lors de faire intervenir, comme frein modérateur, la crainte de ces contaminations dont les excès génésiques sont la source trop fréquente ?

J'ajouterai que l'excitation cardiaque qui est la conséquence du rapprochement sexuel est une prédisposition aux hémoptysies. Walshe a vu un crachement de sang survenir chez un tuberculeux dans une circonstance semblable.

La question de la continence conjugale ne saurait être jugée d'une façon absolue, comme toutes les questions complexes de l'hygiène, comme celles surtout dans lesquelles interviennent à la fois un élément moral et un élément hygiénique. Il est certainement désirable que les phthisiques valétudinaires qui sont mariés vivent dans la continence quand celle-ci est doublement consentie. Leur santé propre et l'intérêt de la société que l'hérédité tuberculeuse menace de plus en plus [1] y trouvent en même temps leur profit. J'ajouterai aussi que la contagiosité de plus en plus probable par le fait de la cohabitation conjugale, est une raison de continence de plus. Le médecin ne doit pas l'indiquer ; mais il lui suffit d'alléguer l'intérêt de la santé du malade pour arriver au but qu'il se propose.

La question est diverse, du reste, suivant le sexe. L'acte génésique n'a chez l'homme d'autre inconvénient que celui qui dérive de l'ébranlement nerveux qu'il occasionne ; chez la femme, à cet inconvénient, un peu moindre sans doute, il faut joindre les dangers autrement menaçants auxquels l'exposent la conception et la série des fonctions maternelles qui en

---

1. La statistique démontre que l'enfant qui procède d'une union dans laquelle se trouve un phthisique est voué 26 fois sur 100 à la tuberculisation.

sont la conséquence. Pour le premier, l'usage modéré serait à peu près inoffensif, mais en toutes choses l'abstention absolue est plus facile, à nos natures excessives, que l'usage raisonnable ; pour la seconde, il y a là une source de périls qui n'ont rien d'imaginaire, comme nous allons le voir [1].

§ 2. — *Fonctions maternelles.*

Si la phthisie est plus fréquente chez les femmes, et si elle cause chez elles plus de ravages, comme l'ont établi toutes les statistiques [2], j'attribue beaucoup moins ce privilège fâcheux à leur vie sédentaire (c'est un danger dans un sens, une cause d'immunités dans l'autre) et à la prédominance du caractère lymphatique dans leur constitution, qu'à l'épreuve des fonctions surajoutées (menstruation, grossesse, parturition, allaitement) à laquelle leur sexe les soumet.

L'établissement des règles et les vicissitudes que subit la menstruation pendant la période cataméniale de la vie des femmes ne sont pas des causes directes de phthisie, mais ce sont des causes provocatrices qui font éclore la prédisposition. Et cela se conçoit : on peut affirmer que chez la femme l'utérus est le point de départ de presque toutes les congestions, vers quelque organe qu'elles se portent et quelle que soit leur mesure. On dirait que, dans certains états pathologiques ou physiologiques de l'utérus, la circulation capillaire est gouvernée autant par cet organe qu'elle l'est par le cœur. De même, aussi, il exerce sur la répartition de la chaleur organique une action qui n'est, sans doute, que le corollaire de la précédente, mais qui, à mon avis, n'a pas été assez remarquée. En sorte que l'utérus fonctionnant mal, l'équilibre de la circu-

---

1. Un médecin hollandais, Hartzen, a récemment défendu cette thèse que les rapports sexuels n'avaient pas dans la phthisie les inconvénients qu'on leur attribue et qu'ils pourraient même être utiles dans une certaine mesure (*Gaz. hebd. de méd.*, 1870, p. 432). Les arguments qu'il invoque ne convaincront personne, et je m'en tiens au conseil d'une abstention complète, ou tout au moins d'une extrême réserve.

2. Louis, *Note sur la fréquence relative de la phthisie chez les deux sexes* (*Annales d'hygiène publique*, 1831, t. VI, p. 50).

lation et celui de la calorification organique sont, par ce fait, singulièrement menacés. Nous avons expliqué plus haut le rôle actif que joue la dysménorrhée dans l'évolution de la phthisie, et nous n'avons pas à y revenir.

L'influence de la grossesse a été diversement appréciée. Cette question a été déjà abordée dans ce livre. Beaucoup de phthisiologues la considèrent comme avantageuse ; d'autres, au contraire, y voient une cause assurée d'aggravation. Grisolle se range dans ce camp. En 1849, ce professeur a présenté à l'Académie de médecine un mémoire sur cette question, et s'est efforcé de prouver, en s'appuyant sur dix-sept observations, que la grossesse précipitait la marche de la phthisie [1]. Plus récemment, un nouveau fait a été fourni par Grisolle [2] à l'appui de cette manière de voir. Il s'agit d'une jeune femme entachée d'hérédité tuberculeuse, qui devint enceinte et fut prise, au quatrième mois, d'une prétendue bronchite, laquelle n'était que le début d'une phthisie. Celle-ci la conduisit rapidement au marasme : elle mit au monde un enfant vigoureux et succomba huit jours après. Ce fait ne constitue certainement pas la règle habituelle. Il est ordinaire, au contraire, de voir la phthisie suspendre sa marche pendant la grossesse, et nous avons expliqué ce fait par la contre-fluxion sanguine énorme que la grossesse produit vers l'utérus au profit de la poitrine. Mais ce n'est là qu'un bénéfice tout temporaire. Si la *grossesse* le procure, la *puerpéralité* agit dans un sens diamétralement opposé, et les accidents de ramollissement se pressent alors avec une telle rapidité, que son influence ne saurait être mise en doute ; de telle sorte que, en réalité, une grossesse, à une

1. Grisolle, *De l'influence que la grossesse et la phthisie pulmonaire exercent réciproquement l'une sur l'autre (Bulletin de l'Acad. de méd.,* Paris, 1849-50, t. XV, p. 10). En 1851, Grisolle a lu à l'Académie de médecine un rapport sur un travail de Ch. Dubreuilh, de Bordeaux, relatif à l'influence de la grossesse sur la phthisie. L'auteur et le rapporteur étaient en désaccord d'opinion. Dubreuilh considérait la grossesse en *elle-même* comme améliorant souvent l'état des phthisiques pour lesquelles l'état puerpéral est au contraire une crise dangereuse. Je me rallie tout à fait à cette manière de voir. Fort heureusement, les femmes phthisiques sont peu fécondes.

2. Grisolle, *Gazette des hôpitaux,* 19 avril 1865.

certaine époque de la phthisie, doit être considérée comme
une épreuve extrêmement menaçante [1].

Nous avons fait ressortir plus haut l'inopportunité de l'allaitement maternel, au double point de vue des intérêts de l'enfant
et de la mère, même quand il y a chez celle-ci simple suspicion
de tubercules, et nous nous sommes élevé contre l'opinion de
Morton acceptée par Perroud. En supposant en effet (ce qui est
loin d'être démontré) que la sécrétion lactée produise une contre-fluxion physiologique favorable à l'état de la poitrine, il faut
admettre, pour être conséquent, que cette habitude sécrétoire
constitue un danger inverse au moment où il faut rompre
avec elle. D'ailleurs, il ne s'agit pas seulement ici de faire les
frais d'une sécrétion énorme; il y a aussi les veilles, les fatigues, quelquefois aussi les douleurs des gerçures, etc., avec
lesquelles il faut compter. [Ce que nous savons enfin de l'influence de l'allaitement sur la production des tubercules chez
les femelles laitières ne plaide guère, du reste, en faveur de
l'innocuité et, à plus forte raison, des avantages de l'allaitement maternel [2].

Ainsi donc, toute phthisie confirmée, accusée par des lésions
physiques plus ou moins étendues, mais réelles, justifie le
conseil d'abstention du mariage pour les femmes; pour les
hommes, il doit être moins absolu, parce qu'ils n'ont rien à
voir aux dangers de la génération, et puis aussi parce que,
indépendamment des satisfactions affectives, ils trouveront
dans la vie de mariage, en même temps que les avantages
physiques d'une vie soignée et régulière, une sauvegarde contre
les sollicitations d'entraînements dangereux [3].

1. C'est là aussi l'opinion de Fournet, *Recherches cliniques sur l'auscultation des organes respiratoires*, Paris, 1839, part. II, p. 827.
2. Bouchardat, *Supplém. à l'Annuaire de thérapeutique* pour 1861, a
relaté des expériences très intéressantes faites par des nourrisseurs de
Paris pour accroître la quantité du lait des vaches à la faveur d'un entraînement particulier. On arrivait ainsi à tripler la quantité de lait, et par
suite la dépense imposée à ces animaux en *aliments de la calorification*
(beurre et sucre) atteignait des proportions considérables (640 grammes
de beurre et 1080 de lactose dans un cas). Ces vaches maigrissaient et
devenaient tuberculeuses, comme le deviennent les glycosuriques. Rayer
a admis aussi cette influence de l'allaitement sur la production des tubercules chez la femme.
3. Nous ne faisons pas intervenir ici et intentionnellement la question

CHAPITRE V

HYGIÈNE MORALE

La sensibilité physique et affective des poitrinaires est habituellement surexcitée, et en même temps qu'elle l'activité cérébrale ; aussi n'est-il pas rare de voir des phthisiques adonnés aux travaux de l'esprit travailler avec une sorte d'acharnement, comme si le *long espoir* et les *vastes pensées* ne leur étaient pas interdits. Il convient de donner satisfaction à ces goûts en tant qu'ils procurent une diversion morale utile et qu'ils n'atteignent pas la limite d'une fatigue préjudiciable [1]. Dans la période de prédisposition, les excès de travail intellectuel ont des dangers que nous avons déjà signalés ; il n'est pas rare de voir la phthisie éclater à la suite des travaux excessifs nécessités pendant l'adolescence par les épreuves d'un concours ; il n'est pas rare non plus, et j'en ai recueilli des exemples, de voir dans les mêmes conditions une prédisposition héréditaire aboutir au développement d'une méningite tuberculeuse. Pendant la période ou les périodes successives dans lesquelles la phthisie évolue, le travail serait autrement dangereux ; mais les malades, en proie à la fièvre, n'y sont que médiocrement sollicités ; enfin, quand ils sont dans cet état valétudinaire qui exige surtout des précautions, les travaux d'esprit doivent être pour eux une distraction et jamais une fatigue. Ces économies qu'ils font sur les dépenses de l'activité

de la contagion de la phthisie par la cohabitation conjugale, question grave qui se pose de nouveau aujourd'hui, et avec un caractère de probabilité extrême. Que faut-il penser de l'opinion de Gubler qui admettait qu'une femme saine mariée à un phthisique peut être infectée au point de vue de la tuberculose par l'enfant qu'elle porte ? Nous avons répondu plus haut à cette question.

1. Morton a tracé ainsi le régime moral des phthisiques : « *Ab iracundiâ, mæstitia, intensa cogitatione, atque omnibus aliis gravioribus animi pathematis summopere divertatur æger, idque non tantum monitis et consiliis, verum etiam societate et jucundissimorum amicorum consuetudine. A studiis etiam et vigiliis intempestivis diligiter sibi caveat.* » (R. Morton, *Phthisiologia*, t. I, lib. II, cap. 8, p. 15.) Tout cela est malheureusement plus facile à dire qu'à pratiquer.

intellectuelle, ils doivent aussi chercher à les réaliser sur leurs
passions; mais nous touchons ici à un domaine sur lequel
l'hygiène ne porte que des aspirations et qu'elle ne saurait
avoir sérieusement la prétention de réglementer.

Quand les désordres ont atteint une telle limite que rien ne
saurait prévaloir contre eux, le rôle du médecin qui s'est efforcé de tirer un bon parti de cette santé, compromise souvent
dès le berceau, et qui est arrivé à la prolonger, ne s'arrête pas
pour cela. Il lui reste *à aplanir à son malade le chemin du tom-
beau*, comme le dit Hufeland, et à lui procurer les douceurs
d'une double euthanasie physique et morale. « S'il est des maladies, a dit Max Simon dans un livre qui restera comme l'une
des œuvres de ce siècle les mieux pensées et les plus délicate-
ment écrites, s'il est des maladies qui, par les lésions graves
qu'elles développent dans certains appareils, brisent immédiatement toute relation avec le monde extérieur, beaucoup plus
nombreuses sont celles où l'intelligence, conservant l'intégrité
de ses fonctions, permet à l'homme en proie à l'affection à
laquelle il doit succomber de penser et de sentir jusqu'à la
période ultime de la vie. Lorsqu'un malade se trouve dans ces
dernières conditions, quelque grave que soit son état, quelque
inévitable, quelque prochaine que soit la mort, le médecin ne
doit pas l'abandonner. Il y aurait dans cet abandon une froide
cruauté qui affecterait douloureusement l'âme de l'infortuné
dont elle éteindrait la dernière espérance. Tel est l'irrésistible
instinct qui attache l'homme à la vie qu'au milieu des langueurs,
des défaillances de la maladie, il est presque constamment sur-
pris par la mort; il sent la difficulté, non l'impossibilité d'être.
Dans ses derniers efforts pour retenir un bien qui va lui échapper, le mourant tourne ses yeux à demi éteints sur l'homme de
l'art, son regard l'interroge encore; il se prête jusqu'à la fin
aux investigations qui peuvent éclairer la science sur la nature
d'une affection dont la terminaison funeste est si prochaine.
Comment le médecin qui nourrit dans son cœur quelque sentiment d'humanité pourrait-il abandonner le malheureux qui
place en lui sa dernière espérance et dont il sera peut-être le
dernier souvenir? Non, cela n'est pas possible, la médecine

n'est point une simple spéculation de l'esprit; elle est en même temps une branche de la charité, et le cœur ne saurait méconnaître ce droit sacré du mourant [1]. »

Une circonstance rend d'ailleurs moins douloureuse cette tâche du médecin arrivé au bout de ses ressources et réduit à ne plus employer que d'insuffisants palliatifs : c'est ce voile secourable que l'illusion jette si habituellement sur les derniers jours des phthisiques. Il en est ainsi dans un bon nombre de cas; mais la mort ne se présente pas toujours chez eux avec ces caractères d'extinction graduelle et inconsciente que la poésie s'est attachée si souvent à reproduire; bien souvent aussi, les phthisiques ont à traverser les angoisses d'une douloureuse agonie, en dehors même des cas où une phthisie laryngée vient hâter leur mort, et le médecin doit recourir alors aux moyens dont il dispose pour adoucir les derniers moments de son malade, dans une mesure tracée à la fois par le devoir de ne rien risquer au point de vue du corps, et de ne pas engourdir une intelligence qu'il faut jusqu'au bout laisser maîtresse de ses destinées.

1. Max Simon, *Déontologie médicale ou des devoirs et des droits des médecins dans l'état actuel de la civilisation*, Paris, 1845, p. 375.

CONCLUSION

1° La phthisie sous la diversité de ses formes anatomiques est une par sa diathèse.

2° Cette maladie n'est pas *guérissable* dans le sens usuel du mot, et il est malheureusement douteux qu'elle le devienne jamais. Les cas avérés de guérison frappent l'esprit par leur caractère exceptionnel, et l'impression qu'ils produisent est la preuve même de leur rareté. Un phthisique réputé *guéri* est et demeurera dans l'immense majorité des cas un *valétudinaire* obligé par cela même à une hygiène assidue.

3° L'art est armé, dès à présent, d'une puissance considérable pour prévenir l'éclosion de la phthisie chez les sujets qui y sont prédisposés par l'hérédité et pour prolonger les périodes de répit qu'elle présente si souvent. Il y a, en réalité, peu de maladies dans lesquelles une thérapeutique rationnelle et s'attachant à la recherche des indications sente, mieux que dans celle-ci, son utilité.

4° Il n'y a pas jusqu'ici de spécifiques de la phthisie, et leur recherche ne doit pas nous détourner de la thérapeutique des éléments : « Nous ne *guérissons* pas la phthisie, nous la *pansons*. »

5° Il n'y a qu'une médecine qui soit en même temps digne et utile : c'est celle des indications. Le traitement de la phthisie est un raccourci de la thérapeutique tout entière, et toutes les médications peuvent successivement y figurer.

6° Il repose sur deux éléments qui se prêtent un mutuel appui : le *médicament* et l'*hygiène ;* réduit à l'une de ces deux ressources, il est désarmé.

7° Prévenir le développement de la phthisie, et quand elle est déclarée, l'immobiliser dans la période où il la rencontre, telle est l'ambition permise au thérapeutiste et le but qu'il peut avec conviction assigner à ses efforts. Si la guérison complète survient, il doit modestement en rapporter l'honneur à un bénéfice de nature qu'il a préparé, mais qui n'est pas son œuvre : « *Cuique suum.* »

INDEX BIBLIOGRAPHIQUE

NOTA. — Les sources sont classées dans un ordre méthodique et suivant les parties de cet ouvrage auxquelles elles se rapportent.

I

TRAITÉS GÉNÉRAUX

Offrant un intérêt spécial au point de vue de la thérapeutique de la phthisie pulmonaire.

Castello (P. V.). Exercitationes medicinales ad omnes thoracis affectus, decem tractibus absolutæ, Tolosæ MDCXVI. Tractatus octavus. *De Phthisi.*

Ce traité mérite d'être lu en entier. Il soulève et juge avec autant de sagacité que d'érudition la plupart des points de pratique qui se rapportent à la phthisie.

Hamberger. Dissertatio de phthoë. Tubing., 1585.

Mœller. Dissert. de phthisi. Francof., 1603.

Meibomius (J.-H.). Dissert. de phthisi. Basil, 1619. J.-H. (Meibomius est le père de l'anatomiste Henri Meibom.).

Sennert (D). Dissertatio de phthisi. Wittembergæ, 1619.

Schneider (Conrad-Victor). Dissertatio de vera natura et recta ratione curandæ phthiseos. Wittembergæ, 1848.

Morton (Richard). Phthisiologia sive exercitationes de phthisi. Londini, 1689.

Stahl (G.-L.). Dissert. de phthisi. Halæ, 1704.

Barry (Sir Edward). Treatise on Consumption of the lungs with account of nutrition. In-8°. Dublin, 1726.

Simmons (Samuel). Practical observations on the treatment of consumption. In-8°. London, 1780.

Reid (Thomas). Ueber die Natur und Heilung der Lungensucht. Offenbach, 1781.

Jeannet des Longrois. De la pulmonie, de ses symptômes et de sa curation. In-8°. 3° édit. Paris, 1784.

Raulin (Joseph). Traité de la phthisie pulmonaire. In-8°. Paris, 1784.

Salvadori (Matteo). Del morbo tisico. In-8°, Trient, 1787.

Sigwart (Georg. Fréd). Phthisis.

Baillou (Ballonius). Conciliorum medicinalium libri tres. Parisiis, 1635-1649.

Jœger (Chr. Fried.). Phthisis pulmonalis, casu notabiliore et epicrisi illustrata. Tubingæ, 1772.

Murray. Progressus de phthisi pituitosa. Gœttingæ, 1776.

Percival. Essays medical and experimental. 3 vol. in-8º. London, 1773-1776.

Mead. Recueil des œuvres physiques et médicinales. Trad. Coste. 2 vol. gr. in-8º, avec figures, 1774.

Macbride. Introduction à la théorie et à la pratique de la médecine; trad. Petit-Radel. 2 vol. gr. in-8º, Paris, 1778.

Stoll. Ratio medendi, in nosocomio practico Vindobonensi. 1 vol. in-8º. Viennæ, 1783, et Parisiis, 1787.

Quarin. Animadversiones practicæ in diversos morbos. Vienne, 1786.

Cullen. Eléments de médecine pratique. Traduit de l'anglais par Bosquillon. 2 vol. in-8º. Paris, 1789.

Ryan (Michel). An inquiry into the causes, nature and cure of consumption. In-8º. Dublin, 1788.

May (William). Essay on pulmonary Consumption. In-8º. London, 1792.

Sutton. Considerations regarding pulmonary Consumption. In-8º. London, 1799.

Brieude. Traité de la phthisie pulmonaire. 2 vol. in-8º. Paris, an XI (1803).

Rush. Medical inquiries and observations. 2ⁿᵈ édition. 4 vol. in-8º. Philadelphie, 1805.

Baume. Traité de la phthisie pulmonaire. 2 vol. in-8º. 2e édition. Paris, 1805.

Bonnafox de Mallet (Julien). Traité sur la nature et le traitement de la phthisie pulmonaire. In-8º, Paris, 1805.

Reid (John). Treatise on Consumption. In-8º. London, 1806.

Raffeneau Delile. An inaugural dissertation on pulmonary Consumption. In-8º. New-York, 1807.

Portal (Antoine). Observations sur la nature et le traitement de la phthisie pulmonaire. 2 vol. in-8º. Paris, 1809.

Bayle (G.-L.). Recherches sur la phthisie pulmonaire, Paris, 1810.

Lanthois. Théorie nouvelle de la phthisie pulmonaire, augmentée de la méthode préservatrice. 3e édition. Paris, 1822.

Andral (G.). Clinique médicale ou choix d'observ. recueillies à la clinique de M. Lerminier. Paris, 1826, t. III. Phthisie pulmonaire.

Laennec. Traité de l'auscultation médiate et des maladies des poumons et du cœur. 2 vol. in-8º. Paris, 1826.

Clark (J.). Traité de la consomption pulmonaire, comprenant des recherches sur les causes, la nature et le traitement des maladies scrofuleuses et tuberculeuses en général. Trad. Lebeau. In-8º. Bruxelles, 1836.

Sue. Mémoire sur le traitement de la phthisie pulmonaire. Rapport de MM. Husson, Louis et Honoré (*Bullet. de l'Acad. de médecine,* 1837, t. II, p. 62). — De la nature et du traitement de la phthisie. Paris, 1839.

Trousseau et Belloc. Traité pratique de la phthisie laryngée. In-8°, Paris, 1837.

Fournet. Recherches cliniques sur l'auscultation des organes respiratoires et sur la première période de la phthisie pulmonaire. 2 vol. in-8°. Paris, 1839.

Louis. Recherches sur la phthisie pulmonaire. 2e édition. In-8°. Paris, 1840.

Boudet. Recherches sur la guérison naturelle et spontanée de la phthisie pulmonaire. Thèse de Paris, 1843.

Lugol. Recherches et observations sur les causes des maladies scrofuleuses. Paris, 1844.

Foucault. Causes générales des maladies chroniques, spécialement de la phthisie pulmonaire, et des moyens de prévenir la dernière de ces maladies. In-8°. Paris, 1844.

Bricheteau. La phthisie pulmonaire et son traitement (*Gaz. des hôp.*, 1845, p. 610).

Requin. Eléments de pathologie médicale. Paris, 1846, t. II, p. 310-344.

Turnbull. Inquiry how far Consumption is curable, with observation on cod-liver oil and other remedies. Second edit. London, 1850.

Bricheteau. Traité des maladies chroniques qui ont leur siège dans l'appareil respiratoire. In-8°. Paris, 1852.

Cotton (Richard Payne). The nature, symptoms, and treatment of consumption. London, 1852.

Burslem (Willougby). Pulmonary Consumption and its treatment. In-8°, London, 1852.

Bennett (John Hughes). Treatise on the pathology and treatment of pulmonary Tuberculosis. In-8°. Edinburgh, 1853.

Gintrac (E.). Cours théorique et clinique de pathologie interne et de thérapie médicale. Paris, 1853, t. III, p. 284-323.

Cormac (Henry Mac). On the nature, treatment and preservation of pulmonary consumption, and incidentally of scrofula. In-12. London, 1855. — Consumption as engendered by rebreathed air and consequent arrest of the unconsumed carbonaceous vaste, its prevention and possible cure. 2nd edit. London, 1865.

Bennett (J.-H.). Du traitement de la phthisie pulmonaire (*Bullet. gén. de thérap.*, 1860, t. LX, p. 438).

Perroud. De la tuberculose ou de la phthisie pulmonaire. Mémoire couronné par la Société de médecine de Bordeaux. In-8°. Paris, 1861.

Graves (R.-J.). Leçons de clinique médicale. Trad. Jaccoud. 2e édition. 2 vol. in-8°. Paris, 1863, p. 137-195.

Ch.-J.-B. and Ch.-Th. Williams. On the nature and treatment of pulmonary Consumption as examplified in private practice (*The Lancet*, 1868).

Grisolle. Traité de pathologie interne. Paris, 9e édition, MDCCCLXV. Article Phthisie, t. II, p. 516-558.

Pidoux. Introduction à une nouvelle doctrine de la phthisie pulmonaire (*Union médicale*, Paris, 1865). — Etudes générales et pratiques sur la phthisie. 2e édition. Paris, 1874.

Guéneau de Mussy (N.). Leçons cliniques sur les causes et le traitement de la phthisie pulmonaire. Paris, 1860, p. 87.

Trousseau (A.). Clinique médicale de l'Hôtel-Dieu de Paris. 2ᵉ édition. Paris, 1865, t. I, p. 584. 5ᵉ édition. Paris, 1877, t. I, p. 712.

Niemeyer. Traité de pathologie interne et de thérapeutique. Traduction Culman et Sengel. Paris, 1865, t. I, p. 137-195.

Peter (Michel). Du traitement thérapeutique et hygiénique des tuberculeux, in *Bullet. de thérap.*, 1879, t. XCVI.

Valleix. Guide du médecin-praticien. 5ᵉ édition. Paris, 1866, t. II.

Walshe. Traité clinique des maladies de la poitrine, trad. Fonssagrives. Paris, MDCCCLXX.

Hanot. Nouveau dictionnaire de médecine et de chirurgie pratiques. Art. Phthisie, t. XXVII, p. 215 à 560.

Peter. Leçons de clinique médicale. Paris, 1879, t. II, p. 1 à 582.

II

TRAITÉS OU MÉMOIRES DE DÉTAIL

§ 1. — Hérédité, spécificité et contagiosité de la phthisie.

Ettmuller. De nutritione partium læsa. *Opera omnia*, vol. II, p. 243.

Morton. Phthisiologia. Lib. I, cap. I.

Sennert. Opera omnia. T. III, lib. I, p. II, cap. xxxiv.

Morgagni. De sedibus et causis morborum. Litt. XXII.

Van Swieten. Comment. in aphorismos Boerrhavi. T. IV, p. 54, § 1206.

Baume. Traité de la phthisie pulmonaire connue sous le nom de maladie de poitrine. 2ᵉ édition. Paris, an XIII. T. I.

Portal (Antoine). *Op. cit.* T. I, p. 42.

Bernardeau. Histoire de la phthisie pulmonaire; nouvelles recherches sur l'étiologie et le traitement de cette maladie. Paris, 1845.

Anglada (Ch.). Traité de la contagion. Paris, 1853.

Bergeret (d'Arbois). Phthisie dans les petites localités (*Ann. d'hyg. publ.*, 2ᵉ série, octobre 1867).

Bulletin et mém. de la Société médicale des hôpitaux de Paris. 1866, 2ᵉ série, t. III, p. 47.

Discussion à l'Académie de médecine sur la tuberculose (*Bullet. de l'Acad. de méd.*, 1868).

Drysdale. Contagion de la phthisie pulmonaire par cohabitation conjugale (*British and foreign medical Journal*, 1868).

Seco-Baldor. Lecture au Congrès médical international de Paris, en 1867. Séance du 19 août.

Evers. Dissertatio in contagium phthisicum inquirens. Gœttingæ, 1782.

Narducci. Sopra il contagio della tisichezza. Perugi, 1785.

Goutte. La phthisie pulmonaire est-elle contagieuse? Thèse de Paris, an XII (1803).

Ettmuller. Opera omnia. *De nutritione partium læsa.* Vol. II, p. 243.
Il admet la contagion *per sputum* et *per cohabitationem.*

Drysdale. Contributions à la question de la contagion de la phthisie (*British and forcign medical Journal,* février 1848).

Bertin (Em.). La tuberculose, sa spécificité, son inoculabilité. Montpellier, 1868.

Roustan (A.). Recherches sur l'inoculabilité de la phthisie. Paris, 1868.

Villemin. Études sur la tuberculose, preuves rationnelles et expérimentales de sa spécificité et de son inoculabilité. Paris, 1868, p. 528.

Chauveau. Démonstration de la virulence de la tuberculose par les effets de l'ingestion de la matière tuberculeuse dans les voies digestives (*Bullet. de l'Acad. de méd.,* 1868, t. XXXIII).

Discussion de la Société médicale des hôpitaux de Paris sur la contagion de la phthisie. *Bulletin,* 1866, t. III, p. 41.

Pidoux. Études générales et pratiques sur la phthisie. 2ᵉ édition. Paris, 1874. Chap. v, p. 183.

Villemin. Causes et nature de la tuberculose (*Bullet. de l'Acad. de médecine,* 1865, t. XXXI, p. 211 ; *ibid.,* t. XXXII, 1866).

Salvadori (Matteo). Del morbo tisico, libri tres. Torino, 1789.
La question de l'hérédité de la phthisie est traitée à la page 248.

§ 2. — CURABILITÉ DE LA PHTHISIE.

Boudet. Sur les transformations des tubercules pulmonaires et sur quelques-unes des terminaisons de la phthisie (journal *l'Expérience,* février 1843).

Simon (Max). Considérations pratiques sur la phthisie tuberculeuse à une époque avancée de la vie (*Bullet. de thérap.,* 1845, t. XXIX, p. 61.

Faits empruntés à la pratique d'Andral et à celle de l'auteur, démontrant que des individus ayant eu des hémoptysies très fréquentes et ayant offert les signes avérés de la phthisie pulmonaire ont atteint une vieillesse avancée.

Teulon (Em.). De la curabilité de la phthisie pulmonaire. Thèses de Montpellier, 1864, nᵒ 25.

Bonne étude du mécanisme de la guérison de la phthisie dans les diverses périodes. Il admet la curabilité. A la fin de son travail, l'auteur a inséré une bibliographie (pages 104-107) des cas avérés de guérison de la phthisie.

Joswill de Funchal. Des dépôts calcaires dans les poumons (*Gaz. méd. de Paris,* 5 décembre 1846).

Itard. Guérison d'un cas de phthisie pulmonaire (*Journal des conn. medico-chirurg.,* t. X, 1842-1843, p. 22).

Boudant. La phthisie pulmonaire est-elle curable? (*Lecture faite au Congrès médical de Lyon,* octobre 1864.)

Forget (P.). De la curabilité et du traitement rationnel de la phthisie pulmonaire (*Bullet. de thérap.,* 1848, t. XXXIV, pages 11 et 117).

Thiercelin. Étude sur le traitement et la curabilité de la phthisie pulmonaire. Paris, 1859.

§ 3. — ETATS PHYSIOLOGIQUES OU MORBIDES ANTAGONISTES.

Tinchant. Dissertatio de periculo operationis fistulæ ani a causa interna proveniente. Theses Argentor., 1790.

Mondière. Mémoire sur les dangers de la suppression habituelle de la transpiration des pieds (journal *l'Expérience*, 1831, t. I, p. 481 ; voy. aussi *Bulletin de la Société médicale d'émulation de Paris*, 1825, p. 300).

Trousseau. Des cas dans lesquels il convient de guérir les gourmes (*Journal des connaiss. médico-chir.*, juillet 1842, t. X, p. 1, et *Journal de méd. de Trousseau et Beau*, octobre 1845, p. 289.

Chassinat. Lettre à l'Académie royale de médecine sur la question de l'antagonisme, août 1843.

Hervieux. Influence de la grossesse sur la marche de la phthisie. Quelques mots sur la question de l'hérédité de cette maladie (*Union méd.*, janvier et mars 1848, p. 38).

Grisolle. De l'influence que la grossesse et la phthisie pulmonaire exercent réciproquement l'une sur l'autre (*Bullet. de l'Acad. de méd. de Paris*, 1849-50, t. XV, p. 10, et *Archiv. gén. de méd.*, janvier 1849).

Dubreuilh (Charles). Influence de la grossesse, de l'accouchement et de l'allaitement sur le développement et la marche de la phthisie pulmonaire. Rapport de Grisolle (*Bullet. de l'Acad. de méd.*, 1851, t. XVII, p. 14).

Courty (A.). Traité pratique des maladies de l'utérus et de ses annexes. Paris, 1866, p. 170.

Lisfranc. Maladies de l'utérus, leçons cliniques recueillies par Pauly. Paris, 1836, p. 162.

Aran. Leçons cliniques sur les maladies de l'utérus. Paris, 1858-1859, p. 104.

Bennett (H.). De la connexion entre la phthisie et les maladies utérines, et de la nécessité de traiter ces dernières dans les cas ainsi compliqués (*Bullet. de thérap.*, 1867, p. 724).

Battye. Convient-il de guérir les maladies utérines chez les phthisiques? (*The Lancet*, 11 aug. 1866.)

Trousseau. Des cas dans lesquels il convient de guérir les gourmes (*Journal des conn. médico-chir.*, juillet 1842, t. X, p. 1; — *Journal de médecine*, octobre 1845, p. 289; — Clinique médicale de l'Hôtel-Dieu de Paris, 5e édition, Paris, 1877).

Hérard et Cornil. De la phthisie pulmonaire. Étude anatomo-pathologique et clinique. Paris, 1867, p. 724.

Malet (de Rio Janeiro). Doit-on guérir les affections utérines compliquant la phthisie? (*Bullet. de thérap.* 1867, t. LXXII, p. 202.)

Boudin. De l'influence des localités marécageuses sur la fréquence et la marche de la phthisie pulmonaire et de la fièvre typhoïde

(*Annales d'hyg. publique*, 1845, t. XXXIII, p. 58). — Traité de géographie et de statistique médicales, t. II, p. 628; — *Annales d'hygiène publique*, 1846, t. XXXVI, p. 304, et 1847, t. XXXVIII, p. 236.

Nepple. Traité sur les fièvres rémittentes et intermittentes. Paris, 1835.

Paccoud. Question de l'antagonisme entre l'infection palustre et la phthisie (*Comptes rend. de l'Acad. des sciences*, 15 août 1843).

Crozant. Idem (*Journal de méd. de Fouquier et Beau*, mai 1844).

Brunache. Recherches sur la phthisie pulmonaire et la fièvre typhoïde considérées dans leurs rapports avec les localités marécageuses. Paris, 1844.

Le Pileur. Quelques objections à la théorie de l'antagonisme (*Annales d'hyg. publique*, t. XXXVI, p. 5).

Lefèvre (Am.). De l'influence des lieux marécageux sur le développement de la phthisie et de la fièvre typhoïde étudiée particulièrement à Rochefort (*Bullet. de l'Acad. de méd.*, 1844-45, t. X, p. 968), et Rapport de Gaultier de Claubry sur ce travail (*ibid.*, p. 1041).

Lévy (Michel). Lettre touchant l'influence des marais sur la fréquence de la phthisie pulmonaire (*Bullet. de l'Acad. de méd.*, 1843, t. VIII, p. 939).

Rufz. Etude de la phthisie à la Martinique (*Mém. de l'Acad. roy. de méd.*, 1843, t. X, p. 223).

Tribe. Heureuse influence de l'atmosphère des pays marécageux sur la tuberculisation pulmonaire. Thèse de Montpellier, 1843.

Bérenguier. Traité des fièvres intermittentes et rémittentes. Paris, MDCCCLXV, p. 170. — Notice sur la phthisie pulmonaire considérée dans ses rapports avec les maladies paludéennes dans le canton de Rabasten (Tarn) (*Annales d'hyg.*, 1847, t. XXXVIII, p. 251).

Pidoux. Etudes générales et pratiques sur la phthisie. 2e édition. Paris, 1874. Chap. IV, *Maladies antagonistes de la phthisie*, p. 153.

Brieude. Traité de la phthisie pulmonaire. Paris, an XI (1803).

L'observation VI (t. II, p. 7) relate un cas de phthisie pulmonaire qui a paru retardée par la grossesse et l'allaitement.

Bonnafoy-Demalet. Traité sur la nature et le traitement de la phthisie pulmonaire. Paris, an XII (1804).

A la page 77, l'auteur affirme sa croyance à la contagiosité de la phthisie par la cohabitation, et il invoque les autorités qui soutiennent cette doctrine.

§ 4. — PROPHYLAXIE HÉRÉDITAIRE ET INDIVIDUELLE DE LA PHTHISIE.

Rosen a Rosenstein. Dissertatio de cognoscenda et curanda imminente phthisi pulmonari. Upsal, 1740.

Locke. Education physique des enfants. Trad. Coste. 8e édition. 2 vol. in-12. Paris, MDCCCXLVII.

Beddoes. Essay on the causes, early signs, and prevention of pulmonary consumption. In-8°. London, 1799.

Ginet. Essai sur les moyens propres à prévenir la phthisie constitutionnelle ou héréditaire. Paris, n-4°, 1845.

Benoiston de Châteauneuf. Influence des professions sur le développement de la phthisie (*Annales d'hyg. publique*, 1831, 1ᵉ série, t. VI, p. 5).

Louis. Note sur la fréquence relative de la phthisie dans les deux sexes (*Annales d'hyg. publique*, 1ʳᵉ série, 1834, t. VI, p. 50).

Lombard (de Genève). De l'influence des professions sur la phthisie pulmonaire (*Annales d'hyg.*, 1834, t. XI, p. 5). — Recherche des causes qui peuvent influer sur la fréquence de la phthisie pulmonaire (*ibid.*, 1834, t. XI, p. 26). — Professions qui exercent une influence préservatrice et professions qui favorisent le développement de la phthisie (*ibid.*, 1835, t. XIV, p. 106).

Lucas (Prosper). Traité physiologique et philosophique de l'hérédité naturelle. 2 vol. in-8°. Paris, 1847-1850, t. II, p. 836.

Devay. Hygiène des familles. 2 vol. in-8°. Paris, 1858, p. 132. — Du danger des mariages consanguins sous le rapport sanitaire. In-12. 2ᵉ édition. Paris, 1862.

Bourgeois (A.). Quelle est l'influence des mariages consanguins sur les générations ? In-4°. Thèse de Paris, 1859.

Chazarain. Du mariage entre consanguins considéré comme cause de dégénérescence organique et particulièrement de surdi-mutité congénitale. Thèse de Montpellier, 1859.

Fonssagrives. Entretiens familiers sur l'hygiène. 5ᵉ édition. Paris, 1870, p. 16.

Lagneau (G.). Des mesures d'hygiène publique propres à diminuer la fréquence de la phthisie (*Ann. d'hyg. publ.*, 2ᵉ série, 1878, t. XLIX, p. 232 et 385).

Fonssagrives. Dictionnaire de la santé. Paris, 1864. Articles LOCKE (Système de), GYMNASTIQUE SCOLAIRE, LYMPHATISME, ALLAITEMENT, etc.

Fonssagrives. Éducation physique des garçons, ou Avis aux pères et aux instituteurs sur l'art de diriger leur santé et leur développement. Paris, 1870.

Braun, Browers et Docx. Gymnastique scolaire en Hollande, en Allemagne et dans les pays du Nord, Rapport présenté à M. le Ministre de l'Intérieur de Belgique. Bruxelles, 1873. Reproduit dans les Annales d'hygiène publique. Tirage à part; suivi de l'état de l'enseignement de la gymnastique en France. Paris, 1874.

Schreber. Système de gymnastique de chambre médicale et hygiénique. Trad. van Oordt. Paris, 1876.

Donné. Conseils aux mères sur la manière d'élever les enfants. Paris, 1875.

Looke. Traité de l'éducation des enfants. Trad. Coste. Amsterdam, 1659. — Nouvelle édition. Paris, 1758.

Brochard. Des bains de mer chez les enfants. Paris, 1858. In-12.

Bergeron. Du traitement et de la prophylaxie de la scrofule par les bains de mer (*Ann. d'hyg. publ. et de méd. légale*, 1868, 2ᵉ série, t. XXIX, p. 241).

Ling. Traité sur les principes généraux de la gymnastique. 1834-1840. Trad. Massmann.

Bouchardat. Mémoire sur l'étiologie et la prophylaxie de la phthisie pulmonaire, in *Supplément à l'Annuaire de thérapeutique pour* 1861.

Boudin. Danger des unions consanguines et nécessité des croisements (*Ann. d'hygiène publique*, 1862, 2e série, t. XVIII, p. 6).

Voisin (Aug.). Etude sur les mariages entre consanguins dans la commune de Batz (*Ann. d'hyg.*, 1865, 2e série, t. XXIII, p. 260).

Falret (J.). Des mariages consanguins ; revue critique des travaux publiés sur la matière (*Arch. gén. de méd.*, avril et mai 1865).

Mitchell (Arthur). De l'influence de la consanguinité matrimoniale sur la santé des descendants (*Edinburgh medical Journal*, March and June 1865), traduit par le prof. Fonssagrives (*Ann. d'hyg. publique*, 1865, t. XXIV, p. 44 et suiv.).

Bennet (H.). De la connexion entre la phthisie et les maladies utérines, et de la nécessité de traiter ces dernières dans les cas ainsi compliqués (*Bullet. de thérap.*, 1865, t. LXIX, p. 49).

Voyez aussi, comme indication des moyens propres à entraver le développement de la phthisie chez les sujets prédisposés héréditairement, les traités d'hygiène pédagogiques, et en particulier :

Le Roy (Alph.). Médecine maternelle ou l'art d'élever et de conserver les enfants. In-8°. Paris, 1830.

Hufeland. Conseils sur l'éducation physique des enfants. In-8°. In *La Macrobiotique*, trad. Jourdan. Paris, 1838.

Richard (de Nancy). Traité pratique des maladies des enfants. 1 vol. in-8°. Paris, 1859.

Chailly-Honoré. Education physique des enfants depuis la naissance jusqu'au sevrage (formant la cinquième partie de son *Traité pratique sur l'art des accouchements*, p. 1814 à 1058). In-8°. Paris, 1861.

Bouchut. Hygiène de la première enfance. In-18 jésus de 400 p. Paris, 1862.

Leroy (Emile). De l'éducation des enfants, conseils aux parents sur l'hygiène à suivre. Paris, 1862.

Dehous. Lettre à une mère sur l'alimentation et l'hygiène du nouveau-né. In-18 jésus de 312 p. Paris, 1863.

La littérature médicale allemande abonde surtout en livres relatifs à l'hygiène pédagogique.

§ 5. — Atmosphères naturelles ou climats.

Degaye (Joseph). An phthisi Anglorum incipienti clima Avenionense? Avenione, in-12, 1746.

Leath (J.-G.). De phthisi, cœloque phthisi idoneo. In-8°. Edinburgi, 1820.

Moreau et Bonnafont. Lettres sur l'influence du climat d'Alger sur la phthisie (*Bull. de l'Acad. de méd.*, 1836, t. I, p. 74 et 129).

Louis. Rapport sur la proposition de M. Costallat (*Bull. de l'Acad. de méd.*, 1826, t. I, p. 43). — Instruction sur l'étude de la phthisie considérée dans les divers climats (*Bull. de l'Acad. de méd.*, 1836, t. I, p. 312).

Burgess (Thomas-H.). Climate of Italy in relation to pulmonary Consumption. In-8°. London, 1852.

Costallat. Influence du climat d'Alger sur la phthisie. Rapport de MM. Andral et Louis (*Bull. de l'Acad. de méd.*, 1836, t. I, p. 43).
— Mémoire présenté à la Chambre des députés sur l'influence probable du climat d'Alger pour la guérison de la phthisie, 3 avril 1837.

Barth. Notice topographique et médicale sur la ville d'Hyères (*Arch. gén. de méd.*, 1841, 3e série, t. XII, p. 161). — Instructions devant servir de guide pour l'étude d'une localité au point de vue de son influence sur les affections chroniques de la poitrine (*Bull. de l'Acad. de méd.*, 1861, t. XXVII, p. 103).

Naudot. Influence du climat de Nice sur la marche des maladies chroniques, et particulièrement de la phthisie. In-8°. Paris, 1842.

Rufz. Etude de la phthisie pulmonaire à la Martinique (*Mém. de l'Acad. imp. de méd.*, 1842, t. X, p. 479), et Rapport de M. Louis (*Bull. de l'Acad. de méd.*, 1842, t. VII, p. 617).

Honoraty. Lettres à un médecin de Paris sur Hyères, son climat et son influence sur les maladies de poitrine. Toulon, 1846.

Carrière (Ed.). Du climat de l'Italie et des stations du midi de l'Europe sous le rapport hygiénique et médical. In-8°. Paris, 1849. 2e édition, 1876. — Les hivers de Venise. Climat, hydrographie, effets thérapeutiques (*Union médicale*, 1856, t. X, p. 113, 129, 141, 149, 153). — Les climats de l'Océan et de l'Adriatique (*Union médic.*, 25, 29 août et 5 septembre 1863).

Requin. Notice médicale sur Naples. In-8°. Paris, 1854.

Hubert Rodrigues. Clinique médicale de Montpellier. Montpellier, 1855.
Voyez page 377 une bonne étude climatologique sur cette ville.

Rochard (Jules). De l'influence de la navigation et des pays chauds sur la marche de la phthisie pulmonaire. Mémoire couronné par l'Académie impériale de médecine (*Mém. de l'Acad. de méd.*, 1856, t. XX, p. 75).

Taylor (A.). A comparative Inquiry as to the preventive and curative influence of the climate of Pau and of Montpellier, Hyères, Nice, Roma, Pisa, Florence, Naples, Biarritz, etc., on health and disease. New edition. London, 1856. — Traduction française, 3e édition, in-18 jésus. Paris, 1865.

Bordier. Climatothérapie (*Journal de thérap. de Gubler*, 1875, p. 354 et 431).

Mitchell. Alger, son climat et sa valeur curative principalement au point de vue de la phthisie. Traduction de Bertherand, Paris, 1857, et *Gaz. méd. de l'Algérie*, même année.

Pietra-Santa. Influence des pays chauds sur la marche de la phthisie pulmonaire. Paris, 1857. In-8. — Influence du climat d'Alger sur les maladies de poitrine (*Ann. d'hygiène*, 1861, 2e série, t. XIV, p. 289; t. XV, p. 43).

Barral. Le climat de Madère et son influence thérapeutique sur la phthisie pulmonaire. Traduction P. Garnier. Paris, 1858.

Jourdanet. Le Mexique et l'Amérique tropicale, hygiène, climats maladies. Paris, in-18 jésus. 1864.

Bourlier (A.). De la phthisie à Alger. Montpellier, 1864. Thèse n° 71.

Valcourt (de). Climatologie des stations hivernales du midi de la France. Paris, 1865. Thèse. In-8°.

Lubanski. Guide aux stations d'hiver du littoral méditerranéen. Paris, in-12, 1866.

Laveran. De la valeur d'Alger comme station d'hiver pour les phthisiques (*Dict. encycl. des sciences médicales*, art. ALGÉRIE, Paris, MDCCCLXV, t. II, p. 779).

Garimond. Statistique des hôpitaux de Montpellier au point de vue de l'influence du climat sur le développement et la marche de la phthisie pulmonaire (*Montpellier médical*, t. II, n° 2).

Belcastel (G. de). Le climat des Canaries et la vallée d'Orotava au point de vue hygiénique et médical. In-8°. Paris, 1862.

Bennet (J.-Henry). Lettre au docteur Debout sur l'influence défavorable du changement subit de climat (*Bull. gén. de thérap.*, 1863, t. LXV, p. 241).

Schnepp. Du climat de l'Egypte. Paris, 1862. — Climats de l'Afrique septentrionale, de l'Italie et du midi de la France, 1865.

Bonnet de Malherbe. Du choix d'un climat d'hiver dans le traitement des affections chroniques de la poitrine et spécialement de la phthisie pulmonaire. 2e édition. Paris, 1861.

Celsi Opera omnia. De Re medicina libri octo. Lib. V.

Bertrand. Dissertation sur l'air marin. In-4°. Marseille, 1721.

Gilchrist (Elbenezer). Utilité des voyages sur mer pour la cure de différentes maladies, et notamment de la phthisie pulmonaire, Edit. Bourru, docteur-régent. Paris, 1770.

Kéraudren. Atmosphère maritime (*Diction. des sc. méd.*, 1812, t. II, p. 430).

Carrière (Ed.). Recherches et expériences sur l'atmosphère maritime (*Union médicale*, 1858, p. 289, 301, 313). Les climats de l'Océan et de l'Adriatique dans la maladie de S. M. l'impératrice d'Autriche (*Union médic.*, 25, 29 août, 8 septembre 1863). — Influence de l'air marin sur la phthisie (*Arch. de méd.*, 6e série, t. IX, p. 488).

Garnier. De l'influence de l'air marin sur la phthisie pulmonaire d'après la statistique officielle de la mortalité dans les hôpitaux maritimes (*Bullet. de l'Acad. de méd.*, 1858, t. XXXII, p. 1147). Voyez la discussion (*Bullet. de l'Acad. de méd.*, 1861, t. XXVII; Piorry, p. 9, 29; Bouchardat, p. 14).

Lewy (B.). Rapport sur les collections faites dans la Nouvelle-Grenade (*Comptes rend. de l'Acad. des sc.*, 1851, t. XXXIII, p. 347).

Le Roy de Méricourt. Considérations sur l'influence de l'air marin et de la navigation (*Arch. gén. de méd.*, 6e série, 1863, t. IX, p. 488).

Maclaren. On a long sea-voyage in phthisis pulmonalis (*British and Foreign med. chir. Review*, 1871).

Jourdanet. Influence de la pression sur la vie humaine. Gr. in-8°. Paris, 1875. — Effets de l'atmosphère sur les hautes montagnes

(*Arch. gén. de méd.*, t. VI, p. 577). — Le Mexique et l'Amérique tropicale, hygiène, climats, maladies. Paris, 1864.

Lombard. Influence de l'air au sommet de l'Etna (*Journal univ. des sc. méd.*, t. XXXIV, p. 129). — Les stations des Pyrénées et des Alpes comparées. Genève, 1864. — Les climats de montagne considérés au point de vue des altitudes. 2e édit. Paris, 1868. 3e édition. Genève, 1873.

Guilbert. De la phthisie dans ses rapports avec l'altitude et avec les races au Pérou et en Bolivie, et du *soroche* ou *mal des montagnes*. Thèse de Paris, 1862, nº 162. — Rapports de la phthisie avec l'altitude (*Ann. d'hyg. publ.*, 2e série, t. XIX, 1863, p. 449).

Le Roy de Méricourt. Dict. encyclop. des sc. méd., 1re série, t. II, art. ALTITUDES.

Parker. A Manual of practical hygiene. third. édit. London, 1859. art. SANITARIA.

Vacher. Une visite à la station de Davos (Suisse), Gaz. méd. de Paris, 1875.

Carpentin (L.-V.). Étude hygiénique et médicale du camp Jacob, sanitarium de la Guadeloupe. Thèse de Paris, 1875.

D'Ornellas (Antonio Evaristo). De l'influence du climat des Andes de 0º à 13º lat. sud sur la phthisie (*Journal de thérap. de Gubler*, 1877).

Schnepp. La phthisie, maladie ubiquitaire devenant rare à certaines altitudes comme aux Eaux-Bonnes (*Presse scient. des Deux-Mondes*, Paris, 1865, nº 2, p. 86, et *Arch. gén., de méd.*, juin et juillet, 1865).

Lombard. Communication au Congrès international de Paris, sur l'influence curative des altitudes. 1867, séance du lundi 19 août.

Lind. Essai sur les maladies des Européens dans les pays chauds, trad. Thion de La Chaume. Paris, 1785.

Barboza. Dissertatio de regionis calidæ in morbis inducendis effectibus. Edimb., 1785.

Allenet (L.). Du climat des Antilles et des précautions que doivent prendre les Européens qui se rendent dans ces régions. Thèse de Paris, 1823.

Fonssagrives. Lettre à M. Am. Latour relativement à l'influence des climats chauds et de l'atmosphère maritime sur la marche de la phthisie pulmonaire (*Union méd.*, 19 mars 1857, p. 137).

Pietra-Santa. Influence des pays chauds sur la marche de la phthisie pulmonaire. Paris, 1857. — Influence du climat d'Alger sur les maladies de poitrine (*Ann. d'hyg.*, 1861, 2e série, t. XIV, p. 289, et t. XV, p. 43).

Brassac. Considérations pathologiques sur les pays chauds. Thèse de Montpellier, 1863.

Gestin. De l'influence des climats chauds sur l'Européen. Thèse de Paris, 1857.

Boutet-Desgennetières. De l'influence des climats chauds et de la navigation sur la phthisie pulmonaire. Thèse de Montpellier, 1842.

Chassaniol (B.-C.). De l'influence des climats chauds et de la navigation sur la phthisie pulmonaire. Thèse de Strasbourg, 1858.

Mitchell. Alger, son climat et sa valeur curative principalement au point de vue de la phthisie. Trad. de Bertherand. Paris, 1857, et *Gaz. méd. de l'Algérie*, même année.

Barral. Le climat de Madère et son influence thérapeutique sur la phthisie pulmonaire. Trad. P. Garnier. Paris, 1858.

Rufz. Étude de la phthisie pulmonaire à la Martinique (*Mém. de l'Acad. imp. de méd.*, 1842, t. X, p. 479), et Rapport de M. Louis (*Bullet. de l'Acad. de méd.*, 1842, t. VII, p. 617).

Rochard (Jules). De l'influence de la navigation et des pays chauds sur la marche de la phthisie pulmonaire. Mémoire couronné par l'Académie impériale de médecine (*Mém. de l'Acad. de méd.*, 1856, t. XX, p. 75).

Belcastel (G. de). Le climat des Canaries et la vallée d'Orotava au point de vue hygiénique et médical. In-8°. Paris, 1862.

Schnepp. Du climat de l'Égypte. Paris, 1862. — Climat de l'Afrique septentrionale, de l'Italie et du midi de la France. Paris, 1865.

Williams. Étude sur les effets des climats chauds dans le traitement de la consomption pulmonaire, trad. Nicolas Duranty. Paris, 1875.

Bourlier (A.). De la phthisie à Alger. Thèse de Montpellier, 1864, n° 71.

Graves. Leçons de clinique médicale, trad. Jaccoud. 2e édit. Paris, 1863, p. 168.

Delaberge. Influence du climat sur la production des tubercules, in *Quelques considérations sur l'affection tuberculeuse* (*Journal des connais. médico-chir.*, 1837-38, t. V, p. 6).
Dans ce travail, l'auteur attaque la croyance à l'action curative des climats chauds.

Guyon (G.). Note sur la phthisie dans le nord de l'Afrique (*Gaz. méd. de Paris*, 1842).

Cazenave. Venise et son climat. Paris, 1865.

Hameau. Arcachon (*Union médicale*, 1856, t. X, numéros des 19 et 24 juin).

Marié-Davy. Considérations sur le climat de Montpellier. 1851.

Poitevin (J.). Essai sur le climat de Montpellier. An XI (1803).

Tchihatcheff (Paul de). Le Bosphore et Constantinople avec perspective des pays limitrophes. 3e édit. Paris, 1877.

Lombard (de Genève). Traité de climatologie médicale comprenant la météorologie médicale et l'étude des influences physiologiques, pathologiques, prophylactiques et thérapeutiques. Paris, 1877-1879, 4 vol. et atlas.

§ 6. — ATMOSPHÈRES ARTIFICIELLES.

Vasse. An ulceribus pulmonum, suffumigia a balsamicis prodesse possunt? In-4°. Parisiis, 1751.

Read. Essai sur les effets salutaires du séjour des étables dans la phthisie. In-12, 1767.

Clerc. Du séjour des étables dans la phthisie, *in* Hist. nat. de l'homme considéré dans l'état de maladie. Paris, MDCCLXVII, t. II, p. 382.

Percival. Observ. on the medicinal use of fixed air, in Priestley (*Experiments and observ. on different kinds of air*; London, 1774; appendix, p. 300).

Barthez. Consultations de médecine. Vol. II. Cons. IX, p. 71.

Emploi des fumigations aqueuses et balsamiques dans la phthisie.

Martin-Solon. De l'usage des fumigations pulmonaires dans quelques maladies et notamment dans celles de l'appareil respiratoire, in *Gaz. méd. de Paris*, 1834.

Billard. Remarques et observations sur l'usage des fumigations dans la phthisie pulmonaire (*Mémoires de l'Acad. royale de chirurgie*. Paris, 1774, t. V, p. 549).

Triller. Programma de nova nitida phthiseos curandi methodo per vetera olida pecorum stabula. In-4°. Wittembergæ, 1775.

Valette (du). An in carnariis conservatio phthisicis prodesse possit? In-4°. Monspellii, 1788.

Home (Francis). Clinical Experiments. London, 1782.

Voyez section 6, sur l'emploi de l'acide carbonique contre la phthisie.

Ingenhouz. Sur l'emploi de l'acide carbonique contre les plaies, ulcères (*Miscellanea physico-medica*. 1794-1795, p. 8).

Mûhry. Dissertatio de aeris fixi inspirati usu in phthisi pulmonali. In-4°. Gœttingæ, 1795.

Beddoes. Emploi des fumigations d'acide carbonique contre la phthisie. Compte rendu (*Biblioth. britannique*, 1797, Genève, t. VI, *Sciences et arts*, p. 237).

Watt. On the use of factitious airs in Medecine. (*Edinburgh practice of physic. surgery and midwifery*, vol. II, p. 617).

Buxton (Isaac). Essay on a regulated temperature in winter-Cough and Consumption. In-12. London, 1810.

Sutton (Th.). Lettres on Consumption. In-8°. London, 1814.

Dans cet ouvrage se trouvent développés les avantages qu'offrent aux phthisiques les atmosphères à températures constantes.

Crichton. Practical observations on the treatment and cure of several varieties of pulmonary Consumption and on the effects of the vapour of boiling tar in that disease. London. 1823.

Albers. Du chlore dans la phthisie (*British and Foreign medical Review*, vol. IV, p. 212).

Murray (James). A dissertation on the influence of heat humidity. In-8°. London, 1830.

Cottereau. Emploi du chlore dans le traitement de la phthisie pulmonaire (*Arch. gén. de méd.* 1830, 1re série, t. XX, p. 289, et t. XXIV, p. 347).

Gannal. Du chlore employé comme remède contre la phthisie pulmonaire. In-8°.

Toulmouche. Emploi du chlore dans la phthisie (*Journal de méd. et de chir. pratiques*, t. V, p. 244).

Marochetti. Méthode ou cure hydropneumatique pour le traitement radical et topique de la phthisie pulmonaire et trachéale, ainsi que de toutes les maladies locales des organes et voies de la respiration. Rapport de Louis (*Bullet. de l'Acad. de méd.*, 1840, t. V, p. 12).

Billard (Étienne). Remarques et observations sur l'usage des fumigations dans la phthisie pulmonaire (*Mémoires de l'Acad. royale de chirurgie*. Paris, 1774, t. V, p. 549).

Klee. Traitement de la tuberculisation pulmonaire par l'atmiatrie. Thèse de Strasbourg, 2ᵉ série, 1848, nº 189.

Grisolle. Rapport sur l'emploi des eaux de Saint-Alban contre la phthisie (*Bullet. de l'Acad. de méd.*, 15 octobre 1850, t. VI, p. 56).

Dans ce rapport, provoqué par le travail de M. Goin, est appréciée l'utilité des inhalations d'acide carbonique contre la phthisie.

Tabarié. Recherches sur l'air comprimé (*Comptes rendus Acad. des sciences*, 9 avril 1838, t. VI, p. 477 et 896; t. VIII, p. 413, et t. XI, p. 26).

Demarquay. Essai de pneumatologie médicale. Recherches sur les gaz. Paris, 1866.

Pravaz. Essai sur l'emploi médical de l'air comprimé. Paris, 1850.

Chartroule. Inhalations iodées contre la phthisie (*Bullet. de l'Acad. de méd.*, novembre 1850, t. XVI, p. 87, et 1853, t. XVIII, p. 1109).

Voyez aussi le rapport de Piorry [même recueil. 1853-1854, t. XIX, p. 435].

Bertin (Eug.) Essai clinique de l'emploi et des effets de l'air comprimé. 2ᵉ édition. Montpellier, 1868.

Macario. Efficacité des inhalations de vapeur d'iode dans un cas de phthisie (*Bullet. de thérap.*, 15 janvier 1851, et 1856, t. XI, p. 27).

Champouillon. Inutilité des inhalations iodées dans la phthisie (*Gaz. des hôpit.*, décembre 1858).

Sales-Girons. Nouvelle thérapeutique respiratoire. Lettre au Dʳ Debout (*Bullet. de thérap.*, 1858, t. IV, p. 385). Application de l'instrument pulvérisateur des liquides médicamenteux au traitement des maladies de poitrine. In-8º. Paris, 1861.

Voyez aussi les travaux contradictoires divers, qu'a suscités depuis 1858 la question de la pulvérisation des eaux minérales et en particulier :

Fournié (de l'Aude). De la pénétration des corps gazeux, volatils, solides et liquides dans les voies respiratoires au point de vue de l'hygiène et de la thérapeutique (*Acad. des sciences*, 16 septembre 1861).

Delore (X.). De la pulvérisation des liquides et de l'inhalation pulmonaire au point de vue thérapeutique (*Gaz. méd. de Lyon*, 1ᵉʳ et 16 septembre 1861).

Briau (René). Des effets de la respiration de l'eau minérale poudroyée (*Gaz. hebd.*, 5 et 11 avril 1861).

Pietra-Santa. La pulvérisation, état de la question. Paris, 1861.

Poggiale. Rapport à l'Académie sur la pulvérisation (*Bullet. de l'Acad. de méd.*, 1862, t. XXVII).

Chevandier. Inhalations résineuses du pin mugho dans la phthisie (*Gaz. méd. de Lyon*, juillet 1865, et rapport de Gibert, 1865, in *Bullet. de l'Acad. de méd.* t. XXX).

§ 7. — Exutoires.

Brendel. Dissertatio de ulcerum artificialium usu in phthisi. Gœttingæ, 1754.

Rostan. Considérations pratiques sur l'emploi du séton dans les affections chroniques de la poitrine (*Journal de méd. et de chir. pratiques*, 1835, t. VI, p. 181).

Marotte. Un mot sur les exutoires (*Bull. de thérap.*, 1855, t. XLIX, p. 453).

Discussion remarquable soulevée à l'Académie de médecine de Paris, en 1855 et 1856, à propos de la révulsion et de la dérivation, et à laquelle ont pris part Malgaigne, Bouillaud, Bouley, etc. (*Bull. de l'Acad. imp. de méd.*, 1855 et 1856, t. XXI, *passim*).

Malgaigne. Discussion sur le séton à la nuque. *Bulletin de l'Acad. de méd.*, 1855-1856, t. XXI, p. 66).

Bouley. Discussion sur le séton (*Bulletin de l'Acad. de méd.*, 1855-1856, t. XXI, p. 146).

Bouillaud. Discussion sur le séton (*Bulletin de l'Acad. de méd.*, 1855-1856, t. XXI, p. 211).

Debreyne. Discussion sur le séton (*Union médicale*, novembre 1858).

§ 8. — Eaux minérales.

Bordeu (Théophile de). Lettres contenant des essais sur l'histoire des eaux minérales du Béarn. Amsterdam, in-12, MDCCXLVI, 221 pages.

Voir les lettres IX (Eaux-Bonnes) et XII, p. 154 (Cauterets).

Carrère. Traité des eaux minérales du Roussillon, Perpignan, 1756, 1 vol. in-8º.

Etude d'ensemble sur les eaux de Molitg, de La Presle et de Nossa. Voir page 69 des observations de phthisies guéries par ces eaux.

Pilhes. Traité analytique et pratique des eaux thermales d'Aix et d'Ussat. Pamiers, 1787, in-8º.

Voir, p. 99, sept observations sur l'emploi des eaux d'Aix contre la phthisie.

Barrera-Villar (P.). Mémoire analytique et critique sur les eaux minérales du Vernet. Brochure in-8º de 129 page. Perpignan, an VII.

Voir en particulier les observations VIII, IX et X.

Bertrand (M.). Recherches sur les propriétés physiques, chimiques et médicinales des eaux du Mont-d'Or, département du Puy-de-Dôme. Paris, 1810, 1 vol.

Voir dans la quatrième partie, chap. I, p. 165, les considérations relatives à l'emploi de ces eaux dans le traitement de la phthisie pulmonaire.

Anglada (Joseph). Traité des eaux minérales et des établissements thermaux du département des Pyrénées-Orientales. 2 vol. in-8°. Paris, 1833.

Andrieu. Essai sur les Eaux-Bonnes, des indications et des contre-indications de leur emploi. Agen, 1847. In-8° de 205 pages.

Excellent travail, dont la valeur et la précision pratique n'ont pas été dépassées.

Niepce. Mémoire sur l'action des bains de petit-lait, soit pur, soit à l'état de mélange avec l'eau sulfureuse d'Allevard. Paris, 1850, 32 p.

L'auteur relate cinq observations (p. 14) qui peuvent être vraisemblablement rapportées à la phthisie.

Mascarel (J.). Du choix d'une eau thermale dans le traitement des maladies de poitrine. (Congrès médical de France, session de 1865.)

Fontan. Recherches sur les eaux minérales des Pyrénées, de l'Allemagne, de la Belgique, de la Suisse et de la Savoie. Paris, 1853.

Génleys (Ernest). Etude sur Amélie-les-Bains au point de vue du traitement prophylactique et curatif des maladies chroniques des organes respiratoires. Montpellier, 1855. In-8° de 94 pages.

Voir au chapitre IV, p. 59, une étude intéressante sur les inhalations sulfhydriques dans la phthisie.

Pietra-Santa. Les Eaux-Bonnes; la pulvérisation. Etat de la question (*Gaz. méd. de Paris*, 1861, p. 651, 665, 678). — Les Eaux-Bonnes (Basses-Pyrénées). Voyage, topographie, climatologie, hygiène des valétudinaires, valeur thérapeutique des eaux, etc. Paris, 1862.

Pidoux. Discussion sur le traitement de la phthisie pulmonaire par les eaux sulfureuses (*Annales de la Société d'hydrologie médicale de Paris*, t. X, p. 74, 116, 147, 229, 23, 260, 455).

Collin. Du traitement des affections pulmonaires par les inhalations sulfureuses de Saint-Honoré. (*Annales de la Société d'hydrologie médicale de Paris*, 1863-64, t. X, p. 293.)

Artigues. Amélie-les-Bains, son climat et ses thermes. Paris, 1864.

Champouillon. Traitement de la phthisie par les eaux minérales. (*Gaz. des hôp.*, 1864, p. 481.)

Mascarel. Nouvelles recherches sur l'action curative des eaux du Mont-Dore dans la phthisie pulmonaire. Paris, 1865. In-8°.

Dumoulin. Des conditions pathogéniques de la phthisie au point de vue de son traitement par les eaux minérales. Br. in-8°. Paris, 1865.

Voyez aussi les traités généraux sur les eaux minérales, et en particulier :

Bouillon-Lagrange. Essai sur les eaux minérales naturelles et artificielles. Paris et Saint-Pétersbourg, in-8°. 1811.

Anglada (Joseph). Traité des eaux minérales et des établissements thermaux du département des Pyrénées-Orientales. Paris, 1833, 2 vol. in-8°.

Consulter en particulier le tome II, page 500.

Patissier. Manuel des eaux minérales de la France à l'usage des médecins et des malades qui les fréquentent. Paris, 1818.

Alibert. Précis historique sur les eaux minérales les plus usitées en médecine, suivi de quelques renseignements sur les eaux minérales exotiques. Paris, 1826.

Rotureau. Des principales eaux minérales de l'Europe. Paris, 1857-1864. 3 vol. in-8°.

Durand-Fardel, Lebret et Lefort. Dictionnaire général des eaux minérales, comprenant la géographie et les stations thermales, la pathologie, la thérapeutique, la chimie analytique, l'histoire naturelle, l'aménagement des sources. 2 vol. in-8°. Paris, 1860.

Consulter l'article PHTHISIE PULMONAIRE, t. II, p. 525.

Le lecteur consultera également avec fruit les travaux relatifs au traitement hydrominéral de la phthisie consignés *passim* dans les *Annales de la Société d'hydrologie de Paris*, en particulier la discussion contenue dans le tome IV de cette collection.

Durand-Fardel. Les indications des eaux minérales dans le traitement de la phthisie pulmonaire (*Bullet. de thérap.*, 1874, t. LXXXVI, p. 24).

Guéneau de Mussy. De l'emploi de l'eau de La Bourboule dans certaines formes de phthisie pulmonaire, in *Bullet. de thérap.*, 1867, t. LXXII, p. 145.

§ 9. — MÉDICATIONS ET MÉDICAMENTS DIVERS.

Poitevin. Emploi de l'*Arum triphyllum* dans la phthisie pulmonaire (*Bullet. de thérap.*, 1850, t. XXXVIII, p. 517).

Devergie. Sur les médications composées et l'huile de foie de morue iodo-ferrée (*Bullet. de thérapeutique*, 1860, t. LVIII, p. 391 et 488, p. 262).

Duclos (de Tours). De l'emploi de l'huile de foie de morue dans la phthisie pulmonaire (*Bullet. de thérap.*, 1850, t. XXXVIII, p. 391 et 488).

Benedetti. Nouveau mode d'emploi de l'huile de foie de morue dans la phthisie (*Journal des conn. médico-chir.*, 15 avril 1852).

Thompson. Quelques remarques sur la substitution des huiles végétales et animales, et en particulier de l'huile iodée, à l'huile de foie de morue dans le traitement de la phthisie pulmonaire (*Bullet. gén. de thérap.*, 1852, t. XLIII, p. 11).

Graves. Emploi du nitrate d'argent contre la diarrhée des phthisiques (*Arch. gén. de méd.*, 1833, 2e série, t. I, p. 580).

Bisson. Mémoire sur l'emploi de l'agaric blanc contre les sueurs des phthisiques. In-8°. Paris, 1832.

Beyran. La phthisie pulmonaire traitée par la poudre d'éponge calcinée ; caverne tuberculeuse cicatrisée (*Union médicale*, 4 novembre 1851).

Schulze (A.). Die Weintraubenkur. 2ᵉ édit. Leipzig, 1844. In-8°.

Schmitt (J.-B.). Die Traubenkur. Mayence, 1844.

Schneider (L.). Die Molken und Traubenkur zu Bad Gleisweiler. Landau, 1853. In-8°.

Kauffmann. Die Traubenkur in Darkheim. Mannheim , 1854. In-8°. *Idem*, Berlin, 1862.

Carrière (Ed.). Les cures de petit-lait et de raisin en Allemagne et en Suisse dans le traitement des maladies chroniques, et en particulier dans les névroses, les troubles fonctionnels des organes digestifs, les pléthores, la phthisie pulmonaire et les affections chroniques des organes respiratoires. In 8°. Paris, 1860.

Curchod (H.). Essai théorique et pratique sur la cure aux raisins, étudiée plus particulièrement à Vevey. Paris, 1860. In-8°.

Herpin (de Metz). Du raisin considéré comme médicament ou de la médication par les raisins. In-8°. Paris, 1860. — Du raisin et de ses applications thérapeutiques, étude sur la médication par les raisins connue sous le nom de cure aux raisins ou ampélothérapie. In-12. Paris, 1865.

Bogololawski. Manuel pratique de l'emploi et de la préparation du koumiss, composé à la suite de longues études sur ce sujet. — Ouvrage russe imprimé il y a quelques années à Samara. L'auteur entre dans de longs détails sur l'emploi du koumiss dans la phthisie.

Schuepp. Traitement efficace par le galazyme des affections catarrhales, de la phthisie et des consomptions en général. Paris, 1865. In-8°.

Landowski. Etude sur le koumiss (*Journal de thérapeutique de Gubler*, 1874).

Urdy. De l'emploi du koumiss en thérapeutique (*Bulletin de thérap.*, 1874, t. LXXXVII, p. 57).

Balfour (William). Illustration of the power of Emetic Tartar in Fever and in preservating consumption. In-8°, Edinburgh, 2ᵉ édition, 1819.

Lanthois. Théorie nouvelle de la phthisie pulmonaire. In-8°. Paris, 1819.

Fonssagrives. Du traitement de la phthisie pulmonaire à marche fébrile par le tartre stibié à doses rasoriennes longtemps prolongées (*Bullet. de l'Acad. de méd.*, 1860, et *Bullet. gén. de thérap.*, 15 avril 1850, t. LIX, p. 5-15, 49-57 et 561-566).

Bernardeau. Nouveaux faits touchant l'emploi thérapeutique du tartre stibié à doses très réfractées dans quelques affections thoraciques (*Bullet. de thérap.*, 1860, t. LIX, p. 561-566).

Ferrier. Observation témoignant que le tartre stibié à haute dose ne saurait être administré impunément à tous les phthisiques. (*Bull. de thérap.*, 1860, t. LIX, p. 505). — Réponse de M. Fonssagrives (*ibid.*, p. 561).

Magenni. Traitement de la phthisie pulmonaire par la digitale (*Edimburgh practice of physic, surgery and midwifery*, London, 1803, p. 190 et suiv. ; *Journal de méd. et de chir. pratiques*, t. VI, p. 149).

Sanders (James). Treatise on pulmonary Consumption with an inquiry into the medical properties of the Digitalis or Fox-glove. In-8°. Edinburgh, 1808.

Michaelis. De phthisi. Lipsiæ, 1658.

Fouquier. *Bull. de la Faculté*, 1819, t. VI, p. 441.

Hocelès. *Journal de médecine et de chirurgie pratiques*, t. IX, p. 352.

Bayle. *Bibliothéque de thérap.* Paris, 1830, t. III, p. 1-352.

Banque. *Bull. des sciences médicales*, t. V, p. 49.

Faure. Traitement de la phthisie pulmonaire par la digitale (*Gaz. méd. de Strasbourg*, sept. 1848, et *Bull. de thérap.*, mai 1848, t. XXXIV, p. 145).

Forget (P.). Traitement de la phthisie, empoisonnement par la digitale (*Gaz. méd. de Strasbourg*, sept. 1848). — Principes de thérapeutique. Paris, 1860, p. 480.

Stark. Dissertatio de usu sacchari saturni in phthisi pulmonum confirmata. In-4°. Marburgi, 1801.

Boisseau. Observations sur les effets de l'acétate de plomb administré à l'intérieur dans les cas de phthisie pulmonaire pour modérer la sueur (*Journal gén. de méd. française et étrangère*, 1823, t. LXXXII, 2ᵉ série ; XXI, p. 382).

Beau. Traitement de la phthisie pulmonaire par les préparations de plomb (*Union médicale*, juillet 1859, et *Gaz. des hôpitaux*, 17 mai 1859). — De la médication saturnine dans le traitement de la phthisie pulmonaire (*Gaz. des hôp.*, 1859, p. 229).

Lecoq (Jules). De la médication saturnine dans le traitement de la phthisie pulmonaire (*Bull. de thérap.*, 1859, t. LVII, p. 337, 413).

Fouquier. Observations sur l'usage interne de l'acétate de plomb pour combattre les sueurs des phthisiques (*Journal général de médecine française et étrangère*, LXXIII, XII, p. 336).

Morton (Richard). Opera medica. Lugduni, MDCCXXXVII. Tomus primus, lib. II, cap. IX, De curatione phthiseos in secundo ejus stadio, p. 67.

Chevalier. An phthisi pulmonali idiopathicæ præcavenda parva, sed frequens, sanguinis missio ? In-4°. Parisiis, 1761.

Mead. Recueil des œuvres phys. et méd., traduit par Coste. 1774.

Farr (Samuel). On the propriety of blood-letting in Consumption. In 8°. London, 1775.

Macbride (David). Introduction à la théorie et à la pratique de la médecine. 1868. — Trad. Petit-Radel. Paris, 1778.

Schroder. Dissertatio de usu venæsectionis in phthisi : ex ulcere, præsertim pulmonali, usu. Gœttingæ, 1740.

Wobken. Dissertatio de usu venæsectionis in phthisi pulmonali. Ienæ, 1081.

Voir aussi, sur la question de l'utilité de la saignée dans la phthisie :

Baume. Traité de la phthisie pulmonaire. Paris, 1806, t. I, p. 344, 449, et t. II, p. 273.

Broussais (F.-J.-V.). Histoire des phlegmasies ou inflammations chroniques, Paris 1816, 2ᵉ édition, t. I, p. 561.

Hufeland. Enchiridion médical. Trad. Jourdan. Paris, 1838, p. 320.

Hippocrate. OEuvres compl., édit. Littré, t. VII, 1851 (Des affections internes), p. 193, et t. II, p. 505, § 8; t. VII, p. 189, § 10.

Morton. Opera medica, t. II, De methodo curationis phthiseos.

Reid (Thomas). Essay on the phthisis pulmonalis. 2nd edition. A Treatise of the consumption. London, 1806. Appendix *on the use of frequent vomits.*

Reid employait l'ipéca.

Cullen. OEuvres complètes, traduction Bosquillon, t. II, p. 98; note et page 208.

Cullen recourait également à l'ipéca.

Rufz. Du sulfate de zinc substitué à l'ipéca et au tartre stibié dans le traitement de la phthisie (*Union méd.*, 1857).

Senter. *Transactions of Philadelphia,* vol. I, part. I, n° 26.

Bricheteau. La phthisie pulmonaire et son traitement (*Gaz. des hôpitaux,* décembre 1845, page 610). — Traité des maladies chroniques de l'appareil respiratoire. Paris, 1852.

Giovanni de Vittis. *Ann. univers. di medicina,* décembre 1832.

Clark. Traité de la consomption pulmonaire. Bruxelles, 1836, p. 326.

Clark donne de longs détails sur la méthode de Giovanni de Vittis.

Latour (Am.). *Presse médicale,* 1837. Note sur le traitement de la phthisie pulmonaire. In-8°. Paris, 1857.

Médication lacto-chlorurée.

Rotureau. *Annales de la Société d'hydrologie médicale de Paris,* t. III, 2 mars 1857.

Allard. Traitement de la phthisie pulmonaire par les eaux de l'Auvergne (*Ann. de la Société d'hydrologie médicale,* t. IX, p. 406).

Becker. *Comptes rendus de l'Académie des sciences.* 1846.

Thomson. *Edinburg medical Journal,* t. VI, p. 381.

Berens. Dissertatio de phellandrio aquatico ejusque in phthisi purulenta virtutibus. Francof., 1802.

Hufeland. *Journal,* juillet 1809. Voir dans ce journal les divers travaux de Michaelis, Hertz, Stein, Schermann, Struve, Lange, sur la matière.

Bertini. *Revue médicale,* t. II, p. 477.

Rosenmüller. Remarques sur l'emploi du fenouil aquatique dans la phthisie pulmonaire (*Hufeland's Journal,* mars 1810).

Michea. De l'efficacité des semences du Phellandrium aquaticum dans certaines affections des organes respiratoires (*Bull. de thérap.,* décembre 1847, t. XXXIII, p. 336.)

John Coldstream. Note sur l'emploi de l'iodure de potassium dans le traitement des maladies du cerveau chez les enfants (*Bullet. de thérap.,* 1860, t. LVIII, p. 151).

Sandras. Nouvelles observations sur l'emploi des semences du Phe.-landrium aquaticum dans le traitement de la phthisie pulmonaire (*Bull. de thérap.,* 1850, t. XXXVIII, p. 241).

Valleix. Note sur le traitement de la phthisie pulmonaire par les semences de Phellandrium (*Bull. de thérap.*, février 1850, t. XXXVIII, p. 106 et 153). — Guide du médecin praticien, t. II, 5e édition. Paris, 1866.

Morton. Phthisiologia, lib. II, cap. ix, p. 68.

Bibliothèque médicale, t. XXXI, p. 122.

Dupasquier. *Journal de pharmacie.* Paris, 1841, t. XXVII, p. 117.

Blache. Dangers de l'administration des préparations ferrugineuses chez les phthisiques (*Bull. de thérap.*, 1846, t. XXXI, p. 445).

Putégnat. De la chlorose. Bruxelles, 1855, p. 118. — Traité de pathologie interne du système respiratoire. 2e édition, t. II, p. 226 à 255.

Millet. Du danger des préparations ferrugineuses au début de la phthisie (*Bull. de thérap.*, 1862, t. LVII, p. 507).

Cotton. Le fer dans la phthisie (*Union médicale*, août 1862, 2e série, t. XV, p. 343).

§ 10. — GENRE DE VIE, RÉGIME, EXERCICES, ETC.

Meibomius (Henricus). Dissertatio de phthiseos curatione per lac. Helmstadii, 1687.

Stahl. Dissertatio de novo specifico antiphthisico, equitatione. Halæ, 1699.

Gilchrist (Ebenezer). Utilité des voyages sur mer pour la cure de différentes maladies et notamment de la consomption. Traduction de Bourru, docteur-régent. Paris, 1770.

Quartier. Ergo vinum ad tabem pulmonum vergentibus perniciosissimum. Parisiis, 1701.

Fuller. De l'équitation dans la phthisie (*Edimburgh pratice*, vol. II, p. 142, 176, 480).

Sydenham. Opera omnia, Genovæ, t. I, p. 275.

Il est traité dans ce passage de la valeur de l'équitation.

Grant. Essai sur les fièvres. Trad. Lefèbvre. Paris, 1775, t. I, p. 234.

Considérations sur l'équitation.

Petit-Radel. Essai sur le lait considéré médicalement sous ses différents aspects. Paris, 1785.

Salvadori. Del morbo tisico. Trient, 1787.

Considérations intéressantes sur le régime.

May (William). Essai on pulmonary consumption. London, 1792.

Cet ouvrage se propose pour but de faire valoir les avantages d'une méthode thérapeutique basée sur l'emploi d'une alimentation substantielle. Il en est de même du suivant :

Pears. Cases of Phthisis pulmonalis successfully treated upon the tonic plan. In-8°. London, 1801.

Beddoes. Observations on the medical and domestical management of the consumption, and on the powers of Digitalis purpura. London, 1801.

Fitz Patrick. Traité des avantages de l'équitation dans ses rapports avec la médecine. In-8°, Paris, 1838.

Lévêque (Ch.). De la navigation considérée comme moyen thérapeutique dans certaines affections. Thèse de Montpellier, 1853.

Champouillon. Du déplacement dans les maladies chroniques de la poitrine (*Gaz. des hôpit.*, 1857, et *Bullet. de l'Acad. de méd.*, novembre 1857).

Fonssagrives. Influence curative du changement d'air et des voyages (*Gaz. hebd.*, 1858).

Ribes. Traité d'hygiène thérapeutique ou applications des moyens tirés de l'hygiène au traitement des maladies. Paris, 1860, *passim*.

TABLE ALPHABÉTIQUE

C

D

E

TABLE DES CHAPITRES.

TABLE DES CHAPITRES

Coulommiers. — Typ. Paul BRODARD.

HYGIÈNE ET ASSAINISSEMENT DES VILLES

CAMPAGNE ET VILLES. — CONDITIONS ORIGINELLES DES VILLES
RUES — QUARTIERS — PLANTATIONS — PROMENADES — ÉCLAIRAGE
CIMETIÈRES — ÉGOUTS — EAUX PUBLIQUES — ATMOSPHÈRE
POPULATION — SALUBRITÉ — MORTALITÉ
INSTITUTIONS ACTUELLES D'HYGIÈNE MUNICIPALE
INDICATION POUR L'ÉTUDE DE L'HYGIÈNE DES VILLES

Par J. B. FONSSAGRIVES

Professeur d'hygiène à la Faculté de Montpellier.

1 vol. in-8 de ix-564 pages. — 8 fr.

Préface. — Ce livre est le résumé des Leçons que j'ai professées
sur ce sujet dans mon cours d'hygiène de la Faculté de Montpellier. On a pensé qu'il serait de quelque utilité que je les transfor-
masse en un livre, et je me suis rendu à ce conseil bienveillant. Il
était d'ailleurs naturel que, après avoir écrit l'hygiène du *berceau*
et celle de la *maison*, je continuasse à élargir ce cercle par l'hygiène
de la *ville*, en attendant que je puisse le compléter par un *Traité
d'hygiène publique ou sociale*, qui continuera ainsi le cadre des études
que je me suis proposées depuis le jour où j'ai commencé à explo-
rer cet immense domaine de l'hygiène. J'achèverai cette tâche, s'il
plaît à Dieu de me laisser, avec le temps, qui est l'élément de toute
activité, la santé, sans laquelle un hygiéniste le sait mieux que personne, la bonne volonté n'aboutit pas et les projets restent stériles.

Je n'ai pas la prétention d'avoir renfermé dans ces quelques
centaines de pages tout ce qu'il y a à dire sur l'hygiène et l'assainissement des villes; non, sans doute. Des matériaux considérables,
quoique incomplets, existaient çà et là. J'ai essayé de les rapprocher dans un cadre méthodique, d'en faire un corps de doctrine, et
d'appeler ainsi sur cette partie de l'hygiène publique l'intérêt des
municipalités et les recherches des médecins. Mon objectif est celui
que je m'étais proposé en 1856, en publiant mon *Traité d'hygiène
navale*. Je le savais imparfait et plein de lacunes, mais j'espérais qu'il
réveillerait le goût de ces études, qu'il susciterait des recherches,
provoquerait des réformes utiles et préparerait ainsi quelque chose
de meilleur. Mon attente n'a pas été trompée, et je nourris l'espoir
que, cette fois encore, elle ne le sera pas. Là est toute mon ambition.

J'ai jusqu'ici cherché à vulgariser l'hygiène, et j'ai pensé que,
dans l'état d'abandon où se trouve cet art si utile, il y avait quelque
chose de plus pressé que de lui consacrer des ouvrages techniques,
faits seulement pour les initiés; qu'il fallait au plus tôt en répandre
le goût dans le public et préparer ainsi un terrain pour ses applications pratiques. Que pouvons-nous, en effet, nous autres hygiénistes, qui ne disposons ni de la volonté des gens à qui s'adressent
nos avertissements, ni d'une parcelle quelconque de la fortune et
de la puissance publiques, si nous ne gagnons par la conviction
ces deux éléments de toute action utile? J'ai parlé jusqu'ici aux
familles, et je les ai adjurées, au nom de leurs intérêts les plus
chers, qui se confondent avec ceux du pays, d'inaugurer dans

l'éducation de leurs enfants ces pratiques salubres qui préparent des hommes robustes et des mères saines et fécondes. Je parle aujourd'hui à ceux qui administrent la fortune communale, et, les éclairant sur la nécessité de moins sacrifier d'argent à ce qui se voit et d'en réserver davantage pour ce qui fait vivre, je cherche à accroître en eux le sentiment de leur responsabilité, au point de vue de la salubrité publique, et à leur inspirer le goût de l'hygiène. Plus tard, je m'adresserai aux gouvernements eux-mêmes, et je leur demanderai également de prendre en main, par des mesures et des institutions efficaces, ces grands intérêts dont ils sont les tuteurs, et qui, sauvegardés ou négligés, maintiennent la vigueur de la race, c'est-à-dire l'un des éléments de la puissance d'une nation, ou la laissent dépérir.

Dans la première catégorie de ces ouvrages, je devais m'abstenir soigneusement de tout appareil scientifique; c'était la condition de leur diffusion, c'est-à-dire de leur utilité. Dans celle que j'ouvre par ce livre, je me sens moins à l'étroit dans cette obligation; et, si je n'oublie pas que je parle surtout à des hommes auxquels la langue des choses de la médecine est inconnue, je sais également que l'administration d'une ville est, dans un état social bien ordonné, entre les mains des hommes qui ont l'influence du savoir et de l'intelligence, comme ils ont celles de la notoriété et de la fortune. Préparés par une instruction libérale aux questions si complexes et si difficiles que leur passage aux affaires les conduira à décider, ils ont droit que, tout en ne restant pas trop technique, on leur parle cependant une langue qui soit à la hauteur de leur instruction. J'ai cherché, dans ce livre, à me tenir à mi-chemin de l'aridité scientifique et de la forme littéraire. Aurai-je réussi dans cette entreprise difficile?

Je dois au public une autre observation : il trouvera beaucoup de chiffres dans cet ouvrage. Je ne m'en excuse pas, et je dirai bien plutôt que j'ai suivi intentionnellement cette méthode partout où son ingérence m'a paru légitime et où ses résultats m'ont semblé apporter avec eux un enseignement vrai, en même temps qu'une impression favorable aux intérêts que je défends. Je ne suis ni un enthousiaste de la statistique, ni un dépréciateur de ses procédés. La statistique bien faite est bonne, la statistique mal faite est mauvaise, c'est un levier qui soulève la pierre sous laquelle est la vérité, ou qui, la laissant retomber, l'emprisonne plus étroitement. Le chiffre tue, l'interprétation vivifie. J'ai cherché toujours à interpréter de mon mieux. J'avais d'ailleurs souvent à faire intervenir le chiffre dans l'étude de faits absolument simples, pour l'élucidation desquels son autorité est aussi réelle qu'elle est dénuée de dangers.

Je dirai, en terminant, que je n'ai pas eu l'idée de construire une *Salente* hygiénique, et encore moins, faisant mon voyage d'Utopie à la suite de Thomas Morus, d'édifier une *Amaurote* quelconque. Non, sans doute, on manque le possible quand on demande l'impossible. Toutes nos villes sont, sans exception, des malades, les grandes comme les petites, les riches comme les pauvres, et j'ai cherché à leur donner dans ce livre une consultation pratique; ne prescrivant rien qui soit au delà de leurs ressources, et ne demandant pas à leur indocilité, à leurs caprices, à l'oubli de leurs intérêts réels, à leur amour du luxe et de l'ostentation, plus de sacrifices qu'on n'en saurait obtenir, les traitant en un mot comme des malades ordinaires. J'ai réclamé l'indispensable, et j'ai montré l'idéal : le progrès a de la marge entre ces deux termes!

TRAITÉ

DE

CLIMATOLOGIE MÉDICALE

COMPRENANT

LA MÉTÉOROLOGIE MÉDICALE
ET L'ÉTUDE DES INFLUENCES PHYSIOLOGIQUES, PATHOLOGIQUES
PROPHYLACTIQUES ET THÉRAPEUTIQUES

SUR LA SANTÉ

PAR LE DOCTEUR H.-C. LOMBARD

DE GENÈVE

OUVRAGE COMPLET

1877-1880, 4 vol. in-8 et atlas in-4 de 25 cartes.

Prix des 4 volumes in-8, 40 fr.

Le livre que nous présentons au public est l'œuvre de toute une vie employée à étudier les questions de climatologie. A quelle autre époque aurait-on pu réunir assez de matériaux pour traiter avec connaissance de cause toutes les notions empruntées à la géographie, à l'ethnographie, à l'anthropologie, à la démographie, aussi bien qu'à la physiologie et à la pathologie comparées? Il fallait que les documents empruntés à des sources si diverses fussent assez nombreux et assez exacts pour qu'on pût les réunir en une synthèse scientifique et en tirer des conséquences pratiques pour prévenir ou pour guérir quelqu'une des maladies qui affligent l'espèce humaine?

Le *Traité de climatologie médicale* se compose d'un préambule et de trois parties bien distinctes.

Le préambule comprend toutes les notions météorologiques qui sont applicables à la médecine; c'est le premier volume.

M. Lombard consacre les Tomes II, III et une partie du IVe volume à la distribution géographique des maladies. Déjà sont passés en revue, TOME II, les climats polaires (p. 9 à 17), les climats froids (p. 18 à 242) et une partie des climats tempérés (p. 243 à 688), c'est-à-dire, géographiquement, les régions polaires, d'Amérique russe (p. 18), l'Amérique anglaise (p. 24), l'Islande (p. 42), l'archipel de Feroë (p. 57), la Norwège (p. 62), la Suède (p. 89), le Danemark (p. 123 à 151), l'Empire russe, y compris la Sibérie (p. 152 à 242), la Hollande (p. 244 à 285), la Belgique (p. 286 à 344), les Iles-Britanniques (p. 345 à 451), la France (p. 452 à 568), l'Allemagne (p. 569 à 685). La Suisse, l'Italie, l'Espagne, le Portugal, les provinces orientales de l'Austro-Hongrie, la Turquie d'Europe, la Roumanie, la Grèce, la Pologne, occupent les trois cents premières pages du TOME III. Puis viennent les climats tempérés, chauds et torrides des deux Amériques. I. Amérique du Nord : Etats-Unis (p. 301-343), Mexique (p. 343-375). II. Amérique centrale (p. 378-388). III. Antilles (p. 389-421). IV. Bermudes. V. Amérique du Sud : Colombie (p. 424-432), les Guyanes (p. 433-446), le Brésil (p. 447-482), les régions méridionales et orientales de l'Amérique du Sud (p. 483-510), les régions occidentales de l'Amérique du Sud (p. 511-545). Les climats chauds, torrides et tempérés de l'Afrique, Égypte et Haut-Nil (p. 546-584), Tripoli, Tunis, l'Algérie, le Maroc (p. 585-634), les côtes occidentales d'Afrique (p. 634-673), le Cap et les régions de l'Afrique méridionale (p. 674-691), l'Afrique centrale et orientale (p. 692-712), l'Abyssinie (p. 713-727), les îles de Madagascar et les Comores, les Seychelles, les îles Mascareignes (p. 728-765).

Le TOME IV contient tout ce qui concerne l'Asie centrale et méridionale, les archipels de la mer des Indes. Les nombreuses îles de l'océan Indien ainsi que le grand empire des Indes fourniront à M. Lombard de précieux documents sur la pathologie des pays tropicaux. Il en sera de même de la Birmanie et des royaumes de Siam, de la Cochinchine et de cet empire chinois, qui réunit à lui seul *un tiers* de l'espèce humaine. Le Japon, avec ses nombreuses îles, est également étudié au point de vue pathologique. Il en est de même des grandes îles de la Sonde et de celles qui forment la Polynésie et la Micronésie. Parvenu dès lors à nos antipodes, M. Lombard passe en revue l'Australie et la Nouvelle-Zélande, cette cinquième partie du monde qui présente les phénomènes et les apparences les plus étranges aussi bien pour l'histoire naturelle que pour la pathologie. Ainsi se trouvera terminé le tableau des influences pathologiques et la seconde partie des recherches climatologiques de l'auteur.

L'exposé de la méthode suivie pour l'étude de la France donnera une idée suffisante de l'ouvrage. Après avoir exposé les notions géographiques, climatologiques et ethnographiques indispensables, M. Lombard passe en revue les données démographiques, en précisant celles qui se rapportent à chacune des régions de notre territoire et les combinant avec les faits climatologiques; il fait ensuite l'étude des maladies particulières à la France, en s'appliquant à déterminer la physionomie et les allures qu'y revêtent celles qui sont cosmopolites, et termine par une statistique médicale des grandes villes, en commençant par Paris.

Pour compléter cette étude, M. Lombard esquisse à grands traits la pathologie comparée qui découle très naturellement des faits réunis dans les volumes précédents.

Les vingt-cinq cartes qui servent de complément au quatrième volume donnent, sous la forme d'un *atlas pathologique*, une représentation figurée des informations que l'auteur a réunies sur la distribution géographique des principales maladies.

Dans une dernière partie qui traite de l'*influence prophylactique et thérapeutique* des différents climats, M. Lombard donne une grande attention à tout ce qui concerne la prophylaxie qui résulte de la race, de l'habitation, de l'altitude et de la latitude. Les effets bienfaisants des climats méridionaux sont soigneusement étudiés dans ce quatrième volume. Les climats marins et ceux qui sont situés sur les flancs des Alpes offrent à M. Lombard une riche moisson d'observations prophylactiques et thérapeutiques, et c'est par là qu'il termine la revue des questions de climatologie qu'il avait entrepris de traiter.

L'ouvrage de M. Lombard forme 4 vol. in-8°. Prix : 40 fr.

L'Atlas pathologique de vingt-cinq cartes paraîtra en novembre 1879 et pourra être acquis séparément.

ENVOI FRANCO CONTRE UN MANDAT SUR LA POSTE.

ATLAS PATHOLOGIQUE

OU

Représentation figurée de la distribution géographique des principales maladies,

PAR LE DOCTEUR H.-C. LOMBARD

DE GENÈVE

Vingt-cinq cartes imprimées en couleur
Avec texte explicatif.

Cet atlas forme un beau volume cartonné.

ENVOI FRANCO CONTRE UN MANDAT SUR LA POSTE

TRAITÉ
D'HYGIÈNE PUBLIQUE ET PRIVÉE

Par MICHEL LÉVY

Directeur de l'Ecole d'application de médecine et de pharmacie militaires
(Val-de-Grâce.)

CINQUIÈME ÉDITION, REVUE, CORRIGÉE ET AUGMENTÉE

2 vol! grand in-8, ensemble 1900 pages, avec figures. — 20 francs

M. Emile Littré, membre de l'Institut (Académie française et Académie des inscriptions et belles-lettres), rendant compte du traité d'hygiène de Michel Lévy, s'exprimait ainsi en 1858 [1] :

« Grande est la difficulté d'entretenir le public, même éclairé, de ce qui fait l'objet de la science de la vie. Au premier abord, il semblerait facile d'en parler et d'être compris. De quoi en effet s'agit-il? De ce qui nous touche de plus près, de ce qui nous est le plus familier. Comment respirons-nous ? Comment le sang circule-t-il dans les vaisseaux ? Comment l'air laisse-t-il une partie de son oxygène pénétrer à travers la membrane du poumon pour ranimer la couleur et la puissance vivifiante du liquide nourricier? Comment le pain, les aliments, dont l'introduction est quotidiennement nécessaire, deviennent-ils du chyle, puis du sang, puis des muscles, des nerfs ou des os? Donc, quand on traite de tout cela, il est question de ce qui se passe en nous, de ce qui nous fait vivre, marcher, penser, et rien ici de plus applicable que le mot d'Horace : *De te fabula narratur*. . . . .

« Ce qui arrête, c'est que peu connaissent les instruments de la vie, et, comme on dit en langage technique, les tissus, les appareils, les organes. Qu'est-ce qu'un nerf ? non pas le nerf dans le sens vulgaire et ancien (c'était le langage d'Hippocrate) qui est pris pour tendon, mais le nerf qui conduit la volonté aux muscles, rapporte les sensations au cerveau et donne la tonicité aux vaisseaux.

« Qu'est-ce que les racines d'un nerf dont l'une est exclusivement affectée à la sensibilité et l'autre exclusivement affectée au mouvement, si bien que, dans le nerf mixte qui en résulte, si une maladie vient affecter la première, la paralysie sera bornée, dans la partie, au sentiment, et, si c'est la seconde qui est lésée, au mou-

---

1. Littré, *Journal des Débats*. Article réimprimé dans son livre : *Médecine et médecins*, 2e édition, 1872.

ENVOI FRANCO CONTRE UN MANDAT SUR LA POSTE

vement? Qu'est-ce que ces globules du sang qui, s'ils diminuent notablement, laissent surgir tout un ensemble de symptômes morbides? Qu'est-ce que ces valvules du cœur, dont le jeu régulier ou troublé vient se traduire, grâce à la découverte de Laennec, à l'oreille attentive? Ces questions restent d'ordinaire sans réponse; prenez donc, après cela, par la main celui que vous voulez conduire, et marchez avec lui, si vous pouvez, dans ces avenues qui ne sont pas éclairées . . . .

« Pourtant, malgré la difficulté inhérente, j'essayerai de dire ici quelques mots du grand sujet de l'hygiène, prenant pour guide l'ouvrage de M. Michel Lévy sur cette matière. On ne saurait avoir une meilleure direction. L'auteur s'est tenu au courant de tout ce qui se fait; il a par devers lui une expérience étendue, qui sert non seulement à fournir un appoint aux matériaux, mais encore à les apprécier, ce qui est essentiel, la critique étant dans ce genre, un précieux auxiliaire de la science; il est mû par le désir de procurer aux bonnes méthodes toute leur efficacité privée et générale; il est habitué à être consulté sur d'importantes questions d'hygiène; son observation s'est exercée sous des climats et sur des théâtres différents. Ce seraient là, si l'œuvre ne faisait que de paraître, de solides garanties; ce sont, aujourd'hui que l'œuvre est à sa troisième édition et que le public y a donné sa ratification, ce sont les explications d'un bon et légitime succès. »

Depuis lors, le livre de Michel Lévy a eu plusieurs éditions toujours perfectionnées par son éminent auteur, toujours bien accueillies par le public studieux.

Annales d'hygiène publique et de médecine légale, par MM. ARNOULD, BERTIN, BROUARDEL, CHEVALLIER, L. COLIN, DELPECH, DEVERGIE, DU MESNIL, FONSSAGRIVES, FOVILLE, GALLARD, GAUCHET, A. GAUTIER, JAUMES, G. LAGNEAU, LHOTE, MORACHE, MOTET, RIANT, RITTER, TOURDES, avec une revue des travaux français et étrangers, Directeur de la rédaction, le Docteur BROUARDEL.

3ᵉ série, paraissant tous les mois par cahiers de 6 feuilles in-8, avec planches.
Prix de l'abonnement annuel pour Paris . . . . 22 fr.
Pour les départements . . . . 24 fr.
Pour l'Union postale . . . . 25 fr.
La première série, collection complète (1829 à 1853), dont il ne reste que peu d'exemplaires, 50 vol. in-8, figures . . . . 500 fr.
Tables alphabétiques par ordre des matières et des noms d'auteurs des Tomes I à L (1829 à 1853). Paris, 1855. In-8 de 136 pages à 2 col . . . 3 fr. 50
Chacune des dernières années séparément, jusqu'à 1871 inclus . . . . 18 fr.
— Depuis 1872 jusqu'à 1875 inclusivement. . . . . 20 fr.
2ᵉ série, 1854 à 1878, 50 volumes in-8 . . . . 470 fr.
On ne vend pas séparément : 1ʳᵉ *série*, tomes I et II (1829), tomes XI et XII (1834), tomes XV et XVI (1836). — 2ᵉ *série*, tomes XI et XII (1859), tomes XIII et XIV (1860).

ENVOI FRANCO CONTRE UN MANDAT SUR LA POSTE

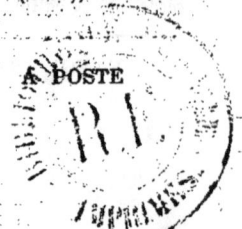

www.ingramcontent.com/pod-product-compliance
Lightning Source LLC
Chambersburg PA
CBHW060843220326
41599CB00017B/2371